振动运动与振动疗法

〔德〕约恩·瑞推格〔Jörn Rittweger〕　主编

郑遵成　马丙祥　魏国荣　曹建国　主审

俞　君　高伟鹏　南孟村　主译

河南科学技术出版社

·郑州·

First published in English under the title
Manual of Vibration Exercise and Vibration Therapy
edited by Jörn Rittweger
Copyright © Springer Nature Switzerland AG, 2020
This edition has been translated and published under licence from
Springer Nature Switzerland AG.
Springer Nature Switzerland AG. 授权河南科学技术出版社
独家发行本书中文简体字版本
版权所有，翻印必究
备案号：豫著许可备字-2021-A-0157

图书在版编目（CIP）数据

振动运动与振动疗法 /（德）约恩·瑞推格主编；俞君，高伟鹏，南孟村主译. —郑州：河南科学技术出版社，2023.4
ISBN 978-7-5725-1008-3

Ⅰ.①振… Ⅱ.①约… ②俞… ③高… ④南… Ⅲ.①振动-物理疗法 Ⅳ.①R454

中国版本图书馆CIP数据核字（2022）第245306号

出版发行： 河南科学技术出版社
　　　　　 地址： 郑州市郑东新区祥盛街27号　　邮编： 450016
　　　　　 电话： （0371）65788613　　65788629
　　　　　 网址： www.hnstp.cn
责任编辑： 李 林 张 晓
责任校对： 臧明慧 丁秀荣
封面设计： 张德琛
责任印制： 朱 飞
印　　刷： 河南瑞之光印刷股份有限公司
经　　销： 全国新华书店
开　　本： 787 mm×1092 mm　1/16　印张：22.5　字数：451千字
版　　次： 2023年4月第1版　　2023年4月第1次印刷
定　　价： 198.00元

如发现印、装质量问题，影响阅读，请与出版社联系并调换。

编写委员会

Jörn Rittweger

Institute of Aerospace Medicine, German Aerospace Center (DLR),

Department of Pediatrics and Adolescent Medicine, University of Cologne,

Cologne, Germany

Redha Taiar

Department of Physical Exercise, Université de Reims Champagne–Ardennes, Reims, France

Eddy A. van der Zee

Department of Neurobiology, Groningen Institute for Evolutionary Life Sciences (GELIFES),

University of Groningen, Groningen, The Netherlands

Rainer Rawer

Research & Development Department, Galileo Training & Therapy, Novotec Medical GmbH,

Pforzheim, Germany

Danny A. Riley

Department of Cell Biology, Neurobiology and Anatomy,

Medical College of Wisconsin, Milwaukee, WI, USA

Darryl Cochrane

School of Sport, Exercise and Nutrition, Massey University, Palmerston North, New Zealand

Edith Ribot–Ciscar

Sensory and Cognitive Neurosciences Laboratory, UMR CNRS–AMU 7260, Marseille, France

Ramona Ritzmann

Praxisklinik Rennbahn AG, Muttenz, Switzerland

Ilhan Karacan

Istanbul Physical Therapy Rehabilitation Training and Research Hospital,

Istanbul, Turkey

Kemal S. Türker
Koç University School of Medicine, Istanbul, Turkey

Katya Mileva
Sport and Exercise Science Research Centre, School of Applied Sciences, London South Bank University, London, UK

Eloá Moreira–Marconi
Programa de Pós–Graduação em Fisiopatologia Clínica e Experimental, Universidade do Estado do Rio de Janeiro, Rio de Janeiro, Brazil
Laboratório de Vibrações Mecânicas e Práticas Integrativas–LAVIMPI, Instituto de Biologia Roberto Alcântara Gomes e Policlínica Piquet Carneiro, Universidade do Estado do Rio de Janeiro, Rio de Janeiro, Brazil

Danúbia da Cunha de Sá –Caputo
Laboratório de Vibrações Mecânicas e Práticas Integrativas–LAVIMPI, Instituto de Biologia Roberto Alcântara Gomes and Policlínica Piquet Carneiro, Universidade do Estado do Rio de Janeiro, Rio de Janeiro, Brazil

Alessandro Sartorio
Istituto Auxologico Italiano, IRCCS, Division of Metabolic Diseases and Auxology & Experimental Laboratory for Auxo–endocrinologica Research, Verbania, Italy

Mario Bernardo–Filho
Departamento de Biofísica e Biometria, Laboratório de Vibrações Mecânicas e Práticas Integrativas, Instituto de Biologia Roberto Alcântara Gomes e Policlínica Piquet Carneiro, Universidade do Estado do Rio de Janeiro, Rio de Janeiro, Brazil

Pedro J. Marín
Department of Research and Innovation, CyMO Research Institute, Valladolid, Spain

Patrick J. Owen
Institute for Physical Activity and Nutrition, School of Exercise and Nutrition Sciences, Deakin University, Melbourne, VIC, Australia

Daniel L. Belavy

Institute for Physical Activity and Nutrition, School of Exercise and Nutrition Sciences, Deakin University, Melbourne, VIC, Australia

Christina Stark

Department of Pediatrics and Adolescent Medicine, University of Cologne, UniReha GmbH, Center of Prevention and Rehabilitation, Cologne, Germany

Martin Runge

Geriatric Center Esslingen–Kennenburg, Private Practice, Esslingen, Germany

Debra Bemben

Bone Density Research Laboratory, Department of Health and Exercise Science, University of Oklahoma, Norman, OK, USA

Ibrahim Duran

Center of Prevention and Rehabilitation, Medical Faculty and University Hospital, University of Cologne, Cologne, Germany

Eckhard Schoenau

Department of Pediatrics, Medical Faculty and University Hospital, University of Cologne, Center of Prevention and Rehabilitation, Medical Faculty and University Hospital, University of Cologne, Cologne, Germany

Rainer Gloeckl

Institute for Pulmonary Rehabilitation Research, Schoen Klinik Berchtesgadener Land, Schoenau am Koenigssee, Germany

Volker Viereck

Department of Gynecology and Obstetrics, Cantonal Hospital Frauenfeld, Frauenfeld, Switzerland

Marianne Gamper

Department of Gynecology and Obstetrics, Cantonal Hospital Frauenfeld,

Frauenfeld, Switzerland

Feng Yang
Department of Kinesiology and Health, Georgia State University, Atlanta, GA, USA

Felix Gerhardt
Klinik III für Innere Medizin (Kardiologie, Pneumologie und Internistische Intensivmedizin), Herzzentrum der Universität zu Köln, Köln, Germany

Stephan Rosenkranz
Klinik III für Innere Medizin (Kardiologie, Pneumologie und Internistische Intensivmedizin), Herzzentrum der Universität zu Köln, Köln, Germany

Laisa Liane Paineiras-Domingos
Laboratório de Vibrações Mecânicas e Práticas Integrativas, Departamento de Biofísica e Biometria, Instituto de Biologia Roberto Alcântara Gomes e Policlínica Piquet Carneiro, Universidade do Estado do Rio de Janeiro, Rio de Janeiro, Brazil

Patrícia Lopes-Souza
Programa de Pós-graduação em Ciências Médicas, Faculdade de Ciências Médicas, Universidade do Estado do Rio de Janeiro, Rio de Janeiro, Brazil
Departamento de Biofísica e Biometria, Laboratório de Vibrações Mecânicas e Práticas Integrativas, Instituto de Biologia Roberto Alcântara Gomes e Policlínica Piquet Carneiro, Universidade do Estado do Rio de Janeiro, Rio de Janeiro, Brazil
Divisão de Fisioterapia, Policlínica Piquet Carneiro, Universidade do Estado do Rio de Janeiro, Rio de Janeiro, Brazil
Departamento de Fisioterapia do Hospital do Câncer II, Instituto Nacional de Câncer José Alencar Gomes da Silva (INCA), Rio de Janeiro, Brazil

翻译委员会

主　审：郑遵成　马丙祥　魏国荣　曹建国

主　译：俞　君　高伟鹏　南孟村

副主译：岳雨珊　高　强　吴晓亚

译　者：马　奔（西安交通大学第二附属医院）

　　　　杨　静（西安交通大学第二附属医院）

　　　　马召玺（昆山市第一人民医院）

　　　　朱成杰（无锡市第九人民医院）

　　　　金兵站（郑州大学第五附属医院）

　　　　郑德昌（郑州大学第五附属医院）

　　　　刘琳琳（泰安市中心医院）

　　　　丛文娟（泰安市中心医院）

　　　　张　悦（泰安市中心医院）

　　　　吴志平（泰安市中心医院）

　　　　杜元才（无锡市康复医院）

　　　　许新旋（泰州市人民医院）

　　　　王　琨（昆山市康复医院）

　　　　田　浩（南通大学附属医院）

　　　　王　颖（无锡市第九人民医院）

　　　　徐　娇（无锡市第九人民医院）

　　　　李　翔（无锡市第九人民医院）

　　　　张思淼（无锡市第九人民医院）

　　　　王宇宸（南京大学）

　　　　俞　君（无锡市第九人民医院）

　　　　岳雨珊（昆山市第一人民医院）

　　　　南孟村（郑州大学第五附属医院）

　　　　吴晓亚（无锡市第九人民医院）

　　　　高　强（泰安市中心医院）

　　　　高伟鹏（泰安市中心医院）

朱　毅（郑州大学第五附属医院）

靳　辉（河南中医药大学第一附属医院）

李　哲（广东医科大学）

王鲁文（郑州大学第三附属医院）

唐　奇（四川大学华西第四医院）

柯昌萍（四川大学华西第四医院）

秘　书：刘春玉（海南省肿瘤医院）

前　言

经过二十多年的研究和十年的大量临床应用，振动运动和振动疗法已经在健身房和高度专业化的康复医学中心占据一席之地。实际上，振动运动不同于大多数类型运动，它能够将机械能转移到人体中，引发快而小的运动。此外，振动可以与许多传统运动相结合。振动运动与传统运动的效果相差无几，但许多情况下，增加振动运动可以更快更容易地实现治疗目标（见第 13 章）。

因此，振动为不想进行其他类型体育锻炼的人提供了更多选择。此外，振动可以产生额外的治疗效果，这在其他运动中是很难获得的。最重要的是，有些患者会因为身体或行为限制，对运动的依从性不高，从而更需要被动锻炼，而振动就是很好的被动锻炼选择。例如，将振动引入儿科康复（见第 21 章）并取得了巨大成功。这是因为振动可以帮助那些活动受限的儿童，使他们的身体暴露在通常只有在奔跑或玩耍时才会出现的挑战中。例如，当振动机器作用在儿童身上时，这些需要康复的儿童就会产生跟平时相反的行为和反应。同样，抑郁症患者（见第 21 章）也可以从这种相反的行为和反应中获益，这就是之前所说的"额外的治疗效果"。另外，振动可能在其他领域也具有独特的好处，因为振动具有神经生理效应（见第 6、8 章），可以用于预训练或者优化训练表现（见第 14 章）——希望读者好好学习这些章节，并提出自己的想法和观点！

然而，并不是所有情况都适用振动。首先，在许多领域中，支持振动的证据仍然很薄弱。因为许多研究规模相当小，只对一部分结果进行了评估，而且和临床联系并不密切。另外，许多研究缺乏明确定义的对照组。缺少更高阶的研究不仅是因为缺乏资金，还因为振动对机体广泛影响的知识也很稀缺。本书的主要目的就是为那些从事振动工作的人提供一个通用的信息平台。本书将振动的物理效应和生物学原理与生理学和临床应用相结合。此外，还有一章专门介绍振动训练器的设计原理（见第 3 章），这可能有助于读者了解机器设计方面的知识，以及如何选购振动设备。我已经尽了很大的努力让市场上的主要制造商参与进来，但不幸的是，只有一家公司的代表接受了第 3 章的撰写邀请。本书的第二个目的是让读者意识到物理参数（如振动频率和振幅、持续时间等）的重要性。虽然许多研究已经证明了振动干预的有效性，但是我们仍然不知道确切的剂量－反应关系。因此，也希望以后的振动研究能建立明确的剂量－反应关系，从而提高振动干预的有效性。第三，迄今为止，在振动运动和振动治疗领域中，安全因素只偶尔被考虑。尽管在已发表的文献中，关于不良事件的报道极少，但必须怀疑有些事件可能没有被报道。因此，本书也旨在鼓励增加安全方面的意识。实际上，这里建议积极收集已发生的和未发生的不良事件的信息。

最后，我想向本书的所有作者表示感谢，他们都非常乐于助人，并且合作得非常愉快。最后，我还要感谢我优秀的妻子 Natia 和我的孩子，编写本书得到了他们很多支持。

Jörn Rittweger

2020 年 2 月于德国科隆

目　录

第 3 部分　振动运动

第 4 部分　临床应用

第 1 部分
基本原理

第1章　振动物理学

Jörn Rittweger　Redha Taiar　编

俞君　王宇宸　张思淼　译

1.1　概述

振动是一种机械振荡，它和波的概念紧密相关[1]。不知是什么原因，生物力学及物理疗法的标准教科书都缺少对振荡、振动和波的描述[2, 3]。因此，我们猜想相当一部分读者对振荡的概念都不熟悉。但是，理解它们对于振动运动和振动疗法的实际应用是非常有帮助的。因此，本章我们首先对一些问题和概念进行直观的、较容易理解的概述，并在这一基础章节的最后给出较为"数学"的描述。

1.2　振荡是如何产生的

周期性的运动很常见。人走路时的腿、随风晃动的树叶，或是荡秋千的孩童，都是周期性运动的例子。物理学家用广义的术语"振荡"来表示这种周期运动。谈到振荡是如何产生的时候，我们必须先区分振荡的两种类型。一些物体可以自发地进行振荡，叫作固有振荡，典型的例子是音叉（图 1.1 左）。另一些物体需要被其他物体驱动来进行振荡，叫作受驱振荡，如游乐园中的秋千（图 1.1 右）。

固有振荡通过向振荡系统传输能量激发其开始运动而产生。在振荡系统内部，不断地有一种能量转换为另一种能量。在音叉的例子中，弹性势能周期性地转化为动能，动能又周期性地转化回弹性势能。能量转化的速率便是振子的固有频率，也叫作本征频率，是由振子本身的物理性质决定的。在乐器中也能找到固有振荡的例子。能量的传输可以是拨动吉他弦的一个脉冲，也可以是琴弓持续地拉动小提琴琴弦。当然，小提琴的琴弦也可以通过拨动来激发，这时也会产生同样音高的旋律。表 1.1 列出了日常生活中会遇到的一些典型振荡案例。

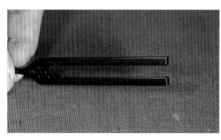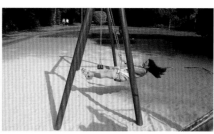

图1.1　固有振荡和受驱振荡。从力学上来说，音叉（左）也是通过手指的触动而激发（能量传递）的，之后音叉的两头会自发地进行振荡，产生特定的音调，该音调的频率则是由音叉头本身的结构特性决定的。与之相反，秋千（右）的振荡是由人类"操作员"驱动的。当操作不停地在合适的时间点（相位）驱动秋千时，秋千的摆动幅度在每个循环都会增加，存储在秋千系统中的能量也在不断累积。值得注意的是，秋千仅在特定的频率振荡，实际上，在这一层面上它和音叉相似。

受驱振荡与之完全不同，它的频率是由作用在运动系统上的制动器决定的。通常情况下该制动器是引擎（如汽车引擎），或是振动的平台。振动平台通常被特意设计以工作在特定的频率，而汽车引擎的振动频率则是它本身设计的副产物。过去，汽车的噪声很高，直到 20 世纪 80 年代，卡车的座位还会振动得严重到足以损伤脊柱的健康（见第 4 章和第 20 章）。现代的汽车坐起来要舒服很多，这是因为它们在设计时便考虑了要降低振动。那么，汽车的振动是如何产生的？又要如何才能降低这种振动呢？

任何复杂的力学结构都一定会有一些行为类似钟摆的结构（表 1.1）。这部分结构在收到能量后就会开始振荡，当对应部分的本征频率与引擎的节奏匹配时，便会出现共振现象。

表 1.1　我们日常生活中的典型振荡案例

现实案例	物理原理	重要特性
音叉	弹簧钟摆	弹性系数和质量
乐器的弦	弹簧钟摆	弹性系数和质量
节拍器	扭转摆	弹性系数和转动惯量
游丝（如机械时钟内部）	扭转摆	弹性系数和转动惯量
盘管	亥姆霍兹共振腔	空气密度和管体尺寸
小号	弹簧钟摆（号嘴） 亥姆霍兹共振腔（管子）	空气密度和管体尺寸
晶体管收音机	振荡器电路	电容和电感
秋千	钟摆	悬架长度和重力

游乐园中的秋千运行机制也是共振（图 1.1）。为了增大秋千的摆动，人需要向秋千施加能量，这个能量需要满足一定的随时间变化的关系。物理上来说，制动器（如人）和共振器（如秋千）的周期运动发生在同样的相位。通过这种方式，系统内储存的能量随着时间不断累积。如果汽车工程师要避免共振，便需要使各部分的本征频率远离制动器的工作频率。而乐器则相反，它们被特意设计为可以放大特定频率的振动。小号是一个非常典型的例子，其中嘴唇的固有振荡通过管子的共振进行放大。

需要特别注意的是，本书中的多数侧同步振动平台都依赖共振进行工作，因此对于它们来说，想要对不同体重的人保持同样的工作频率是很困难的。而大部分的侧交替系统则没有这个问题。

1.3 如何描述振荡

周期运动或振荡，某种程度上来说很简单，可以使用一系列变量来简化描述。这其中最有用的描述是频率、振幅和相位（框 1.1）。

框 1.1

- 振荡频率（图 1.2A）表示单位时间内发生了多少次循环（一次循环代表运动的一次完整重复）。有时人们也会提到周期或振荡周期，它表示一次循环所需的时间。因此，数学上周期和频率是倒数的关系。换句话说，它们传递的是同样的信息。

- 振幅（图 1.2B）告诉我们每次循环的运动有多剧烈。需要特别说明的是，数学上振幅描述的是从中间值到最大值之间的差异，峰 – 峰振幅描述的是中间值两侧两个最大值之间的差异。显然，振幅与峰 – 峰振幅之间的差异是很重要的，然而不幸的是，即使是在一些学术著作中，也没有对这两种概念进行区分。因此，当提到振动的振幅时，需要明确是振幅还是峰 – 峰振幅[4]。

- 相位定义了运动的时间（图 1.2C）。尽管相位至少和频率与振幅同等重要（有时甚至更重要[5]），但是它很多时候却被忽视了。后面我们会看到相位的重要性，尤其是在考虑两个振子之间的干涉时。

- 振荡的形状很难进行定义，它更多时候是一个直观上的概念。分析振荡的标准数学方法是傅立叶分析，它将正弦波作为所有振荡的基础。重要的是要意识到傅立叶分析曲解了振荡的形状因素。当一个振荡的形状显著地偏离了正弦波的形状时，我们便需要一些更为先进的方法（如模式识别算法中的小波分析方法）以准确地量化信号频率、振幅和相位。

当工程师提到振荡时，通常表示的是正弦振荡。这是因为在实际机器中，正弦振荡比其他类型的振荡更容易产生。另外，数学上谐波的概念也与正弦振荡对应。同时，正弦函数便于计算，当假定波形为正弦波时，我们可以轻易地在位置、速度和加速度之间进行转换（图 1.2）。一些更为复杂的波形也可以通过对谐波进行相加来产生或模拟。谐波是一组频率为基础频率的整数倍的振荡（图 1.3D）。然而，另外还有很多不同类型的周期运动和振荡，尤其是在生物系统中。心搏、生理循环以及神经细胞放电都是很好的例子（图 1.2D）。对于这些非谐波，我们同样可以使用频率、振幅、相位的概念来进行描述，只是它们有不同的形状而已。

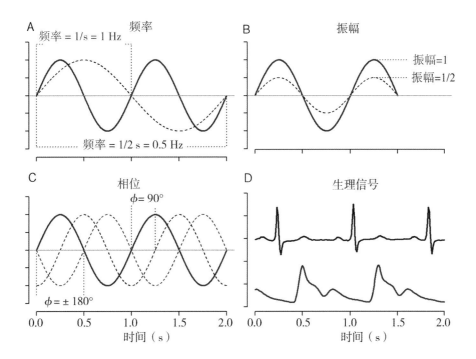

图1.2　对振荡的频率、振幅、相位和形状概念的解释（A~C）中的曲线是数学上构造的正弦曲线。A中的曲线是真正的生理信号。B中红色振荡的周期是1 s，它的频率便是1/s或1 Hz。蓝色振荡的频率是红色的1/2。B中蓝色振荡的振幅是红色的1/2。C中蓝色振荡滞后于红色振荡，绿色振荡的相位和红色振荡相反，因此，蓝色和绿色曲线同红色曲线的相位关系分别是-π/2和-π，也就是-90°和-180°。D是动脉血压（红）和心电图（蓝）生理信号的振荡特性。

1.4 振荡之间的干涉

两个振子的重叠叫作干涉。当两个振荡的频率和相位一致时，重叠的结果便是振幅相加（图 1.3A），叫作相长干涉。当两个振荡相位完全相同时相长效应是最强的。当相位不一致时，则可能会产生相反的现象，即相消干涉（表 1.2）。尽管两个振荡的频率相

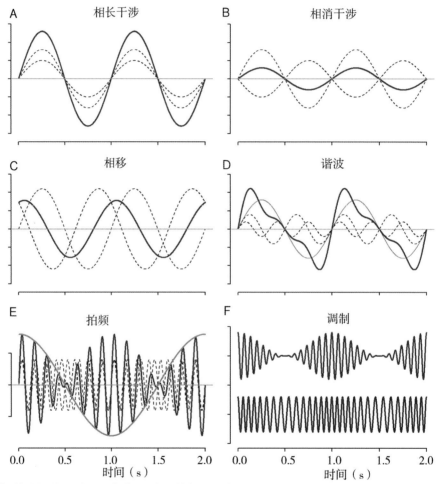

图1.3　振荡之间的干涉。A.相长干涉：蓝色和绿色的振荡相位相同，其干涉结果是振幅比蓝色和绿色振荡都大的红色振荡。B.相消干涉：平移蓝色和绿色曲线使它们相位相反，导致产生的红色曲线的振幅大幅降低。C.相移：蓝色和绿色振荡的相位差产生了红色曲线的相移。D.谐波：频率比为整数的振荡重叠在一起时会产生有趣的周期振荡。红色曲线是第一阶谐波（频率为基本频率，由黄色曲线表示）、第二阶谐波、第三阶谐波（绿色和蓝色曲线）的和。需要注意的是，红色和黄色曲线在单位时间内的周期数是相同的，但明显有不同的形状。更复杂的情况下红色信号几乎可以还原像血压这样的生理信号（图1.2D）。E.拍频：两个频率相近的振荡的叠加产生了红色曲线。绿色和蓝色曲线的相位在0 s、1 s、2 s处相同，但在0.5 s、1.5 s处相反，这造成了红色曲线的消长变化。这样一个气压的变化会使人们感受到一个新频率的音调（由黄色曲线表示）。F.调制：尽管幅度调制现象和拍频类似，但它们在数学上是不同的。从技术角度上来说，频率调制通常比幅度调制更有优势。

同，当其中一个振荡处于最大值时，另一个刚好处于最小值。它们的相位是相反的，从而导致了相互消减（图 1.3B）。当两个振荡的振幅完全一样时，它们甚至会相互完全抵消，这也是有效噪声消除的物理基础。

表 1.2　两个或多个振荡之间不同的叠加类型概述

现象	频率	相位	结果
相长干涉	相同	相同	振幅增大，相位不变
相消干涉	相同	相反	振幅减小（甚至抵消），相位不变
相移	相同	其他	振幅减小，相位改变
谐波	整数比关系	相同	包含所有信息
拍频	相似但不同	变化	产生新的振荡

注意：振荡器本身不互相影响（例如，在同一个房间内演奏的两个乐器），但它们发出的信号却有相互作用。

　　当具有不同频率的振荡重叠在一起时，可能会产生有趣的现象。一个例子是当它们的频率之比为整数时，如一个振荡的频率是最低频率的 2、3 或 n 倍。最低频率叫作基本频率，较高频率的振荡则叫作谐波。在乐器中，当各个弦以它们全部的长度，或是 1/2、1/3、1/n 的长度同时振动时，便会产生谐波（图 1.3D）。在音乐中，谐波的旋律总是比一般的正弦波更为悦耳，它们也构成了一个乐器的音质或音色。在人类的语言中，谐波构成了不同元音之间的差异，因此是一种很重要的信息。与之相反，在电子电路中，谐波通常会产生一些不良影响，其可能的来源是电子设备的工作异常。

　　一个非常有趣的现象叫作拍频（图 1.3E）。它是两个频率很相似但不相同的振荡的叠加。其结果是双方的相位差不停变化，使相长干涉和相消干涉交替出现。拍频中存在两个不同的频率，一个是两个振动频率的平均值，叫作载波频率，另一个是两个频率的差值，叫作差频或拍频。这个现象可以用来对乐器进行调音，当差频为 0 时代表两个音的频率是相同的。需要注意的是尽管拍频与信号的幅度调制看起来很相似，但它们在数学上并不相同（图 1.3F），可以通过频谱分析加以区分。

1.5　共振与衰减

　　前文我们仅仅把干涉作为振荡的叠加来处理，在这一部分我们要讨论两个振荡如何通过相互作用来影响各自的行为。当驱动共振器的振动促动器（如一个振动平台）时，如果促动器的激发频率和共振器的本征频率相匹配，并且促动器和共振器相位一致，便会导致能量的累积，甚至可以达到破坏性的程度。这个现象叫作共振突变。为了避免这种灾难性事件，士兵们（促动器）在过桥（共振器）时会被要求以不一致的步调前进。有数种方法可以避免共振突变，一种方法是我们前面介绍过的通过结构上的设计减小或增大共振器的本征频率。另一种方法是引入阻尼元件，如汽车减震器中的罐子（图1.4）。阻尼对于共振器有两个效果：一是它可以吸收一定的振动能量，二是阻尼减小了共振器的本征频率。对于振动训练来说，很重要的一点是肌肉具有阻尼的特性[7]，可以作为人们身体的减震器。然而，任何机械阻尼都会造成能量的吸收并产生热量。

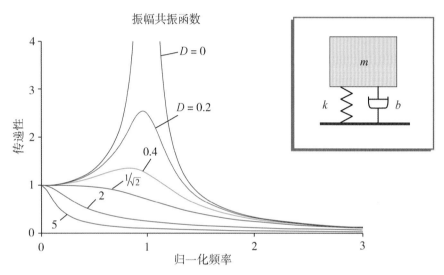

图 1.4   阻尼弹簧振子中的共振（框内）。共振频率由质量m，弹性系数k，摩擦系数b决定。想象使用一个促动器以不同的频率驱动框内的蓝色金属板。传递性的定义为共振器和促动器的振幅之比，图中给出其随促动器频率的变化，促动器频率则表示为共振器共振频率的倍数形式（归一化频率）。阻尼因子D（图 1.8）会同时影响传递性和共振频率。振幅放大，即传递性大于1，仅见于阻尼很小的情况[6]。

　　为了在实践中评估一个特定系统是否发生了共振，我们可以评估振幅放大现象是否发生。这个测试利用了共振会增强共振器的运动这一特性（如秋千）。因此，如果系统中任意部分以超过促动器的振幅或加速度运动，便暗示着共振的发生。当然，只有在特定的激发频率下才会产生共振，因此我们通常需要测试一系列不同的频率。举个例子，为了在整个身体振动过程中测试共振，我们可以将一个加速度感应器固定在振动平台和人体上[8, 9]，加速度信号（需要减去地球重力）的比值便代表振幅放大的程度。然而，多数时候振动信号的传递是很弱的，振幅放大也就不会出现。显然，振幅放大只有在阻尼很小时才会产生。此外，并不是所有振幅放大都会造成共振突变，只有当产生的力超过了共振器的结构强度时才会出现。尽管如此，在振动运动中还是需要避免共振，如通过改变肌肉的僵直程度，即ω_0[7]。

1.6　波

当人体的某些部位振动时，组织的变形会在身体内扩展。因此，我们需要介绍波的概念。在物理学中主要有三种类型的波：①引力波；②机械波，如波浪、地震波或声波；③电磁波，如光。波是周期运动，通常可以用正弦函数描述（图 1.2A 和式 1.1）。波的传播和物质的传输是不同的。事实上，波本身并不传输任何物质。每个波都由几个不同的量描述。根据这些量，我们可以了解波的本质、特性和结果。

横波：在波的传输过程中，如果波形上的点垂直于波的传播方向运动，则波是一个横向信号（图 1.5A）。

纵波：在波的传输过程中，如果波形上的点沿着波的传播方向运动，则波是一个纵向信号（图 1.5B）。横波与纵波可以有不同的速度。

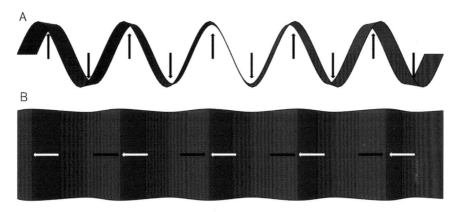

图1.5　A. 横波信号，其中波形上的点垂直于波的传播方向运动。B. 纵波信号，其中波形上的点沿着波的传播方向运动。

不论是什么类型的波，都可用波长描述波的量。波长由希腊字母 lambda（λ）表示。它代表振动在空间上的周期性，如振动的两个最大值之间的距离。波长同样表示振动的一段时间内波传播的距离。因此，它和频率是倒数的关系。

波长同样取决于波在环境中传播的速度。因此，当波从一个环境进入另一个环境时，它的波长会改变，但频率保持不变。这些都由 $\lambda = v * T_d = v/f$ 描述，其中 v 是波的速度，T_d 是振动的周期，f 是振动的频率。

当波击中一个固定的障碍物时便会发生反射。在碰撞之后，波继续在同一个环境沿着不同的方向传播。波在击中一个物体或障碍物，或是在环境中表现出不连续性时会部分被反射。以沿着绳索传播的扰动作为例子，当振动到达绳索的支撑点一端时（图1.6），它会施加一个向上的力，支撑点会反过来施加一个向下的力。支撑点施加的力产生了一个反向的反射波，与一个 180° 的相位转化相对应。然而，波不一定会被反射，也可能被物体吸收。

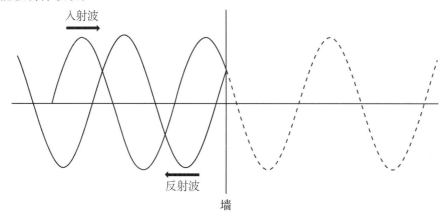

入射波

反射波

墙

图 1.6   波反射的图示。碰到墙面后反射的波形由蓝色曲线表示。

1.7   一些数学背景

从数学上来说，一个二阶的微分方程自然而然地会产生一个正弦波。悬停的钟摆便是这样一种情况（图 1.7），复原的力与倾斜角垂直，力天然地与加速度相关，而加速度是倾斜角的二阶导数。类似的特征也可以在其他自然的振子中找到（表 1.3）。正是这种倾斜角和它的二阶导数之间的特性使它的解通常由正弦函数表示[1]。

表 1.3   一些固有振子的本征频率

	本征频率（f）	变量
钟摆	$f = \dfrac{1}{2\pi} \times \sqrt{\dfrac{g}{L}}$	π 为圆周率（3.1415） g 为引力常数（地球上为 9.81 m/s） L 为摆长（单位为 m）
弹簧	$f = \dfrac{1}{2\pi} \times \sqrt{\dfrac{k}{m}}$	π 为圆周率（3.1415） k 为弹簧的弹性系数（单位为 N/m） m 为弹簧的质量（单位为 kg）
弦	$f_n = \dfrac{n}{2L} \times \sqrt{\dfrac{T}{\mu}}$	n 为谐波阶数（如一阶、二阶等） T 为弦的张力（单位为 N） μ 为单位长度的质量（单位为 kg/m） L 为弦的长度（单位为 m）

正弦振动的基本公式是

$$y(t) = A \times \sin(\varphi + t \times \omega) \qquad （式1.1）$$

其中 y 是位置，A 是振幅，t 是时间。这些变量的含义已经在图 1.2 中解释。角速

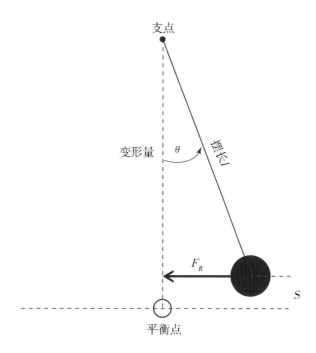

支点

变形量　θ　摆长l

F_R

S

平衡点

图 1.7　悬停钟摆图示。钟摆偏离平衡态倾斜角θ，对应的垂直方向上的距离为S，这个偏移带来了势能。如果释放钟摆，其会在平衡点将所有的势能转化为动能，之后继续向另一侧摆动，直到所有的动能转化为势能。能量的转化受摆长l（l越大，能量转换越慢）和重力（在月球上钟摆的摆动会更慢）的影响，但是和质量无关。从数学上来说，至少在小角度下，恢复力F_R与倾斜角θ成正比。因此，钟摆可以通过二阶微分公式描述（更多细节请参考物理书）。

度ω由

$$\omega = 2\pi f \qquad （式 1.2）$$

表示。峰－峰振幅A_{p2p}为

$$A_{p2p} = 2 \times A \qquad （式 1.3）$$

根据牛顿第二定律，施加在刚体上的最大力和最大的加速度成正比，即

$$a_{max} = \omega^2 \times A \qquad （式 1.4）$$

通常写作重力加速度的倍数形式。公式 1.1 中正弦函数的一阶导数是一个余弦函数

$$y'(t) = A \times \omega \times \cos(\varphi + t \times \omega) \qquad （式 1.5）$$

而正弦函数通过π的相位变换可以转化为一个余弦函数

$$\cos(t) = \sin\left[t \times \left(\omega + \frac{\pi}{2} \right) \right] \qquad （式 1.6）$$

相反地，正弦函数的积分会得到一个余弦函数。

最终，阻尼振荡的公式为

$$y(t) = A \times \sin(\varphi + t \times \omega) \times e^{-\delta \times t} \qquad （式 1.7）$$

其中 e 是欧拉常数，δ 是阻尼因子。如果阻尼是常数，它只会影响振动的振幅。如果阻尼和速度成正比（叫作黏性阻尼），它会同时降低振幅和频率。阻尼因子可以生动地由指数衰减因子 λ 表示（图1.8），它由 δ 和振动周期 T_d 表示

$$\lambda = \delta \times T_d \qquad\qquad （式1.8）$$

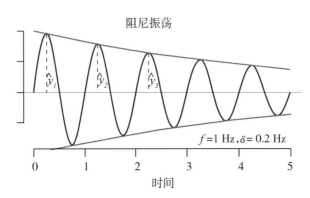

图1.8　阻尼振荡中，指数衰减因子 λ 可以通过公式计算，也可以通过图中的 $\hat{y}_1 / \hat{y}_2$，或 $\hat{y}_2 / \hat{y}_3$ 等来计算。

1.8　周期信号分析

基于信号频率、振幅、相位和形状分析振动成分的方法有多种。每一种都有其优缺点，我们在这里只能选择一小部分进行介绍。

1.8.1　频谱分析

这个经典的方法基于傅立叶定律，任何周期信号都可以由正弦波和余弦波的叠加表示。当讨论谐波时（图1.3d），我们已经看到正弦波的叠加可以产生各种复杂的周期信号。傅立叶变换背后的基本思想是追溯叠加的谐波并将经验数据分解为假定的一系列正弦振荡。从技术上来讲，分解时间上的 N 的采样点可以得到 N/2 个频率成分和 N/2 个相位成分。因此，所有的信息都被保留下来，这是傅立叶变换的一个巨大优势。然而，尽管振幅信息很直观（图1.9），但是相位信息由于很难被人类理解，通常会被忽视。这就很容易引起误解，例如，当作者提到"更高的频率"，事实上他们指的是谐波，即形状因子。为了避免混淆，此时应当使用术语"频率成分"（而不是"更高的频率"），另外需要理解的是这种高频成分通常是由理想正弦曲线的偏差造成的，而不是由额外的振荡带来的。例如，敲打锤子以及其他手持工具产生的振动信号包含的各种谐波（见第4章）。同时也一定不能和其他主要振动产生的频率相混淆。另一个例子是振动平台的碰撞所产生的影响，当固定得不好时便可能出现这种情况（见第7章）。这一点很重要，

因为在职业医学中，通常认为高频成分对于振动的相关问题尤其敏感（见第 4 章）。

傅立叶变换不止在周期信号的定量分析上有用，它同样是滤波器的数学基础，在信号处理工作上也很有用。

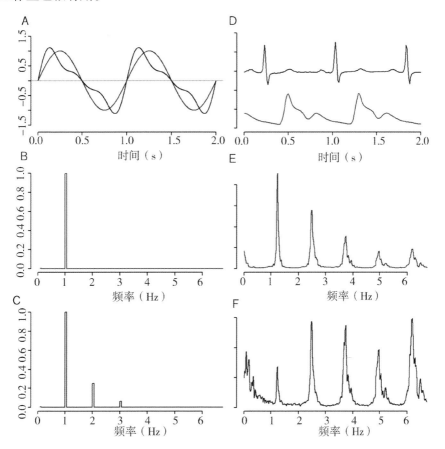

图 1.9　正弦信号（左栏）和生理信号（右栏）的频谱分析。A.单纯的正弦波（红色曲线），以及包含二阶和三阶谐波的振动曲线（蓝色曲线，与图 1.3D 中相同）。B.A 中红色曲线的频谱图，显示仅有频率为 1 Hz 的振动。C.A 中蓝色曲线的频谱图，在基本频率（一阶谐波，1 Hz）、二阶和三阶谐波（2 Hz 和 3 Hz）处都有峰。D.血压（红色）和心电图（ECG，蓝色）信号，和图 1.2 D 中相同。E. D 中血压信号的频谱图。尽管血压和 A 中的红色曲线看起来很像，但是它的各阶谐波拥有更大的占比。工程师把这些叫作高频成分，它们通常被看作形状的因子，谐波阶数越高，形状越锋利。F.心电图信号的频谱图。这里，高阶谐波的占比要比基本频率高。注意铆钉锤的加速度曲线（见第 4 章）看起来和心电图类似。

1.8.2　小波变换

为了克服傅立叶变换在评估相位和形状上的局限，人们在 20 世纪 80 年代引入了小波分析方法。它的思想是首先给周期振动的形状一个先验的定义，然后估算其在给定信号中的出现情况。从数学上来说，它是通过对同一个函数（叫作母小波）进行平移和扩张变换得到一系列函数来工作的（图1.10）。因此，傅立叶变换通过将给定信号分解为一系列扩展到整个信号的正弦波，而小波方法则将其分解为一系列定义在有限时间内的波形。然而，尽管小波变换背后的基本思想是很有前景的，但是它目前在研究者中并没有流行起来。

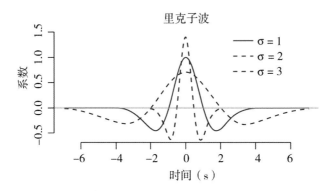

图1.10　里克子波，也叫作墨西哥帽小波，由高斯函数衍生。它假设了一个频率成分和参数σ成正比的形状。和正弦函数一样，这个形状在中心值0两边振动。然而正弦函数是无限的，而里克子波则局限在一定时间范围内。

1.8.3　平均法

频谱分析和小波分析在分析技术信号和物理信号上非常有用。然而，它们的优势在于分析信号，而不是模式识别。因此，当它们应用到生理学信号时不是那么简单明了（图1.9F）。到目前为止，平均法提供了另一种简单易用、更为直观的分析方法。

其基本思想是分析信号随着一个时间信号的变化。通常，时间信号是一个外部的刺激，如以规律（或不规律）的周期施加在测试物上的一个闪光、一个声音或一个电磁刺激。这个刺激便作为一个定时事件（E_T），另一个生理学信号（S）的扫描值被覆盖在一起并求平均值。这是临床神经生理学的常规方法，如视觉诱发电位［E_T是闪光，S是脑电波（EEG）］或脑干听觉诱发电位（BAEP，E_T是声音，S是脑电波）。

在神经生理学中，有一种叫作刺激周围时间直方图（PSTH）的相关技术，它使用外部刺激和神经信号的放电。显然，与连续信号相比，神经元放电更适合被描述为事件。因此，PSTH使用一个时间窗口内的计数作为展示，这需要对时间窗口的宽度有一个智能的考量[10]。

在生理学数据处理的其他领域使用平均法也是简单明了的。举例来说，触发一个心电图和触发神经元放电同样简单（图1.11）。这可以用来获取平均血压，检查心电图触发的精度，还可以用来检查心率和身体内其他振动过程的关系。当生理学信号不满足任何解析的数学函数时，这个方法在估计振动过程的形状时是非常有效的。

平均法用在人类振动训练的分析上也是简单明了的，振动平台的位置或加速度感应器的信号都可以作为 E_T，而 S 可以包含随灌注、连接角或肌肉筋膜长度变化的信号[11]。

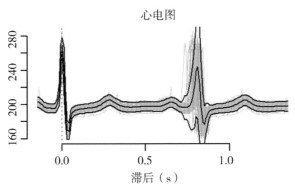

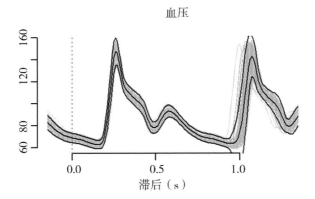

图1.11 平均法效果的图示。在这里，心电图信号中设置了240的阈值以得到一系列定时事件 E_T。接着，从 E_T 前0.15 s到 E_T（负滞后）1.35 s（正滞后）对血压信号进行扫描并叠加在一起。扫描数据在刺激周围直方图中表示为灰色的曲线。图中，所有的 E_T 时刻位于滞后=0处（由黄线表示）。蓝色曲线表示了心动周期内的平均血压。上述例子中，红色曲线给出了95%置信区间。上方的图说明了刺激周围时间直方图同样可以用来快速判断触发过程的精确度。灰色曲线偏离平均曲线的程度给出了触发过程的精度。

1.9 如何量化信号的振幅和量级

最后，我们需要对振幅的概念进行一些更为详细的简短讨论。这一点很重要，因为在文献中不同的振幅测量方法经常被混淆[4]。如果我们只处理正弦波，一切都很简单。正向的峰值幅度 A_{Peak} 由 $\phi = 0°$ 和 $\phi = 90°$ 处的差值给出（式 1.1 和图 1.12A）。由于正弦波是对称的，峰–峰振幅 A_{P2P} 便是 $2 \times A_{Peak}$（式 1.3）。除此之外，正弦函数的平均绝对峰值 A_{RMS} 可以由 $A_{Peak}/\sqrt{2}$ 得到。因此，在正弦函数的特殊情况下，只要我们知道三者中的一个（A_{Peak}、A_{P2P} 或 A_{RMS}），另外两个都可以通过计算得到。

　　然而当我们偏离正弦振荡，来到现实世界时，这种情况发生了巨大的变化。由图1.12B 可以看出，负向和正向的 A_{Peak} 可能有不同的大小。因此，我们不能简单地通过 A_{Peak} 计算 A_{P2P} 和 A_{RMS}，只能经验性地对它们进行估计。这在比较不同的振动设备时会有非常大的影响。例如，如果一个系统比另一个产生了更多的高频成分，那么，对于同样的 A_{RMS}，它将具有更高的 A_{P2P}。因此，振动设备的比较不像看起来那么直观。

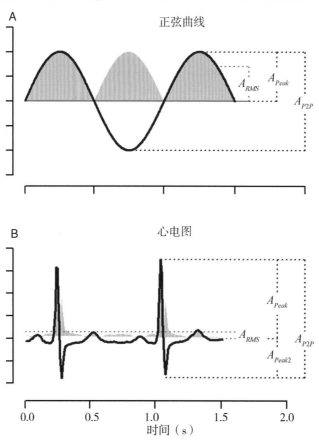

图1.12　信号幅度的不同度量的图示。A.正弦曲线。正向和负向的最大幅度都定义为中心值和极值的差值。因为正弦函数是对称的，A_{P2P} 便是 $2 \times A_{Peak}$。灰色区域给出了正弦函数的绝对值，它的平均值表示为 A_{RMS}（黄色），其中 RMS 表示均方根 $[RMS = \sqrt{mean(x^2)}]$。RMS 数学上等同于 [平均值（|x|）]。这个量很重要，因为它和振动的功率直接相关。B. 心电图信号。因为信号是不对称的，正向和负向的 A_{Peak} 不相同，A_{P2P} 不能简单计算得到，而必须通过数据处理来获得。因为同样的原因，在心电图这样变化剧烈的曲线中，A_{RMS} 和 A_{P2P} 的相关性也更小。

　　振动训练中另一个经常用到的术语是振动幅度[12]，即加速度的峰值 a_{max}。对于正弦函数，它的计算非常简单（式1.4），因为振动幅度和施加在身体上的力的大小成正比，它的重要性显而易见。然而和 A_{RMS} 一样，a_{max} 是和振动的形状紧密相关的，我们通常不能依靠振动频率和目标 A_{Peak} 计算结果。

　　总结来说，A_{Peak}、A_{P2P}、A_{RMS} 和 a_{max} 一定不能互换使用。此外，对于振动运动和治疗，它们中的每一个都有特定的意义。A_{Peak} 和 A_{P2P} 表示运动的范围，A_{RMS} 和机械功率成正比，而 a_{max} 和最大的力相关。鉴于许多振动设备会产生和正弦形状不同的振动，在科学和医学出版物中至少报道 A_{P2P}、A_{RMS} 和 a_{max} 看起来是必需的。

参考文献

［1］Tipler PA, Mosca G. Physics for scientists and engineers. New York: W.H. Freeman and Company; 2008.

［2］Nigg BM, Herzog W, editors. Biomechanics of the musculo-skeletal system. 3rd ed. Chichester: Wiley; 2007.

［3］Özkaya N, Nordin M. Fundamentals of biomechanics. New York: Springer; 1998.

［4］Rauch F, Sievanen H, Boonen S, Cardinale M, Degens H, Felsenberg D, et al. Reporting whole-body vibration intervention studies: recommendations of the International Society of Musculoskeletal and Neuronal Interactions. J Musculoskelet Neuronal Interact. 2010;10（3）:193-198.

［5］Oppenheim AV, Lim JS. The importance of phase in signals. Proceed IEEE. 1981;69:529.

［6］Rittweger J. Vibration as an exercise modality: how it may work, and what its potential might be. Eur J Appl Physiol. 2010;108（5）:877-904.

［7］Wakeling JM, Nigg BM, Rozitis AI. Muscle activity damps the soft tissue resonance that occurs in response to pulsed and continuous vibrations. J Appl Physiol. 2002; 93（3）:1093-1103.

［8］Kiiski J, Heinonen A, Jarvinen TL, Kannus P, Sievanen H. Transmission of vertical whole body vibration to the human body. J Bone Miner Res. 2008;23（8）:1318-1325.

［9］Caryn RC, Dickey JP. Transmission of acceleration from a synchronous vibration exercise platform to the head during dynamic squats. Dose-Response. 2019;17（1）:1559325819827467.

［10］Shimazaki H, Shinomoto S. A method for selecting the bin size of a time histogram. Neural Comput. 2007;19（6）:1503-1527.

［11］Cochrane DJ, Loram ID, Stannard SR, Rittweger J. Changes in joint angle, muscle-tendon complex length, muscle contractile tissue displacement, and modulation of EMG activity during acute whole-body vibration. Muscle Nerve. 2009;40（3）:420-429.

［12］Cardinale M, Rittweger J. Vibration exercise makes your muscles and bones stronger: fact or fiction? J Br Menopause Soc. 2006;12（1）:12-18.

第2章　振动生物学

Eddy A. van der Zee　编

南孟村　译

2.1　概述

　　振动的功能和特征作为自然科学（如物理学）的一个研究领域已经有一段历史了，不仅在生命科学研究领域，在生物医学中更是如此。自 2007 年以来，人们已经知道振动影响干细胞的发育，因此其很可能在生命的发育中发挥了关键作用[1]。众所周知，我们周围的一切都在持续振动，甚至包括看似静止的物体。这些物体不断运动，并且以不同的频率振动（见第 1 章，框 1.1）。这些振动还包括有规律的振荡及共振，可以在物体（如蛋白质等）的两种（形态）条件下振动时观察到。我们被自然和人类起源的生物及非生物的振动所包围。例如，自然振动来自流水或海岸的波浪，在浅水中可产生 10~800 Hz 的振动[2]。雷暴产生短暂的振动，峰值为 10~30 Hz 和 100~300 Hz[3]。一滴雨落在树叶上产生的振动信号通常为 5.7~10.5 Hz，而风引起的树叶振动通常低于 15 Hz。由空气运动引起的不规则振动可导致高达 25 kHz 的振动[4]。生物也会产生振动，在整个动物王国中可以找到惊人的例子，来说明普遍存在的振动是如何被使用的。例如，动物在沙子或干雪这类非黏性材料（粒状材料）中挖掘时，如果它们使用 50~200 Hz 振动和大约 10 μm 振幅的挖掘策略，阻力最小[5]。人造振动通常低于 200 Hz，其中包括来自船舶、钻井、爆炸、风力涡轮机，以及海洋环境中地震研究的声音。然而，这些振动大多数都低于人类的探测阈值。尽管我们的皮肤上被赋予了不同的机械感受器，而且这些感受器对自然界产生的大多数频率都非常敏感，但是自然振动的强度太低，人类依然无法有意识地察觉。相比之下，在城市环境中，人们暴露于可感知的振动中，这些振动来自不同的交通运输工具，如重型交通工具（卡车）、有轨电车、铁路或地铁。

在这一章中，我将说明振动检测有多种用途，人类发现和利用振动的能力可以追溯到我们早期的哺乳动物祖先。人类对振动很敏感，它可以进一步为我们服务。特别是全身振动（WBV，使用机械振动平台将振动传递给站在或坐在平台上的人）领域，我们可以更好地从了解振动检测的起源及振动未来可能拥有的潜力中获益。

2.2　振动通讯的古老本质

有人认为，振动通讯仅次于化学通讯，很可能是从最早的动物真核细胞通讯进化而来的[6-8]。1993 年，一项针对单细胞生物阿米巴（盘基网柄菌）的研究引起了生物学不同领域的极大兴趣，因为这些阿米巴的振动运动被认为是自我组织的重要组成部分[9]。最近，细胞培养中的振动研究表明，间充质细胞（能分化成多种细胞类型的多能细胞）也有形态学上的反应。300 Hz（最大振幅 10 μm）的机械振动使间充质细胞向特定方向排列。振动增加了分化过程中细胞的代谢活性[10]。另一个发现是，在细胞培养中，由于 60 Hz 的机械振动，细胞球状体的体积增加了 70 倍[11]。这可能是由于振动增加了细胞间相互作用的水平，从而导致了形态的改变。观察到的结果发现与 3D 细胞的培养和体内移植细胞的最佳制备相关。上面描述的部分发现可以看作是细胞间交流。有大量证据表明，多细胞物种利用振动交流。下面将介绍其中的一些。

2.3　振动是如何在动物王国被用于交流的

振动的一种常见用途是通讯——物种个体之间或物种之间交换信息[12,13]。振动信息使用面临的一个挑战是，由于物理限制，振动信号能量迅速损耗，受到过滤和失真。这使得许多科学家认为它不能作为可靠的信息来源。然而，大自然找到了应对的方法。尽管所有物种的栖息地都存在不可避免的物理限制，但这些生物已经开发了一系列进化策略来启用和促进振动信息的使用[6]（框 2.1）。因此，振动检测和振动信息被整个动物王国使用，包括人类。我们能从其他物种的振动检测中学到什么？它在自然界中又是如何使用的？

框 2.1　振动的进化

对振动做出反应的感觉系统经常被研究人员所忽视。感觉系统是进化的主要驱动力，因为在发育过程中对感觉器官输入的处理决定了大脑的重新布线和适应，从而决定了世世代代的行为。振动感觉也是如此。振动无处不在，大概在生命起源时就已经存在了。在生物学中，振动的总体意义是与所在环境"保持联系"，并扫描它。就像所有其他感官一样，能探测振动的主要目的是与环境保持"联系"。对于物种或者视觉、听觉、嗅觉差的人来说，振动更为重要。振动觉在动物王国中的用途：①探测猎物；②逃避或威胁捕食者；③在栖息地或环境中评估和导航；④寻找食物；⑤沟通（例如，寻找伴侣、抵御竞争对手、提供社会互动或发出报警信号）。探测振动传感器的类型，以及在动物分类群之间和内部产生振动装置的巨大变化（称为进化辐射或适应性辐射）清楚地表明，振动对生存和繁殖的成功是多么重要。在哺乳动物中，很多不同的大脑区域（主要决定我们的行为）参与振动信号的检测和处理，这一事实进一步表明了这种感觉器官在进化上的相关性。通过探测振动来生存（以及随后繁殖的机会）的进化价值在产卵鸟类身上得到了很好的证明。最近的发现表明，在孵化之前（以及在小鸡胚胎产生声音之前），一窝蛋中的小鸡胚胎与它们的兄弟姐妹通过振动（由胚胎在壳中移动引起）交流。如果胚胎听到父母的警报，它们会移动得更多。实验发现，把没有接触到警报叫声的蛋放在同一巢里，由"受到警报"的同伴接收信息。结果表明，与从未接触过"警报"或从未接触过"受惊蛋"的鸡卵相比，受惊鸡胚胎在生理上对生存环境有更好的准备[14]。进化塑造了地球上的生命，很明显，振动是进化的工具之一。

振动被细菌、软体动物、昆虫、蜘蛛、两栖动物、鱼类和哺乳动物等使用。它可以在所有动物中得到证明。附着在表面上时，细菌在它们的平衡位置周围表现出随机的纳米级振动。据推测，这些振动是它们的代谢活动和细胞膜动力学的结果。给细菌提供葡萄糖可进一步增强振动。这暗示了代谢活动和纳米级细菌运动之间的可能关系[15]。这些纳米级的运动目前被用来测试抗生素，因为人们发现暴露在抗生素下的细菌会停止产生纳米级的振动。有些细菌如果暴露在振动中会生长得更快。在含有介质的注射器中，0.33 Hz 或 1 Hz 的振动可加快它们的生长。除了单细胞生物，可能所有多细胞生物都对振动有反应（甚至使用振动）。为了说明这一点，我将提供振动传播方式的例子：水传播、介质传播或空气传播。这些振动共同促成了生物界的振动图谱（图 2.1A）。

2.4 水振动

生命在水中发展。水是生命活动的母体，生活在水里的生物对水传播的振动非常敏感。从单细胞生物到最大的鲸鱼，生活在水中或水周围的物种使用振动的例子很普遍。各种软体动物对水中的振动均有反应。有些物种有可以探测水振动的特殊器官，如扇贝（咸水蛤）的腹部器官[16]。人们使用海洋软体动物进行了许多研究，显示它们对

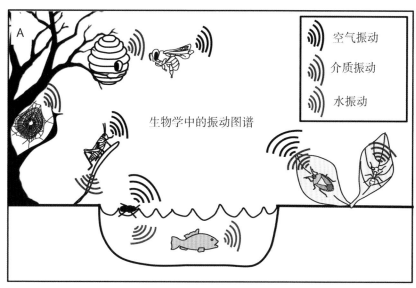

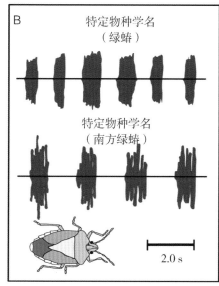

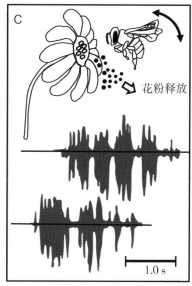

图2.1　不同类型振动和一些物种特有模式及功能的简化图示。A.环境中多种振动信号（空气传播、介质传播和水传播）的图示（不按比例）。这些一同在生物学中形成了所谓的振动景观。B.特有物种的振动交流（如图左下角所示）。图中的两个物种——绿蝽和南方绿蝽，在形态上略有不同，但这些差别用肉眼几乎看不出来。然而，它们介质振动（用于潜在配偶之间的交流）的声波图却明显不同。这两个物种发现于北美和澳大利亚的同一环境中。C.蜜蜂产生爆发样的空气振动（如声谱图所示）。这些爆发的形式与它们遇到的不同种类的花相关。这些振动可以让它们获得更多的花蜜，同时释放大量花粉。主频约为356 Hz，但范围在100~2000 Hz。

10~200 Hz 的振动具有最高的敏感性（第 17 条参考文献及其中的参考文献）。例如，牡蛎会根据大于等于 10 至小于 1000 Hz 的水载振动瞬间关闭阀门，而对 10~200 Hz 的振动具有最高敏感性。某些两栖动物和鱼类主要通过侧线系统探测振动[18]。这是一个具有高密度受体的机械感觉系统，对相对较低的频率（2~100 Hz）特别敏感。侧线系统通常用来探测猎物，猎物范围从浮游生物（海洋中漂流的小生物）到其他鱼类。浮游生物一般产生 30~40 Hz 的振动。这个频率在以它们为食的鱼类侧线系统最佳灵敏范围内（图 2.2F）。但是其他鱼，作为猎物或潜在的配偶，也可以被它探测到。一条平静游动

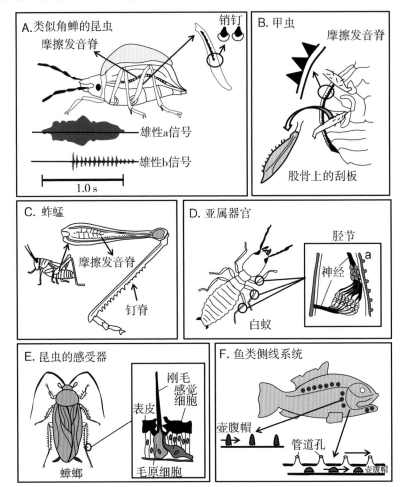

图2.2　不同物种产生或检测振动的形态特化（示意性和简化）的例子。图A、B和C展示的是昆虫有许多可以产生振动的装置，基本结构是一种"刮板"和一排可以移动刮板的钉（摩擦钉）。角蝉（图A）身体侧面有一个摩擦发音脊。在它们的腿里面，有一排钉脊。这个物种利用振动来寻找配偶。图A下部的声谱图显示了来自雄性a的呼叫，以及雄性b（雄性a的竞争对手）干扰该信号的快速脉冲响应，称为"屏蔽"原始信号。图B为一种甲虫，腹部边缘有一个摩擦发音脊，腿内侧有一个刮板。图C显示的是蚱蜢的发声器，股骨上有一排钉脊，胫骨上有刺。通过相互摩擦，产生了一种声音。这些振动包括空气传播的振动和介质传播的振动。图D显示的是昆虫的亚属器官（插入）检测振动。它位于每条腿上，当被振动激活（通过腿外侧的气管表皮到达器官）时，信号通过附着的神经发送到大脑。图E显示的感受体是昆虫的一种机械感受器，如蟑螂。它们附着于腿部，检测空气传播和基质传播的振动。如果刚毛（鬃）被触碰，就会激活它所属的毛原细胞。邻近的感觉细胞受到刺激，信号传到大脑。图F显示了鱼（和两栖动物）的侧线系统检测水上振动。它存在于神经丘表面（棕色）和神经丘管（蓝色）中。振动激活壶腹帽（如果是神经丘管，通过管道孔），信号被传递到大脑，箭头描绘了水流的方向。

的鱼在水中引起频率 2~10 Hz 的振动。如果鱼突然加速，频率可以增加到 100 Hz[19]。豹蟾鱼被用来研究鱼的声音和振动，因为众所周知它们很吵。它们以幼牡蛎和许多其他小猎物为食，包括小鱼、蠕虫和虾。雄性利用它的肌肉和鱼鳔产生 100 Hz 的振动[20]，意在邀请雌性来它们的巢穴。甚至生活在陆地上的哺乳动物也可以利用水传播产生的振动。生活在南亚和东南亚的中型渔猫（灵长类动物）利用水中的振动来探测鱼。这个物种专门在浅水中捕鱼，它们把触须放在混浊的水中，以探测猎物产生的振动。更广为人知的水载振动是鲸鱼的声音。这些振动可以在全球传播，通过这些振动，鲸鱼个体可以与其他个体保持联系。

2.5　介质振动

　　大多数动物王国振动相关性的研究证明都是在昆虫身上完成的。由于体型较小，许多昆虫无法利用空中信号进行相对远距离的交流。许多陆栖昆虫通过直接的肌肉动作振动身体部位来产生振动，而不需要某种频率倍增方法的干预。在昆虫世界中，振动信号通常是复杂的。它们由具有独特的性别和物种特异性模式的调幅脉冲序列组成[21]，如图 2.1B 中绿蜻。鉴于个体之间的交流是必不可少的，振动的使用被认为是昆虫社会生活发展的必要条件。它甚至可能在社会性的起源中发挥重要作用[22]。

　　大多数人都熟悉蜜蜂。他们为了不同的目的，在蜂箱内或蜂箱上使用介质传播振动。复杂的振动信号是"八"字形摇摆舞，它携带着食物来源的位置信息。其他的振动被用来同步群体中工蜂的活动[23]。值得注意的是，最近有人声称某些花（如月见草）可以探测到飞行的蜜蜂靠近时的空气振动。作为回应，它会产生额外的、更甜的花蜜吸引蜜蜂来拜访或拜访更长的时间。一只蜜蜂拜访一朵花时，会在与花粉释放有关的花的部位产生振动（又称多父本混合授粉[24]；图 2.1C；观看蜜蜂拜访花的科学视频）。这种相互作用对蜜蜂和花都是有益的，这是基于振动的物种相互作用的一个很好的例子。

　　大多数被研究的昆虫种类是叶蝉、稻飞虱和角蝉（图 2.2A）。通常这些很小的昆虫（从 2 mm 到 5 cm 不等）依靠植物生活。它们以家庭为单位生活，通过振动它们所依附植物的茎来相互交流。它们会产生各种各样的振动信号，这些信号不会被人类感知到。当捕食者靠近时，角蝉利用这些信号作为捕食者接近时的警报。雄性角蝉振动以吸引配偶。当感兴趣时，雌性可以通过振动来回应这些信号，从而发出振动求偶歌。非洲白蚁提供了另一个通过介质振动进行交流的例子。它们建造巨大的土堆，在里面生活并种植真菌作为食物，利用头部撞击进行交流。食蚁兽是白蚁的天然捕食者，当白蚁（图 2.3D）受到威胁时，其（通常是该群体的卫兵）通过所谓的撞头产生击鼓样振动，频率在 10 Hz 左右。据测量，这个信号只能传播大约 40 cm，但是任何靠近并感应到警报的白蚁也会开始头部撞击警报。这就是群体连锁反应和威胁的快速传达。白蚁利用它们的亚属器官（腿部的机械感受器装置）检测振动（图2.2D）。同样，世界上最古老的昆虫之一——蟑螂，它们的腿上有一个感觉器官（称为 sentilae；图2.2E）。这个器官对腿部

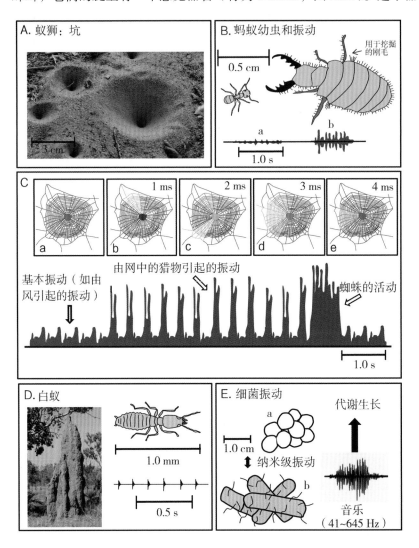

图2.3　自然界中使用振动的例子。A.蚁狮的经典巢穴图片。B.蚂蚁（猎物）和蚁狮（有许多钉子和刚毛，能够快速在沙子中挖坑）。示意图显示了蚂蚁在沙子上行走时（a）和掉进坑里时（b）产生的介质振动模式。蚁狮通常对模式b做出反应，如果信号在短时间内变得更强，对模式a做出反应（暗示蚂蚁正在靠近）。然后，它开始向蚂蚁扔沙子，使蚂蚁掉进坑里。C.振动通过蜘蛛网传播。当某物接触到网时，它会在很宽的频率范围内传递振动。这些振动携带着潜在猎物、配偶甚至网的结构完整性的信息（振幅由颜色表示；红色：高；橙色：中；绿色：低；蓝色：除了风之外没有振动）。示意图和简化的声谱图显示了由猎物引起的蜘蛛网振动的变化，随后是蜘蛛短暂的活动。D．一个白蚁群体的例子，一只白蚁和群体中单只白蚁头部撞击的示意性简化波形图（频率约11 Hz）。振动由胫骨的亚属器官中的菌落伴侣检测到（图2.2D）。E.细菌和纳米级振动，以及观察到音乐引起的振动能够刺激几种细菌的生长（a: 球菌；b: 杆菌）。

的机械振动有极强的反应，对空气传播的振动也非常敏感[25]。几乎所有种类的昆虫都有类似的器官作为检测振动的装置。

另一个使用振动的显著例子可以在蚁狮中找到。它们通常会在沙地上挖坑，以捕捉路过的蚂蚁或其他小昆虫等猎物（图 2.3A 和 B）。因此，它们采用伏击捕食策略。使用这种策略时，它们学会在猎物到来时探测振动信号，振动信号为它们提供了关于猎物大小的信息，它们会根据这些信息调整自己的反应，如放弃较小的猎物，选择较大的猎物[26]。如果振动用于交流，共振是一个重要方面（见第 1 章，表 1.2）。在蟋蟀中，它们叫声的主要频率与产生振动的器官的共振频率相对应（三叉共鸣器[27]）。目前，对蝼蛄的详细研究表明，蝼蛄有广泛的振动行为[28]。研究显示，这些昆虫的特征是有长 3~5 cm 的圆柱形身体、小眼睛和铲状的前肢；前肢高度发达，可以用来挖掘、刮擦和敲击；用最大须肢敲击，并用身体来回移动（称为震颤，与通过身体各部分相互摩擦产生声音 / 空气振动的发声相反；如图 2.2A、B 和 C 所示的发音器官）。这四种振动行为产生它们各自的本征频率，目前还没有被完全理解。应意识到振动和振动交流在昆虫世界中的广泛应用和相关性，昆虫的栖息地不仅是一个景观，也是一个振动的"声音景观"，这个术语是由 Murray Schafer 于 1977 年首先提出的[29]。它描绘了人类可以感知的声学环境，但它可以扩展为描述任何动物栖息地的振动声学环境的振动"声景"。

哺乳动物中有许多地下传播的例子。10~20 Hz 的低频振动非常适合这种情况。声音不会在地下传播很远。因此，地震（振动）通讯是一个合适的选择。生活在中东沙漠地下隧道里的鼹鼠就利用这一点，用它们的扁头撞击隧道的天花板来制造振动（有点像白蚁的头部撞击）。这种振动的使用被认为是对地下生活的一种重大进化适应。在鼹鼠的头部，鼻尖区域包含许多解剖学上简单类型的机械感受器，使头部对振动的感知特别敏感[30]。据报道，地震敏感性存在于节肢动物、两栖动物、爬行动物和哺乳动物中，实际上在无脊椎动物和脊椎动物中都相当普遍（第 31 条参考文献和其中的参考文献）。它可以用于短距离或长距离通讯（厘米到米，大象之间的通讯距离超过 30 km）。对于鼹鼠来说，它被用于自身和领地内个体之间的长距离（长达 5 m）交流[32]。它甚至可以用来传达个人的身份。特别擅长探测地震振动的动物是星鼻鼹鼠，它的鼻子被认为是"触觉眼睛"[33]。

有些物种通过用脚敲击进行交流，如兔子和袋鼠，会发出危险的信号，并且产生的震动可以穿过地表。大象会发出低频声音，叫声幅度巨大，可以与地面耦合。振动随后沿着地球表面传播，最远可达 30 km 或更远[34]。大象借助脚和躯干皮肤上的机械感受器来探测地震波。据观察，野生大象身体前倾，因此前腿的重量更大。这很可能是为了增加它们脚和地面的接触。

有很多蜘蛛使用振动信号的例子[35]。这似乎是合乎逻辑的，因为蜘蛛网是向蜘蛛提供振动信息的理想选择（图 2.3C）。它们对 1000 Hz 左右的振动最敏感，对较低频率

（30 Hz 以下）最不敏感。该网由多达五种不同类型的丝组成，每种丝都有自己的振动传播特性。所谓的跳蛛也可以通过模仿猎物的振动（一种挣扎逃跑的昆虫），欺骗并吃掉靠近网的同类。此外，试图吸引雌性的雄性蜘蛛会通过摩擦身体部位或用身体部位敲击地面来产生振动。它们使用分布在所有八条腿上的隙状器琴形器官来检测振动（这个器官在功能上类似白蚁胫骨的亚属器官）。雄性蜘蛛产生的振动不仅使雌性蜘蛛更有可能交配，而且减少了雌性蜘蛛吃掉自己伴侣的机会。因此，发出正确的振动对雄性蜘蛛来说可能是生死攸关的事情。

关于两栖动物的振动研究较少，较为突出的例子来自对加勒比海白唇蛙的研究。如果它们吸引配偶，它们会把后尾端埋在泥里，头和前腿刚好露出地面。随着它们发出的每一声"呼叫"，其声囊扩张和收缩，撞击地面随之产生振动。3~6 m 外就能感觉到重击声。由于发出叫声的雄性之间相隔 1~2 m，所以每只雄性都能感受到最近邻居的叫声。人们认为，雄蛙可能会利用这种振动信息来保持它们之间的距离，或者控制它们呼叫的时间来避免叫声的重叠。

这个示例清楚地将介质振动的传播与声音联系起来，接下来要讲述的是空气振动。

2.6 空气振动

空气传播振动和介质传播振动通常紧密相连[36]。就如上述大象的例子，声音呼叫可以在信号装置和它所在的介质之间机械耦合。大约 20% 的昆虫通过空气传播和介质传播的振动进行交流[37]。只有大约 5% 的昆虫单独使用空气传播的信号，而 70% 的昆虫使用介质传播振动。在蟑螂大脑中（与哺乳动物形成鲜明对比），对振动和声音都有反应的是同一个神经元（图 2.2E，这种感受器很容易被空气传播和介质传播的振动刺激）。所以这些动物基本上无法区分这两种刺激。与此相反，蟋蟀——一个进化更年轻的物种，其听觉系统似乎有区分能力。蟋蟀以其响亮的叫声而闻名，雄性蟋蟀发出这种纯音叫声是为了吸引远距离的雌性[38]。它们很可能通过在专门用于声音的器官中安装有效的隔振过滤器来开发声音和振动的双重响应能力。在许多物种中，听觉及振动觉的发展哪个是第一位的，一直还没有定论。值得注意的是，活跃在听觉领域的科学家倾向于相信在进化过程中听觉先于振动感应，而活跃在振动领域的科学家往往不这么认为，Caldwell 提供了许多在动物王国中声 / 气载振动与介质传播振动相互作用的例子[36]。

2.7 生物学中振动与我们当前社会的相关性

前面提到的叶蝉、角蝉和稻飞虱是某些作物的害虫。它们包括 30 000 多种昆虫，其完全依赖介质的振动信号进行（相对）长距离的通讯，这通常以物种特异性的模式进

行 [22]。这些信号在不同的（遥远的）群体之间有很大的不同和独特性 [39]。这种交流对它们的交配至关重要，如果振动信号被破坏，也有可能干扰它们交配成功。如果这些昆虫通过破坏农作物威胁到人类的粮食生产，进行害虫管理就很有必要。然而，利用昆虫振动通讯的干扰进行害虫管理的研究还很少 [40]。早期的一项研究表明，在一种叶蝉中，通过掩盖或抑制振动信号，交配成功率会降低 9% [40]。昆虫本身也利用掩蔽现象，如图 2.2A 中竞争的角蝉。绿叶蝉是一种以葡萄藤和茶叶为食物来源的多食性害虫，最近对绿叶蝉的研究表明，通过 250 Hz 进行振动干扰是阻止其交配的最有效途径 [41]。另一个在害虫防治中使用振动的例子就是在陷阱附近传播 350 Hz 的振动来捕捉雌性地中海果蝇 [42]。原则上，这些方法可以提供比使用杀虫剂更可持续的控制方法 [43]。除了农作物害虫，储藏产品害虫和城市害虫也会带来问题。人们正在开发基于振动运动检测的技术，以便及时检测到难以监测的有害昆虫 [44]。

从振动在社会中的相关性的例子也可以发现，振动与人类和他们的行为直接相关。人与人之间通常不用振动进行交流，但人的皮肤中有几个机械感受器可以用来检测振动（见第 6 章）。因此，所需的探测元件和伴随的通向体感皮层的神经元通路已经就位。显然，足够高能量的振动会被有意识地探测到。全身振动实验的参与者都感受到了这种振动。自然界的振动可能只有部分可以被有意识地探测到。对此，一种解释是，由小昆虫（1 cm 或更短）发出的 100~300 Hz 振动信号的空气传播强度较低。然而，如果接收器既有振动感又有听觉，则可以感觉到也可以听到很大的声音（或噪声）。一般来说，环境条件空气传播的振动不足时，振动可以补充声音（声学）信息，甚至替代声学信息。如前所述，声音是振动的一种形式，可以统称为振动声学。听觉和振动觉在某种程度上也是一个定义的问题。如果听觉需要像耳朵这样的特殊器官或充满气体的空间来感知压力变化以检测空气中的振动才可以听到，许多动物就不能听到声音。然而，正如 Pumphrey 所言，如果听觉的定义是"接受任何种类和性质的振动刺激" [45]，那么几乎所有的动物都能听到。然而，要检测声音或振动，需要不同类型的传感器，以及大脑不同区域进行信息的处理。

与正常听力的人相比，失聪的人通常对振动更敏感。事实证明，先天性失聪者的听觉皮质可以从处理声音切换到处理触觉刺激 [46]。研究表明，先天性耳聋振动检测的准确性较高，而触觉频率辨别没有显著变化。根据研究者的说法，聋人触觉敏感性的增强可能反映了神经可塑性和对刺激注意力的增加。尽管潜在的神经机制尚未被完全破译，但早期感觉丧失后的功能补偿显然主导了剩余的感觉方式，以开发系统超过正常功能的能力 [46]。综合来看，先天性失聪的人及在生命后期失聪的人可能会更敏感，并且由于大脑对振动的处理能力增强，会更强烈地感知振动（如在全身振动期间）。因此，听力损失及其严重程度在某些全身振动环境中可能是一个问题。

通常，人类也会无意识地制造振动。一个 75 kg 的人在地面上跳跃时，会产生大地振动，这种振动可以在大约 1 km 外被听到，当然这也取决于土壤的类型[47]。当在地面行走时，人类（像所有动物一样）在很宽的频率范围内产生不同的振动。早期的研究认为仅次于高频（＞ 1 kHz），集中在 1~4 Hz 的频率上，但后来的研究表明，根据行走方式，通常会产生 20~90 Hz 的频率（地震／介质传播的振动）[48]。这种振动加上产生的声音会成为建筑物的一个安全隐患，并给居民带来压力。行走产生的振动也可以应用于其他方面。地震传感器正被用于检测特定区域内的异常振动，例如，在边境或军事基地附近，这些区域需要防止未经授权的入侵。人类和动物的步伐都会产生介质传播的振动，但是它们的模式和个体的模式不同。尽管由于各种原因，包括地面成分和天气条件的差异，传感器检测还具有挑战性，但人们正在开发技术来选择性地辨别人类的脚步[49]。目前还不清楚人类引起的振动在多大程度上被其他人类有意识地感知到，但如果频率在 20~90 Hz，则它们属于触觉小体的灵敏度范围（在 5~150 Hz 之间敏感，峰值灵敏度一般为 10~65 Hz；见第 7 章）。由于谐波还会激活另一种皮肤机械感受器，即环层小体（或压力感受器，位于皮肤深处，在 20~1000 Hz 之间敏感，峰值灵敏度约为 250 Hz）。人类大脑能够辨别手指上无处不在的皮肤机械感受器"地址"。这证明了我们对振动的敏感性。其实，我们有不同的机械感受器对振动做出反应，对频率和变化的适应速度具有部分重叠的敏感性。事实已经表明，在哺乳动物的进化过程中，振动对宿主和环境之间的相互作用很重要。除了环境之外，它还用于个体之间的相互作用（同一个物种之间或不同物种之间）。我们继承了这种敏感性，由于其进化的古老性质，振动检测在身体和大脑中是根深蒂固的（框 2.1）。

2.8 结论

可以得出结论，振动在生物学中的意义与其所处的环境存在某种联系。振动的自然起源及动物界利用振动解决各种各样的问题是显而易见的。所有的生物都会有意识或无意识地产生振动。能够感知振动者比不能感知者或感知能力差者具有更大的优势。因为振动是大自然必不可少的一部分，它也给人类提供了振感。人类不仅能够感知振动，也能够以各种方式产生振动。一些人为的振动会有严重的负面影响，这些主要与自工业革命以来人类产生的非自然机械振动有关。

我们应该认识到，人为噪声不仅与分贝有关，还与振动有关。例如，人们越来越担心噪声对海洋环境的影响，因为水载振动会传播得很远。如前所述，鲸鱼的声音，作为一种水载振动，会在全球传播。鲸鱼能保持这种交流方式吗？提高对振动的性质及其积极和消极方面的认识是必要的，特别是在全身振动领域。全身振动的研究表明，适当使用振动可以刺激我们的肌肉、生理和大脑。例如，可以提高注意力和认知能力（第 50 条参考文献和其中的参考文献）。值得注意的是，全身振动对大脑的刺激，和众所周知的肌肉刺激相比，可以产生更多益处。

参考文献

［1］Robertson SN, Campsie P, Childs PG, Madsen F, Donnelly H, Henriquez FL, Mackay WG, Salmerón-Sánchez M, Tsimbouri MP, Williams C, Dalby MJ, Reid S. Control of cell behaviour through nanovibrational stimulation: nanokicking. Philos Trans A Math Phys Eng Sci.2018;376（2120）:20170290. https://doi.org/10.1098/rsta.2017.0290.

［2］Haxel JH, Dziak RP, Matsumoto H. Observations of shallow water marine ambient sound:the low frequency underwater soundscape of the central Oregon coast. J Acoust Soc Am.2013;133:2586 - 2596. https://doi.org/10.1121/1.4796132.

［3］Dubrovsky NA, Frolov VM. Thunderstorm as a source of sounds in the ocean. In: Buckingham MJ, Potter JR, editors. Sea surface sound'94. Lake Arrowhead: University of California; 1996.p. 112 - 124.

［4］Casas J, Bacher S, Tautz J, Meyhöfer R, Pierre D. Leaf vibrations and air movements in a leafminer-parasitoid system. Biol Control. 1998;11:147 - 153.

［5］Darbois Texier B, Ibarra A, Melo F. Low-resistive vibratory penetration in granular media.PLoS One. 2017;12（4）:e0175412. https://doi.org/10.1371/journal.pone.0175412.

［6］Mortimer B. Biotremology: do physical constraints limit the propagation of vibrational information?Animal Behaviour. 2017;130:165 - 174.

［7］Endler JA. The emerging field of tremology. In: Crofort RB, Gogala M, PSM H, Wessel A,editors. Studying vibrational communication. Heidelberg: Springer; 2014. p. vii - x.

［8］Hill PS, Wessel A. Biotremology. Curr Biol. 2016;26:R187 - 91. https://doi.org/10.1016/j.cub.2016.01.054.

［9］Killich T, Plath PJ, Wei X, Bultmann H, Rensing L, Vicker MG. The locomotion, shape and pseudopodial dynamics of unstimulated dictyostelium cells are not random. J Cell Sci. 1993;106:1005 - 10013.

［10］Safavi AS, Rouhi G, Haghighipour N, Bagheri F, Eslaminejad MB, Sayahpour FA. Efficacy of mechanical vibration in regulating mesenchymal stem cells gene expression. In Vitro Cell Dev Biol Anim. 2019;55（5）:387 - 394. https://doi.org/10.1007/s11626-019-00340-9.

［11］Beckingham LJ, Todorovic M, Tello Velasquez J, Vial ML, Chen M, Ekberg JAK, St John JA. Three-dimensional cell culture can be regulated by vibration: low-frequency vibration increases the size of olfactory ensheathing cell spheroids. J Biol Eng. 2019;13:41. https://doi.org/10.1186/s13036-019-0176-1.

［12］Hill PS. Vibration and animal communication: a review. Am Zool. 2001;41:1135 - 1142.

［13］Hill PS. How do animals use substrate-borne vibrations as an information urce?Naturwissenschaften. 2009;96:1355 - 1371. https://doi.org/10.1007/s00114-009-0588-8.

［14］Mariette MM, Buchana KL. Good vibrations in the nest. Nat Ecol Evol. 2019;3（8）:1144 - 1145. https://doi.org/10.1038/s41559-019-0955-6.

［15］Şeker E. Bacterial vibrations. Sci Transl Med. 2013;5（196）:196ec126. https://doi.org/10.1126/scitranslmed.3007046.

［16］Zhadan PM. Directional sensitivity of the Japanese scallop Mizuhopecten yessoensis and Swift scallop Chlamys swifti to water-borne vibrations. Russ J Mar Biol. 2005;31:28 – 35.

［17］Charifi M, Sow M, Ciret P, Benomar S, Massabuau JC. The sense of hearing in the Pacific oyster, Magallana gigas. PLoS One. 2017;12:e0185353. https://doi.org/10.1371/journal. pone.0185353.

［18］Coombs S, Gorner P, Munz H. The mechanosensory lateral line: neurobiology and evolution. New York: Springer; 1989.

［19］Kasumyan AO. Sounds and sound production in fishes. J Ichthyol. 2008;48:981 – 1030.

［20］Fine ML. Mismatch between sound production and hearing in the Oyster Toadfish. In: Tavolga WN, Popper AN, Fay RR, editors. Hearing and sound communication in fishes. New York:Springer; 1981. p. 257 – 263.

［21］Cokl A, Virant-Doberlet M. Communication with substrate-borne signals in small plant-dwelling insects. Annu Rev Entomol. 2003;48:29 – 50.

［22］Hunt JH, Richard F-J. Intracolony vibroacoustic communication in social insects. Insect Soc. 2013;60:403 – 417.

［23］Siehler O, Bloch, G. Colony volatiles and substrate-borne vibrations entrain circadian rhythms and are potential mediators of social synchronization in honey bee colonies. 2019. www.biorxiv.org, https://doi.org/10.1101/850891

［24］Vallejo-Marin M. Buzz pollination: studying bee vibrations on flowers. New Phytol. 2019;224:1068 – 1074.

［25］Shaw S. Detection of airborne sound by a cockroach 'vibration detector': a possible missing link in insect auditory evolution. J Exp Biol. 1994;193:13 – 47.

［26］Kuszewska K, Miler K, Filipiak M, Woyciechowski M. Sedentary antlion larbae (Neuroptera: Myrmeleontidae) use vibrational cues to modify their foraging strategies. Anim Cogn. 2016;19:1037 – 1041. https://doi.org/10.1007/s10071-016-1000-7.

［27］Michelsen A, Nocke H. Biophysical aspects of sound communication in insects. Adv Insect Physiol. 1974;10:247 – 296.

［28］Hayashi Y, Yoshimura J, Roff DA, Kumita T, Shimizu A. Four types of vibration behaviors in a mole cricket. PLoS One. 2018;13 (10) :e0204628. https://doi.org/10.1371/journal.pone.0204628.

［29］Schafer RM. The soundscape: our sonic environment and the tuning of the world. Alfred Knopf: Rochester Vt, Destiny Books; 1977.

［30］Klauer G, Burda H, Nevo E. Adaptive differentiations of the skin of the head in a subterranean rodent, Spalax ehrenbergi. J Morphol. 1997;233:53 – 66.

［31］Nevo E, Heth G, Pratt H. Seismic communication in a blind subterranean mammal: a major somatosensory mechanism in adaptive evolution underground. Proc Natl Acad Sci. 1961;88:1256 – 1260.

［32］Nevo E. Observations on Israeli populations of the mole rat, Spalax ehrenbergi Nehring 1898. Mammalia. 1961;25:127 – 144.

［33］Catania KC. A nose that looks like a hand and acts like an eye: the unusual mechanosensory system of the star-nosed mole. J Comp Physiol A. 1999;185:367 – 372.

［34］Gunther RH, O' Connell-Rodwell CE, Klemperer SL. Seismic waves from elephant vocalization: a possible communication mode? Geophys Res Lett. 2004;31 (L11602) :1 – 4.

［35］Mortimer B. A spider's vibration landscape: adaptations to promote vibrational information transfer in orb webs. Integr Comp Biol. 2019;59（6）:1636–1645. https://doi.org/10.1093/icb/icz043.

［36］Caldwell MS. Interactions between airborne sound and substrate vibration in animal communication. In: Studying vibrational communication, animal signals and communication, vol. 3.Berlin Heidelberg: Springer–Verlag; 2014. https://doi.org/10.1007/978–3–662–43607–3_6.

［37］Cocroft RB, Rodriguez RL. The behavioral ecology of insect vibrational communication. Bioscience. 2005;55:323–334.

［38］Bennet–Clark HC. Size and scale effect as constraints in insect sound communication. Phil Trans R Soc Lond B. 1998;353:407–419.

［39］Ryan MA, Cokl A, Walter GH. Differences in vibratory sound communication between a Slovanian and an Australian population of Nezara viridula（L.）（Heteroptera: Pentatomidae）.Behav Processes. 1996;36:183–193.

［40］Eriksson A, Anfora G, Lucchi A, Lanzo F, Virant–Doberlet M, Mazzoni V. Exploitation of insect vibrational signals reveals a new method for pest management. PLoS One. 2012;7（3）:e32954.

［41］Nieri R, Mazzoni V. Vibrational mating disruption of Empoasca vitis by natural or artificial disturbance noises. Pets Manag Sci. 2019;75:1065–1073. https://doi.org/10.1002/ps.5216.

［42］Mankin RW, Anderson JB, Mizrach A, Epsky ND, Shuman D, Heath RR, Mazor M, Hetzroni A, Grinshpun J, Taylor PW, Garrett SL. Broadcasts of wing–fanning vibrations recorded from calling Ceratitis capitata（Diptera: Tephritidae）increase captures of females in traps. J Econ Entomol. 2004;97:1299–1309.

［43］Polajnar J, Eriksson A, Lucchi A, Anfora G, Virant–Doberlet M, Mazzoni V. Manipulating behaviour with substrate–borne vibrations—potential for insect pest control. Pest Manag Sci.2015;71:15–23.

［44］Mankin RW, Hodges RD, Nagle HT, Schal C, Pereira RM, Koehler PG. Acoustic indicators for targeted detection of stored product and urban insect pests by inexpensive infrared, acoustic,and vibrational detection of movement. J Econ Entomol. 2010;103:1636–1646.

［45］Pumphrey RJ. Hearing. Symp Soc Exp Biol. 1950;4:3–18.

［46］Levänen S, Hamdorf D. Feeling vibrations: enhanced tactile sensitivity in congenitally deaf humans. Neurosci Lett. 2001;301:75–77.

［47］Arnason BT, Hart LA, O'Connell–Rodwell CE. The properties of geophysical fields and their effects on elephants and other animals. J Comp Psychol. 2002;116:123–132.

［48］Ekimov A, Sabatier JM. Vibration and sound signatures of human footsteps in buildings. J Acoust Soc Am. 2006;120:762–768.

［49］Faghfouri AE, Frish MB. Robust discrimination of human footsteps using seismic signals. Proceedings of the International Society for Optical Engineering. 2011. https://doi.org/10.1117/12.882726.

［50］Boerema AS, Heesterbeek M, Boersma SA, Schoemaker R, de Vries EFJ, van Heuvelen MJG, Van der Zee EA. Beneficial effects of whole body vibration on brain functions in mice and humans. Dose Response. 2018;16（4）:1559325818811756. https://doi.org/10.1177/1559325818811756.

第3章　振动训练器的设计原理

Rainer Rawer　编

张悦　译

3.1 概述

市面上有太多可用于振动训练的设备，即使是专业人员也难以区分这些产品。由于制造商提供的检测报告经常是不完整的，更加恶化了这种状况。本章详细介绍振动平台（通常指用户站立所用的平板）的主要设计原则，以及该设计原则对振动参数、应用、重量和耐久性的影响，以给专业人员提供参考。

振动设备的振动参数对用户的训练、治疗过程有本质性影响。振动设备最重要的参数是振幅、频率和振动运动（如正弦波形）。可用设备主要差异是振动平台采用的运动原理不同。多数振动设备分类依据如下[1]：

（1）垂直运动：平台只能上下运动。	
（2）侧向交替（枢轴）运动：平台类似一个具有中心轴的跷跷板，因此，当一侧（脚）向上移动时，另一侧（脚）向下移动。	
（3）水平圆周运动：平台在水平面上做圆周运动。	
（4）3D运动：尽管一些制造商使用3D运动术语作为营销工具，但所有当前可用的系统仅使用旋转平台的一维或二维运动。因此，"3D"是一个误导性概念。	

通常，设备的振动参数（表 3.1）不仅与所使用的运动原理有关，也与单体质量、设计经验有关。

表 3.1　振动训练和治疗设备的振动参数

振动参数 \ 振动设备	垂直（家用）	垂直（高振幅）	垂直（低振幅）	侧向交替（家用）	侧向交替（中阶强度）	侧向交替（高阶强度）	水平圆周
振幅（mm）	1~2	1~2	< 0.1	0~8[a]	0~4[a]	0~7[a]	1~2
频率（Hz）	15~45	25~50	20~40	5~15	5~30	1~40	5~15
加速度（g）[b]	1~16	2.5~20	0.2~0.5	0~7	0~14	0~45	1~8
应用时间（min）[c]	< 3	< 3	10~30	< 3	< 3	< 3	< 10
出版物[d]	< 30	> 400	< 10	< 20	< 20	> 400	< 10
成本（$）	70~3000	3000~25 000	2000~3000	100~2000	1500~4000	3500~25 000	100~500

a：取决于脚与枢轴的距离，通常在空载条件下测量。

b：平台的最大加速度通常为地球重力加速度的倍数（1 g = 9.81 m/s²）。

c：每次训练的推荐标准时间，如果进行多次训练，则训练时间进行相应延长。

d：用于人类研究的行业出版物数量。

3.2　设计原则

驱动机构是影响振动参数的重要机械元件。最常用的驱动机构与所使用的运动原理直接相关。

3.2.1　侧向交替（枢轴）振动装置

侧向交替振动装置的振动幅度是最常被提及的参数。由于人站在侧向交替振动设备上的对称中心位置采用了完全对称的姿势，因而设备对身体没有产生加速度。这导致向上半身的振动传输显著降低[2]，因此与垂直振动相比，身体可以承受更高的振幅，但相应的振动频率也会更低（侧向振动：1~40 Hz，振幅高达 8 mm；垂直运动：20~50 Hz，振幅 2 mm）。

侧向交替振动设备通常由一根或多根连接到偏心轴的驱动轴（杆）驱动，类似活塞和内燃机曲轴连杆（图 3.1A）。这种定幅驱动结构的优点是刚性平台和 / 或平台在两侧驱动的情况下，减少平台的弯曲[3]。

另一个优点是，有效的振动幅度可以通过脚的位置（脚到枢轴的距离）进行调整。但是对于需在特定站姿宽度（如深蹲）进行的训练，因其要求较高则幅度无法进行调整。

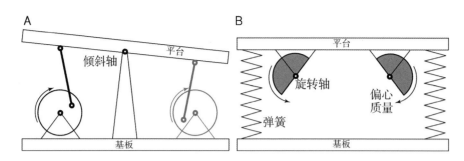

图3.1   A.带单侧或双面驱动杆的侧向交替装置；B.具有两个偏心旋转质量块的垂直装置。

侧向交替装置的加速度越大，作用在振动平台及其驱动部件上的装置内部作用力就越大。为了能够在更高的频率下运行，需要进行大量的设计工作，从而产生更高的生产成本（见3.3）。侧向交替装置可以分为三类：

（1）低端、机械复杂度较低的设备常作为家庭使用设备。

（2）中端设备使用与"（1）"相同的机械结构，但通常拥有更高质量的系统。

（3）高端设备使用更先进的机械结构与更高的性能，不惜使用更高的生产成本为代价。

驱动机构的机械复杂度不仅对设计工作、生产成本影响重大，而且对可能的振动参数及衍生性能，尤其是 13 Hz 以上的频率产生重大影响。

3.2.2   垂直振动装置

垂直振动装置，运动主要集中在垂直方向。虽然一些制造商使用多维或 3D 运动宣传语，但这些平台的主要功能仍然为上下运动[1]。垂直振动设备可分为高振幅和低振幅装置（见第 19 章）。

3.2.2.1   高振幅垂直振动

几乎所有垂直振动装置的峰值加速度都大于 1 g。垂直振动设备通常是由两个旋转的偏心质量块（图 3.1B）与刚性弹簧结合驱动平台，令其作为一个弹簧 – 质量块系统进行振动。两个偏心质量块的旋转方向相反，因此，两者的结合只能产生有效的一维垂直运动，而不是既能垂直运动又能水平运动。

弹簧 – 质量系统受构成其的两个部分的影响：①平台的重量；②四个支撑弹簧或弹性橡胶元件的通用刚度。为了减少共振和阻尼对振动幅度和频率的影响，它的运行明显低于本征频率（图 3.1B）。这允许使用相当硬的弹簧，使平台更稳定（例如，当用户走上平台时最大限度地减少移动）。尽管采用了这种方法，垂直振动系统的振幅在原则上总是取决于振动频率，尤其是运动者的重量，以及人的肌肉激活所造成的阻尼。

可用简单的机械方案来限制振幅的变化。有两种方案是依靠改变有效偏心质量实现振幅改变的。两者都采用两套电机，每一套电机使用不同的偏心质量。或者可以使用一套具有一块固定偏心质量和一块安装在驱动电机轴滚珠轴承上的较小偏心质量块的电机。较小偏心质量块由固定质量块上的一个销钉驱动，自由偏心质量块（较小偏心质量块）根据旋转方向与固定质量块平行或反向运行[4]。因此，这种调整方案可以增加或减少有效偏心质量，同理也可调整有效振幅。

为了最大限度地减少传递到地面的振动和高频部分，高端设备还会在实际振动机制下方使用弹簧重量系统。这两个系统的耦合可以显著减少传递至地面的振动[4]。由于此结构需要增加质量块，因此此类系统的质量通常超过 100 kg。

由于人的身体重心在设备上，存在向上加速度，垂直振动设备向头部传递的振动明显高于侧向交替设备[2]。这些传输效应通常高于 20 Hz，这是大多数垂直振动设备使用高于 20 Hz 频率、低于 2 mm 振幅的主要原因之一。

3.2.2.2　低振幅垂直振动

一部分制造商专门生产极低振幅（< 0.1 mm）的垂直振动设备，利用这种方式获得非常低的加速度（< 1 g）——低幅度或低强度振动。最初的想法是将直立振动直接转移到骨骼本身引起微变形（压缩），从而刺激骨骼生长[5]（也见第 19 章）。如 3.2.4 所述，使用与声学扬声器类似的驱动机制并结合刚性弹簧的电磁驱动器，用于带动平台产生微小振动。该系统主要利用平台与其支撑弹簧的共振频率运行。为了补偿阻尼对本征频率的影响，在每次锻炼开始前需短暂调整用于自动调整的刺激频率。此调整阶段，幅度会自动调整为 0.1 mm，频率会自动调整为 30~40 Hz，可产生 < 1 g 峰值加速度[5]。

3.2.3　水平圆周振动装置

这类装置目前只在极少数、非常便宜的振动设备中使用。前两类每个类别都有几百篇研究论文，且已经很成熟了，但关于水平圆周振动研究的出版物却很少。

3.2.4　振动设备组合使用

有些设备使用上述振荡原理的组合和变化。

（1）垂直振动采用电磁驱动：某制造商使用电磁驱动器与弹簧结合（类似 3.2.2.1）产生高达 6 mm 振幅的高振幅振动[6]。原则上，这种方法允许振动幅度的变化，但可用的系统显示振幅随频率增加显著下降。当使用分离平台和两个电磁驱动器时，两个平台既可以同步运行（只产生垂直运动），也可以相移 180°（产生两个平台的侧向交替运动）。

（2）可选择的垂直或侧向交替：驱动机制采用了类似垂直振动设备的原理，使用弹簧平台和两个偏心电机驱动的运行机构（两个偏心质量同时上下移动产生垂直运动）或 180° 的相移（一个上升，而其他向下，产生侧移或倾斜运动）。这些器件在低频

（＜13 Hz）时，使用侧向交替振动，在高频时，使用垂直振动，但在高频时使用低振幅。

（3）侧向交替＋垂直振动：一些设备使用简单的单边驱动的侧向交替装置（见3.2.1），并将该装置安装在类似3.2.2.1提到的垂直振动装置上。这种设备允许进行两侧交替振动（频率＜13 Hz，振幅＜5 mm）或垂直振动（频率＞20 Hz，振幅＜1 mm）。由于两个系统不同步，因此在垂直方向上产生的振动可能是随机的。

（4）侧向交替＋水平振动：这种驱动系统使用了高达15 Hz的侧向交替振动和可选垂直振动，采用附加电机旋转引发轴的侧向振动。受限于较高的质量和垂直运动的振幅受限，频率只能保持在10 Hz以下。

（5）准随机（随机）运动：这是一种特殊的机械驱动结构，可以提供水平、垂直振动。利用可变频率，产生准随机运动。由于运动部件较重，即使当前120 kg系统较好地控制了系统重量，但振动频率仍低于12 Hz。

3.3　机械设计主要任务：内部作用力补偿

任何振动训练装置的机械设计都要解决由牛顿定律引起的机械问题：为了振动平台形式的质量和训练用户，需要振动力。有趣的是，振动与直接作用于人体的力有关，即变化量在平台和脚之间的接触处的力（相当于移动时的地面反作用力），至少对于侧向交替系统来说，通常只在体重的30%以下。例如，对称姿势，每条腿承受50%体重的静态负荷。平台的上下运动每次振动会产生额外的加载和卸载。这就引起了这种力的调制（在侧向交替系统中）小于体重的±30%——在这个例子中，每次振动力仅为体重的20%~80%。因此，每条腿最大受力通常低于自然行走的地面反作用力（通常峰值力约为体重的1.2倍）。所以，膝关节、髋关节和椎体的关节内部作用力通常低于或相当于步行的力[7]。由此可见，作用在身体的有效加速度只是平台本身加速度的很小部分，有效加速度会随着身体部分与振动的距离显著降低，如在站立时，脚和头部的最高加速度最低[2]。

究其原因，是因为站在装置上的人，其自身运动系统是活动的。因此，作用在身体上的合力主要取决于人体的有效刚度，其决定了振幅强度，而对频率的影响较小[7]。力学上可以等效成弹簧，弹簧的变形与所需的压缩力成线性相关，但与压缩速度无关。关节力对振动频率的依赖性较小是因为增加频率所引起的额外肌肉激活[8, 9]和活动肌肉引起的阻尼（黏弹性）较小。

另外，由于驱动结构直接连接平台，无论是使用旋转的偏心块，还是使用偏心杆，加速平台本身所需的装置内部作用力就很大（见3.2）。对于这两种方案，驱动平台所需的力与振幅、频率的平方线性相关（见第1章中的式1.4）（表3.2）。例如，每千克的质量振动平台（产生约 4 mm 峰幅度的正弦运动 30 Hz）需要 20 g 的峰值加速度，加速峰值力约为重量的 20 倍，这种情况需要约 200 N 的力，相当于约 20 kg 的重量。

表 3.2　正弦振动的峰－峰值加速度（RMS）与频率和振幅有关，幅值为地球重力加速度的倍数（1 g = 9.81 m/s^2）

	0.1 mm	1 mm	2 mm	3 mm	4 mm	5 mm
5 Hz	0.01 g （0.01 g）	0.14 g （0.10 g）	0.28 g （0.20 g）	0.43 g （0.30 g）	0.57 g （0.40 g）	0.71 g （0.50 g）
10 Hz	0.06 g （0.04 g）	0.57 g （0.40 g）	1.14 g （0.80 g）	1.71 g （1.21 g）	2.27 g （1.61 g）	2.84 g （2.01 g）
20 Hz	0.23 g （0.16 g）	2.27 g （1.61 g）	4.55 g （3.22 g）	6.82 g （4.86 g）	9.10 g （6.43 g）	11.37 g （8.04 g）
30 Hz	0.51 g （0.36 g）	5.12 g （3.62 g）	10.23 g （7.24 g）	15.35 g （10.85 g）	20.47 g （14.47 g）	25.58 g （18.09 g）
40 Hz	0.91 g （0.64 g）	9.10 g （6.43 g）	12.86 g （12.86 g）	27.29 g （19.30 g）	36.39 g （25.73 g）	45.48 g （32.16 g）
50 Hz	1.42 g （1.01 g）	14.21 g （10.05 g）	28.43 g （20.10 g）	42.64 g （30.15 g）	56.85 g （40.20 g）	71.07 g （50.25 g）

　　由于平台也要振动，因此也需要驱动力。在这个例子中，振动条件为 30 Hz、4 mm、（–200）~（+200）N。在侧向交替系统的平台质量（2~6 kg）通用条件下，由此产生的峰力量为 400~1200 N[1]（相当于 40~120 kg 的质量），这大大超过了训练本身所需的力量（在上面的例子中，不到体重的 30%）。如果不使用附加机械部件，加速平台向下所需的力会每秒将设备抬离地面 30 次。结果就是设备开始抬升并位移。如果吸盘等工具因为磨损、结构化表面集尘而运作异常，可以在某些设备中观察到这种情况。这种效应还会产生额外的冲击力，因此会产生非正弦运动分量，从而产生更高频率的分量（见第 1 章），这可能对使用人员造成安全隐患（见第 4 章）。

　　处理这些内部作用力的一种经济有效的方法是直接增加设备的非运动部件的质量，

---

[1] 为了便于计算这个简单的例子，假设平台有垂直的移动，这对于这个例子肯定是不正确的。侧向交替系统实际上产生了旋转振动。在这种情况下，需要使用平台的参数扭矩和惯量来计算所产生的外力，而不是力和重量。由于这种运动的计算要复杂得多，本例中使用了垂直运动的简单假设，这高估了由此产生的内部作用力。然而，对整个装置的稳定性的影响在某种程度上是可以比较的，而在垂直装置中，整个装置可以脱离地面（垂直运动），对于侧向交替系统，由这些振动力矩引起的系统底部的运动将是与平台基本相反的侧向交替运动。对于垂直振动系统，所产生的系统运动的范围与非运动系统质量的内部作用力有关。对于侧向交替装置，产生的运动与非运动系统的质量惯性的内部转矩有关。

例如，增加一定质量的底板。在这种情况下，不动部件的质量惯性可将设备保持在地板上，而且，它们不只能最大限度地减少对平台不稳定性的影响，还可以完全补偿内部作用力并将由此产生的高频分量转移到人身上。当忽略潜在的共振效应时，为了防止设备移动，这些内部作用力相对于系统非移动部分的质量需要低于 1 g。补偿 20 g 所需的质量（例如，超过 15 Hz 时）会非常高。另一种经济的方法是使用吸吮橡胶脚来防止平台移动——同样不是补偿，只是尽量减少明显的影响。这些简单的设计的潜在作用非常有限。例如，仅使用 60 kg 的高系统质量通常最多只能补偿约 14 g 的摆动平台。此外，虽然内部作用力不会导致平台不稳定，但会对平台的有效运动产生影响，因为整个设备的有效运动会增高频率（见第 3 章和第 4 章）。

处理内部作用力的方法还有将装置用螺栓固定在地板上。此外，有一种昂贵的解决方案于 1996 年在第一个侧向交替装置的专利中引入——内部补偿质量几乎可以完全补偿内部作用力 [3]，即当平台向上加速时，补偿质量向下加速，因此，产生的内部作用力得到补偿。

这种原理设计概念在内燃机领域应用比较广泛，利用配重最小化电机振动。尽管如此，设备本身的机械结构仍然需要能够承受这些内部作用力，这些内部作用力通常大于用户在设备上训练所产生的动态力。

高质量设备使用与运动原理无关且需要更先进的机械装置来补偿内部作用力，因此生产成本会增加 [3,4]。然而大多数振动训练设备不使用这些先进的力学，一方面因为由此产生的性能（频率和幅度）是有限的，另一方面还必须考虑对使用人员的潜在安全隐患（见第 4 章）。例如，对于低于 30 kg 的侧向交替设备，廉价系统的最大频率通常限制在 12~15 Hz，大于 30 kg 的高质量产品可以提供高于 30 Hz，振幅约为 5 mm 的振动（产生 30 g 甚至更高的峰 – 峰加速度）。

3.4   质量方面

振动训练设备的基本性能要求低噪声、宽频率范围，以及机械和电气安全（后者可能是关键点，尤其是对于低成本系统）。耐用性和可维护性也很重要。即使在专业的日常使用中，高质量设备也可以使用 10 年或更长时间而无须维护。但有三个基本的机械方面需考虑：振动刺激的稳定性和再现性，没有高阶频率分量的平台的幅度、频率和正弦（谐波）运动。

3.4.1   频率再现性

将振动应用于运动或治疗的文献表明，肌肉激活在很大程度上取决于设备上使用的频率和幅度 [8, 10]。因此，这些参数的再现性与负载无关，是一个重要的质量参数。此外，绝对频率参考至关重要。在大多数廉价设备中，频率不是以实际"Hz"显示，而是以任意单位显示。例如，侧交替设备可能会显示 50 种不同的频率设置，但通常仅涵盖 5~12 Hz 的实际频率范围。高质量设备提供高达 30 Hz 甚至 50 Hz 的频率。一些侧交替设备制造商在显示两倍于实际振动频率时给出了误导性的频率读数（见 3.4.7）。这些读数较高的数字错误地表明系统的高性能。

此外，驱动电机产生的频率取决于用户产生的机械负荷。用户体重差异及如由姿势变化引起的肌肉活动变化会导致不同的有效负荷，因此电动机的能量消耗也不同——通常差异高达五倍。如果在电机控制器中没有使用精心设计的反馈控制回路，这将导致刺激频率发生本质变化。高质量的电机驱动器通过不断适应瞬时负载来补偿这种频率损失，从而保持产生的频率稳定。理想情况下，电机的功耗、电机的实际速度或振动频率都被用作反馈信息。

3.4.2　振幅的再现性

一些垂直振动装置的文献所介绍的参数与制造商规格参数相比，有效振动幅度降低了高达 95%[11]。表 3.1 中提到的常用弹簧质量系统受振动的频率和阻尼的影响。如果本征频率接近振动频率并且如果振动平台的质量与身体质量相比较低，则效果最明显。因此，对于垂直振动设备，小型和轻型系统与较大、较重的设备相比，通常在振幅再现性方面存在劣势。在大多数侧向交替设备中，平台仅在一侧进行机械驱动。因此，在振动应用期间平台的弯曲将导致振幅减小，从而降低振动练习的有效性。平台的摆动弯曲不仅增加了磨损，而且更重要的是，还引入了更高频率的分量（见 3.4.4）。通常，制造商会说明空载设备的性能参数，特别是廉价设备的振幅可能会下降 90 %[11]，尤其是在剧烈运动期间（见 3.4.7）。理想条件下，制造商应该发布标准条件下取得的实际负载的性能参数。

3.4.3　高频率卸载时平台位置稳定

对于某些情况，平台振动与最佳正弦谐波运动的偏差可能会变得很大（图 3.2 A）。这种影响可能是由于内部作用力缺乏平衡（见 3.3）、驱动机构的刚度、单侧驱动、容易弯曲的轻量级平台及剧烈运动中的共振效应，造成整个振动装置加速。这种偏差在极端情况下会引入更高的频率分量，与潜在的健康危害相关（见 3.4.4）。此外，这些影响也会导致设备本身的位置不稳定，在更高的空载或部分负载情况下出现更高的频率。然而，许多训练都会用到部分负载，如跪在设备前且双手放在平台上进行伸展或放松、俯卧撑、对幼儿进行振动治疗，或交替练习（如踏步练习），因此，在实际操作中，这些情况可能无法使用。

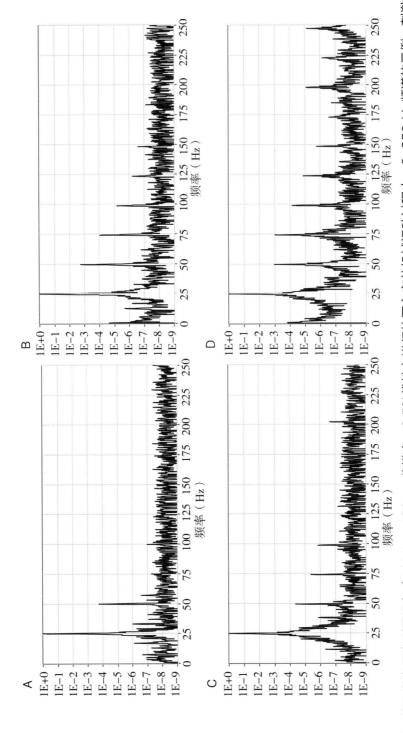

图3.2　使用激光距离测量设备（1 kHz，＜20 μm分辨率，0.5%线性）进行的平台有效机械运动过程中，0~250 Hz频谱的示例。刺激A和C无负荷装置，B和D单腿剧烈运动，有足跟接触和腿绷紧（这种剧烈刺激实际上会导致膝关节非常不舒服，是一种不典型的运动方式）。需要注意的是，为了引起刺激B，必须手动禁用高质量设备的安全功能；所以，该装置的典型操作不允许这种非常强烈的刺激。

3.4.4 谐波刺激和潜在的健康危害

如第 4 章所述，振动刺激的高频成分可能对健康造成潜在危害。原则上，垂直和侧向交替振动装置都会产生纯正弦运动，原理上这种运动不包含高阶频率分量。 侧向交替振动装置也会在非常小的程度上激发（对于高质量的装置，通常低于 0.1%）刺激频率的二次谐波（图 3.2 A）。 这是由于在凸轮轴旋转一圈期间，驱动轴的有效长度因驱动轴倾斜角的变化而发生变化（图 3.3）。 这种影响的程度取决于驱动轴长度和振动幅度之间的关系。

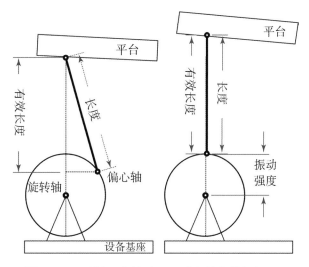

图3.3　驱动轴一次转动不同阶段的有效杆长。

特定设备的机械设计的差异会导致更高的频率分量，在特定设备的更高频率范围（更高强度）最为明显。最相关的影响有：

（1）高负荷时平台的弯曲（高体重和 / 或高强度锻炼）：特别是仅有一侧驱动平台的侧向交替系统，平台在振荡期间的弯曲不仅会导致有效振幅显著降低，还会导致正弦运动和更高频率分量的偏差。

（2）平台加速引起的内部作用力未补偿造成的不稳定性：当设备设计得当，并采用了优质部件，振动训练设备空载条件下不会在地面上滑动，也不会将振动传送到地面。这样在整个频率范围内可进行稳定的加载和卸载操作（见 3.3）。每次振荡的非补偿内部作用力将利用设备支脚（部分）进行卸力，从而对再次加载时的组件进行冲击。即使系统从外部看起来很稳定，也会增加高频振动成分。

（3）高负载不稳定：如果用户训练接近个人极限，尤其是在较高频率下，他们的脚可能无法紧贴平台进行向下运动。这会在平台向下移动期间，造成部分卸力，甚至失去与平台的接触。这种情况通常伴随着脚部滑动噪声的增加而变得尤为突出，并且会产生多余的冲击力，造成高频率分量作用在身体上。

因此，所有这三种效应都会为振动运动增加更高频率的分量，并在空载和剧烈运动情况下加重在身体上的合力。在极端情况下，除了预期的正弦刺激之外，还会增加苛刻的冲击（脉冲）。因此，由此产生的刺激可能与处理潜在健康危害相关的电钻的刺激非常相似，如第 4 章中详细讨论的那样。

在高质量设备中，影响（1）（2）可以通过两侧驱动结构或平衡质量等设计方法进行补偿。为了防止这两种影响，一家制造商使用特殊的传感器和算法检测与所需正弦力激励的偏差提醒用户，甚至自动降低振动强度（降低频率和 / 或振幅）以避免这些潜在的安全隐患。尤其是在医疗环境中，这必须被视为基本的安全特征。

高质量设备通常会在设定的刺激频率下产生超过 99% 的振荡能量。上述影响可导致高频率分量显著增加，高达总振荡能量的 10%。高质量设备在极端负载条件下提供的谐波能量成分与中等和低质量设备在最佳空载条件下的谐波能量成分大致相同（图 3.3）。

以下四种情况的描述很重要，因为它们指定了使用设备的类型以及由此产生的高频分量的能量分数：①高质量的侧向交替，无刺激频率条件下，其空载 0.3% 的能量被卸载。②高质量的侧向交替、剧烈运动，无刺激频率条件下，1.4% 的能量被卸载（仅在手动禁用安全功能的情况下才有可能）。③中等质量的侧向交替，无刺激频率条件下，1.3% 的能量被卸载。④中等质量的侧向交替、剧烈运动，无刺激频率条件下，1.8% 的能量被卸载。

3.4.5 耐久性

由于高内部作用力（见 3.3），机械部件的质量（包括所用材料和生产精度）主要影响耐用性。例如，廉价设备的轴承座通常由模制塑料制成，而高质量设备则使用精密加工的金属部件。

使用的电动机类型也存在质量差异。大多数设备使用两种类型的电机：直流电机，需要电刷将电流传输到转子的电（磁）线圈，或无刷交流电机。直流电机及所需的驱动电子设备更便宜，但电刷会磨损，因此与交流电机相比，直流电机的耐用性较差。由于使用了衬套，直流电机会比交流电机产生更高的电磁辐射。

3.4.6 备件的可维修性和可用性

任何设备的运动部件（轴承、传动带，以及电机和电子设备）都会磨损，在某些时候可能需要更换。高质量设备可能在 10 年或更长的时间内不需要维修，通常质量较差的产品需要维修的频率较高。

此外，在某些设备中，机械设计使得在不永久损坏系统的情况下更换基本部件几乎是不可能的。因此，可维修性（易于维护的设计）是另一个重点考量的质量因素。

3.4.7　性能参数、可比性和市场

出于营销原因，制造商经常使用误导性的性能参数来暗示性能优势。这包括缺失或错误引用的单位，这使得无法客观比较性能参数。此外，性能参数通常使用未计量的设备进行测量，这可能与加载的实际应用情况有很大不同。因此，研究出版物指南[10]建议在实际应用过程中测量频率、波形和振幅；研究显示，振幅偏差高达 90%[11]。

在市场营销中被误用的典型参数有：

（1）频率：频率通常仅以任意单位给出——在廉价的侧向交替设备中，1~50 之间的振动"速度"通常仅相当于 5~12 Hz。一些廉价的侧向交替系统制造商还根据不正确的论点声明将实际频率加倍。但是，频率（每秒重复次数）和相位（发生个体运动时重复次数内的相对时间点）之间存在差异。侧向交替系统中左右侧肌肉的激活不在同一时间点，但每次重复只出现一次激活。因此，在平台振荡频率下的振荡运动可以直接刺激肌肉被激活[8]。

（2）振幅：对于正弦运动，幅度定义为从中间位置向两个方向上的运动程度，而在这种情况下，峰 – 峰位移（最高点和最低点之间的距离）是幅度[10]。不幸的是，大多数制造商将较高的峰 – 峰值表示为幅度，因此呈现出的性能可能是翻倍的。

（3）g 值：g 值（平台的加速度表示为地球重力引起的加速度的倍数，$1\ g = 9.81\ m/s^2$）通常用作营销工具——能够创建更高 g 值的设备具有更大的刺激，结果是使用相当于体重 g 值倍数的额外质量进行了训练。g 值与幅度呈线性关系，但与频率的 2 次方有关（见第 1 章中的式 1.4）。然而，研究表明，肌电图测量的肌肉激活仅与振幅和频率呈线性相关性[9, 12]。因此，高 g 值高估了潜在的训练效果。例如，将频率从 10 Hz 增加到 20 Hz 会使 g 值增加 4 倍，但只会使肌肉活动增加 2 倍左右。此外，在大多数情况下，较高的峰 – 峰值或较低的 RMS 值被当作幅度（对于正弦运动，两者之间的差异为 1.4 倍，表 3.2）。这些值常用于营销的设备比较，有些设备使用的是 RMS，而有些设备使用的是峰 – 峰值，且没有任何进一步的参考。这种不明显的参数类型混合导致了完全误导的性能比较。

（4）参考出版物：运动和治疗效果在很大程度上取决于包括运动原理在内的振荡参数。考虑到全身振动运动和治疗领域的所有出版物中约有 70% 使用了两家领先制造商的设备，而其他许多制造商认为出版物没有使用他们的设备，使用的是不同的振荡参数或振荡原理。这是有误导性的，因为事实上许多设备不能产生与参考出版物中使用设备相同的振荡参数，并且参考文献暗示了不存在的科学背景。

3.4.8 医疗器械认证

与培训设备相比，医疗设备有更高的质量标准，尤其是在设备安全和科学背景方面，包括证明设备对特定治疗效果的有效性的研究。除了最初的努力之外，还需要实施一个持续且具有挑战性的质量流程，以确保生产质量，并持续监控法规的变化，以及不利影响。与特定医疗器械相关的不良事件需要在有关部门登记，以确保识别潜在的健康危害并采取必要的措施。

因此，医疗器械的可用性是一个重要的质量因素，表明培训和治疗效果已被研究证明，并符合医疗器械的更高质量标准。

3.4.9 培训与支持

振动运动，尤其是振动疗法，已经得到了非常广泛的应用。为了获得最佳结果，必须考虑许多方面。过去几十年的经验表明，受传统运动和治疗应用影响的直观使用通常不会产生最佳结果，但振动运动和振动疗法提供了一种独特且完全不同的神经肌肉刺激方法。

因此，产品支持，尤其是产品培训是设备质量另一个重要的质量因素。这种支持不仅包括练习示例，还包括针对医学应用的个性化产品培训，以及基于研究的信息。这包括：

- 初次操作的产品培训。
- 专业和治疗用途：培训课程、资格认证，以及更新和扩展知识以应用于特定领域的证书。
- 用户热线：不仅提供技术问题支持，还包括对设备应用的技术支持。

参考文献

[1] Pel JJ, Bagheri J, van Dam LM, van den Berg-Emons HJ, Horemans HL, Stam HJ, van der Steen J. Platform accelerations of three different whole-body vibration devices and the transmission of vertical vibrations to the lower limbs. Med Eng Phys. 2009;31（8）:937-944.

[2] Abercromby AF, Amonette WE, Layne CS, McFarlin BK, Hinman MR, Paloski WH. Vibration exposure and biodynamic responses during whole-body vibration training. Med Sci Sports Exerc. 2007;39（10）:1794-1800.

[3] Shiessl H. Gerät zur Stimulation von Muskeln des Bewegungsaparates, German Patent, DE19634396, 1996 / Device for Stimulating Muscle, United States Patent, US6217491, 1999.

[4] Koch M, Schuler T. Gerät zur Stimulation des menschlichen Körpers mittels vibration, European Patent, EP1649845, 2004.

［5］McLeod KJ, Rubin CT. Non-invasive means for in-vivo bone-growth stimulation, United States Patent, US5273028, 1993.

［6］King SB. Vibration apparatus of exercise, United States Patent, US7414029, 2006.

［7］Bergmann G, Kutzner I, Bender A, Dymke J, Trepczynski A, Duda GN, Felsenberg D, Damm P. Loading of the hip and knee joints during whole body vibration training. PLoS One. 2018;13 （12）:e0207014.

［8］Ritzmann R, Kramer A, Gruber M, Gollhofer A, Taube W. EMG activity during whole body vibration: motion artifacts or stretch reflexes. Eur J Appl Physiol. 2010;110 （1）:143－151.

［9］Pollock RD, Woledge RC, Mills KR, Martin FC, Newham DJ. Muscle activity and acceleration during whole body vibration: effect of frequency and amplitude. Clin Biomech （Bristol,Avon）. 2010;25 （8）:840－846.

［10］Rauch F, Sievanen H, Boonen S, Cardinale M, Degens H, Felsenberg D, Roth J, Schoenau E, Verschueren S, Rittweger J. Reporting whole-body vibration intervention studies: recommendations of the International Society of Musculoskeletal and Neuronal Interactions. J Musculoskelet Neuronal Interact. 2010;10 （3）:193－198.

［11］Regterschot GR, Van Heuvelen MJ, Zeinstra EB, Fuermaier AB, Tucha L, Koerts J, Tucha O,Van Der Zee EA. Whole body vibration improves cognition in healthy young adults. PLoS One. 2014;9 （6）:e100506.

［12］Ritzmann R, Gollhofer A, Kramer A. The influence of vibration type, frequency, body position and additional load on the neuromuscular activity during whole body vibration. Eur J Appl Physiol. 2013;113:1－11.

第4章　安全性与禁忌证

Danny A. Riley，Jörn Rittweger　编
徐娇　译

4.1　概述

在使用电动工具和重型车辆的工业中，工人会经常接触高频振动并有受伤风险。国际标准化组织（ISO）制定了全身振动和手臂振动（HAV）风险水平的标准测量方法，并提供了警戒值与暴露极限值。由于振动平台是产生全身振动和手臂振动（包括足部振动）的工具，所以可根据以往获得的流行病学、预防和疾病治疗等方面的知识，将振动平台应用于医学和运动中。根据制造商提供的振动频率和振幅说明，许多平台都具有导致血管、神经和肌肉骨骼损伤的可能。因此，安全使用需要避免产生医疗风险的振动强度。振动暴露由振动进入人体的部位来定义，如足部传导的振动、座椅和椅背传导的全身振动和手臂传导的振动。接触部位的能量通常最高，并有可能造成局部损伤。通过身体传导的振动波会因组织的吸收而减弱，但在远处组织中可能发生共振放大而导致损伤。足部的振动会引起全身的振动，并且会从脚趾到头部产生不健康的影响。即使人们对手臂振动不良影响的认识有一个世纪之久，但仍有太多的工人和雇主不知道振动损伤的原因和症状。继续教育是预防为主的职业医学的重要组成部分。

本章的目的是对用户和供应商进行有关振动暴露的潜在有害环境和伤害症状的教育，并推荐预防措施。

4.2　工业振动的有害影响

电动工具对手的振动可导致手臂振动综合征（HAVS）。HAVS 是一种血管痉挛、神经退行性疾病和肌肉骨骼疾病。组织恶化包括指动脉血管收缩、内皮细胞紊乱和过度生长、血管腔闭塞、血管减少、周围神经水肿、轴突脱髓鞘和皮肤支配神经变性。常合并

腕管综合征[1]。脚趾和手指血管痉挛性疾病表现为皮肤发白和对冷过分敏感（图 4.1）。在寒冷的气候和工作环境中，低温会引发血管痉挛发作。在温暖的气候中，血管痉挛并不常见，但可以通过手部浸冷水试验诱发[6]。血管痉挛性疾病的临床表现为手浸泡冷水后手指复温延迟（ISO 14835-2 中定义的方法），有刺痛、麻木等神经退行性变症状。

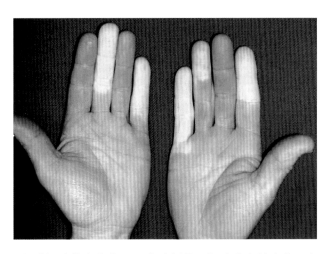

图4.1　职业性雷诺现象（振动苍白指）。受寒冷刺激后指动脉血管痉挛，表现为远端指骨皮肤变白持续 5~30 min。手指也可能表现出麻木、刺痛等疼痛症状。随着血液循环恢复正常，受累区域从白色变为青色，然后变为红色。如果工人的脚是振动的接触部位，则会出现振动白脚趾[2, 3]。随着手、臂和脚多年持续振动暴露，更多的手指会在没有寒冷暴露的情况下出现苍白。在临床上，振动引起的苍白指在寒冷的气候中比在温暖的气候中更常见[4]，但在温暖的气候中血管疾病的存在可通过浸冷水试验或在冷水中游泳、寒风吹湿手等活动中发现。（图片改自 Creative commons Attribution Licence[5]）

　　足部接触振动可诱发脚趾的 HAVS 样病变及全身振动症状，如与座椅振动相关的腰痛和脊柱的肌肉骨骼退化。每天振动暴露的持续时间与强度越长，HAVS 的发病会越早（m/s^2 均方根，rms）[7]。例如，使用冲击频率为 30~70 Hz 的铆锤出现 HAVS 的时间分别为：每天 1 min，使用 10 年；每天 15 min，使用 2.5 年；每天 240 min，使用 8个月[8, 9]。一次 12 min 的铆锤振动会破坏大鼠尾部皮肤的周围神经末梢[10]。这些观察结果强调每天只有几分钟的接触也可以产生有害影响。

　　许多机器在 10~250 Hz 的频率范围内以基频循环振动。基波振荡在这个频率产生一个主要的能量峰值，在频率为基波的 2、3 和 4 倍时产生越来越小的谐波。对于产生冲击的往复式机械来说，冲击波也在比基本赫兹振动高 10~50 倍的千赫兹范围内[11]。遗憾的是，现有 ISO 标准在计算个人接触振动的伤害风险时没有考虑高频成分。

　　20~240 Hz 范围内的振动损伤是由于物理剪切应力和引起的血管收缩共同作用的结果。缺血和再灌注时产生缺氧和自由基细胞损伤[12]。血管痉挛发生于细小的血管，如手指、足趾动脉。在大鼠大脑中，在数周的机动车模拟、全身振动后，基底动脉环的阻力动脉表现出血管痉挛的病理迹象[13]。因此，当人的膝盖锁定站在振动运动平台上，可发生头部共振，并可能引起大脑血管痉挛缺血性发作，以及眼与前庭蜗器创伤[14]。一项系统的文献回顾和荟萃分析显示，HAVS神经症状（麻木）出现在血管症状之前，与第一次接触相比潜伏期缩短了3倍，振动暴露使血管风险增加了4~5倍，神经风险增加了7倍[1]。因此，虽然有确凿的证据表明，手持式工具和坐姿振动所造成的振动和冲击有害，但还缺乏对振动运动设备不良事件的前瞻性研究。到目前为止，甚至没有任何公布的数据表明振动平台是否存在冲击波（kHz）输出。然而，评估振动平台造成振动损伤的可能性是必要的。

4.3　现行规范

虽然ISO并没有专门针对振动运动平台的标准，但其公布的标准为指导手臂和全身振动的安全使用提供了参考（表4.1）。ISO 13485认证确保振动平台是在医疗器械质量管理体系下制造的。ISO 2631-1和ISO 2631-5涵盖全身振动，ISO 5349-1和ISO 5349-2涵盖手臂振动。基于振动平台的使用，尽管其他身体部位可能是主要接触部位，但当振动通过脚传入站立个体时，全身振动产生的频率最高。手/手指和脚/脚趾的血管、神经与肌肉骨骼的解剖和生理相似，站在平台上使用ISO 5349标准指南的振动，诱导血管痉挛的临床报告表现为振动白手指和振动白脚趾。

表 4.1　与全身振动和手臂振动相关的现有规范

标准	适用范围
ISO 2631-1	持续或偶然全身振动的测量和健康影响指南
ISO 2631-5	腰椎多次全身振动暴露的评价方法
ISO 5349	手臂传导振动暴露的测量与评价
ISO 13485	医疗器械生产的质量管理

注：目前还没有专门适用于治疗和运动的使用规范。

ISO 2361-1：多年高强度全身振动产生的过度机械应力导致腰椎、相关韧带、肌肉和神经退化[15]。假设存在剂量—效应关系，但尚未证实。可能需要多年的接触才能产生疾病。提前教育有助于早期识别振动性损伤的体征和症状。

如下文所定义，ISO 5349-1使用频率计权加速度，将最大风险划分在人类最敏感的8~16 Hz频率范围中[16]。人类的手无法感觉到频率超过1000 Hz的振动，这一观察结果导致了"如果感觉不到，就不会受伤"的误解。诺贝尔奖得主居里夫人在接触放射性物质多年后患上再生障碍性贫血，这是一个众所周知的未察觉到的危险案例。ISO 5349-1使用频率计权公式计算手部振动损伤的风险，该公式可减少频率大于 16 Hz 的加速度（m/s² rms）。例如，在 32 Hz 时损伤的风险从 19.6 m/s² 或 2 g 加速度通过频率计权（16/32 Hz × 2 g）降低到 9.8 m/s² 或 1g 计权速度。频率高于 1250 Hz 被认为基本上没有风险。

损伤症状的早期发现和振动暴露的降低，减少了工作场所中不可逆转的慢性病。2005 年，欧盟指令 2002/44/EC 规定具有法律约束力的暴露作用值（EAV）为 0.5 m/s²（全身振动）和 2.5 m/s²（手臂振动），暴露极限值（ELV）为 1.15 m/s²（全身振动）和 5 m/s²（手臂振动），标准化为每天 8 小时的参考周期［称为 A（8）］。如果达到暴露作用值，必须采取措施减少接触至安全水平。当达到暴露极限值时，必须立即停止振动暴露。在暴露作用值（2.5 m/s²）下振动 12 年，在暴露极限值（5.0 m/s²）下振动 5.8 年，预测发生血管痉挛性手指发白的概率为 10%[17]。由于许多研究者报告，未计权加速度（包括更高的频率能量）比当前使用的计权定义更能准确地预测风险水平，因此频率计权正在修订中[17]。越来越多的临床文献报道了矿工在振动工作面上站立时会出现振动白趾（发白）现象，这表明 ISO 5349 中声明的健康影响和振动限值有助于设置振动条件，以在振动平台的临床应用和运动过程中将这种类型的损伤最小化。

对于全身振动，ISO 2631-1 和 ISO 2631-5 强调频率范围为 0.5~80 Hz 的振动。ISO 2631-1 为全身振动暴露对健康、舒适、知觉和运动病的影响制定了指南。大多数情况下，当人们坐在移动的车辆上时，振动通过骨盆和背部进入人体。在振动平台上，振动通过脚进入。目前，对于振动损伤与振动强度和持续时间的联系的研究还不多。

站在振动平台上会产生全身振动，适用 ISO 2631-1 不适、知觉和运动病标准。ISO 2631-1 将 A（8）暴露作用值和暴露极限值设置为短时间（1~10 min）稳定振动的频率计权加速度（rms），并将间歇、可变和较长时间的振动剂量值（VDV）设置为振动剂量值（VDV）。VDV 采用四次均方根法，将累积均方根加速度提高到 4 次方，暴露作用值为 0.5 m/s² rms 和 9.1 m/s$^{1.75}$ VDV，暴露极限值为 1.15 m/s² rms 和 21 m/s$^{1.75}$ VDV。ISO 2631-5（2018）评估包含多重冲击的振动。当脚离开振动平台时，着陆时可能发生冲击[18]，从而产生更高频率的成分。

ISO 2631-1（1997）（舒适性）将健康人在垂直加速度范围内（0.315 m/s² 到 > 2 m/s²）的舒适性划分为无不适到极度不适[19]。对于不能使用骨骼肌吸收振动能量、肌肉无力或关节炎疼痛且在较低加速度下感觉不适的患者，指南可能要求给予他们较低强度的加速度。为了确定舒适度指数，可能需要从低加速度开始并逐渐增加加速度。可能会出现不同振幅、持续时间和休息时长的个性化方案[20]。

ISO 2631-1（感知）指出，检测振动的感知阈值预计不会因不是患者而改变，因为 50% 的人可以用手检测到 0.015 m/s² 的极低量级。当振动持续时间增加到 1 s 或更长时，阈值仅略微降低。然而，对于振动平台，机械感觉缺陷（如糖尿病神经病变）的个体感知可能会发生改变，这些缺陷直接影响触觉受体，如触觉小体（又称迈斯纳小体）、鲁菲尼小体、默克尔触盘和对振动刺激作出反应的环层小体（又称帕奇尼小体）（见第 6 章）。机械感受器的敏感性是有频率依赖性的，即触觉小体在低频（20~30 Hz）时最敏感，环层小体在高频（200~250 Hz）时最敏感。

对于站在振动平台上的使用者来说，一个重要的安全问题是稳定性、舒适性和避免脚受伤，同时将足够的振动能量传递给身体，以便进行有效的运动和医疗。人们希望穿上鞋子能在振动运动和治疗时起到保护作用，但这并不简单，并且必须经过测试。虽然防震手套减少了很高频率能量的手臂振动传输，但低赫兹能量被放大，这使某些电动工具不适合手持[21]。关于鞋子的频率依赖性反应也有报道。与赤脚站在振动平台上相比，鞋子对 200 Hz 振动的感知阈意外降低，而不是增加，对 30 Hz 振动的检测没有变化[22]。由于材料的机械性能，这种鞋可能增加了高赫兹的传输。另一种可能性是鞋底将振动传导到更多的脚底表面，并刺激更多的环层小体，其输出达到总和。

ISO 2631–1 还考虑了运动病。标准指出，没有患病的人不太可能出现呕吐，因为最具挑战性的频率范围 0.1~0.5 Hz 非常低，需持续 20 min 到 6 h 的运动才会引起呕吐。另外，有健康缺陷如前庭功能障碍、影响平衡的神经缺陷和神经肌肉无力不稳的患者，如果在 20 min 内进行 20~80 Hz 的振动治疗，可能会患上运动病。

4.4　文献中报道的治疗性或运动性全身振动的不良事件

文献中唯一一致报道的不良事件是瘙痒和红斑（表 4.2），通常在几次全身振动治疗后消失。Mueller 等对这一现象进行了详细的研究[32]。作者没有发现血管性水肿的迹象，血清肥大细胞胰蛋白酶水平也没有增加，他们认为这种现象可能是良性的。从表 4.2 中也可以看出，到目前为止，文献中报告了仅少数因使用振动进行运动或治疗而出现的严重不良事件。此外，两家主要制造商表示，他们没有从管理医疗设备的司法机构收到关于不良事件的报告。因此，表 4.2 的不足和世界范围内进行了大量振动运动的事实表明，不良事件很少发生。然而，表 4.2 中所列的不良事件未向监管机构报告（否则将通知制造商），这表明实际发生的不良事件数量可能会高于目前显示的数据。再者，表 4.2 缺乏振动运动试验的基本信息[33]，这妨碍了我们从这些数据得出建议。此外，似乎可以通过向客户介绍振动运动的相关信息避免这些不良事件，如告知客户不要锁定膝关节从而避免将振动传递到头部[14]，肾结石为振动运动和治疗的禁忌证（框 4.1）。

表 4.2　已发表文献中关于振动运动和振动治疗不良事件列表

参考文献	不良事件	结果	振动使用目的	人数	首次受试	设备类型	频率 / 振幅
[23]	眼：玻璃体积血（曾称玻璃体出血）	8 周后视力改善；长期结果未报告	运动	1	是	3 轴：确切规格未报告	未报告
[24]	眼：眼内晶状体脱位；视力下降	未报告	未报告	2	未报告	未报告	未报告
[25]	肾：肾性血尿	停止振动运动 1 年后随访无血尿	运动	1	否	Galileo	30 Hz，振幅未明确报告
[26]	肾：肾结石	未报告				NEMES–LCB	30 Hz，振幅未明确报告
[27]	瘙痒和红斑	未报告 [a]	运动	未报告	未报告 [b]	Galileo 2000	26 Hz/8 mm 峰–峰值
[28]	红斑	未报告	测试	20/20	未报告	Galileo 2000	26 Hz/6 mm 峰–峰值
[29]	瘙痒和红斑	未报告	测试	未报告	未报告	WAVE	45 Hz/2 mm 峰–峰值
[30]	瘙痒	接触后立即消退，第三次治疗后不再出现	训练	6/17	是	Galileo 2000	12~28 Hz
[31]	麻木	暴露后立即消退	测试	1/4	未报告	定制	40 Hz/6 mm 峰–峰值

a：虽然未在出版物中报告，作者回忆，在第二次暴露后症状减轻。

b：尽管没有报告，但作者回忆，该研究中的所有受试者都是首次使用。

框 4.1

　　Novotec Medical 发布的 Galileo 设备使用禁忌证列表。其他制造商也列出了类似的禁忌证。

　　全身振动禁忌证：

• 怀孕。

• 急性血栓形成或急性动脉闭塞。

• 关节假体（当关节假体处于运动链中时）。

• 急性肌肉骨骼系统炎症，包括骨关节炎和关节肿胀。

• 活跃的肌腱病变（当肌腱处于运动链中时）。

• 急性椎间盘突出和腹疝。

• 近期骨折（当骨骼处于运动链中时）。

• 肾结石和胆囊结石。

- 近期手术和近期伤口尚未完全愈合。
- 类风湿性关节炎。
- 癫痫发作（防止继发性损伤）。

4.5 振动运动——敌人还是朋友？

总之，即使目的是治疗，振动也有可能诱发损伤，特别是当加速度超过全身和手臂振动的暴露作用值和暴露极限值时。例如，除了良性的红斑和腿部瘙痒[27]，其他症状也有报道，如麻木和足跟疼痛[31]，但尚未得到科学的随访。虽然这些发现往往会在振动运动后很快恢复，而且可能本身是无害的，但不能排除它们反映的病理生理机制也涉及 HAVS。另一方面，振动运动和振动治疗在许多情况下都被证明是有益的（见第 4 部分），因此，问题在于当振动用于治疗时，如何平衡风险和益处。不幸的是，我们目前无法提出基于证据的建议，在不久的将来，比以前更系统地评估不利影响，开始积累此类证据是非常重要的。

这种未来的评估还应监测 HAVS 的早期症状，即

- 振动神经疾病的症状：振动停止后持续数天的麻木、刺痛和疼痛。
- 血管损伤：自发或冷诱导的血管痉挛导致手指和脚趾发白。

4.6 禁忌证

尽管目前的证据基础非常有限，但制造商已经发布了振动运动和治疗的禁忌证。框 4.1 概述了 Novotec Medical（Pforzheim）为 Galileo 设备发布的内容。人们应该意识到，这些禁忌证可能会被未来研究的证据推翻。另一方面，根据作者个人经验，有一个禁忌证是缺失的，即糖尿病神经病变患者。如果这些患者都接受过培训，那么就需要采取预防措施来避免足部溃疡。具体来说，患者应在每次振动训练前检查鞋内的压力点。此外，作者认为足部溃疡是绝对的禁忌证。

4.7 建议

由此，我们得出了一些建议，既适合个人运动者和患者安全使用，也是医疗界和科学界所需。

4.7.1 对医疗界和科学界的建议

（1）告知供应商和使用者关于振动安全使用的知识。最重要的是，使用者必须学会

如何通过调整姿势来限制振动传导到躯干和头部（见第 5 章和第 17 章）。

（2）对供应商和使用者进行潜在危险、振动损伤的迹象和症状，以及其他健康影响方面的教育。鼓励使用者报告振动损伤症状，并告知供应商向监管机构报告不良事件。

（3）获取健康监测信息，包括血管、神经和肌肉骨骼病变的检测。

（4）出现不良影响时，中断振动运动和振动治疗干预。继续振动干预前咨询专家。

（5）开始在多中心前瞻性研究中评估是否存在不良事件。

4.7.2 对制造商的建议

（1）为了振动运动的安全和可持续进行，通过采取措施确保对使用者和供应商进行适当教育。防止未接受培训的个人使用。

（2）振动平台通常在 20~40 Hz 范围内运行。如果机器产生冲击，即非常高的千赫兹脉冲，则会增加受伤的潜在风险。因此，制造商应在制造设计时采取合理的措施，以免客户暴露于较高频率的组件。

（3）数据表应该包括这种高频率成分的发生信息。需要测量振动平台的加速度 / 频谱（1 Hz~20 kHz）能量含量和加速度 / 时间，以提高风险防范水平，并有针对性地进行干预以降低风险。

参考文献

［1］Nilsson T, Wahlstrom J, Burstrom L. Hand-arm vibration and the risk of vascular and neurological diseases-A systematic review and meta-analysis. PLoS ONE. 2017;12:e0180795.

［2］Eger T, Thompson A, Leduc M, Krajnak K, Goggins K, Godwin A, House R. Vibration induced white-feet: overview and field study of vibration exposure and reported symptoms in workers. Work. 2014;47:101–110.

［3］Leduc M, Eger T, Godwin A, Dickey JP, House R. Examination of vibration characteristics, and reported musculoskeletal discomfort for workers exposed to vibration via the feet. J Low Freq Noise Vib Act Cont. 2011;30:197-206.

［4］Su TA, Hoe VC, Masilamani R, Awang Mahmud AB. Hand-arm vibration syndrome among a group of construction workers in Malaysia. Occup Environ Med. 2011;68:58-63.

［5］Voelter-Mahlknecht S, Rossbach B, Schleithoff C, Dransfeld CL, Letzel S, Mahlknecht U. Sirtuin1 single nucleotide polymorphism（A2191G）is a diagnostic marker for vibration-induced white finger disease. Clin Epigenetics. 2012;4:18.

［6］Shen SC, House RA. Hand-arm vibration syndrome: what family physicians should know. Can Fam Physician. 2017;63:206-210.

［7］Bovenzi M. Exposure-response relationship in the hand-arm vibration syndrome: an overview of current epidemiology research. Int Arch Occup Environ Health. 1998;71:509-519.

［8］Dandanell R, Engstrom K. Vibration from riveting tools in the frequency range 6 Hz–10 MHz and

Raynaud's phenomenon. Scand J Work Env Heal. 1986;12:338 – 342.

[9] Gurdjian ES, Walker LW. Traumatic vasospastic disease of the hand (white fingers). J Am Med Assoc. 1945;129:668 – 672.

[10] Raju SG, Rogness O, Persson M, Bain J, Riley D. Vibration from a riveting hammer causes severe nerve damage in the rat tail model. Muscle Nerve. 2011;44:795 – 804.

[11] Zimmerman J, Bain J, Persson M, Riley D. Effects of power tool vibration on peripheral nerve endings. Int J Ind Ergon. 2017;62:42 – 47.

[12] Rowe DJ, Yan JG, Zhang LL, Pritchard KA Jr, Kao DS, Matloub HS, Riley DA. The preventive effects of apolipoprotein mimetic D-4F from vibration injury-experiment in rats. Hand (N Y). 2011;6:64 – 70.

[13] Yan JG, Zhang LL, Agresti M, Yan Y, LoGiudice J, Sanger JR, Matloub HS, Pritchard KA Jr, Jaradeh SS, Havlik R. Cumulative brain injury from motor vehicle-induced whole-body vibration and prevention by human apolipoprotein A-I molecule mimetic (4F) peptide (an Apo A-I mimetic). J Stroke Cerebrovasc Dis. 2015;24:2759 – 2773.

[14] Caryn RC, Dickey JP. Transmission of acceleration from a synchronous vibration exercise platform to the head during dynamic squats. Dose Response. 2019;17:1559325819827467.

[15] Bovenzi M, Hulshof CT. An updated review of epidemiologic studies on the relationship between exposure to whole-body vibration and low back pain (1986 – 1997). Int Arch Occup Environ Health. 1999;72:351 – 365.

[16] Rimell AN, Mansfield NJ. Design of digital filters for frequency weightings required for risk assessments of workers exposed to vibration. Ind Health. 2007;45:512 – 519.

[17] Griffin MJ. Minimum health and safety requirements for workers exposed to hand-transmitted vibration and whole-body vibration in the European Union; a review. Occup Environ Med. 2004;61:387 – 397.

[18] Rittweger J. Vibration as an exercise modality: how it may work, and what its potential might be. Eur J Appl Physiol. 2010;108:877 – 904.

[19] ISO. 2361-1. Mechanical vibration and shock—evaluation of human exposure to whole body vibration. Organization IS, editors. Geneva, Switzerland; 1997.

[20] Dickey JP, Oliver ML, Boileau P-E, Eger TR, Trick LM, Edwards AM. Multi-axis sinusoidal whole-body vibrations: part I—how long should the vibration and rest exposures be for Reliable discomfort measures? J Low Freq Noise Vib Act Cont. 2006;25:175 – 184.

[21] Hewitt S, Dong R, McDowell T, Welcome D. The efficacy of anti-vibration gloves. Acoust Aust. 2016;44:121 – 127.

[22] Schlee G, Sterzing T, Milani TL. Effects of footwear on plantar foot sensitivity: a study with Formula 1 shoes. Eur J Appl Physiol. 2009;106:305 – 309.

[23] Gillan SN, Sutherland S, Cormack TG. Vitreous hemorrhage after whole-body vibration training. Retin Cases Brief Rep. 2011;5:130 – 131.

[24] Vela JI, Andreu D, Diaz-Cascajosa J, Buil JA. Intraocular lens dislocation after whole-body vibration. J Cataract Refract Surg. 2010;36:1790 – 1791.

[25] Franchignoni F, Vercelli S, Ozcakar L. Hematuria in a runner after treatment with whole body vibration: a case report. Scand J Med Sci Sports. 2013;23:383 – 385.

[26] Monteleone G, De Lorenzo A, Sgroi M, De Angelis S, Di Renzo L. Contraindications for whole body

vibration training: a case of nephrolitiasis. J Sports Med Phys Fitness. 2007;47:443 – 445.

［27］Rittweger J, Beller G, Felsenberg D. Acute physiological effects of exhaustive whole–body vibration exercise in man. Clin Physiol. 2000;20:134.

［28］Kerschan–Schindl K, Grampp S, Henk C, Resch H, Preisinger E, Fialka–Moser V, Imhof H. Whole–body vibration exercise leads to alterations in muscle blood volume. Clin Physiol.2001;21:377.

［29］Hazell TJ, Thomas GW, Deguire JR, Lemon PW. Vertical whole–body vibration does not increase cardiovascular stress to static semi–squat exercise. Eur J Appl Physiol. 2008;104:903 – 908.

［30］Russo CR, Lauretani F, Bandinelli S, Bartali B, Cavazzini C, Guralnik JM, Ferrucci L. High–frequency vibration training increases muscle power in postmenopausal women. Arch Phys Med Rehabil. 2003;84:1854.

［31］Kiiski J, Heinonen A, Jarvinen TL, Kannus P, Sievanen H. Transmission of vertical whole body vibration to the human body. J Bone Miner Res. 2008;23:1318 – 1325.

［32］Mueller S, Fischer M, Herger S, Nuesch C, Egloff C, Itin P, Cajacob L, Brandt O, Mundermann A. Good vibrations: itch induction by whole body vibration exercise without the need of a pruritogen. Exp Dermatol. 2018;28:1390 – 1396.

［33］Rauch F, Sievanen H, Boonen S, Cardinale M, Degens H, Felsenberg D, Roth J, Schoenau E, Verschueren S, Rittweger J. Reporting whole–body vibration intervention studies: recommendations of the International Society of Musculoskeletal and Neuronal Interactions. J Musculoskelet Neuronal Interact. 2010;10:193 – 198.

第 2 部分
生理特性

第5章　振动运动的生物力学

Darryl Cochrane，Jörn Rittweger　编
金兵站　译

5.1　概述

　　振动时人体会发生怎样的变化呢？如果把人体看作一个和振动平台紧密相连的刚体，那么振动时人体将随平台进行运动。身体所受到的力则是由人体重量的加速度决定的。然而，首先，在现实中人体不是刚性的，与振动设备也不是固定连接的。相反，身体是由可以相对移动的不同部分（脚、小腿、大腿、躯干、头、手臂）组成的。因此，头部通常不会像脚那样加速运动。其次，机体各节段本身不是刚性的，不能完全传递振动。再次，对振动运动者来说身体并没有牢固的连接。因此，下面我们将讨论人体整体力学，以了解姿势对振动传递的影响。然后，我们将研究肌肉骨骼组织的黏弹性，以便更好地了解振动对这些组织的影响。最后，回顾振动运动者的人体连接，尤其重点关注振动平台。考虑到有不同的测量方法，我们将重点研究组织中已知的机械振动效应。

5.2　整体力学

5.2.1　人体是一个倒立摆

　　当人体站立时，身体机械地保持在一个不稳定的平衡状态，需要一个复杂的控制系统才不会跌倒[1]。从物理学家的观点来看，直立的姿势可以看作倒立摆，它与悬垂摆有着根本的区别：当机械振动时，悬垂摆回到平衡点，倒立摆就会偏离平衡点（图5.1A）。驱动力随偏转度的增加而增大，产生一个固有的难以控制的正反馈回路。杂技演员试图在细长的棍子上平衡易碎的器皿可以说明这种困难。同样，人体的平衡也很棘手，人体由几个相互叠加的部分组成（小腿、大腿、躯干）。它们各自构成一个倒立摆，上段

（大腿和躯干）的控制对下段产生扰动。更糟糕的是，单足站立时因支撑面积较小，姿势控制也会变得非常复杂且费力。

和站立一样，人的运动也类似倒立摆，在倒立摆中，下肢代表一个单一的刚性部分，其质心高于支点。例如，走路有两个主要阶段，一个是单足支撑阶段。当一条腿向前摆动时，身体用另一条腿支撑。另一个是两条腿都支撑在地面上的双足支撑阶段。在单足支撑阶段，一个大的质心支撑在踝关节的支点上。这就产生了质心的类正弦波，它能够加速和减少势能向动能转变或反向转变（图 5.1B）。

5.2.2　下肢刚性

腿部肌肉、肌腱及其他结缔组织在维持人体直立姿势和肌肉收缩舒张能量交换过程中（尤其是运动过程）起着重要作用。像弹簧一样的腿，决定了我们在垂直轴上的动作、姿势、运动，以及我们对振动的反应。对于身体来说，腿越僵硬在跑步或跳远等运动中弹跳高度就越低。因此，可以通过调整腿的刚性来调整步频，人们通常可以以每秒 4 个周期的速率跳跃。高达 2 Hz 的频率主要是通过膝关节刚性来控制的，而踝关节刚性在更快的跳跃速度中起主导作用[2]。

刚性是指长度随力变化的能力。这可能与单个弹性部分或整条腿有关。这个概念也适用于旋转运动，扭转刚度由扭矩变化除以角位置的变化来计算。影响关节刚性的因素有很多：关节初始位置、关节运动方向、肢体位移和黏弹性[3]。此外，具有肌肉反射的刚性关节通过以下方式做出反应：①通过增加机械的作用力来对抗肌肉的长度变化；②肌肉力量的增强；③缩短潜伏期的单突触反射引起的肌肉阶段性收缩[3]。同样，对人体来说，关节周围和跨关节的肌肉可以激活关节周围拮抗肌，以尽量减少外界负荷的干扰，这对运动表现和健康都具有重要意义。因此，同步收缩能够控制关节稳定性，而关节的不稳定性可增加原动肌 – 拮抗肌共同收缩[4]。作为一种策略，振动代表一种不稳定的刺激，据报道，它会影响膝关节[5]和肘关节[6]周围肌肉的同步收缩。另外，同步收缩可以为某一关节提供更大的刚性[7]。

此外，姿势本身也对腿部刚性有明显的影响。我们很容易在电梯突然开始上升时体会到这种感觉：当我们以直立的姿势乘电梯时，身体下降很少；而当我们以下蹲蜷缩姿势乘电梯时，身体下降得更多。其原因在于人体的解剖结构。当我们蹲下时，重力越来越不利于肌肉运动（图 5.2）。因此，蜷缩的姿势会使身体变得不那么稳定。

5.2.3　振动传递率

加速度计已被用于确定人体各部分的振动传递率[9-11]。如第 1 章所述，传递率代表的是振动的放大或衰减，这种振动是由振动源与特定物体区域的输出比值决定。当传递

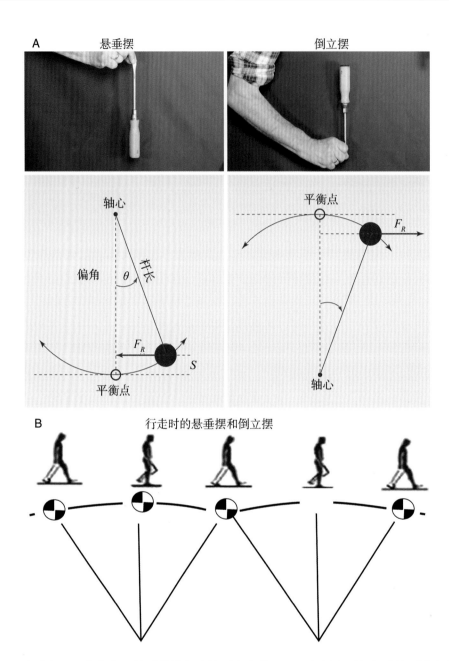

图5.1　A.为什么同一物体在悬挂时能够自动找到中立位置，而在倒立时却很难找到中立位置？不同之处在于由偏转产生的驱动力的方向。在这两种情况下，合力（F_R）随偏转幅度（与角度 θ 成比例）而增加。对于悬垂摆，偏转驱动摆回到平衡点，引起围绕这个稳定点的振荡（见第1章）。相反，在倒立摆中，偏转驱动远离平衡点。B.也可以把人体看作一个倒立摆。在摆动阶段，支撑腿平衡身体（倒立摆），摆动腿代表一个悬垂摆。

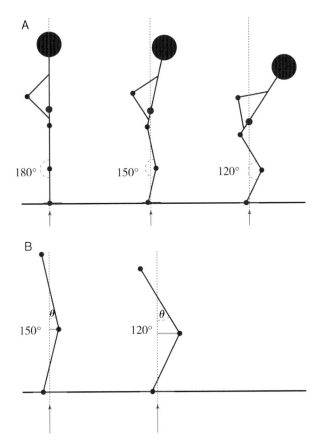

图5.2 姿势对关节的影响。A.当我们站立时，身体的重心（红色圆圈）位于脚的正上方（=支撑区域）。理论上，我们可以站在关节力矩为0的位置。当屈膝时，重心线（红色虚线）远离关节的转动中心。B.为了支撑体重，关节需要产生一个力矩，该力矩与身体重心绕关节的力矩成比例（橙色线）。更准确地说所需要的肌力与sin（θ）成比例。（图片来自参考文献8）

率较高，＞1时，机体振动被放大；当传递率＜1时，输入振动被系统阻尼。

　　振动传递率已在各种下肢结构如脚、踝关节、膝关节和髋关节，以及其他身体部位如脊柱和头部进行了检测[9,12-14]。当膝关节角度为152°，振动频率为33 Hz时，传动比显示为2.0（踝关节）、0.6（膝关节）、0.13（髋关节）、0.1（胸骨）和0.3（头）[10]（图5.3）。传递率受人体的身体成分[10,11]、振动频率和振幅[12,15,16]、身体姿势[9,11,17,18]、运动类型（静态或动态运动）的影响[19]。有研究表明，在踝关节 10~40 Hz、膝关节 10~25 Hz、髋关节 10~20 Hz 和脊柱 10 Hz 时，加速度峰值可能出现显著放大[15]。在振动期间，高振幅与低振幅相比，脚趾、膝关节和头部加速度有增加的趋势[16]。在静态下蹲时，膝关节角度小于180°（图 5.2）可以抑制到达髋关节[19]和头部的机械振动[20]。同样，当动态下蹲的节奏较慢时，它能够减弱到达髋关节的振动[19]。在振动频率范围内

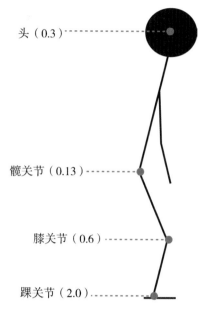

头（0.3）

髋关节（0.13）

膝关节（0.6）

踝关节（2.0）

平台振动频率（33 Hz）、膝关节角度（152°）

图5.3 不同关节的传动比。

进行动态下蹲时，使用同步垂直振动平台，膝关节屈曲角度为20°和振幅为25 Hz时，头部的振动被放大（传递率＞1.0），而在膝关节屈曲角度更大（＜150°）时，头部的振幅被减弱[21]。

腿部机械能的衰减不仅取决于踝关节、膝关节和髋关节的顺应性（刚性的反比），还取决于腿部肌肉的激活调节。已有研究表明，最大的机械阻抗（由关节顺应性降低和振动能量吸收增加决定）发生在膝关节角度165°～180°时[5]，此外，研究者观察到头部加速度随着膝关节屈曲程度降低（＝较小角度）而降低，在同步振动平台相对左右交替振动平台更大。研究者认为屈膝下蹲为150°时可消除头部振动，在振动运动中伸直膝关节，会增加副作用的可能性，因为最大的机械能可能被传递到头部，这应该被避免。

研究发现，增加振动频率会降低下肢肌肉的传导率[22]。软组织共振可能是解释这一观察结果的主要原因。更高的振动频率（28 Hz）不符合小腿和股四头肌（10~20 Hz和8~11 Hz）的自然组织共振频率[23]。此外，更高的振动频率输入可能导致与肌肉激活相关的减震效果增加[23]，这可能解释了在更高的平台频率下传递率降低的原因。

更重要的是，随着四肢伸直，有效轴向刚性增加，共振频率也增加[24,25]。因此，适当的姿势可以有效避免共振。同样重要的是，重心在前足时会产生踝关节制动器（即小腿肌肉）的减震作用，而重心在中足时的情况并非如此。因此，将重量分布在前足上，有助于避免共振，还可以增加肌肉组织的减震，从而减少振动向躯干的传递。因此，假设适当的姿势可以避免头部不舒服和躯干振动，那么可以在振动平台上采取这种姿势以避免相应的副作用。有观点认为，左右交替振动引起了髋关节和腰骶关节周围的旋转运动[26]。这一运动引起了额外的自由度（见第 4 章），因此，左右交替振动时全身机械阻抗比侧同步全身振动时小[5]。

5.3　肌肉骨骼的黏弹性

第 1 章介绍了能量消耗如何减缓和减少振动以避免共振的。下面，我们将进一步讨论黏弹性的概念及其在肌肉骨骼组织中的应用。

5.3.1　黏弹性的概念

在物理学中，弹性是载荷引起形变的可逆性。理论上，这种情况是不消耗能量的。与弹性密切相关的概念是刚度，也适用于储存机械能。将一个给定的力（或力矩）与这个力引起的变形联系起来。例如，对于弹簧，弹性可以量化为弹性系数 k。

$$k = \Delta F / \Delta L \qquad\qquad （式 5.1）$$

其中 ΔF 为力的变化量，ΔL 为长度的变化量。一般来说，刚度是力的变化与单位尺寸变化的比率。扭转刚度和弯曲刚度构成这里的例子。当关注主要点不是力的变化，而是尺寸的变化时，可以将式 5.1 中的分子和分母反求，得到机械顺应性，如长度或体积顺应性。

如弹簧，由力（F）在弹簧内积累的能量（W），可以用位移（s）量化为

$$W = \int_{0}^{s} F(0)\,dx \qquad\qquad （式 5.2）$$

其中 x 是位置坐标。对于理想的线性弹簧（适用于式 5.1），可以简化为 $1/2\, k \cdot s^2$。当比较两种不同的弹簧时，对于给定的力，s 与 k 成反比。因此，在相同的载荷下，柔软的绳子（如蹦极用的绳子）比硬的绳子（如钢丝绳）拉伸得更多。对于相同的力，柔性弹簧可以比刚性弹簧存储更多的能量。这在振动传递中很重要：由腿的刚性引起的振动频率（高达 4 Hz）通常高于固有频率（见第 1 章）；相对而言，小腿越不僵硬越能储存更多的能量，这样就比僵硬的腿传递给躯干和头部的能量要少。这从物理上解释了为什么肌肉预张力（pre-tension）的减少和下蹲姿势会降低振动信号从振动平台到头部的传递率。

与弹性相比，黏性的特点是由于力的作用产生残余变形，这是平行的能量转移，最终转化为热能（表 5.1）。因此，黏性也是能量消耗的一种机制。值得注意的是，能量耗散与从化学源产生机械能一样频繁和重要。不然我们怎么能在跑步后停下来呢？

表 5.1 弹性、黏性和黏弹性

材料性状	弹性	黏性	黏弹性
可逆性	是	否	部分
回弹性	是	否	部分
耗热性	否	是	是
取决于变形的速度	否	是	是
示例	弹簧	缓冲器	减振器
插图			

注：弹簧只有弹性，它储存了由形变量产生的能量。因此趋向于回到它的平衡位置，并返还能量。缓冲器通常是一个在储油气缸内移动的活塞，油对运动的阻力随着速度的增加而增加。汽车减振器的设计目的是允许运动、恢复平衡位置、避免共振——常见的解决方法是把弹簧和缓冲器结合起来。（Egmason 的缓冲器示意图，CC BY–SA 3.0，https://commons.wikimedia.org/w/index.php?curid=18304096）

除了能量耗散的根本差异外，弹性和黏性在变形速度的影响上有差异。弹性变形的大小完全取决于作用力，但黏性变形对速度有依赖性：速度越大，抵抗变形的能力越大。我们必须意识到这只是物理概念。虽然弹簧的本质是弹性储能，但在现实中，当拉伸弹簧时，总有一定数量的能量耗散为热能。从这个观点出发，黏弹性的概念出现了，它认为材料通常既有弹性又有黏性。因此，不同的材料、器件和组织都是针对不同比例的耗能或回弹而设计的，但现实中两者都存在。

5.3.2 肌肉骨骼组织的黏弹性特性

韧带、腱膜和肌肉结缔组织：韧带把骨彼此连接起来，这就是为什么它们如此强壮和坚硬。腱膜比肌腱更坚硬[27]。因此，这些组织中几乎没有弹性储能，几乎没有耗能。虽然对肌内结缔组织的力学特性研究较少，但可以肯定的是，肌内结缔组织的储能或耗能也很少。

肌腱：肌腱连接肌肉和骨骼，人们普遍认为肌腱顺应性有几个好处。首先，顺应性有助于更好地利用肌肉收缩来进行人体运动[28]。其次，顺应性可以防止直接的冲击传递，能够促进运动控制。在肌腱内，胶原蛋白的卷曲角和糖胺聚糖的丰富程度决定了力—伸长率的关系。力量训练可以增加肌腱的刚度[29]，全身振动训练[30]也可以增加肌腱的刚度，这既与肌腱横截面的改变有关，也与组织的材料属性有关。在拉伸缩短周期中，肌腱不仅会拉长，而且它们还消耗了高达 10% 的储存能量。耗能的相对量与运动速度[31]成反比，可能是由于所承受的负荷影响所致。

骨骼肌：在人体中，肌肉是耗能的最大器官。因此，肌肉可以结束由它自己开始的运动，从而起到马达和刹车的作用。这两种情况原则上都可以用肌动蛋白–肌钙蛋白交叉桥联循环来解释[32,33]。然而，现在人们也认识到，不仅肌腱能储存弹性势能，肌肉也可以储存弹性势能[34]。通常情况下，肌肉会被神经系统激活，在工作时进入良好的收缩状态，从而可以整体调节肌肉黏滞性和弹性。

5.4　人体与振动运动者的耦合

振动运动通常包括在振动平台上进行的静态和 / 或动态练习。传统的下肢抗阻练习（下蹲、硬举、弓步）需要把双脚牢牢地踩在地面上，以产生适当的地面反作用力。但是，在振动平台练习时，双脚可能无法牢固地踩在平台上，可能会出现脚滑落，练习者需要随时调整站姿。与平台振动装置不同的是，手持振动装置带有手柄，练习者可以牢牢抓住器械。接下来，将讨论人体与振动平台和手持设备的耦合问题。

5.4.1　与振动平台的耦合

最常见的振动是在振动平台上进行的。目前，振动平台主要有两种类型：侧向交替振动和侧向同步振动。像 Galileo 振动机这样的侧向交替振动，有一个跷跷板，对身体产生垂直的正弦振动。它可绕前后水平轴旋转，所以当脚离轴更远时，会产生更大的振动幅值。左右脚交替施加单侧振动时，侧向交替运动是非同步的。在侧向同步振动平台上，平台在垂直方向上运动时，动力板两侧同步振动，这导致运动时身体两侧同时对称运动。在这两种平台中，作用在物体上唯一向下的力是重力[35]。因此当平台加速度小于 −1 g 时，刚体可能失去接触而成为气障（图 5.4）。事实上，这就是为什么受试者在振动平台上脚滑的原因。此外，与平台的碰撞发生在空载的结束阶段。这导致了冲击力或冲击的产生，从而在频谱图中产生更高频率的成分（见第 1 章）。气障也会导致振动平台省略一个或几个周期，从而在振动物体中产生次波频率（即 $f/2, f/3, f/4$）。因此，为了确定振动参数，必须在平台上保持固定的姿势。振动平台产生的实际振动可能明显偏离纯正弦波形。平台产生的振动频率和振幅也有可能与预设值或制造商提供的值不同，特别是当人在振动板上移动和 / 或使用额外的重量（如杠铃和哑铃）时 [11]。产生的位移和加速度取决于平台的刚度。不同品牌和型号的平台刚度可能不同。

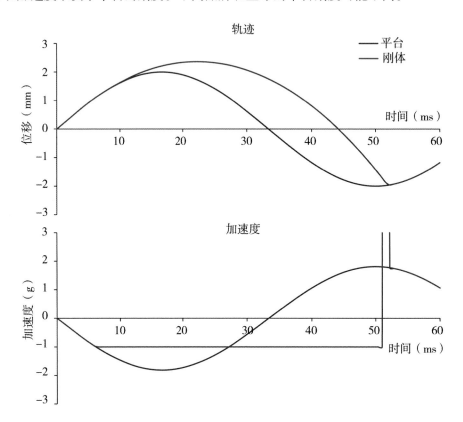

图5.4　仅靠重力附着在振动平台上的刚体的行为演示。上图分别表示平台和刚体的位移。本例子中，*f* = 15 Hz，*A* = 2 mm，A_{peak} = 1.81 g，刚体在平台到达最高点之前会被抬离平台，之后会撞击平台。（图片来自参考文献36）

5.4.2　与手持设备的耦合

与站立振动平台不同，手持振动设备允许人将手牢固地固定在仪器上。手持设备需要专门的设计和制造。例如，设计和制造一个在等张拉力－滑轮阻力系统上产生叠加振荡运动的电机，用于卧拉和屈肘练习 [37,38]。此外，还有针对运动设计的手持振动装置 [6,39-41]。例如，Galileo TOP（Novotec, Pforzheim, Germany）是一种电动哑铃，它中间有一个手柄，可以围绕水平轴以 3 mm 的振幅旋转，产生不同频率（0~30 Hz）的上半身振动运动。当一只手握住哑铃的中间部分时，旋转轴产生振荡，以快速重复的向心—离心肌肉收缩导致肌肉工作（译者注：我国也有类似的设备，如 Y–L 上肢振动训练仪）。已经有针对手持设备的研究检测了其对上半身性能的急性影响[6,39-43]，也检测了振动平台附件，如手带和垫子[44]。

5.4.3　鞋子的作用

在振动平台上进行下肢运动时，需要考虑鞋子的类型。人们通常会赤脚、穿袜子和穿鞋，但这与参与者的人种、锻炼情况、年龄和运动方案有关。一些治疗师和教练建议光脚进行低振动频率的平衡运动；光脚为皮肤和神经肌肉感受器提供了必要的振动刺激。在高水平的振动频率下，光脚可能会引起脚底的不适，甚至产生水疱；但是，鞋子可以降低长时间连续高频率振动引起水疱的风险。注意：保护足部对于患有慢性糖尿病和其他疾病的患者来说非常重要，因为这些疾病会增加发生溃疡的风险。

以往研究报告称无论穿鞋还是不穿鞋都能提高肌肉性能[45-47]，并能增加肌肉激活[5]。我们的期望是，可以通过鞋子降低振动传递率，并过滤某些频率成分。研究证实，鞋子会影响踝关节的振动幅度，但取决于所选择的振动参数。一般情况下，鞋子会降低垂直方向的振幅，但会增加冠状方向的振幅[48]。研究者观察到，在 15 Hz 频率下单腿静态下蹲，穿鞋显著影响了矢状加速度，而振幅降低了加速度[48]。作为一种策略，穿鞋能够减少脚踝的垂直振动，或者在踝关节垂直方向引起更大的肌肉反应。相反，光脚会降低踝关节的冠状加速度[48]。之前的研究发现，肌肉的激活程度越高，减振程度就越高[49]，据推测，光脚与穿鞋相比，踝关节内外侧稳定性得到了增强[48]。

在侧向同步振动平台上进行静态下蹲时，分别在 2 mm 或 4 mm（30 Hz）的振幅下对穿鞋和不穿鞋的股外侧肌和腓肠肌内侧肌束进行肌电（EMG）分析[50]。分析结果发现，在振幅为 4 mm 且穿鞋时，腓肠肌内侧肌束肌电图活动高于股外侧肌。在振幅为 4 mm 且不穿鞋时，股外侧肌活动最大。目前尚不清楚这一发现的可能机制。据推测，穿鞋可能增加了鞋跟的高度，虽然只增加了一点高度，但可能足以引起足底屈曲，再加上 4 mm 的振幅，它可能增加了肌电活动。此外，腓肠肌跨过踝关节，此时肌电图的激活程度越高，可能意味着腓肠肌支持或稳定踝关节的力度越大[48]。

5.5　肌肉骨骼组织内的振动效应

第 8 章对振动引起的效应进行了深入的讨论。简而言之，振动后肌肉表现的改善归因于神经兴奋，包括反射激活的增加。相反，有些研究并没有报道振动引起的改善，因此一些研究者质疑神经促进作用的存在，并提出振动更可能引起抑制。这些差异可能来自振动的应用，即直接或间接地应用于肌肉。撇开这一点不说，牵张反射的激活需要肌肉长度的微小变化。

如果振动涉及牵张反射，那么肌肉长度的变化必然与肌电图在时间上有固定联系。

为了评估肌肉收缩组织位移的变化，采用超声跟踪技术确定低频（6 Hz）振动是否会引起小腿肌肉的延长。结果显示，振动时腓肠肌内侧肌腱复合体长度延长至 375 μm，而收缩组织位移延长至 176 μm，表明近 50% 的伸长发生在肌肉本身（图 5.5）。此外，腓肠肌内侧肌束肌电图活动增加，这与肌肉收缩长度的时间变化相吻合。虽然没有直接测量反射活动，但收缩组织位移与神经激活的变化有关，而神经激活受牵张反射的影响，其反应是收缩部分受神经刺激缩短[52]。这可能可以作为低振动频率存在神经源性反应影响这一观点的间接支持证据。然而，肌肉的振动可能引发轴突分支的正向刺激，其中一个分支的反向刺激会导致另一个分支的去极化[53]。

最近，我们也开始研究不同程度的肌肉初长度和不同振动频率下的振动引起的肌肉拉长。同时用 B 超检测肌束长度和反射角的变化（图 5.6）。

最后，最近的一项研究调查了在侧向交替和同步振动平台[54]上，不同振动频率、振幅和姿势下膝关节和髋关节的关节反作用力。这项研究得出了一些非常有趣的结果。首先，振动导致联合反作用力适度增加，平均不超过体重的 40%。其次，振动增加了关节受力，膝关节比髋关节更明显。再次，可以通过增加关节受力来增加振幅。但增加振动频率对关节受力的影响不大。这些结果强调了将人体视为一个具有能量耗散能力的相互关联的质量弹簧系统的必要性。此外，研究结果还表明，人们不能直接从峰值加速度（见第 1 章中的式 1.4）计算出骨骼肌的受力。

5.6　结论

为了弄清振动的影响，我们必须认识到，人体是由一系列节段（脚、小腿、大腿、躯干和头）通过关节连接起来的，其刚度是由周围的肌肉决定的。肌肉的反射和预张力是调节关节和腿部刚性的重要方面。例如，与静止的蹲姿相比，直立的姿势会产生更大的腿部刚性，这是由于重力对肌肉运动的影响。膝关节的角度小于 180°（即屈曲膝关节）可以抑制静态下蹲时到达髋部和头部的机械振动。同样，当动态下蹲的节奏较慢时，它具有减弱到达髋部的振动的能力；此外，从振动平台抬高足跟会降低振动传递率。有证据表明，低频振动（6 Hz）会导致肌肉拉长，这可能是引发牵张反射的先决条件，为肌肉抑制振动提供证据。

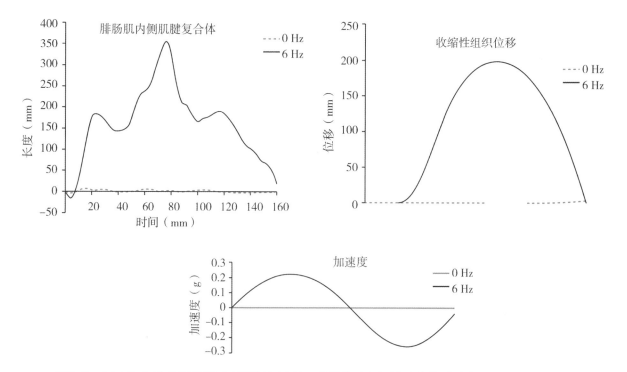

图5.5　0 Hz和6 Hz时腓肠肌内侧肌腱复合体、收缩位移和加速度的典型反应。

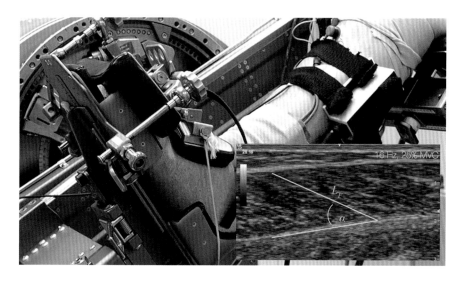

图5.6　通过B超评估腓肠肌内侧肌束在4 Hz和16 Hz振动时，其筋膜长度（L_F）和反射角（α）的变化，肌肉预张力设置为最大随意足底屈曲扭矩的0%和75%。MARES测力计（背景）图片由欧洲航天局（ESA）提供。MVC：最大随意收缩。

参考文献

［1］Loram ID, Gollee H, Lakie M, Gawthrop PJ. Human control of an inverted pendulum: is continuous control necessary? Is intermittent control effective? Is intermittent control physiological?J Physiol. 2011;589（2）:307–324.

［2］Hobara H, Inoue K, Omuro K, Muraoka T, Kanosue K. Determinant of leg stiffness during hopping is frequency–dependent. Eur J Appl Physiol. 2011;111（9）:2195–2201.

［3］Latash ML, Zatsiorsky VM. Joint stiffness: myth or reality? Hum Movement Sci.1993;12（6）:653–692.

［4］Milner TE. Adaptation to destabilizing dynamics by means of muscle cocontraction. Exp Brain Res. 2002;143（4）:406–416.

［5］Abercromby AF, Amonette WE, Layne CS, McFarlin BK, Hinman MR, Paloski WH. Vibration exposure and biodynamic responses during whole–body vibration training. Med Sci Sports Exerc. 2007;39（10）:1794–1800.

［6］Mischi M, Cardinale M. The effects of a 28–Hz vibration on arm muscle activity during isometric exercise. Med Sci Sports Exerc. 2009;41（3）:645–652.

［7］Bullock N, Martin DT, Ross A, Rosemond CD, Jordan MJ, Marino FE. Acute effect of whole–body vibration on sprint and jumping performance in elite skeleton athletes. J Strength Cond Res. 2008;22（4）:1371–1374.

［8］Salles AS, Baltzopoulos V, Rittweger J. Differential effects of countermovement magnitude and volitional effort on vertical jumping. Eur J Appl Physiol. 2011;111（3）:441–448.

［9］Avelar NCP, Ribeiro VGC, Mezencio B, Fonseca SF, Tossige–Gomes R, da Costa SJ, et al.Influence of the knee flexion on muscle activation and transmissibility during whole body vibration. J Electromyogr Kines. 2013;23（4）:844–850.

［10］Bressel E, Smith G, Branscomb J. Transmission of whole body vibration in children while standing. Clin Biomech. 2010;25（2）:181–186.

［11］Pel JJM, Bagheri J, van Dam LM, van den Berg–Emons HJG, Horemans HLD, Stam HJ, et al.Platform accelerations of three different whole–body vibration devices and the transmission of vertical vibrations to the lower limbs. Med Eng Phys. 2009;31（8）:937–944.

［12］Crewther B, Cronin J, Keogh J. Gravitational forces and whole body vibration: implications for prescription of vibratory stimulation. Phys Ther Sport. 2004;5（1）:37–43.

［13］Kiiski J, Heinonen A, Jaervinen TL, Kannus P, Sievanen H. Transmission of vertical whole body vibration to the human body. J Bone Miner Res. 2008;23（8）:1318–1325.

［14］Pollock RD, Woledge RC, Mills KR, Martin FC, Newham DJ. Muscle activity and acceleration during whole body vibration: effect of frequency and amplitude. Clin Biomech. 2010;25（8）:840–846.

［15］Kiiski J, Heinonen A, Jarvinen TL, Kannus P, Sievanen H. Transmission of vertical whole body vibration to the human body. J Bone Miner Res. 2008;23（8）:1318–1325.

［16］Pollock RD, Woledge RC, Martin FC, Newham DJ. Effects of whole body vibration on motor unit recruitment and threshold. J Appl Physiol. 2012;112（3）:388–395.

［17］Muir J, Kiel DP, Rubin CT. Safety and severity of accelerations delivered from whole body vibration exercise devices to standing adults. J Sci Med Sport. 2013;16（6）:526–531.

［18］Tankisheva E, Bogaerts A, Boonen S, Feys F, Verscheuren S. Effects of intensive whole–body vibration training on muscle strength and balance in adults with chronic stroke: a randomized controlled pilot study. Arch Phys Med Rehabil. 2014;95（3）:439 - 446.

[19] Munera M, Bertucci W, Duc S, Chiementin X. Transmission of whole body vibration to the lower body in static and dynamic half-squat exercises. Sport Biomech. 2016;15（4）:409 - 428.

[20] Caryn RC, Hazell TJ, Dickey JP. Transmission of acceleration from a synchronous vibration exercise platform to the head. Inter J Sport Med. 2014;35（4）:330 - 338.

[21] Caryn RC, Dickey JP. Transmission of acceleration from a synchronous vibration exercise platform to the head during dynamic squats. Dose Response. 2019;17（1）:1559325819827467.

[22] Friesenbichler B, Lienhard K, Vienneau J, Nigg BM. Vibration transmission to lower extremity soft tissues during whole-body vibration. J Biomech. 2014;47（12）:2858 - 2862.

[23] Wakeling JM, Nigg BM. Modification of soft tissue vibrations in the leg by muscular activity. J Appl Physiol. 2001;90（2）:412 - 420.

[24] Greene PR, McMahon TA. Reflex stiffness of man's anti-gravity muscles during kneebends while carrying extra weights. J Biomech. 1979;12（12）:881 - 891.

[25] Lafortune MA, Lake MJ, Hennig EM. Differential shock transmission response of the human body to impact severity and lower limb posture. J Biomech. 1996;29（12）:1531 - 1537.

[26] Rittweger J, Schiessl H, Felsenberg D. Oxygen-uptake during whole body vibration exercise: comparison with squatting as a slow voluntary movement. Eur J Appl Physiol. 2001;86:169 - 173.

[27] Magnusson SP, Aagaard P, Rosager S, Dyrhe-Poulsen P, Kjaer M. Load-displacement properties of the human triceps surae aponeurosis in vivo. J Physiol（Lond）. 2001;531（1）:277 - 288.

[28] Wilson A, Lichtwark G. The anatomical arrangement of muscle and tendon enhances limb versatility and locomotor performance. Philos Trans R Soc London [Biol]. 2011;366（1570）:1540 - 1553.

[29] Arampatzis A, Karamanidis K, Albracht K. Adaptational responses of the human Achilles tendon by modulation of the applied cyclic strain magnitude. J Exp Biol. 2007;210（15）:2743 - 2753.

[30] Rieder F, Wiesinger HP, Kosters A, Muller E, Seynnes OR. Whole-body vibration training induces hypertrophy of the human patellar tendon. Scand J Med Sci Sports. 2016;26（8）:902 - 910.

[31] Zelik KE, Franz JR. It's positive to be negative: Achilles tendon work loops during human locomotion. PLoS ONE. 2017;12（7）:e0179976.

[32] Ranatunga KW, Roots H, Pinniger GJ, Offer GW. Crossbridge and non-crossbridge contributions to force in shortening and lengthening muscle. In: Rassier DE, editor. Muscle biophysics: from molecules to cells. New York, NY: Springer New York; 2010. p. 207 - 221.

[33] Huxley AF, Simmons RM. Proposed mechanism of force generation in striated muscle. Nature. 1971;233（5321）:533 - 538.

[34] Lai AKM, Biewener AA, Wakeling JM. Muscle-specific indices to characterise the functional behaviour of human lower-limb muscles during locomotion. J Biomech. 2019;89:134 - 138.

[35] Yue Z, Mester J. A model analysis of internal loads, energetics, and effects of wobbling mass during the whole-body vibration. J Biomech. 2002;35（5）:639 - 647.

[36] Rittweger J. Vibration as an exercise modality: how it may work, and what its potential might be. Eur J Appl Physiol. 2010;108（5）:877 - 904.

[37] Issurin VB, Liebermann DG, Tenenbaum G. Effect of vibratory stimulation training on maximal force and flexibility. J Sports Sci. 1994;12（6）:561.

[38] Issurin VB, Tenenbaum G. Acute and residual effects of vibratory stimulation on explosive strength in elite and amateur athletes. J Sports Sci. 1999;17（3）:177.

［39］McBride JM, Porcari JP, Scheunke MD. Effect of vibration during fatiguing resistance exercise on subsequent muscle activity during maximal voluntary isometric contractions. J Strength Cond Res. 2004;18（4）:777 – 781.

［40］Moras G, Roddriguz-Jimenez J, Tous-Fajardo J, Ranz D, Mujoka I. A vibratory bar for upper body: feasibility and acute effects of EMGrms activity. J Strength Cond Res. 2010;24（8）:2132 – 2142.

［41］Poston B, Holcomb WR, Guadagnoli MA, Linn LL. The acute effects of mechanical vibration on power output in the bench press. J Strength Cond Res. 2007;21（1）:199 – 203.

［42］Cochrane DJ, Hawke EJ. Effects of acute upper-body vibration on strength and power variables in climbers. J Strength Cond Res. 2007;21（2）:527 – 531.

［43］Cochrane DJ, Stannard SR, Sargeant AJ, Rittweger J. The rate of muscle temperature increase during acute whole-body vibration exercise. Eur J Appl Physiol. 2008;103（4）:441 – 448.

［44］Marin PJ, Santos-Lozano A, Santin-Medeiros F, Vicente-Rodriguez G, Casajus JA, Hazell TJ, et al. Whole-body vibration increases upper and lower body muscle activity in older adults: potential use of vibration accessories. J Electromyogr Kines. 2012;22（3）:456 – 462.

［45］Bosco C, Iacovelli M, Tsarpela O, Viru A. Hormonal responses to whole body vibration in men. Eur J Appl Physiol. 2000;81（6）:449 – 454.

［46］Fagnani F, Giombini A, Di Cesare A, Pigozzi F, Di Salvo V. The effects of a whole-body vibration program on muscle performance and flexibility in female athletes. Am J Phys Med Rehabil. 2006;85（12）:956 – 962.

［47］Rønnestad BR, Ellefsen S. The effects of adding different whole-body vibration frequencies to preconditioning exercise on subsequent sprint performance. J Stren Cond Res. 2011;25（12）:3306 – 3310.

［48］Saade N. Whole-body vibration transmission barefoot and with shoes in athletes and sedentary individuals. Montreal, QC: Concordia University; 2013.

［49］Cardinale M, Wakeling J. Whole body vibration exercise: are vibrations good for you? Br J Sports Med. 2005;39（9）:585 – 589.

［50］Marín PJ, Bunker D, Rhea MR, Ayllón FN. Neuromuscular activity during whole-body vibration of different amplitudes and footwear conditions:Implications for prescription of vibratory stimulation. J Stren Cond Res. 2009;23（8）:2311 – 2316.

［51］Cochrane DJ, Loram ID, Stannard SR, Rittweger J. Changes in joint angle, muscle-tendon complex length, muscle contractile tissue displacement, and modulation of EMG activity during acute whole-body vibration. Muscle Nerve. 2009;40（3）:420 – 429.

［52］Loram ID, Maganaris CN, Lakie M. Use of ultrasound to make noninvasive in vivo measurement of continuous changes in human muscle contractile length. J Appl Physiol. 2006;100（4）:1311 – 1323.

［53］Stalberg E, Trontelj JV. Demonstration of axon reflexes in human motor nerve fibres. J Neurol Neurosurg Psych. 1970;33（5）:571 – 579.

［54］Bergmann G, Kutzner I, Bender A, Dymke J, Trepczynski A, Duda GN, et al. Loading of the hip and knee joints during whole body vibration training. PLoS ONE. 2018;13（12）:e0207014.

第6章　皮肤和肌肉的机械感受器对机械振动的敏感性

Edith Ribot-Ciscar　编
朱成杰　译

6.1　触觉和皮肤机械感受器

感觉感受器分布在全身皮肤的表面。从形态学和功能的观点来看，皮肤物理感受器是一种特殊的神经末梢。它们的功能是将物理刺激转化为一系列基本的神经元信号，这些信号构成了感官信息。感官信息是一系列可变频率的动作电位，通过 Aβ 有髓纤维传递到大脑，这些特殊传入途径的信息又会在大脑皮质进行加工处理。正是由于人体对特定刺激存在相应感受器、传入系统存在严密精细结构，以及处理这些信息时存在特定皮质区，我们才会有特殊的触觉。

6.1.1　皮肤感受器的结构和功能特性

一般来说，皮肤感受器主要分为两大类，即快适应感受器和慢适应感受器。有神经支配的皮肤区域被称为感受野。当对感受野施加恒定压力时，皮肤感受器的类型可以通过感受器的活动适应方式（即适应性）来区分。适应性可以分辨出皮肤感受器及其感受野的范围和轮廓的锐度（译者注：是指感受器可感受被测参数最小变化的能力）。快适应感受器包括触觉小体和环层小体，它们对皮肤刺激的反应是不规律的，有时候会在刺激停止时才有反应，并在持续加压时停止放电。慢适应感受器包括默克尔盘和鲁菲尼小体，它们对皮肤刺激也有反应，但在持续施压时会保持放电。这些感受器（图 6.1）的感受野在大小和形状上也不同。最浅表的 I 型单位是触觉小体和默克尔盘。它们的感受野很小，但边界清晰，并有几个敏感性特别大的区域（即热点区）。Ⅱ 型单位是鲁菲尼小体和环层小体，它们位于真皮深处，它们的感受野较大，但边缘呈弥漫性，且只有单个热点区[1]。

　　总的来说，由于物理感受器形态各异（组织质量和适应性各不相同），这就使皮肤感受器对特定特征的皮肤刺激产生对应信息，而其他的则不会被编码。

　　触觉小体（图6.1中标注2）是对低阈值物理刺激敏感的感受器。它们位于表皮边缘的真皮乳头，主要分布在无毛且触觉敏感的皮肤，尤其是指尖，每平方毫米就有2个

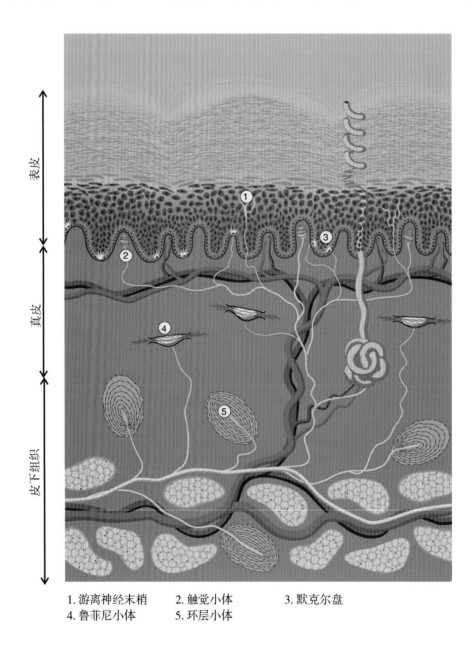

1. 游离神经末梢　　2. 触觉小体　　3. 默克尔盘
4. 鲁菲尼小体　　5. 环层小体

图6.1　无毛皮肤中不同类型的皮肤机械感受器（改自06 Hegasy Skin Layers Receptors Wiki EN CCBYSA.png）。

单位 [2]。长期以来，人们一直认为它们负责探测和识别 10~80 Hz 的低频振动。此外，这些感受器选择性传入的电刺激触发了振动的感觉 [3]。虽然它们的空间分辨率较低，但它们的时间分辨率较高，它们以较高的时间精度对机械事件进行编码，如纹理探测产生的局部变形 [4]。

环层小体（图 6.1 中标注 5）是人类最大的物理感受器，手掌处的环层小体长达 3~4 mm，呈圆柱形，直径接近 1 mm[5]。环层小体有非常大的感受野，有时能覆盖整个手掌，空间分辨率因此也非常低 [6]。它们对振动极其敏感。长期以来，人们一直认为，当我们触摸一个物体时，环层小体主要用来编码远端肢体的感觉。感受器末端的"洋葱结构"起到了高通滤波器的功能，如果没有这种结构，远程传输功能是不可能实现的。日常活动引起的强烈低频振动都会影响环层小体的反应 [7]。

默克尔盘（图 6.1 中标注 3）位于表皮的基底层，25% 的人体手部物理感受器是这类感受器。它也可以存在于多毛的皮肤中，特别是在最敏感的区域。它们是已知的人类最小的低阈值物理感受器，长度为 10~15 μm，可在平行于真皮和表皮交界处走行 [8]，且它们对凸起的浮雕和边缘特别敏感。另外，不管施加多大的力，它们都能编码出压力的大小 [9]。它们的感受野为 2~3 mm，空间分辨率接近 1 mm。

鲁菲尼小体（图 6.1 中标注 4）位于真皮深处和肌肉的纵轴。在人体中，这类传入神经的激活阈值是最高的，并且对皮肤牵拉特别敏感 [6,10,11]。除了感受牵拉的本体觉信息外，鲁菲尼小体还可以在我们移动物品时，补充触觉小体在运动方向上的信息。

6.1.2　皮肤感受器对机械振动的敏感性

1968 年从瑞典引进的显微神经造影成像技术，使人体皮肤物理感受器对不同触觉的刺激参数，以及（或）对机械振动的敏感性研究成为可能 [12]。这种技术是将一个钨微电极插入人体的浅神经，以记录单个传入纤维的单一活动 [13]。

皮肤组织对机械振动极其敏感。我们通常可以区分 30~40 Hz 的表面振动觉和 > 40 Hz 的深层振动觉。因为这两种感觉来源于两种不同皮肤感受器的激活：表层的触觉小体感受器和深层的环层小体感受器。但这种说法只有当振动强度接近感知阈值时才是正确的。当振动的振幅较大时（即振动头从波峰到波谷的位移达到 0.5 mm 数量级），无论是快适应感受器，还是慢适应感受器，都会对振动刺激做出周期性的反应，并且频率可以达到 200 Hz[14]。

无论是快适应感受器还是慢适应感受器，每个感受器对振动频率的相对灵敏度（图 6.2）差异都很大。且快适应感受器和慢适应感受器之间又有很大的区别：快适应感受器会对较高的频率（300 Hz）做出反应，并且会在达到特定的频率时，突然停止反应；慢适应感受器会对较低的频率（200 Hz）做出相应的反应，慢适应感受器的放电频率都是从最大频率开始，然后逐渐降低，直到最后每个感受器都趋于一致。在后一种情况

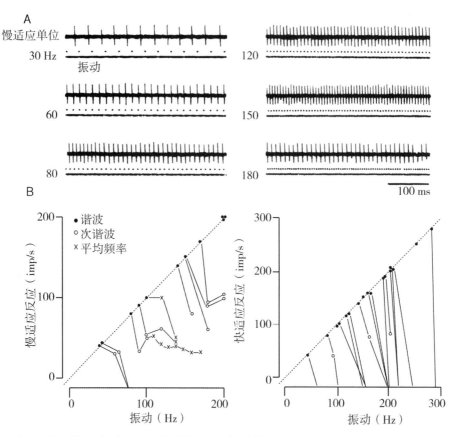

图6.2　慢适应和快适应感受器对机械振动的敏感性。A.是在对感受野施加机械振动的过程中，显微神经造影记录的人体腿前部慢适应皮肤感受器的单一活动。机械振动的频率为30~180 Hz。每个感受器都由对应机械振动来驱动，一直达到150 Hz。当达到180 Hz时，感受器会以次谐波方式放电（1/2）（改自参考文献14）。B.分别是慢适应（左图）和快适应（右图）皮肤感受器对不同恒定频率振动的反应。感受器被驱动到最大频率（黑点），使每个感受器的频率不同。右图中，感受器以次谐波方式放电（空心点），或以可变频率放电（交叉），或突然停止放电（改自参考文献15）。

下，传入波以振动频率的次谐波发射。

　　需要注意的是，皮肤感受器对机械振动特别敏感，并会导致触觉发生变化。这是由于皮肤感受器在对振动做出反应时会改变或者掩盖相关信息的传入[14]。通过图6.3我们可以看到，对一个快适应感受器的感受野施加20 Hz的振动时，这个感受器对于反复抚摸的反应就会发生变化（图6.3A）。同样，一个慢适应皮肤感受器对正弦压力的反应，也会被振动的反应完全掩盖。在后一种情况下，对皮肤感受器施加的压力应该是恒定的（图6.3B）。

　　最后，在长时间振动的最后几分钟，慢适应和快适应感受器对自然刺激（持续的压

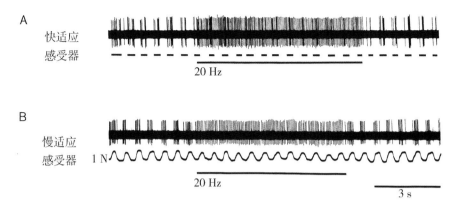

图6.3 机械振动是如何改变皮肤传入信息的。A.快适应感受器对感受野重复触摸的放电脉冲做出的反应，这些脉冲会因为感受器对20 Hz振动做出的反应而发生改变。B.慢适应感受器对皮肤重复挤压感受野而产生的突然放电做出的反应，这种反应会因为感受器对20 Hz振动做出的反应而被掩盖。整个图片展示了单一神经记录、刺激应用和振动应用。（改自参考文献14）

力和反复的抚摸）的反应都会减弱，并表现出长时间异于平常的静息状态。这可能就可以解释，为什么振动之后会有刺痛感[16]。

6.2 本体感觉和肌肉感受器

肌肉是我们身体运动的动力来源，并在维持姿势时发挥作用；不太为人所知的是，我们的肌肉同时也是感觉器官，能感知我们的身体是处于静止状态还是运动状态。肌肉中有感觉器官，向中枢神经系统提供相应肌肉长度状态和长度变化的信息，这些信息是产生位置觉和运动觉的基础。

6.2.1 肌肉机械感受器的结构特征

肌肉的感受器称为肌梭，因为它们呈梭形，中央隆起（图 6.4）。它们长约 4~7 mm，位于肌肉的深处，与骨骼肌纤维平行排列。虽然肌梭广泛分布于肌肉中，但并不存在于肌肉的每个部位，尤其是肌肉外周，几乎没有肌梭。不同肌肉的肌梭含量不同，如手指或颈部的肌肉，每克肌肉中肌梭的含量能超过 100 个[17]。肌梭的结构非常复杂，其由特殊的肌纤维（梭内肌纤维）组成。它们保持着横纹肌的特征，因此，肌梭在除了肌梭赤道部以外的整个长度上都具有收缩性。在梭内肌纤维的中心区域，细胞核以核链（链状纤维）或核袋（核袋纤维）的形式聚集在一起。肌梭有两种类型的感觉末梢，分别是初级感觉末梢和次级感觉末梢，它们都被包裹在被囊中。初级末梢呈环形螺旋状，环绕

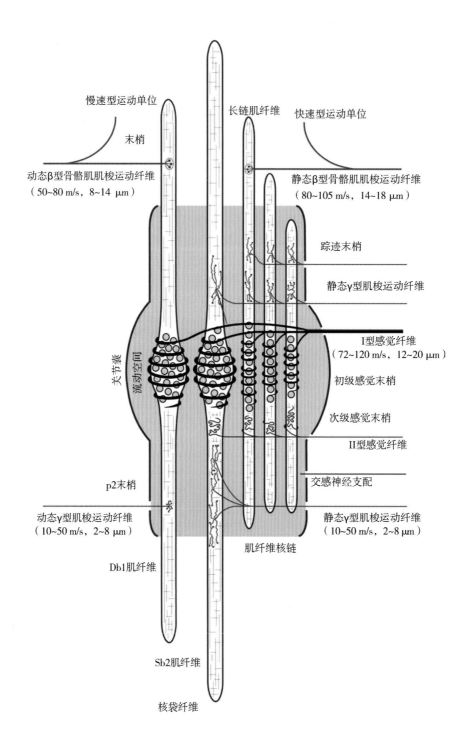

图6.4 肌梭（改自J-P Vedel的图，已授权）。

在核袋和核链的赤道部，组成有髓鞘的大直径感觉纤维（Ⅰa 型传入纤维群），这类感觉纤维的特点是传导速度快（70~120 m/s），胞体位于脊髓神经节内。次级末梢称为束，位于核链的近赤道部，最终形成同样有髓鞘但直径较小的感觉纤维（Ⅱ型传入纤维群），它们的特点是传导速度较慢（25~70 m/s）。

肌梭初级和次级末梢的激活是由宿主肌肉的兴奋延伸过来的。当肌肉的长度保持不变时，初级和次级感觉末梢的反应相似，这意味着这两种末梢具有相对一致的静态敏感性[17]。这两种末梢的主要区别体现在它们对肌肉拉伸的动态敏感性上。事实上，在匀速拉伸的动态阶段（如常见的斜坡运动），初级感觉末梢产生的瞬时反应要比次级感觉末梢明显得多。也就是初级感觉末梢的动态敏感性要高于次级感觉末梢。最后，在肌肉被动缩短的过程中，初级感觉末梢通常是静止的，而次级感觉末梢则随着肌肉的缩短而表现出抑制的现象。

肌梭是一种感觉感受器，其传导肌肉长度和肌肉长度变化的能力受中枢神经系统的控制。这是通过使用两种特定类型的运动神经元（γ 运动融合神经元和 β 骨骼融合运动神经元）实现的。γ 运动融合神经元可以选择性地支配梭内肌纤维；而 β 骨骼融合运动神经元同时支配梭内和梭外肌纤维，后者（梭外肌纤维）参与构成了肌肉[18]。

6.2.2　肌梭的功能特性

人们已经使用显微神经成像技术对人体肌梭的功能特性开展了一系列研究，这些研究可以在支配手臂、手掌或大腿的浅表神经水平上进行。以支配腿和脚的腓总神经为例，对它的研究就是通过在腘窝处记录来进行的。

在缺乏运动时，初级末梢会经常出现规律的紧张性活动，其频率与踝关节的静止位置有关，因此，这个活动是基于体位感（也就是身体的姿势）而来的。当踝关节进行斜板运动时（图 6.5A），在运动的初期（初始爆发）就会产生高频活动。这个活动峰值之后是相对恒定的，其频率与运动速度成正比[15]。当运动停止时，放电会突然减少，然后稳定在重新编码的位置上。因此，运动的所有参数，包括位置、速度和方向，都被编码在由肌肉拉紧而产生的信息中。当发生相同运动时，次级感觉末梢的反应特点是在肌肉延伸的整个过程中，放电频率逐渐增加，当最终位置确定并保持时，会出现相对恒定的活动。随着肌肉收缩，活动量随之减少。因此，单向运动时的电活动是由来自拮抗 / 拉伸肌肉的本体感受信息编码的。然而，大多数的运动是多方向的。这时就会出现一个问题——这些运动的参数是如何编码的？

我们进行了一系列研究，分析踝关节周围肌肉会对空间传入信息做出什么样的运动反应[20-24]。首先，我们既定肌肉能做出最大反应的特定方向，即"感觉偏好方向"。此外，同一块肌肉所有空间信息的感觉偏好方向是接近的，并且通常来说，想确定踝关节周围不同肌肉的感觉偏好方向也是有可能的。对于一块肌肉和一个特定的动作，我们可

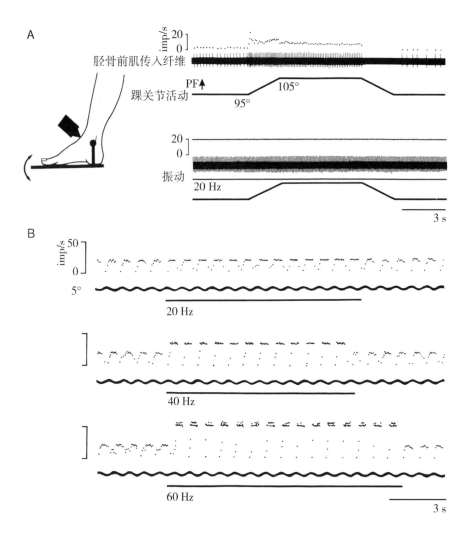

图6.5　机械振动引起初级肌梭对运动反应的改变。A. 在对肌肉对应的肌腱施加20 Hz振动的过程中（右下A图），Ⅰa传入纤维对斜坡和保持运动的反应被完全掩盖（右上A图）。整个图展示了瞬时频率曲线、胫骨前肌 Ⅰa传入纤维的单一记录和踝关节运动（跖屈）。B. Ⅰa传入纤维通过交替放电和静息（前5个正弦周期）来响应踝关节的正弦运动。这种反应会因为对肌肉对应的肌腱施加机械振动而发生改变。连续的爆发被保持，但是单位射速随着振动频率而增加。整个图展示了瞬时频率曲线、脚踝位移和振动时间。（改自参考文献19）

以使用整体向量模型来模拟肌肉的传入活动信息[25]。举例来说，一块肌肉传入信息的活动通过一个向量来建模，向量的长度表示传入信息的平均活动量，向量的方向表示该肌肉的感觉偏好方向。最终的运动轨迹代表了整个踝关节多肌群的传入信息流，由实验人员通过几何形状或草书字母完成[23]。这项研究表明，单一肌肉的本体感觉信息不足以提供准确而完整的运动参数信息。由于每块肌肉都有自己的感觉偏好方向，因此整体运动信息始终只能由所有肌肉提供，每一块肌肉都以定向、计权的方式参与复杂运动轨迹参数的瞬时编码。

　　肌梭在被动活动中的运动编码特性已经被研究得很清楚了，但在主动运动中，肌梭的运动特性却因为需要更加复杂的编码而研究得不够深入。因为在主动活动中，中枢神经系统可能通过激活 γ 运动神经元来改变肌梭的敏感性。最早的显微神经学研究表明，由于 γ 运动神经元的激活，即使肌肉在活跃的收缩状态，传入反馈仍然保持不变[26]。这种被称为"α - γ 共活化"的现象表明，γ 运动神经元的唯一功能就是调整肌梭的长度，以便在肌肉收缩时能保持敏感性[27,28]。事实上，在没有激活 γ 运动神经元的情况下，肌梭会变得松弛，进而失去它们该有的敏感性。然而，如果你认为 γ 运动神经元只有这么一个作用，那你想得就过于简单了，特别是因为 β 骨骼融合运动神经元系统也有相同的作用[18]。这种陈旧的观念逐渐被优化，因为 γ 运动神经元也展现出特定独立控制的可能性，也就是说，它可以独立于 α 运动神经元。特别是，意识和认知过程已经被证明会影响肌肉传入活动。其中专注[29,30]和学习[31]可以通过影响敏感性，来选择与行为环境相关的特定肌肉反馈。最近的研究显示，情绪也可以影响运动的驱动，并调节肌肉传入神经的放电[32]，其效果是改变运动觉的灵敏度[33]。因此，人类肌梭的运动编码属性不是固定的，同时，它们对空间位置或运动的敏感性可能会被调整，进而来适应行为环境。

6.2.3　肌腱感受器对机械振动的敏感性

　　肌梭的初级和次级末梢对肌肉重复拉伸和低幅度拉伸都比较敏感；因此，无论是肌腹还是肌腱在静息状态下受到机械振动的刺激时，肌梭都会产生兴奋。一般来说，初级末梢对高频率、低振幅（非常低，在微米范围内）的振动比较敏感，而次级末梢则只会对低频率、更高振幅的振动做出反应。人体显微神经病学研究表明，初级末梢会对 80 Hz 和 100~120 Hz 的振动刺激做出周期性的反应，而大多数次级末梢仅会被几赫兹至几十赫兹范围内的振动激活，有些可能对振动完全不敏感[15, 19, 34, 35]。在肌肉主动收缩期间，初级末梢的敏感性保持不变[36]。

　　初级末梢对机械振动的高敏感性可能导致肌梭对运动的反应被掩盖（图 6.5A）或者反应受到影响，在这种情况下，由于振动引起的频率提高，初级末梢兴奋，肌梭感觉似乎产生更大和更快的运动（图 6.5B）。最后，在振动结束后，显微神经记录显示，肌梭一般会对运动的反应变弱[37]。

　　肌肉肌腱也适配有机械感受器，即高尔基腱器。高尔基腱器由结缔组织膜包绕的神经末梢分支组成，位于肌肉和肌腱的连接处（图 6.6A），受大直径敏感纤维（Ⅰb 型传入纤维）支配，后者的细胞体位于脊神经节。它们是对肌肉收缩敏感的机械感受器。Ⅰb 型传入纤维传递与肌张力变化相关的信息[38]。

　　高尔基腱器仅被几赫兹到几十赫兹的振动激活，有些可能对振动完全不敏感。这些

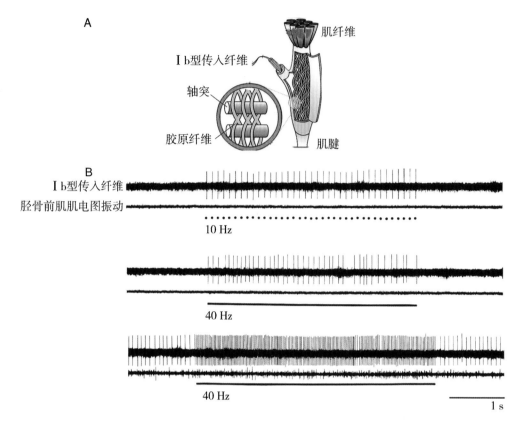

图6.6　高尔基腱器对振动的反应和对肌肉收缩的影响。A.高尔基腱器图示（改自 Neuromechanics Wikipedia）；B.高尔基腱器（Ib型传入纤维）由低频（10 Hz）振动一对一驱动（顶部）。应用40 Hz振动时，它的活性很差，并以次谐波方式（中间）点火。同样施加40 Hz的振动，只要肌肉稍微收缩（底部），就会产生一对一的反应。整个图展示了高尔基腱器单一记录、胫骨前肌肌电图记录和振动施加时间。（改自参考文献19）

结论是在静息状态下的受试者身上观察到的，一旦肌肉稍微收缩，这种情况就会发生改变，高尔基腱器和次级末梢都会对振动产生反应[19, 36]。图6.6就展示了这样一个案例，其中Ib型传入纤维只会对10 Hz振动做出反应，当振动频率增加时反应并没有增强。然而，一旦肌肉轻微收缩，高尔基腱器就会对40 Hz的振动做出反应（图6.6B）。

　　激活大部分初级末梢的振动刺激频率是1~100 Hz，这一特性使振动刺激成为实验性操纵肌肉感觉反馈和研究其运动和感觉效果的特殊工具。对肌腱振动频率的调节可以调整初级末梢的频率，进而产生频率特征已知的本体感受信息。这种方法常被用于诱发人体运动错觉[15, 39]。这些运动错觉非常简单，最初仅应用在像肘关节这类单轴关节上。肘关节屈伸的感觉可以分别通过对肱二头肌和肱三头肌振动来产生[15]。一般情况下，诱发的错觉运动都发生在一个特定的方向上，即实际运动时肌肉会被牵伸的方向。运动错觉也可以以复杂运动的形式被诱发，如用手或脚写字的运动错觉就需要先振动踝关节或腕关节周围的所有肌肉，并让振动达到先前通过显微神经造影记录到的肌梭放电模式下的频率[23, 40, 41]。

因此，在实际没有运动的情况下，产生运动的感觉是可能的。这些运动感觉的假象通常与不自主的运动反应有关，并与感觉一致[42, 43]。这也是因为激活的不仅是感觉皮质区域，还有运动区域[44, 45]。因此，诱导与运动反应相关的运动错觉已经成为对患者进行运动再教育的强大工具。在健康受试者中，对被固定肢体的肌腱施加振动已被用来证明可以保护中枢感觉运动网络的功能，因为在肢体固定的情况下，中枢感觉运动网络功能通常会发生改变[46]。

因为机械振动可以产生肌肉本体觉信息，所以机械振动成为研究本体觉信息和全身及肢体位置与运动相互关系的有力工具[47‑50]，其中肌梭对位置或运动的反应会受到振动的影响而被改变或掩盖[19]，进而影响受试者的表现。这可以用来帮助分析，自然站立状态下振动的踝关节肌肉是如何诱导姿势调节。例如，振动跟腱会引起身体重心后移，而振动胫骨前肌肌腱会引起重心前移[51, 52]。这还可以帮助分析运动，如研究步行中肌梭的信息输入在控制踝关节旋转中的作用[53‑55]。这种受振动调节的本体觉信息首先被单独研究，然后再与其他感觉输入（如视觉或触觉）相关联进行研究，以评估其在肢体[56‑58]或整体姿势[59]上作为多感觉整合的一部分所占的比重。

除了感觉信息传入效应之外，作用在肌腱上的振动还可以激活肌梭纤维的反射，从而诱发相应肌肉的收缩（强直振动反应），这已被用于增加健康受试者，特别是运动人群[60‑63]的肌肉力量，但也同样可以用于患者，如脊髓损伤患者[64]。

临床上，肌肉振动更多地用于判断罹患疾病的受试者所存在的缺陷能否用本体觉信息或中枢系统的任何损伤来解释（或者至少解释一部分）。接下来介绍几个常见的例子：帕金森患者已被证实存在高级本体觉系统的异常[65]；音乐家痉挛（书写痉挛）患者的大脑对本体觉输入信息的处理会发生改变，这与张力障碍性运动有关[66]；在糖尿病神经病变中，肌肉感觉功能的改变被证明是平衡受损和步态不稳的原因[67]；在肌营养不良患者中，尽管梭外肌纤维发生了改变，但运动错觉的存在提示梭内肌纤维的保留[68]。由此获得的信息为运动再学习开辟了新的途径。例如，帕金森病[69]或肌营养不良患者[70]，可以通过基于动觉错觉的本体觉训练来重新学习运动的控制；本体觉训练还可以将音乐家痉挛患者的感觉运动组织恢复到与健康音乐家相当的水平[71]，全身振动已被证实可以改善中风患者对姿势的本体觉控制[72]。

6.3　随意频率的微牵伸引起随机共振现象

随机共振现象已经在各种各样的生物体系中被发现并被证实[73]。随机共振是一种机制，因为这种机制，潜意识刺激（有用信号）对感觉系统来说变得重要，因为它增加了一个没有任何功能的感觉噪声信号，并且具有最佳振幅。在这种情况下，噪声信号的随机频率会与有用信号的频率相配合，从而后者会被系统性地放大和编码。相反，在这个最佳幅度之外，有用信号与噪声信号没有区别。Collins 小组已经在皮肤领域对这一现象进行了很好的描述，证明了通过添加最佳噪声，可以增加皮肤感受器传递信息的质量[74]、增强受试者感知阈下触觉刺激的能力[75]，以及改善老年人和糖尿病患者的平衡功能[76-79]。

随机共振现象同样在肌肉感觉系统中也得到了证明，肌梭对微小运动的敏感性可以通过对对应肌肉的肌腱引入机械噪声而得到优化[80]（图 6.7）。这种敏感性的增加已被证实可以用以改善人类运动感知的能力[81]，包括改善姿势控制能力[82, 83]，但更常见的情况是可以获得更好的运动感觉表现[84]。

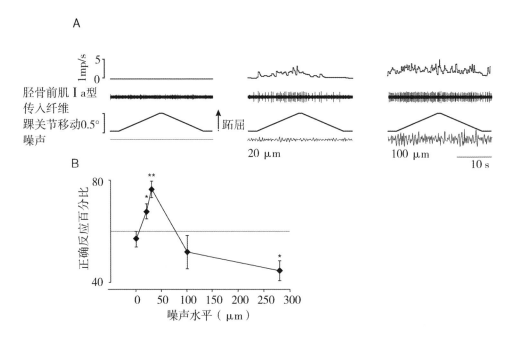

图6.7 应用低水平随机振动可以改善运动觉。A.胫骨前肌的Ⅰa型传入纤维对踝关节的阈下运动没有反应（左图）；当对母体肌肉的肌腱施加最佳振幅的随机振动时，Ⅰa型传入纤维就会对相同的运动产生反应（中间图）；当噪声振幅增加时，这种反应会被对振动的反应完全掩盖（右图）。每个图标从上到下分别是瞬时频率曲线、单一神经记录、脚踝运动及施加在母体肌腱上的噪声。B. 受试者的任务是确定施加脚踝运动的方向，跖屈还是背屈。在没有噪声施加到肌腱（0）的情况下，正确反应的概率仅仅是偶然（即低于显著性水平）。在肌腱上加入低振幅的噪声（20μm和30μm）时，运动表现得到显著提高，而更高振幅的噪声（100μm和280μm）反而会降低运动表现。（改自参考文献81）

6.4　机械振动可以减轻疼痛

目前已有几种可以减轻急性和慢性疼痛的非药物治疗方法。虽然最常用的方法是经皮电刺激，但一些研究已经证明了皮肤振动刺激有着同等的镇痛效果[85-87]。尽管现在已知门控理论不是唯一的作用机制，但这两种情况下的镇痛作用，都还是根据门控理论

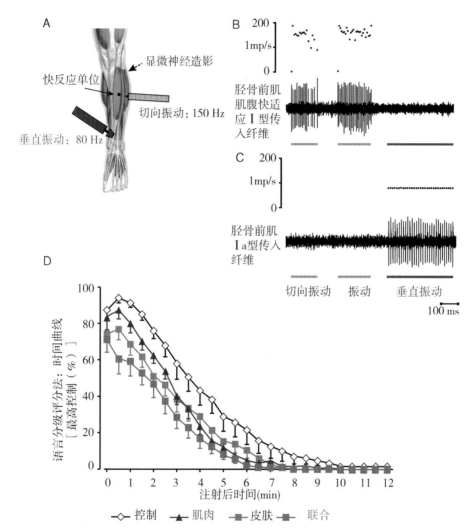

图6.8　对皮肤和/或肌肉施加振动可减轻实验性肌肉疼痛。给受试者的胫骨前肌注射高渗盐水。在疼痛期间，单独或联合应用两种类型的振动刺激。包括纵向的皮肤振动和垂直于肌腱的振动（A）。显微神经造影记录显示了每种刺激的选择性，其中皮肤传入（此处为快适应受体的例子）仅由切向振动激发（B），肌肉传入仅由肌腱振动激活（C）。在以下三种情况下，平均疼痛等级（以最高控制分数的百分比表示）表示为时间的函数:控制、施加肌腱振动期间、切向振动，以及两种类型的振动（D）。涉及振动刺激的疼痛强度总是显著低于对照条件下测量的疼痛强度，并且在组合条件下疼痛强度最小。（改自参考文献91）

来解释的：由粗大有髓纤维介导的传入信号，在突触前抑制了存在于脊髓后角表层的细小疼痛纤维的活动[88]。有趣的是，联合电刺激和振动刺激产生的镇痛效果要比单独使用任何一种方法来得更强，这可能是因为每种类型的刺激都会优先募集触觉感受器的特定亚类[89, 90]。

因此，人们就希望通过募集其他种类的大直径感觉纤维，如肌肉传入纤维，来进一步缓解疼痛。这一观点可以通过一个简单的行为观察来证明，即当受试者受到强烈刺激时，通常会摩擦疼痛区（刺激皮肤传入）以及移动相关肢体（强烈刺激肌肉传入）来做出反应。最近，这一点已经通过实验性肌肉疼痛得到证明，即通过高渗盐水注射诱导肌肉疼痛，用于模拟慢性肌肉疼痛，然后通过振动肌腱来募集肌肉的传入从而减轻肌肉疼痛。对皮肤进行纵向的振动进而激活皮肤感受器也拥有相同的效果（图6.8）[91]。此外，同时刺激感觉通道（肌肉和皮肤）出现了更强和更长的镇痛效果[91]。有趣的是，关于肌肉肌腱的振动，在受试者感知到运动错觉的情况下观察到了最强的效果，这意味着运动感觉和意识的介入可能触发了皮质水平的疼痛缓解机制。由于介导运动错觉的本体觉信息激活了真实运动的皮质感觉运动网络[92, 93]，与运动错觉相关的皮质活动可能有助于重新校准肢体皮质区的投射，从而减少对疼痛感觉的感知[94]。与复杂局部疼痛综合征（CRPS）患者的临床试验结果一致[95]，振动诱发的运动错觉可能是缓解慢性肌肉疼痛的新方法。

最后需要补充的是，肌肉肌腱振动引起的Ⅰa型传入纤维的活动也可能触发相反的效果，即在某些情况下疼痛可能会加重。这已经在离心收缩的肌肉中被具体观察到，离心收缩通常用于运动的减速，并且会发展为迟发性的肌肉酸痛[96]。

参考文献

［1］Knibestol M, Vallbo AB. Single unit analysis of mechanoreceptor activity from the human glabrous skin. Acta Physiol Scand. 1970;80（2）:178‑195.

［2］Nolano M, Provitera V, Crisci C, Stancanelli A, Wendelschafer‑Crabb G, Kennedy WR, et al. Quantification of myelinated endings and mechanoreceptors in human digital skin. Ann Neurol. 2003;54（2）:197‑205.

［3］Vallbo AB, Olsson KA, Westberg KG, Clark FJ. Microstimulation of single tactile afferents from the human hand. Sensory attributes related to unit type and properties of receptive fields. Brain. 1984;107（Pt 3）:727‑749.

［4］Weber AI, Saal HP, Lieber JD, Cheng JW, Manfredi LR, Dammann JF 3rd, et al. Spatial and temporal codes mediate the tactile perception of natural textures. Proc Natl Acad Sci U S A. 2013;110（42）:17107‑17112.

［5］Vega JA, Garcia‑Suarez O, Montano JA, Pardo B, Cobo JM. The Meissner and Pacinian sensory corpuscles revisited new data from the last decade. Microsc Res Tech. 2009;72（4）:299‑309.

［6］Johansson RS. Tactile sensibility in the human hand: receptive field characteristics of mechanoreceptive units in the glabrous skin area. J Physiol. 1978;281:101‒125.

［7］Brisben AJ, Hsiao SS, Johnson KO. Detection of vibration transmitted through an object grasped in the hand. J Neurophysiol. 1999;81（4）:1548‒1558.

［8］Fleming MS, Luo W. The anatomy, function, and development of mammalian Abeta low‒threshold mechanoreceptors. Front Biol（Beijing）. 2013;8（4）. https://doi.org/10.1007/ s11515‒013‒1271‒1.

［9］Vega‒Bermudez F, Johnson KO. SA1 and RA receptive fields, response variability, and population responses mapped with a probe array. J Neurophysiol. 1999;81（6）:2701‒2710.

［10］Edin B. Cutaneous afferents provide information about knee joint movements in humans. J Physiol. 2001;531（Pt 1）:289‒297.

［11］Aimonetti JM, Roll JP, Hospod V, Ribot‒Ciscar E. Ankle joint movements are encoded by both cutaneous and muscle afferents in humans. Exp Brain Res. 2012;221（2）:167‒176.

［12］Hagbarth KE, Vallbo AB. Pulse and respiratory grouping of sympathetic impulses in human muscle‒nerves. Acta Physiol Scand. 1968;74（1）:96‒108.

［13］Bergenheim M, Roll JP, Ribot‒Ciscar E. Microneurography in humans. In: Windhorst U, Johansson H, editors. Modern techniques in neuroscience research. Berlin Heidelberg, New York: Springer; 1999. p. 801‒819.

［14］Ribot‒Ciscar E, Vedel JP, Roll JP. Vibration sensitivity of slowly and rapidly adapting cutaneous mechanoreceptors in the human foot and leg. Neurosci Lett. 1989;104（1‒2）:130‒135.

［15］Roll JP, Vedel JP. Kinaesthetic role of muscle afferents in man, studied by tendon vibration and microneurography. Exp Brain Res. 1982;47（2）:177‒190.

［16］Ribot‒Ciscar E, Roll JP, Tardy‒Gervet MF, Harlay F. Alteration of human cutaneous afferent discharges as the result of long‒lasting vibration. J Appl Physiol（1985）. 1996;80（5）:1708‒1715.

［17］Matthews PBC. Mammalian muscle receptors and their central action. London: Arnold; 1972.

［18］Hulliger M. The mammalian muscle spindle and its central control. Rev Physiol Biochem Pharmacol. 1984;101:1‒110.

［19］Roll JP, Vedel JP, Ribot E. Alteration of proprioceptive messages induced by tendon vibration in man: a microneurographic study. Exp Brain Res. 1989;76（1）:213‒222.

［20］Bergenheim M, Ribot‒Ciscar E, Roll JP. Proprioceptive population coding of two‒dimensional limb movements in humans: I. Muscle spindle feedback during spatially oriented movements. Exp Brain Res. 2000;134（3）:301‒310.

［21］Ribot‒Ciscar E, Bergenheim M, Albert F, Roll JP. Proprioceptive population coding of limb position in humans. Exp Brain Res. 2003;149（4）:512‒519.

［22］Ribot‒Ciscar E, Bergenheim M, Roll JP. The preferred sensory direction of muscle spindle primary endings influences the velocity coding of two‒dimensional limb movements in humans. Exp Brain Res. 2002;145（4）:429‒436.

［23］Roll JP, Albert F, Ribot‒Ciscar E, Bergenheim M. "Proprioceptive signature" of cursive writing in humans: a multi‒population coding. Exp Brain Res. 2004;157（3）:359‒368.

［24］Roll JP, Bergenheim M, Ribot‒Ciscar E. Proprioceptive population coding of two‒dimensional limb movements in humans: II. Muscle‒spindle feedback during "drawing‒like" movements. Exp Brain Res. 2000;134（3）:311‒321.

[25] Georgopoulos AP, Kalaska JF, Caminiti R, Massey JT. On the relations between the direction of two-dimensional arm movements and cell discharge in primate motor cortex. J Neurosci. 1982;2 (11):1527-1537.

[26] Vallbo AB. Human muscle spindle discharge during isometric voluntary contractions. Amplitude relations between spindle frequency and torque. Acta Physiol Scand. 1974;90 (2):319-336.

[27] Vallbo AB, Hagbarth KE, Torebjork HE, Wallin BG. Somatosensory, proprioceptive, and sympathetic ctivity in human peripheral nerves. Physiol Rev. 1979;59 (4):919-957.

[28] Prochazka A. Proprioceptive feedback and movement regulation. In: Rowell L, Sheperd JT, editors. Handbook of physiology Section 12 Exercise: regulation and integration of multiple systems. New York: American Physiological Society; 1996. p. 89-127.

[29] Hospod V, Aimonetti JM, Roll JP, Ribot-Ciscar E. Changes in human muscle spindle sensitivity during a proprioceptive attention task. J Neurosci. 2007;27 (19):5172-5178.

[30] Ribot-Ciscar E, Hospod V, Roll JP, Aimonetti JM. Fusimotor drive may adjust muscle spindle feedback to task requirements in humans. J Neurophysiol. 2009;101 (2):633-640.

[31] Dimitriou M. Enhanced muscle afferent signals during motor learning in humans. Curr Biol. 2016;26 (8):1062-1068.

[32] Ackerley R, Aimonetti JM, Ribot-Ciscar E. Emotions alter muscle proprioceptive coding of movements in humans. Sci Rep. 2017;7 (1):8465.

[33] Samain-Aupic L, Ackerley R, Aimonetti JM, Ribot-Ciscar E. Emotions can alter kinesthetic acuity. Neurosci Lett. 2018;694:99-103.

[34] Burke D, Hagbarth KE, Lofstedt L, Wallin BG. The responses of human muscle spindle endings to vibration during isometric contraction. J Physiol. 1976;261 (3):695-711.

[35] Burke D, Hagbarth KE, Lofstedt L, Wallin BG. The responses of human muscle spindle endings to vibration of non-contracting muscles. J Physiol. 1976;261 (3):673-693.

[36] Fallon JB, Macefield VG. Vibration sensitivity of human muscle spindles and Golgi tendon organs. Muscle Nerve. 2007;36 (1):21-29.

[37] Ribot-Ciscar E, Rossi-Durand C, Roll JP. Muscle spindle activity following muscle tendon vibration in man. Neurosci Lett. 1998;258 (3):147-150.

[38] Jami L. Golgi tendon organs in mammalian skeletal muscle: functional properties and central actions. Physiol Rev. 1992;72 (3):623-666.

[39] Goodwin GM, McCloskey DI, Matthews PB. The contribution of muscle afferents to kinaesthesia shown by vibration induced illusions of movement and by the effects of paralysing joint afferents. Brain. 1972;95 (4):705-748.

[40] Roll JP, Albert F, Thyrion C, Ribot-Ciscar E, Bergenheim M, Mattei B. Inducing any virtual two-dimensional movement in humans by applying muscle tendon vibration. J Neurophysiol. 2009;101 (2):816-823.

[41] Albert F, Bergenheim M, Ribot-Ciscar E, Roll JP. The Ia afferent feedback of a given movement evokes the illusion of the same movement when returned to the subject via muscle tendon vibration. Exp Brain Res. 2006;172:163-174.

[42] Calvin-Figuiere S, Romaiguere P, Gilhodes JC, Roll JP. Antagonist motor responses correlate with kinesthetic illusions induced by tendon vibration. Exp Brain Res. 1999;124 (3):342-350.

[43] Calvin-Figuiere S, Romaiguere P, Roll JP. Relations between the directions of vibration-induced

kinesthetic illusions and the pattern of activation of antagonist muscles. Brain Res.2000;881（2）:128 - 138.

[44] Naito E, Roland PE, Ehrsson HH. I feel my hand moving: a new role of the primary motor cortex in somatic perception of limb movement. Neuron. 2002;36（5）:979 - 988.

[45] Romaiguere P, Anton JL, Roth M, Casini L, Roll JP. Motor and parietal cortical areas both underlie kinaesthesia. Cogn Brain Res. 2003;16（1）:74 - 82.

[46] Roll R, Kavounoudias A, Albert F, Legre R, Gay A, Fabre B, et al. Illusory movements prevent cortical disruption caused by immobilization. NeuroImage. 2012;62（1）:510 - 519.

[47] Cordo P, Gurfinkel VS, Bevan L, Kerr GK. Proprioceptive consequences of tendon vibration during movement. J Neurophysiol. 1995;74（4）:1675 - 1688.

[48] Inglis JT, Frank JS. The effect of agonist/antagonist muscle vibration on human position sense. Exp Brain Res. 1990;81（3）:573 - 580.

[49] Inglis JT, Frank JS, Inglis B. The effect of muscle vibration on human position sense during movements controlled by lengthening muscle contraction. Exp Brain Res. 1991;84（3）: 631 - 634.

[50] Redon C, Hay L, Velay JL. Proprioceptive control of goal-directed movements in man, studied by means of vibratory muscle tendon stimulation. J Mot Behav. 1991;23（2）:101 - 108.

[51] Goble DJ, Coxon JP, Van Impe A, Geurts M, Doumas M, Wenderoth N, et al. Brain activity during ankle proprioceptive stimulation predicts balance performance in young and older adults. J Neurosci. 2011;31（45）:16344 - 16352.

[52] Kavounoudias A, Roll R, Roll JP. Foot sole and ankle muscle inputs contribute jointly to human erect posture regulation. J Physiol. 2001;532（Pt 3）:869 - 878.

[53] Sorensen KL, Hollands MA, Patla E. The effects of human ankle muscle vibration on posture and balance during adaptive locomotion. Exp Brain Res. 2002;143（1）:24 - 34.

[54] Verschueren SM, Swinnen SP, Desloovere K, Duysens J. Effects of tendon vibration on the spatiotemporal characteristics of human locomotion. Exp Brain Res. 2002;143（2）:231 - 239.

[55] Verschueren SM, Swinnen SP, Desloovere K, Duysens J. Vibration-induced changes in EMG during human locomotion. J Neurophysiol. 2003;89（3）:1299 - 1307.

[56] Blanchard C, Roll R, Roll JP, Kavounoudias A. Combined contribution of tactile and proprioceptive feedback to hand movement perception. Brain Res. 2011;1382:219 - 229.

[57] Blanchard C, Roll R, Roll JP, Kavounoudias A. Differential contributions of vision, touch and muscle proprioception to the coding of hand movements. PLoS One. 2013;8（4）:e62475.

[58] Guerraz M, Provost S, Narison R, Brugnon A, Virolle S, Bresciani JP. Integration of visual and proprioceptive afferents in kinesthesia. Neuroscience. 2012;223:258 - 268.

[59] Kabbaligere R, Lee BC, Layne CS. Balancing sensory inputs: sensory reweighting of ankle proprioception and vision during a bipedal posture task. Gait Posture. 2017;52:244 - 250.

[60] Cormie P, Deane RS, Triplett NT, McBride JM. Acute effects of whole-body vibration on muscle activity, strength, and power. J Strength Cond Res. 2006;20（2）:257 - 261.

[61] Paoloni M, Mangone M, Scettri P, Procaccianti R, Cometa A, Santilli V. Segmental muscle vibration improves walking in chronic stroke patients with foot drop: a randomized controlled trial. Neurorehabil Neural Repair. 2010;24（3）:254 - 262.

[62] Roelants M, Verschueren SM, Delecluse C, Levin O, Stijnen V. Whole-body-vibration-induced increase in leg muscle activity during different squat exercises. J Strength Cond Res. 2006;20

（1）:124－129.

[63] Ronnestad BR. Comparing the performance-enhancing effects of squats on a vibration platform with conventional squats in recreationally resistance-trained men. J Strength Cond Res. 2004;18（4）:839－845.

[64] Ribot-Ciscar E, Butler JE, Thomas CK. Facilitation of triceps brachii muscle contraction by tendon vibration after chronic cervical spinal cord injury. J Appl Physiol. 2003;94（6）:2358－2367.

[65] Rickards C, Cody FW. Proprioceptive control of wrist movements in Parkinson's disease. Reduced muscle vibration-induced errors. Brain. 1997;120（Pt 6）:977－990.

[66] Rosenkranz K, Altenmuller E, Siggelkow S, Dengler R. Alteration of sensorimotor integration in musician's cramp: impaired focusing of proprioception. Clin Neurophysiol. 2000;111（11）:2040－2045.

[67] van Deursen RW, Sanchez MM, Ulbrecht JS, Cavanagh PR. The role of muscle spindles in ankle movement perception in human subjects with diabetic neuropathy. Exp Brain Res. 1998;120（1）:1－8.

[68] Ribot-Ciscar E, Trefouret S, Aimonetti JM, Attarian S, Pouget J, Roll JP. Is muscle spindle proprioceptive function spared in muscular dystrophies? A muscle tendon vibration study. Muscle Nerve. 2004;29（6）:861－866.

[69] Ribot-Ciscar E, Aimonetti JM, Azulay JP. Sensory training with vibration-induced kinesthetic illusions improves proprioceptive integration in patients with Parkinson's disease. J Neurol Sci. 2017;383:161－165.

[70] Ribot-Ciscar E, Milhe-De Bovis V, Aimonetti JM, Lapeyssonnie B, Campana-Salort E, Pouget J, et al. Functional impact of vibratory proprioceptive assistance in patients with facioscapulohumeral muscular dystrophy. Muscle Nerve. 2015;52（5）:780－787.

[71] Rosenkranz K, Butler K, Williamon A, Rothwell JC. Regaining motor control in musician's dystonia by restoring sensorimotor organization. J Neurosci. 2009;29（46）:14627－14636.

[72] van Nes IJ, Geurts AC, Hendricks HT, Duysens J. Short-term effects of whole-body vibration on postural control in unilateral chronic stroke patients: preliminary evidence. Am J Phys Med Rehabil. 2004;83（11）:867－873.

[73] Moss F, Ward LM, Sannita WG. Stochastic resonance and sensory information processing: a tutorial and review of application. Clin Neurophysiol. 2004;115（2）:267－281.

[74] Collins JJ, Imhoff TT, Grigg P. Noise-enhanced information transmission in rat SA1 cutaneous mechanoreceptors via aperiodic stochastic resonance. J Neurophysiol. 1996;76（1）:642－645.

[75] Collins JJ, Imhoff TT, Grigg P. Noise-mediated enhancements and decrements in human tactile sensation. Phys Rev E. 1997;56（1）:923－926.

[76] Gravelle DC, Laughton CA, Dhruv NT, Katdare KD, Niemi JB, Lipsitz LA, et al. Noise-enhanced balance control in older adults. Neuroreport. 2002;13（15）:1853－1856.

[77] Liu W, Lipsitz LA, Montero-Odasso M, Bean J, Kerrigan DC, Collins JJ. Noise-enhanced vibrotactile sensitivity in older adults, patients with stroke, and patients with diabetic neuropathy. Arch Phys Med Rehabil. 2002;83（2）:171－176.

[78] Priplata AA, Niemi JB, Harry JD, Lipsitz LA, Collins JJ. Vibrating insoles and balance control in elderly people. Lancet. 2003;362（9390）:1123－1124.

[79] Priplata AA, Patritti BL, Niemi JB, Hughes R, Gravelle DC, Lipsitz LA, et al. Noise-enhanced balance control in patients with diabetes and patients with stroke. Ann Neurol. 2006;59（1）:4－12.

［80］ Cordo P, Inglis JT, Verschueren S, Collins JJ, Merfeld DM, Rosenblum S, et al. Noise in human muscle spindles. Nature. 1996;383（6603）:769－770.

［81］ Ribot-Ciscar E, Hospod V, Aimonetti JM. Noise-enhanced kinaesthesia: a psychophysical and microneurographic study. Exp Brain Res. 2013;228（4）:503－511.

［82］ Borel L, Ribot-Ciscar E. Improving postural control by applying mechanical noise to ankle muscle tendons. Exp Brain Res. 2016;234（8）:2305－2314.

［83］ Sacco CC, Gaffney EM, Dean JC. Effects of white noise Achilles tendon vibration on quiet standing and active postural positioning. J Appl Biomech. 2018;34（2）:151－158.

［84］ Mendez-Balbuena I, Manjarrez E, Schulte-Monting J, Huethe F, Tapia JA, Hepp-Reymond MC, et al. Improved sensorimotor performance via stochastic resonance. J Neurosci. 2012;32（36）:12612－12618.

［85］ Lundeberg T. The pain suppressive effect of vibratory stimulation and transcutaneous electrical nerve stimulation（TENS）as compared to aspirin. Brain Res. 1984;294（2）:201－209.

［86］ Moore SR, Shurman J. Combined neuromuscular electrical stimulation and transcutaneous electrical nerve stimulation for treatment of chronic back pain: a double-blind, repeated measures comparison. Arch Phys Med Rehabil. 1997;78（1）:55－60.

［87］ Guieu R, Tardy-Gervet MF, Blin O, Pouget J. Pain relief achieved by transcutaneous electrical nerve stimulation and/or vibratory stimulation in a case of painful legs and moving toes. Pain. 1990;42（1）:43－48.

［88］ Melzack R, Wall PD. Pain mechanisms: a new theory. Science. 1965;150（3699）:971－979.

［89］ Guieu R, Tardy-Gervet MF, Roll JP. Analgesic effects of vibration and transcutaneous electrical nerve stimulation applied separately and simultaneously to patients with chronic pain. Can J Neurol Sci. 1991;18（2）:113－119.

［90］ Tardy-Gervet MF, Guieu R, Ribot-Ciscar E, Roll JP. Transcutaneous mechanical vibrations: analgesic effect and antinociceptive mechanisms. Rev Neurol（Paris）. 1993;149（3）:177－185.

［91］ Gay A, Aimonetti JM, Roll JP, Ribot-Ciscar E. Kinesthetic illusions attenuate experimental muscle pain, as do muscle and cutaneous stimulation. Brain Res. 1615;2015:148－156.

［92］ Casini L, Romaiguere P, Ducorps A, Schwartz D, Anton JL, Roll JP. Cortical correlates of illusory hand movement perception in humans: a MEG study. Brain Res. 2006;1121（1）:200－206.

［93］ Naito E, Ehrsson HH. Kinesthetic illusion of wrist movement activates motor-related areas. Neuroreport. 2001;12（17）:3805－3809.

［94］ Flor H, Diers M. Sensorimotor training and cortical reorganization. NeuroRehabilitation. 2009;25（1）:19－27.

［95］ Gay A, Parratte S, Salazard B, Guinard D, Pham T, Legre R, et al. Proprioceptive feedback enhancement induced by vibratory stimulation in complex regional pain syndrome type I: an open comparative pilot study in 11 patients. Joint Bone Spine. 2007;74（5）:461－466.

［96］ Weerakkody NS, Whitehead NP, Canny BJ, Gregory JE, Proske U. Large-fiber mechanoreceptors contribute to muscle soreness after eccentric exercise. J Pain. 2001;2（4）:209－219.

第7章　振动时的肌电图记录

Ramona Ritzmann，Ilhan Karacan，Kemal S. Türker　编
杜元才　译

7.1　肌电信号的基本特性

　　肌电图是一种生物医学检查，用来记录骨骼肌运动单位产生的电活动[1, 2]。肌内活动的运动单位产生的电位称为运动单位动作电位（MUAP）（图7.1）。我们可以通过在皮肤上粘贴电极（表面肌电信号或无创表面肌电信号）或在肌肉内插入细针电极（肌内运动单位或多相运动单位）来收集电压值，从而来记录它们的电活动[3]。为了让信号到达

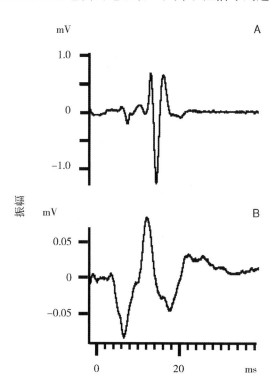

图7.1　肌内单运动单位动作电位及其表面反射。A.使用肌内电极记录的单运动单位动作电位；B.使用峰电位触发平均获得的同一单运动单位的表面反射，其中单运动单位电位作为触发器，表面肌电图作为源。

电极表面，运动单位发出的信号需要穿过皮下脂肪组织和皮肤。肌内肌电图记录 MUAP 时，其振幅为 l~2 mV，宽度约为 1 ms（图 7.2）。然而，在皮肤表面记录相同的 MUAP 时，其振幅下降到大约 10 μV，其持续时间增加到 10 ms[3]（图 7.1）。这种差异的主要原因是信号穿过组织时容易受到内外噪声[4]的干扰。皮肤和皮下脂肪组织在 MUAP 信号传输到表面电极过程中起电阻的作用。MUAP 是一种电信号，其基本性质与交流电相似。因此，组织对 MUAP 信号的电阻包括电感抗和电容抗，加上静态电阻，一起定义为阻抗。

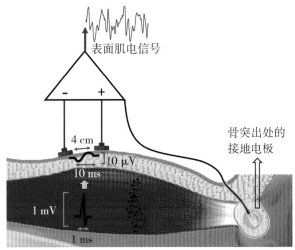

图 7.2　表面肌电图记录示意。由于组织阻抗，表面肌电图的肌内MUAP的振幅从 1 mV 下降到 10 μV，其持续时间从1 ms增加到 10 ms。为确保肌电图的准确性，应放置一个表面电极于运动神经支配点——在图中表示为分支神经终点，另一个电极应朝向肌腱方向放置在距第一电极4 cm处，将接地电极置于附近的骨质区域以减少电噪声。

　　静态阻力取决于皮下脂肪组织的厚度。皮肤电阻的增加或减少取决于皮肤温度、皮肤的水分、表层皮肤油脂含量、角质密度、死细胞层、皮肤毛发。然而，电容抗取决于电流频率和组织电容，组织电容是一种能够存储电荷的能力。随着电流频率的增加，组织阻抗也会增加。身体组织倾向于吸收更高频率的成分信号。因此，身体组织被认为是肌电信号的高通滤波器[5-7]。

　　肌电系统接收电位作为模拟信号。为了获取这些特征参数，实验室采用 A/D 转换器将模拟信号转换为数字信息。结果的保真度取决于相对于记录的多用户接入点的时间－频率特性的原始样本的密度（或采样率）。一个连续信号在 1 s 内获得的采样数定义为采样率。根据 Nyquist-Shannon 采样定理，采样率必须至少为输入信号的最高期望频率分量的两倍，以防止信号信息失真（混叠效应）。例如，需要一个大于 1000 Hz 的采样率来记录 500 Hz 的峰值（对于表面肌电信号记录）。由于第 1 章中给出的原因，需要一个大于 20 000 Hz 的采样率来记录 10 000 Hz 的峰值（用于肌内肌电图记录）。采样率越高，存储的信息越准确，从样本中重建的信号也越准确[3,8]。

7.2 静态条件避免伪影记录的建议

表面肌电信号的编码质量取决于很多因素。为了从肌电记录中获得正确的信息，应该设计出可以尽量减少噪声和人为因素干扰的方法。因此，注意一些细节很重要，如电极（数量、结构、位置）、数据采集装置、差分放大器、信噪比、电噪声、机械伪影、刺激伪影和串流[1,3,9]。提高信噪比是使肌电信号保真度最大化的最佳方法。信噪比是肌电信号能量与噪声信号能量的比值[9]。肌电信号中的噪声和伪信号可以分为以下几种：

（1）运动伪影：在肌电图记录过程中，电极和肌肉之间的相对位置或连接电极和放大器的电缆会发生变化，从而在肌电图信号中产生伪影。7.3概述了减少它们对肌电信号质量影响的建议。

（2）硬件固有噪声：所有电子设备，包括数据采集设备和放大器，都会产生电噪声。这种噪声的频率成分（图7.3，图7.4）范围从0到几千赫兹。使用电池驱动的低功率放大器，可以有效减少肌电信号放大过程中产生的固有电子噪声[3,6]。

（3）环境电磁噪声：这类噪声来源于电子/电气设备的电磁辐射[3,6]。为了避免肌电图记录到这种噪声（来自电源的50~60 Hz噪声），可以用低阻抗的电极让受试者接地。这通常是通过将腕带浸泡在盐溶液中或将含有导电凝胶的贴片固定在骨突起处实现

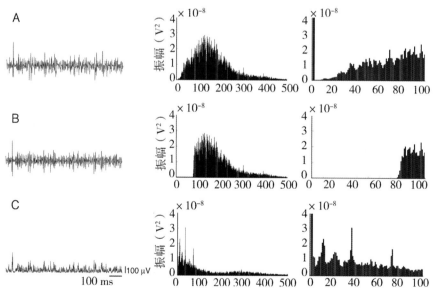

图7.3 在全身振动（35 Hz）暴露期间记录的腓肠肌内侧表面肌电图的代表性信号和频谱图。列示：原始表面肌电信号；频谱图；0~100 Hz范围内的放大频谱图。A.未处理表面肌电信号；B.带通（80~500 Hz）滤波表面肌电信号；C.整流后的滤波表面肌电信号，由于同步，在35 Hz和70 Hz左右出现主峰。（图片经Elsevier许可使用）

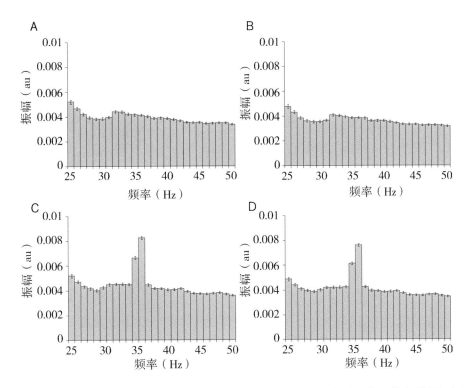

图7.4　带通（80~500 Hz）滤波和校正后的100个模拟表面肌电信号的平均频谱图，适用于四种不同的情况。A.没有单元同步或添加伪信号；B.没有单元同步，但有附加的伪信号；C.与单位同步，但没有一个附加的人工制品信号；D.与单位同步和一个附加的人工制品信号。误差线代表标准误差。振幅是任意单位。（图片经Elsevier许可使用）

的。其他低阻抗接地电极也可能会更实用，如唇夹电极[7]。陷波滤波器可以在特定频率上使噪声能量最小化，但它们会改变原始信号信息，因此需要避免使用[8]。与上面的建议类似，使用电池驱动的肌电放大器也可以减少这种类型的噪声。

（4）串流（体积传导）：表面肌电图不仅会记录被观察的肌肉，通常还会记录到相邻肌肉的电活动。这种干扰称为串流，主要由电活动的体积传导造成[4]。为了减少表面肌电记录中的串流，电极的数量和放置非常重要。双极构型比单极构型有优势，因此电极的放置应考虑肌肉的结构，并根据既定的程序进行[3, 6, 8-10]。

（5）信号消除：动作电位沿肌纤维肌膜的传导速度约为 4 m/s，表面肌电信号上单个 MUAP 持续时间约为 10 ms。因此，如果两块表面电极放置的距离小于 4 cm，部分 MUAP 会由于连续 MUAP 的驻波效应而衰减。因此建议将一个电极放置在肌腹（通常指运动终板神经支配点）上，另一个电极放置在距离肌腱 4 cm 处，以减少信号消除[11]。如果肌肉不够大，不能间隔 4 cm 设置表面电极，那么电极之间的距离就势必会变小。当肌肉表面的两个电极靠得越来越近时，会发生两件事：首先，来自底层活动运动单位的信号会由于信号的抵消而减少；其次，因为串流来自相邻肌肉的信号量会减少。如果想减少来自邻近肌肉的串流和来自心脏、大脑等遥远来源的电信号（共模抑制）[3,9]可以将表面电极拉近。因此，电极片如何贴是实验者的选择。总之，这是实验者的选择。减少来自邻近肌肉活动的串流和远处来源的共模抑制可以减少电极片记录目标肌肉时产生的干扰。

（6）极间电阻降低：根据欧姆定律，提高表面肌电信号保真度最简单、最直接的方法之一是降低每对电极之间的阻抗[12]。决定电阻抗的主要因素是静态电阻、电感电抗和电容电抗。在阻抗的决定因素中，只有静态电阻是可以改变的。静电阻力的增加或减少取决于皮下脂肪组织的厚度、皮肤温度、皮肤的水分、表面皮肤的油脂含量、角质的密度、死细胞层和皮肤毛发。可通过剃须、轻微的皮肤擦伤和亲脂溶液（如酒精）对皮肤进行脱脂从而按照通用标准将阻抗降至 $2.2\,k\Omega$[13-15]。尽管这些干预措施可能会降低皮肤阻抗，但与皮下脂肪组织阻抗相比，皮肤阻抗仍相对较高[14,15]。因此，降低阻抗对于肌电信号的记录质量具有重要意义，并且这应该是减少伪影的优先选择方式。

7.3　振动期间的伪影来源

即使满足表 7.1 中提到的所有注意事项，肌电图的电极片和电极电缆也会接收到运动产生的伪影，称为运动伪影[1,3,9,10]。为了理解运动伪影的必要成分，可以将振动期间肌电图记录到的运动伪影三角形定义为简单的模型。运动伪影三角的发生需要满足三个因素：第一是要有一个电磁或电场，第二是要包含运动的任何方面，第三是要包括导电材料（如电极、连接电极到放大器的电缆）。根据法拉第定律和麦克斯韦-法拉第方程，当磁场的方向或强度发生变化时，磁场中的带电粒子（如电子）就开始运动[11]。所以，如果一个导电材料（如电极和电缆）在磁场中移动，就会在电极和电缆中产生电流，即运动伪影。

就运动伪影而言，电磁场或电场的物理来源是地球的磁场和生物组织的电容性。一方面，在振动过程中，电极和电缆相对于地球磁通量的运动可以诱发运动伪影。另一方面，生物组织具有电容性。相邻的组织层（肌肉、皮下脂肪组织和皮肤）的导电性不同，表现为一个电容器。这种带电荷的深层组织层会影响皮肤中的电荷分布，所以在屏障层内外之间有一个典型的 $30\,mV$ 皮肤电位[12]。电极与皮肤电场的相对运动可以诱发运动伪影。

运动是运动伪影三角形的第二个组成部分。一般来说，全身振动器件提供频率为 $10\sim80\,Hz$ 的正弦振荡，峰值振幅为 $1\sim10\,mm$[13]，在局部共振的情况下，在振动过程中，受试者的身体，固定在皮肤上的表面电极和连接电极到放大器的电缆可能暴露于更高的加速度[3]。在振动过程中，两种不同的相对运动可以解释如下：

表 7.1 噪声、伪差和不恰当的记录方法导致了原始肌电图信号的失真 [1, 3, 5, 6, 9 - 21]

导致原始肌电图信号失真的因素	产生失真因素的来源	来源确认	预防措施
硬件的固有噪声	数据采集设备、肌电图放大器	频谱图	使用电池供电的低功率放大器
环境电磁噪声	数据采集系统周围的其他电气 / 电子设备	频谱图	关闭其他电气 / 电子设备 接地电极靠近记录电极并放置在没有肌肉覆盖的部位（如骨突出处） 低阻抗接地电极（接地电极大于记录电极、预凝胶接地电极或唇夹接地电极） 使用电池供电的低功率放大器 陷波滤波器
串流（体积传导）	相邻肌肉或远处，如心脏和大脑的电活动	频谱图	双极电极配置 电极放置应考虑肌肉结构并根据既定程序进行 具有高共模抑制比的差分放大器
较高的电极间阻抗和直流偏移	皮肤阻抗（取决于皮下脂肪组织的厚度、皮肤温度、皮肤的水分、表层皮肤油脂含量，以及角质、死细胞层和皮肤毛发的密度）	阻抗计 / 欧姆计 频谱图 时域肌电图	剃毛、轻度皮肤擦伤和使用酒精对皮肤进行脱脂 控制肌电图实验室温度 将电极牢固放置在皮肤上
肌电图信号的不稳定	运动单位放电率的随机性	频谱图	
信号抵消	两个电极之间的运动点，差分表面电极之间的位置距离过近	考虑到运动点和 / 或肌腱的存在，以及表面肌电传感器附近其他活动肌肉的存在（串流），建议把传感器放在独立的肌肉上	运动点不应位于两个电极之间，将一个电极放置在大块肌肉上（通常是指运动终板神经支配点），另一个电极间隔 4 cm 放置，靠近肌肉肌腱，以减少信号抵消
运动伪影	见 7.3		

电极和电缆相对于地球电磁通量的运动可以导致影响电极和电缆电磁通量强度或方向的变化[11]。

电极和电缆相对于皮肤电场的运动可以导致影响电极和电缆电磁通量强度或方向的变化。振动引起的运动可以通过两种不同的方式影响皮肤电场，具体描述如下：

（1）振动会诱发皮肤电极下面的肌肉产生主动或被动运动。主动肌肉运动可能是振动时的反射收缩或随意肌肉收缩；由于振动的直接物理效应，可能会发生被动的肌肉运动（抖动）[1]。

（2）振动导致皮肤屏障层（角质层）的拉伸。当皮肤拉伸时，皮肤电位下降到大约 25 mV，这个 5 mV 的变化就是我们观察到的运动伪影[12,14,15]。

电极和连接电极到放大器的电缆是运动伪影三角形的第三个组成部分。根据电极极化率的性质，电极通过改变皮肤内的电荷分布让电极和皮肤之间传递电流。如果电极相对于皮肤移动，靠近电极表面的皮肤中的电荷分布将发生变化，这将导致电极上的电压变化，在测量中就会以噪声或运动伪影的形式出现。非极化电极如 Ag/AgCl 电极允许电流自由通过电极–电解质界面，而不改变电极附近电解溶液中的电荷分布。一方面，由于与该电极相关的极化率极小，与可极化电极相比[16]，运动伪影减少。另一方面，在地磁通量中摆动未屏蔽的电缆会引起运动伪影[2,3,6,16]。

为了减少运动伪影，可以采取以下干预措施[3,6,9,10,16-21]：

（1）应进行适当的皮肤准备：剃须、轻微的皮肤擦伤、用酒精对皮肤脱脂。

（2）宜使用一次性无汗自粘电极。

（3）所有电极应牢固地附着在皮肤上，并用胶带固定。

（4）控制环境温度，防止电极下皮肤出汗。

（5）将电极电缆缠在皮肤或衣服上可以减少其摆动。这也提供了强大的缓冲，可以避免电缆拉扯电极。

（6）表面肌电记录应采用非极化电极（如 Ag/AgCl 电极）。在这些电极中，电流自由地通过电极–电解液界面，不需要能量来进行过渡。由于非极化电极的行为不像电容器，所以运动伪影在肌电图记录中减少。

（7）电极与放大器之间的电缆应屏蔽，并尽可能缩短。较短的电缆（45 cm 或更短）不仅减小了电缆的天线效应，还减少了它们的摇摆。为了减少这一问题，差分放大器应尽量靠近电极的检测表面。

（8）无线表面肌电电极系统包括安装在电极上的前置放大器，与传统的肌电系统相比，可能是获得更高信噪比的更好的解决方案。

（9）高通或陷波滤波器可以用来消除运动伪影。

7.4　后期数据处理以减少伪影

为了减少含有运动伪影的频带，人们提出了各种滤波程序[13,22]。在当前的科学讨论中，如何处理肌电信号以消除伪信号而不降低真实信号仍是有争议的。传统的滤波方法不能在振动频率下看到运动单位的同步活动。

Pollock 等利用肌肉记录证明，在全身振动期间，运动单位的放电模式与平台的振动具有一致的相位关系[23]。虽然肌内电极只能记录小部分肌肉的活动，但它们提供了一种可靠的方法来观察振动时运动单位的活动。因为运动单位动作电位通过高通滤波很容易从运动伪影中区分出来，所以肌内记录不太容易出现运动伪影[3]。然而，肌内肌电图是有创检查，会引起一些不适。Sebic 等开发了一种可以避免表面肌电信号产生振动伪影的方法，并针对同时获得的肌内肌电信号记录测试了这种方法的有效性。他们使用表面肌电信号模拟器来检查避免运动伪影的方法，但不降低肌肉对振动的真实反应[10]。

该方法是对 80 Hz 的表面肌电信号进行高通滤波，然后进行全波整流。这一水平的高通滤波有效地避免了 ≥ 50 Hz（即大多数全身振动频率）振动诱导的运动伪影。这个方法是如何达到这个目的的？如图 7.3 所示，80 Hz 的高通滤波抑制了 80 Hz 以下的表面肌电信号的频率特性。然而，当滤波后的信号进行全波整流时，与肌内运动单位放电率特性相关的小概率事件又发生了[4,24]。为了验证振动过程中在振动频率下发生的运动单位同步，采用肌内细丝电极同时记录的多相运动单位电位在 250 Hz 进行高通滤波。所截选的频率会比实际振动频率高很多，这样在过滤后的数据中就不会出现运动伪影。通过对过滤和校正后的多相运动单位数据进行分析，证明了运动单位在 35 Hz 时会发生同步并在 70 Hz 时出现谐波。因此，这种方法表明，即使原始信号被严重过滤，整流过程仍可以带回与肌内运动单位放电相关的信息。

为了证明该技术只显示振动引起的同步运动单位放电，消除振动引起的运动伪影，作者以 2 kHz 的采样率模拟了 30 s 的表面肌电信号数据。我们从真实的表面肌电信号中提取 20 个 MUAP 的表面表征，并对其进行总结，生成模拟的表面肌电信号[25]。运动单位的平均放电率随机分布在每秒 7.5~12.5 个波峰之间，每个运动单位的波峰间隔均值呈高斯分布，标准差为 8 ms，正如 Myers 等之前的模拟[24,26]。为了模拟振动诱导的同步，每个运动单位每 20 个振动周期产生一个额外的 MUAP。正如 Pollock 等[23] 报道的那样，这提供了振动和运动单位类似相互激励的相位关系。人为匹配振动频率的伪信号被添加到模拟的表面肌电信号中[3,27]。在不同场景下比较了不同类型的表面肌电信号，包括有 / 没有运动单位同步、有 / 没有添加运动伪影信号（图 7.4）。

参考文献

［1］De Luca CJ, Gilmore LD, Kuznetsov M, Roy SH. Filtering the surface EMG signal: movement artifact and baseline noise contamination. J Biomech. 2010;43（8）:1573 - 9. https://doi.org/10.1016/j.jbiomech.2010.01.027.

［2］Clancy EA, Morin EL, Merletti R. Sampling, noise-reduction and amplitude estimation issues in surface electromyography. J Electromyogr Kinesiol. 2002;12（1）:1 - 16.

［3］Türker KS. Electromyography: some methodological problems and issues. Phys Ther.1993;73（10）:698 - 710.

［4］Farina D, Merletti R, Enoka RM. The extraction of neural strategies from the surface EMG: an update. J Appl Physiol. 2014;117（11）:1215 - 1230. https://doi.org/10.1152/japplphysiol.00162.2014.

［5］Nelson RM, Currier DP. Clinical electrotherapy. Norwalk, CT: Appleton & Lange; 1991.

［6］Criswell E. Cram's introduction to surface electromyography. 2nd ed. Sudbury, MA: Jones and Bartlett Pulishers; 2011.

［7］Farina D, Rainoldi A. Compensation of the effect of sub-cutaneous tissue layers on surface EMG: a simulation study. Med Eng Phys. 1999;21（6 - 7）:487 - 497.

［8］Amorim CF, Marson RA. Application of surface electromyography in the dynamics of human movement. In: Naik GR, editor. Computational intelligence in electromyography analysis—a perspective on current applications and future challenges. 1st ed. Rijeka: InTech; 2012.p. 391 - 408.

［9］Reaz MB, Hussain MS, Mohd-Yasin F. Techniques of EMG signal analysis:detection, processing,classification and applications（Correction）. Biol Proced Online. 2006;8:163. https://doi.org/10.1251/bpo124.

［10］Sebik O, Karacan I, Cidem M, Türker KS. Rectification of SEMG as a tool to demonstrate synchronous motor unit activity during vibration. J Electromyogr Kinesiol. 2013;23（2）:275 - 284. https://doi.org/10.1016/j.jelekin.2012.09.009.

［11］Ekeren GV. Maxwell's equations. In: MNO S, editor. Elements of electromagnetics, The Oxford Series in Electrical and Computer Engineering. New York: Oxford University Press; 2000. p. 269 - 410.

［12］Webster JG. Reducing motion artifacts and interference in biopotential recording. IEEE Trans Biomed Eng. 1984;31（12）:823 - 826.

［13］Fratini A, Cesarelli M, Bifulco P, Romano M. Relevance of motion artifact in electromyography recordings during vibration treatment. J Electromyogr Kinesiol. 2009;19（4）:710 - 718. https://doi.org/10.1016/j.jelekin.2008.04.005.

［14］Cömert A, Hyttinen J. A motion artifact generation and assessment system for the rapid testing of surface biopotential electrodes. Physiol Meas. 2015;36（1）:1 - 25.

［15］Tam HW, Webster JG. Minimizing electrode motion artifact by skin abrasion. IEEE Trans Biomed Eng. 1977;24（2）:134 - 139.

［16］Neuman MR. Biopotential electrodes. In: Bronzino JD, Peterson DR, editors. The Biomedical Engineering Handbook medical devices and human engineering. Boca Raton, FL: CRC Press and Taylor & Francis Group; 2015. p. 2 - 13.

［17］Türker KS, Miles TS, Le HT. The lip-clip: a simple, low-impedance ground electrode for use in human electrophysiology. Brain Res Bull. 1988;21（1）:139 - 141.

［18］Jamal MZ. Signal acquisition using surface EMG and circuit design considerations for Robotic prosthesis. In: Naik GR, editor. Computational intelligence in electromyography analysis— a perspective on current applications and future challenges. 1st ed. Rijeka: InTech; 2012.p. 427－458.

［19］Ritzmann R, Kramer A, Gruber M, Gollhofer A, Taube W. EMG activity during whole body vibration: motion artifacts or stretch reflexes? Eur J Appl Physiol. 2010;110（1）:143－151. https://doi.org/10.1007/s00421-010-1483-x.

［20］Roy SH, De Luca G, Cheng MS, Johansson A, Gilmore LD, De Luca CJ. Electro-mechanical stability of surface EMG sensors. Med Biol Eng Comput. 2007;45（5）:447－457.

［21］De Luca CJ. The use of surface electromyography in biomechanics. J Appl Biomech. 1997;13（2）:135－163.

［22］Abercromby AF, Amonette WE, Layne CS, McFarlin BK, Hinman MR, Paloski WH. Variation in neuromuscular responses during acute whole-body vibration exercise. Med Sci Sports Exerc. 2007;39（9）:1642－1650.

［23］Pollock RD, Woledge RC, Martin FC, Newham DJ. Effects of whole body vibration on motor unit recruitment and threshold. J Appl Physiol（1985）. 2012;112（3）:388－395. https://doi.org/10.1152/japplphysiol.01223.2010.

［24］Myers LJ, Lowery M, O'Malley M, Vaughan CL, Heneghan C, St Clair Gibson A, et al. Rectification and non-linear pre-processing of EMG signals for cortico-muscular analysis. J Neurosci Methods. 2003;124（2）:157－165.

［25］Miles TS, Türker KS. Decomposition of the human electromyogramme in an inhibitory reflex.Exp Brain Res. 1987;65（2）:337－342.

［26］Clamann HP. Statistical analysis of motor unit firing patterns in a human skeletal muscle.Biophys J. 1969;9（10）:1233－1251.

［27］Miles TS, Browne E, Wilkinson TM. Identification of movement artefacts in electromyograph recordings. Electromyogr Clin Neurophysiol. 1982;22（4）:245－249.

第8章 脊髓上效应和脊髓反射

Ramona Ritzmann，Katya Mileva　编

刘琳琳　译

8.1 振动刺激对神经肌肉系统的影响

振动对人体健康和性能可产生潜在危害或有益影响[1]，给人体带来机械振荡，这激发了人们将振动这种物理模态作为一种工具来研究人类的感觉运动连接和集成神经肌肉系统。与职业振动相比，振动运动在向身体传递正弦振动的同时，构成了动态或静态运动的表现。在休息或亚极大值运动时传入人体的加速度会引起急性[2, 3]和慢性[4]神经肌肉适应和力量增益，类似传统的高负荷抗阻训练。科学证据表明，与不施加振动刺激的等量运动相比，施加振动时神经肌肉活动增加呈剂量依赖性[5, 6]。

人们对振动刺激下人体反应的生理机制还不完全清楚，现有关于诱发效应大小和方向的证据也是模棱两可的[7]。然而，人们对振动运动的兴趣在持续增长。振动已被推广为一种模式，用来增加灵活性（30 Hz [8]、功率10 Hz [2]）、动态和等长力量（30~50 Hz[9]、35 Hz[3]、25~45 Hz[10]）的锻炼效益。从康复和物理疗法改善老年人的平衡和活动度（10 Hz和26 Hz[11]），改善患者的神经功能状况（1.0~4.4 Hz[12]、20 Hz[13]），减少非特异性腰痛[14]，50岁以上成人跌倒和骨折率[15]，改善骨代谢[16]，预防因长时间无法活动（如卧床，19~25 Hz[17]、18~26 Hz[18]）和无负重[19]而导致的身体退化。最近的证据表明，局部肌肉振动（100 Hz）有可能在与振动肌肉相关的特定脊髓电路中诱导长期抑郁症样的可塑性。因此，全面了解振动影响的基本机制及其对干预特性和运动方案的依赖，可能有助于制订更有效的振动运动方案。

目前的证据将神经肌肉激活增强和表现归因于振动刺激能够影响人类中枢神经系统脊髓和脊髓上水平的神经过程（图8.1A）。脊髓回路是感觉运动反馈回路内产生对本体感觉输入快速有效反应的第一阶段。此外，肌肉传入，特别是从Ia类传入神经纤维传入大脑皮质[21]、皮质运动区[22]和皮质脊髓投射[23]的直接输入，在活动过程中对肌肉的中枢驱动贡献高达30 %[24]，在运动控制中发挥着重要作用。在接下来的两个小节中，

我们将讨论振动对脊髓上神经通路和脊髓神经通路的影响，并参考它们的功能相关性 [7]。

8.2　脊髓上效应

　　振动脊髓上效应的第一个证据来自对直接应用于上肢肌肉和 / 或肌腱的 80 ~ 120 Hz 振动的研究。研究表明，在局部振动过程中，大脑皮质接收直接本体感觉信息（蓝色传入截击；图 8.1A），除了激活初级（Ⅰa 类）传入神经纤维，还可在较小程度上激活次级（Ⅱ类）传入神经纤维及高尔基腱器（Ⅰb 类传入神经纤维）[25]。利用脑电图（EEG）研究振动对躯体感觉诱发电位的影响，Munteet 等 [26] 报道称，传递给前臂肌肉不同频率（40~80~160 Hz）的振动可唤起具有高度侧向成分的相位皮质电位，即起源于初级感觉皮质，其后局部性分布的部分电位位于受刺激臂对侧中央沟（图 8.1B）。作者还观察到负诱发电位对称分布于额中央区域，这被认为是振动诱发皮质激活超出主要感觉领域的证据，最可能与运动现象有关。根据 Taylor 等最近的分类 [27]，对于研究本体感觉的科学家、恢复感觉运动功能的康复从业者和创造多感觉虚拟环境的人来说，他们很有兴趣将肌肉振动诱发的运动错觉作为一个工具。分类学对焦点应用模式和全局应用模式进行了明确的区分，它们诱发不同的错觉，强调振动对感觉运动相互作用的影响。局部振动的神经肌肉效应主要取决于刺激频率、振幅和持续时间，以及振动肌肉的性质和状态（如收缩水平、不疲劳或疲劳），而全身振动过程中，情境因素发挥了额外作用，并会引起感觉副作用。

　　有研究者采用经颅磁刺激结合表面肌电图（图 8.2A）技术，研究了局部肌肉 [28, 29]、肌腱和全身 [30, 31] 振动对运动诱发电位的调节作用。经颅磁刺激是一种无创的神经电生理技术，它利用电磁感应在头皮和颅骨产生电流刺激大脑中的神经元网络。在为客户实施经颅磁刺激时，要把磁线圈放置在客户的头部，通过体表标志与所研究肌肉的运动皮质区域对齐（图 8.1B）。预先设定脉冲间隔（1~200 ms），通过发送短时间（通常为 200 μs 脉宽）高强度（峰值可达 2 T）的单个或多个磁脉冲，传递激活靶脑区神经元。在肌腹上方放置表面电极，肌电信号可记录经颅磁刺激激活的运动神经元唤起的运动诱发电位。对连续 5~10 个经颅磁脉冲（称为运动阈值）引起明显运动诱发电位反应所需的单个经颅磁脉冲的峰运动诱发电位振幅和最小强度是评价皮质脊髓通路兴奋性最常用的参数。采用短（< 7 ms）、中（7~15 ms）或长（50~200 ms）脉冲间隔的成对经颅磁脉冲，探索抑制性和促进性皮质内网络。两个经颅磁刺激线圈可以同时在每个大脑半球运动皮质的同义点传递脉冲，以探索大脑半球间抑制（或经胼胝体抑制）。在运动过程中，肌电反应和经颅磁刺激诱发的附加力（叠加收缩）提供了关于随意肌激活的动力学，以及振动肌肉皮质脊髓和皮质内通路兴奋性的宝贵信息。

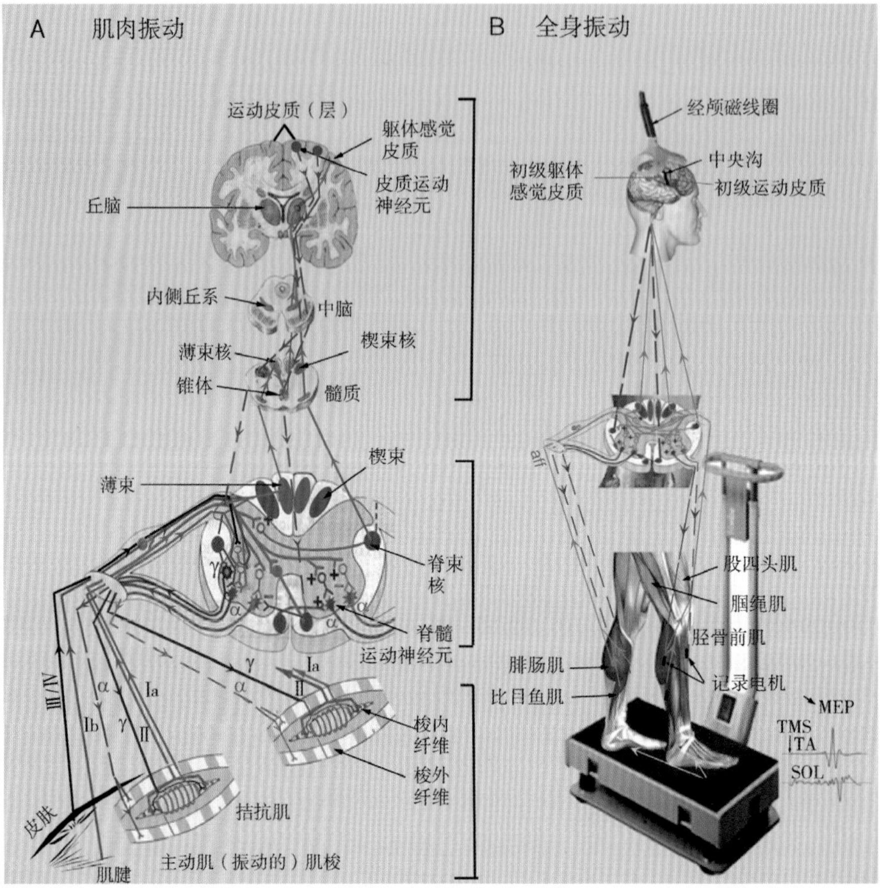

图8.1 与振动运动导致神经肌肉反应有关的神经肌肉结构和通路示意。A.直接施加于肌肉的振动激活初级（Ⅰa级）、次级（Ⅱ级）肌肉受体、高尔基肌腱器（Ⅰb级），以及皮肤和肌肉的痛觉感受器（Ⅲ级/Ⅳ级）。由此产生的兴奋性搏动沿通路传入轴突（向上箭头的蓝色实心线），经脊髓背根到达脊髓中间神经元和与振动肌肉相关的运动神经元。这种冲动还通过脊髓后方的薄束直接到达中枢神经的椎管上结构。后柱－内侧丘脑通路和前外侧丘脑通路是连接感觉受体和皮质的两条主要神经通路，感觉输入通过丘脑投射到对侧躯体感觉皮质，在那里产生意识感觉，然后从感觉皮质输出到运动皮质。由初级运动皮质的促进和抑制中间神经元和运动神经元兴奋性改变而引起的运动反应，通过直接的锥体运动通路（向下箭头的红色短线）传递，它们通过脊束核连接到与振动肌肉相关的脊髓运动神经元，以及其拮抗肌和对侧的运动神经元。然后神经冲动沿外周传出轴突（α和γ运动神经元）向肌梭传递，引起肌肉对振动刺激的特异性反应。这种反应表现为促进主动肌的激活和抑制拮抗肌的激活。B.振动刺激应用于全身时，振动激活双侧主动肌和拮抗肌的感觉受体。尽管遵循了相同的感觉运动整合原则，但这种应用模式对脊髓和脊髓上神经结构产生了更为复杂的感觉输入，导致了平台型（垂直或侧向交替）特异性的神经肌肉反应差异。MEP：运动诱发电位；TMS：经颅磁刺激；TA：胫骨前肌；SOL：比目鱼肌。

局部性肌肉振动可快速地调节传入中枢神经系统的输入，并诱导皮质、皮质下和脊髓水平的神经可塑性改变，这种改变可持续数小时。实验观察到以 80 Hz 的局部振动作用于拇短展肌 15 min，对感觉运动整合的三种主要皮质内机制——短潜伏期和长潜伏

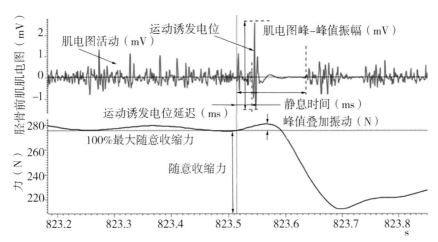

A.经颅磁刺激时测量的肌电图和力参数

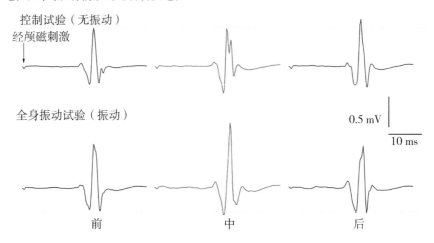

B. 下蹲时胫骨前肌的运动诱发电位

控制试验（无振动）

经颅磁刺激

全身振动试验（振动）

0.5 mV

10 ms

前　　　　　　　中　　　　　　　后

图8.2　利用表面肌电图和测力计记录的与胫骨前肌相关的运动皮质区域的单脉冲经颅磁刺激的神经机械信号示意。A.使用经颅磁刺激技术量化干预对脊髓上兴奋性的影响时，最常提取的肌电和力的信号参数：皮质脊髓兴奋性的变化（预刺激意味着不自主肌电活动、运动诱发电位峰－峰振幅和潜伏期），运动皮质抑制（经颅磁刺激中断随意肌肉收缩后的静息期），肌肉激活水平（由最大的自主等长收缩产生的预刺激力输出百分比），随意收缩力中无法达到的力（峰值叠加抽搐）。注意，尽管有最大的随意收缩力，但由于经颅磁刺激后皮质运动神经元的暂时性不反应，在静默期力输出显著下降。B. 胫骨前肌运动诱发电位反应的例子。在有（全身振动试验）或无（对照试验）全身振动下进行30°屈膝静态下蹲运动时，在之前、期间和之后，通过产生垂直同步全身振动的平台（Fitvibe，德国）叠加30 Hz振动向人体传递。突出的是全身振动试验中振动时运动诱发电位大小的增加，这在同期对照组（无振动）试验中未见到。

期传入抑制减少、传入易化增加，提示躯体感觉皮质的投射参与了肌肉振动时运动皮质兴奋性的调节 [32]。实验上，运动诱发电位振幅峰－峰值的变化证明了这些调制效应，如图 8.2B 所示。振动已被证明可影响皮质内和皮质脊髓神经通路的兴奋性，包括振动（兴奋效应 [28]）和非振动（抑制效应 [33]）拮抗肌群。实验表明，运动阈值降低、运动诱发电位振幅和总面积增加、运动诱发电位延迟缩短和沉默周期 [29,30,34] 都证实了神经兴奋性效应。类似长期锻炼的效果，局部振动（80 Hz）对桡侧腕伸肌激活的异化作用表现为皮质输出对拮抗肌 [35] 和对侧非振动拮抗肌 [29, 34] 的抑制。振动引起的大脑半球间抑制最有可能通过已知的经胼胝体途径发生 [35]。利用肌肉振动诱导持久神经可塑性的潜力，长期以来一直被认为是帮助神经疾病和损伤患者康复的有力工具。

最近，与对照组相比，与下肢肌肉激活相关的皮质脊髓和皮质内过程的类似短暂效应出现在了短时间暴露于 30 Hz 的全身振动期间 [30] 和振动结束后的 10 min 内 [31]。在垂直同步全身振动平台（Fitvibe，德国）上进行下蹲运动时，与关闭全身振动平台下蹲对照组相比，胫骨前肌皮质脊髓兴奋性增加 50 %，促进和抑制皮质内兴奋性降低 20 % [30]（图 8.2B）。有趣的是，本研究发现仅皮质内对比目鱼肌拮抗肌的抑制作用降低了约 13 %，这突出了振动效应的肌肉特异性 [30]。尽管采用不同的方法来进行振动运动，即在左右交替全身振动平台（Galileo sport，德国）上放松直立姿势时，Krause 等 [31] 观察到，在全身振动后至少 10 min 高达 30 % 的运动诱发电位波幅保留，同时，对周围神经刺激应答的小腿三头肌 H 反射（又称霍夫曼反射）记录减少 20 %。

值得注意的是，与收缩肌肉有关的短间隔皮质内抑制过程有类似的减少，但对侧和上肢拮抗肌的抑制通路兴奋性增强 [36]，在局部 80 Hz 振动的反应中也显示了这一点。这一证据突出了根据应用方式考虑振动产生的不同脊髓上效应潜能的重要性。全身振动时，所有同义的双侧运动主动肌和拮抗肌都暴露在相同的加速度水平上（图 8.1B），而采用局部肌肉／肌腱振动的情况则不是这样（图 8.1A）。

总之，对全身振动的研究突显了在使用局部肌肉和／或肌腱振动的研究中收集到的振动增强大脑皮质内和半球间进程的证据。结合起来，研究者指出了振动运动对脊髓上神经通路的影响，以及对运动、健康和临床实践的重要作用。无论在振动过程中还是振动后，都观察到中枢运动指令发送到活跃的肌肉组织，更多地依赖皮质和皮质下，而不是反射性脊髓。这表明，振动运动可以促进双侧感觉运动整合和肌肉功能的提高，对锻炼和恢复单、双手自主性动作中的肌肉激活和协调有积极的意义。鉴于脊髓上神经通路结构的复杂性及其对振动的反应，以及缺乏振动应用指南，将这些效应转化为短期和长期的健身和治疗效益，不仅需要对大脑的生理有良好的理解，还需要从业者有良好的观察技能。

8.3 脊髓效应

随着对 α 运动神经元池的关注，研究更多地关注与控制肌肉长度和紧张相关的影响肌肉活动的躯体反应，而对同侧和对侧诱发的退缩反射关注较少[7]。许多研究通过评估 H 反射和肌梭拉伸反射的变化来研究振动对脊髓兴奋性的调节。脊髓牵张反射是肌肉牵张后产生的，而 H 反射是电刺激的结果。因此，H 反射是与肌牵张反射类似的反射，是通过绕过肌梭直接去极化传入神经而诱发的[37]。

图 8.3 给出了振动过程中和振动后即刻 H 反射和牵张反射的抑制情况，如振幅下降所示。振幅在 5~30 min 内逐渐恢复。过去几十年达成的科学界共识勾勒出了振动对脊柱兴奋性的显著影响——导致在局部和全身振动后牵张反射和 H 反射的暂时抑制。

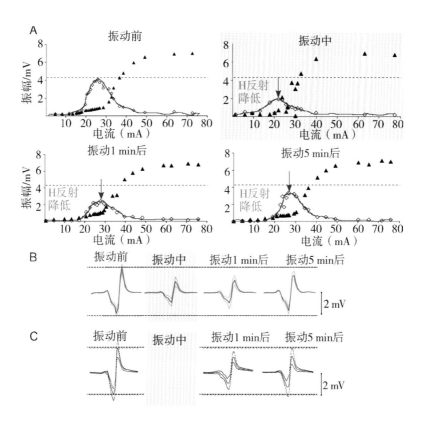

图8.3 振动对比目鱼肌H反射和牵张反射的急性影响：A. 比目鱼肌H反射振幅（矩形）对全身振动的反应：暴露于全身振动前、振动中、振动后1 min和5 min记录到的H反射和M波（三角）。最大M波在所有时间间隔内保持不变，而最大H反射振幅在全身振动期间有所降低，全身振动后逐渐恢复。B、C记录的是振动前、振动中、振动1 min和5 min后的10 次 H反射（B）和牵张反射（C）大值平均值。

8.3.1　脊髓运动神经元活性

多项研究证实了振动对 H 反射振幅和 H 反射 / M 波比值的抑制作用：无论是振动中还是振动后即刻，在上肢 [38] 和下肢 [31, 39 – 41] 的肌肉中均记录到了较低的反射振幅。这种抑制作用在肌腹或肌腱的局部振动 [42 – 44] 和全身振动 [31, 39, 40] 中都有表现。有趣的是，单侧全身振动也抑制了非振动对侧肢体的比目鱼肌 H 反射 [41]。全身振动后腱反射（tendon reflex，T-reflex）振幅也有所下降。

H 反射振幅的下降在振动中 [31, 39, 40] 达到 50%~100%，在振动后 1 min [46]、5 min [39]、10 min [31] 和 30 min [47, 48] 逐渐恢复，暴露结束后 1 小时完全恢复到基线值 [49]。尽管科学证据普遍认为振动刺激会导致 H 反射波幅的显著持续抑制，但对于这种抑制在 α 运动神经元池中的大小和持续性仍未达成共识。这很可能是方法、振动参数（如振幅和频率）及受影响的肌群造成的 [7]。

8.3.2　振动对脊髓运动神经元放电影响的机制

全身振动抑制 H 反射反应最可能的解释是通过兴奋后抑制、突触前抑制或同突触抑制 [39, 46, 51, 52] 增加了神经元前抑制 [50]（图 8.4）。全身振动对肌梭和 / 或任何振动敏感传入的影响，可能直接通过突触前影响肌梭初级传入末梢的效能而抑制运动神经元，也

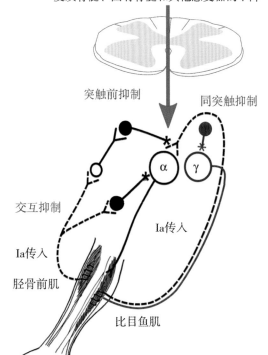

图8.4　振动对脊髓运动神经元和胫骨前脊髓神经元放电影响的神经机制示意。

可能通过若干中间神经元间接影响抑制肌梭初级传入中间神经元[53]。同突触抑制是 Ia 传入的速率依赖性调节——运动神经元突触由同名肌肉传入的预先激活引起[46]。

之前的研究显示，在整个手和脚掌（25 Hz[54]）或跟腱（50 Hz[49]）长时间振动中和振动后，F 波振幅不变。F 波依赖运动神经元在外周神经超极大值去极化过程中产生的逆向脉冲重新激活后的回馈[55]。因此，Ia 传入的突触前抑制似乎是局部和全身振动抑制脊髓反射的主要机制之一。突触前抑制的特点是影响 Ia 传入和运动神经元池之间的连接，而不改变 α 运动神经元的整体兴奋性或从脊髓上结构下降的驱动[31, 39]。

振动增强突触前抑制的进一步证据来自 Ia 传入的启动阈值增加[47]、Ia 传入终末神经递质耗竭引起的显著后激活抑制[46, 56]，以及拮抗肌对主动肌的失眠性互反抑制增加[57, 58]。放电 Ia 传入的突触前抑制的额外增加被证明是在脊髓上控制下氨基丁酸能的神经元介导的[59, 60]。综上所述，这些发现表明，通过肌梭对振动刺激的反应，高激活的 Ia 传入[25]激活了振动运动中和运动后多条 H 反射抑制的通路[7]。这些起因和相关的神经通路可能因振动刺激的特性而受到不同的影响，这可能导致 H 反射振幅降低的大小及其在振动治疗后的持续性的结果不同。

8.4　脊髓 - 脊髓上相互作用的功能相关性

脊髓回路和脊髓上结构参与骨骼肌对振动的反应是复杂的，因此，就它们的功能相关性做出决定性的陈述并非易事。如本章所述，有令人信服的证据表明，非常特殊的振动效应包括神经适应和振动暴露的可塑性，这表明了振动这种机械刺激对运动[7]和治疗[61]的意义。为了最大限度地发挥振动时的额外机械负荷所带来的肌肉（肌群）训练和健康效益，了解和量化到达机体目标部位的刺激强度至关重要。振动运动中产生的加速度除很大程度上依赖振动参数（如应用方式、振幅和频率），还与身体成分、姿势，肌肉激活类型和水平有关[5, 62]。这些知识对制订目标身体部位和健康结果的振动运动处方有直接的影响。前述对脊髓和脊髓上水平的适应表明，振动对中枢神经系统功能有深远的影响，往往沿着不同的神经通路相互对立。因此，特别是在某些途径可能被疾病破坏或受影响的情况下，从业者在治疗过程中需要有能力认识到这些作用。

参考文献

［1］Cochrane DJ. Vibration exercise: the potential benefits. Int J Sports Med. 2011;32（2）:75-99.

［2］Mileva KN, Naleem AA, Biswas SK, Marwood S, Bowtell JL. Acute effects of a vibration-like stimulus during knee extension exercise. Med Sci Sports Exerc. 2006;38（7）:1317-1328.

［3］Roelants M, Verschueren SM, Delecluse C, Levin O, Stijnen V. Whole-body-vibration-induced

increase in leg muscle activity during different squat exercises. J Strength Cond Res. 2006;20
（1）:124－129.

［4］ Delecluse C, Roelants M, Verschueren S. Strength increase after whole-body vibration compared with resistance training. Med Sci Sports Exerc. 2003;35（6）:1033－1041.

［5］ Abercromby AF, Amonette WE, Layne CS, McFarlin BK, Hinman MR, Paloski WH. Variation in neuromuscular responses during acute whole-body vibration exercise. Med Sci Sports Exerc. 2007;39（9）:1642－1650.

［6］ Ritzmann R, Kramer A, Gruber M, Gollhofer A, Taube W. EMG activity during whole body vibration: motion artifacts or stretch reflexes? Eur J Appl Physiol. 2010;110（1）:143－151.

［7］ Souron R, Besson T, Millet GY, Lapole T. Acute and chronic neuromuscular adaptations to local vibration training. Eur J Appl Physiol. 2017;117（10）:1939－1964.

［8］ Kinser AM, Ramsey MW, O'Bryant HS, Ayres CA, Sands WA, Stone MH. Vibration and stretching effects on flexibility and explosive strength in young gymnasts. Med Sci Sports Exerc. 2008;40（1）:133－140.

［9］ Cardinale M, Lim J. Electromyography activity of vastus lateralis muscle during whole-body vibrations of different frequencies. J Strength Cond Res. 2003;17（3）:621－624.

［10］ Hazell TJ, Jakobi JM, Kenno KA. The effects of whole-body vibration on upper- and lower-body EMG during static and dynamic contractions. Appl Physiol Nutr Metab. 2007;32（6）:1156-1163.

［11］ Bruyere O, Wuidart MA, Di Palma E, Gourlay M, Ethgen O, Richy F, et al. Controlled whole body vibration to decrease fall risk and improve health-related quality of life of nursing home residents. Arch Phys Med Rehabil. 2005;86（2）:303－307.

［12］ Schuhfried O, Mittermaier C, Jovanovic T, Pieber K, Paternostro-Sluga T. Effects of whole-body vibration in patients with multiple sclerosis: a pilot study. Clin Rehabil. 2005;19（8）:834－842.

［13］ Krause A, Lee K, Freyler K, Buhrer T, Gollhofer A, Ritzmann R. Whole-body vibration impedes the deterioration of postural control in patients with multiple sclerosis. Mult Scler Relat Disord. 2019;31:134－140.

［14］ Zheng YL, Wang XF, Chen BL, Gu W, Wang X, Xu B, et al. Effect of 12-week whole-body vibration exercise on lumbopelvic proprioception and pain control in young adults with nonspecific low back pain. Med Sci Monit. 2019;25:443－452.

［15］ Jepsen DB, Thomsen K, Hansen S, Jorgensen NR, Masud T, Ryg J. Effect of whole-body vibration exercise in preventing falls and fractures: a systematic review and meta-analysis.BMJ Open. 2017;7（12）:e018342.

［16］ Bowtell JL, Jackman SR, Scott S, Connolly LJ, Mohr M, Ermidis G, et al. Short duration small sided football and to a lesser extent whole body vibration exercise induce acute changes in markers of bone turnover. Biomed Res Int. 2016;2016:3574258.

［17］ Blottner D, Salanova M, Puttmann B, Schiffl G, Felsenberg D, Buehring B, et al. Human skeletal muscle structure and function preserved by vibration muscle exercise following 55 days of bed rest. Eur J Appl Physiol. 2006;97（3）:261－271.

［18］ Rittweger J, Beller G, Armbrecht G, Mulder E, Buehring B, Gast U, et al. Prevention of bone loss during 56 days of strict bed rest by side-alternating resistive vibration exercise. Bone. 2010;46（1）:137－147.

［19］ Gaffney CJ, Fomina E, Babich D, Kitov V, Uskov K, Green DA. The effect of long-term confinement and the efficacy of exercise countermeasures on muscle strength during a simulated mission to Mars: data from the Mars500 study. Sports Med Open. 2017;3（1）:40.

[20] Rocchi L, Suppa A, Leodori G, Celletti C, Camerota F, Rothwell J, et al. Plasticity induced in the human spinal cord by focal muscle vibration. Front Neurol. 2018;9:935.

[21] Wiesendanger M, Miles TS. Ascending pathway of low−threshold muscle afferents to the cerebral cortex and its possible role in motor control. Physiol Rev. 1982;62（4 Pt 1）:1234 – 1270.

[22] Lewis GN, Byblow WD. A method to monitor corticomotor excitability during passive rhythmic movement of the upper limb. Brain Res Brain Res Protoc. 2001;8（1）:82 – 87.

[23] Carson RG, Riek S, Mackey DC, Meichenbaum DP, Willms K, Forner M, et al. Excitability changes in human forearm corticospinal projections and spinal reflex pathways during rhythmic voluntary movement of the opposite limb. J Physiol. 2004;560（Pt 3）:929 – 940.

[24] Macefield VG, Gandevia SC, Bigland−Ritchie B, Gorman RB, Burke D. The firing rates of human motoneurones voluntarily activated in the absence of muscle afferent feedback. J Physiol. 1993;471:429 – 443.

[25] Roll JP, Vedel JP, Ribot E. Alteration of proprioceptive messages induced by tendon vibration in man: a microneurographic study. Exp Brain Res. 1989;76（1）:213 – 222.

[26] Munte TF, Jobges EM, Wieringa BM, Klein S, Schubert M, Johannes S, et al. Human evoked potentials to long duration vibratory stimuli: role of muscle afferents. Neurosci Lett. 1996;216（3）:163 – 166.

[27] Taylor WT, Taylor JL, Seizova−Cajic T. Muscle vibration−induced illusions: review of contributing factors, taxonomy of illusions and user's guide. Multisens Res. 2017;30（1）:37.

[28] Claus D, Mills KR, Murray NM. The influence of vibration on the excitability of alpha motoneurones. Electroencephalogr Clin Neurophysiol. 1988;69（5）:431 – 436.

[29] Kossev A, Siggelkow S, Kapels H, Dengler R, Rollnik JD. Crossed effects of muscle vibration on motor−evoked potentials. Clin Neurophysiol. 2001;112（3）:453 – 456.

[30] Mileva KN, Bowtell JL, Kossev AR. Effects of low−frequency whole−body vibration on motor−evoked potentials in healthy men. Exp Physiol. 2009;94（1）:103 – 116.

[31] Krause A, Gollhofer A, Freyler K, Jablonka L, Ritzmann R. Acute corticospinal and spinal modulation after whole body vibration. J Musculoskelet Neuronal Interact. 2016;16（4）:327 – 338.

[32] Lapole T, Tindel J. Acute effects of muscle vibration on sensorimotor integration. Neurosci Lett. 2015;587:46 – 50.

[33] Siggelkow S, Kossev A, Schubert M, Kappels HH, Wolf W, Dengler R. Modulation of motor evoked potentials by muscle vibration: the role of vibration frequency. Muscle Nerve. 1999;22（11）:1544 – 1548.

[34] Swayne O, Rothwell J, Rosenkranz K. Transcallosal sensorimotor integration: effects of sensory input on cortical projections to the contralateral hand. Clin Neurophysiol. 2006;117（4）:855 – 863.

[35] Kossev A, Siggelkow S, Schubert M, Wohlfarth K, Dengler R. Muscle vibration: different effects on transcranial magnetic and electrical stimulation. Muscle Nerve. 1999;22（7）:946 – 948.

[36] Rosenkranz K, Rothwell JC. Differential effect of muscle vibration on intracortical inhibitory circuits in humans. J Physiol. 2003;551（Pt 2）:649 – 660.

[37] Zehr EP. Considerations for use of the Hoffmann reflex in exercise studies. Eur J Appl Physiol 2002;86（6）:455 – 468.

［38］Romaiguere P, Vedel JP, Azulay JP, Pagni S. Differential activation of motor units in the wrist extensor muscles during the tonic vibration reflex in man. J Physiol. 1991;444:645 - 667.

［39］Ritzmann R, Kramer A, Gollhofer A, Taube W. The effect of whole body vibration on the H-reflex, the stretch reflex, and the short-latency response during hopping. Scand J Med Sci Sports. 2013;23 （3）:331 - 339.

［40］Armstrong WJ, Nestle HN, Grinnell DC, Cole LD, Van Gilder EL, Warren GS, et al. The acute effect of whole-body vibration on the Hoffmann reflex. J Strength Cond Res. 2008;22 （2）:471 - 476.

［41］Cakar HI, Cidem M, Kara S, Karacan I. Vibration paradox and H-reflex suppression: is H-reflex suppression results from distorting effect of vibration? J Musculoskelet Neuronal Interact. 2014;14 （3）:318 - 324.

［42］Ekblom MM, Thorstensson A. Effects of prolonged vibration on H-reflexes, muscle activation, and dynamic strength. Med Sci Sports Exerc. 2011;43 （10）:1933 - 1939.

［43］Lapole T, Perot C. Hoffmann reflex is increased after 14 days of daily repeated Achilles tendon vibration for the soleus but not for the gastrocnemii muscles. Appl Physiol Nutr Metab. 2012;37 （1）:14 - 20.

［44］Lapole T, Canon F, Perot C. Acute postural modulation of the soleus H-reflex after Achilles tendon vibration. Neurosci Lett. 2012;523 （2）:154 - 157.

［45］Hopkins JT, Fredericks D, Guyon PW, Parker S, Gage M, Feland JB, et al. Whole body vibration does not potentiate the stretch reflex. Int J Sports Med. 2009;30 （2）:124 - 129.

［46］Kipp K, Johnson ST, Doeringer JR, Hoffman MA. Spinal reflex excitability and homosynaptic depression after a bout of whole-body vibration. Muscle Nerve. 2011;43 （2）:259 - 262.

［47］Hayward LF, Nielsen RP, Heckman CJ, Hutton RS. Tendon vibration-induced inhibition of human and cat triceps surae group I reflexes: evidence of selective Ib afferent fiber activation. Exp Neurol. 1986;94 （2）:333 - 347.

［48］Ushiyama H, Takatsuka K. Extended quantization condition for constructive and destructive interferences and trajectories dominating molecular vibrational eigenstates. J Chem Phys. 2005;122 （22）:224112.

［49］Lapole T, Deroussen F, Perot C, Petitjean M. Acute effects of Achilles tendon vibration on soleus and tibialis anterior spinal and cortical excitability. Appl Physiol Nutr Metab. 2012;37 （4）:657 - 663.

［50］Schieppati M. The Hoffmann reflex: a means of assessing spinal reflex excitability and its descending control in man. Prog Neurobiol. 1987;28 （4）:345 - 376.

［51］Sayenko DG, Masani K, Alizadeh-Meghrazi M, Popovic MR, Craven BC. Acute effects of whole body vibration during passive standing on soleus H-reflex in subjects with and without spinal cord injury. Neurosci Lett. 2010;482 （1）:66 - 70.

［52］Desmedt JE, Godaux E. Mechanism of the vibration paradox: excitatory and inhibitory effects of tendon vibration on single soleus muscle motor units in man. J Physiol. 1978;285:197 - 207.

［53］Karacan I, Cidem M, Yilmaz G, Sebik O, Cakar HI, Turker KS. Tendon reflex is suppressed during whole-body vibration. J Electromyogr Kinesiol. 2016;30:191 - 195.

［54］Christova M, Rafolt D, Golaszewski S, Gallasch E. Outlasting corticomotor excitability changes induced by 25 Hz whole-hand mechanical stimulation. Eur J Appl Physiol.2011;111 （12）:3051 - 3059.

［55］McNeil CJ, Butler JE, Taylor JL, Gandevia SC. Testing the excitability of human motoneurons. Front

Hum Neurosci. 2013;7:152.

[56] Chang SH, Tseng SC, McHenry CL, Littmann AE, Suneja M, Shields RK. Limb segment vibration modulates spinal reflex excitability and muscle mRNA expression after spinal cord injury. Clin Neurophysiol. 2012;123（3）:558 – 568.

[57] Cody FW, Plant T. Vibration-evoked reciprocal inhibition between human wrist muscles. Exp Brain Res. 1989;78（3）:613 – 623.

[58] Ritzmann R, Krause A, Freyler K, Gollhofer A. Acute whole-body vibration increases reciprocal inhibition. Hum Mov Sci. 2018;60:191 – 201.

[59] Gillies JD, Lance JW, Neilson PD, Tassinari CA. Presynaptic inhibition of the monosynaptic reflex by vibration. J Physiol. 1969;205（2）:329 – 339.

[60] Hultborn H, Meunier S, Morin C, Pierrot-Deseilligny E. Assessing changes in presynaptic inhibition of I a fibres: a study in man and the cat. J Physiol. 1987;389:729 – 756.

[61] Ritzmann R, Stark C, Krause A. Vibration therapy in patients with cerebral palsy: a systematic review. Neuropsychiatr Dis Treat. 2018;14:1607 – 1625.

[62] Zaidell LN, Pollock RD, James DC, Bowtell JL, Newham DJ, Sumners DP, et al. Lower body acceleration and muscular responses to rotational and vertical whole-body vibration at different frequencies and amplitudes. Dose-Response. 2019;17（1）:1559325818819946.

第9章 评估振动反应的反射潜伏期：多个受体参与的证据支持

Ilhan Karacan，Kemal S. Türker 编

王琨 译

9.1 需要评估振动诱导的反射潜伏期

尽管振动潜在的神经机制仍在争论中，但是全身振动已被报道有着有益的神经肌肉效应。其中最大的一个问题是，关于振动诱导的反射应答缺少可靠的方法去评估它的潜伏期。如果对反射潜伏期不了解，就无法精确找出振动诱导的肌肉反射的受体来源。导致难以确定振动诱导的肌肉反射的受体来源的原因有两个：一是考虑到每个振动周期都是一个独特的刺激，在高频振动时，周期间隔比最短的脊髓反射潜伏期还要短。因此，不可能知道哪个振动周期引起了哪个肌肉的反射反应。二是振动刺激是一个连续的事件，而有效刺激的确切点尚不清楚。这个启动反射反应的受体的激活点可以在振动周期的任何点。因此，我们正在处理的是一个发生在高速状态下的持续刺激。所以，要确定有效刺激及反射潜伏期的确切位置，需要横向思维。

9.2 利用表面肌电图和肌内肌电图评估振动诱导的反射潜伏期

9.2.1 一种评估振动诱导反射潜伏期的独特方法的研究

通常，寻找两个连续发生事件间关系的金标准方法是累积密度函数法。这个方法揭示了作为滞后时间函数的两个同时出现的连续信号之间的关系[1]。然而，这种分析不能解决有效刺激点和准确的反射反应起始点的问题。因此，即使用这种方法可以显示由安装在振动平台上的加速度计确定的振动周期和肌肉激活模式之间的直接关联，但没有办

法确定确切的反射潜伏期。当反射潜伏期不能被明确，就不可能精确查找出反射肌肉活动的责任受体。我们研发了一种独特的技术（即累积平均法）解决了这个问题（图 9.1 和 9.2 ）[3]。

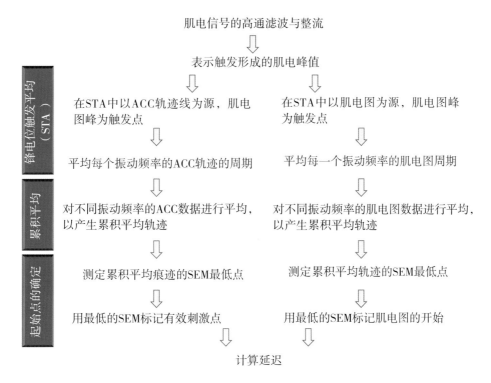

图9.1　累积平均算法（ACC：加速度计；SEM：平均数标准误差 ）。"源"指的是"连续的依赖数据"，可以是加速度和/或肌电图数据。力、速度和位置数据也可以用作源。

我们还开发了一个计算机模拟程序，以测试在已知反应延迟的模拟条件下，累积平均法的可靠性。这个模拟研究对累积平均法和累积密度函数法的精度也进行了比较。我们的模拟研究清楚地表明，累积平均法优于传统金标准法，因为它指出了刺激和肌电反应的准确点 [3]。

9.2.2　用累积平均法研究各种振动诱导的反射潜伏期

一些研究人员已经使用累积平均法来确定振动诱导的反射潜伏期 [2,4,5]。结果表明，全身振动时振动刺激产生两种不同的反射反应，反射潜伏期明显不同。根据振幅的不同，诱导短潜伏期或长潜伏期反射。低振幅全身振动（0.23 mm）诱导短潜伏期反射，其反射潜伏期类似梭形腱反射潜伏期。然而，较高的振幅（< 1.25 mm）全身振动诱导潜伏期较长的反射。这种反射的潜伏期明显长于腱反射潜伏期 [2,4]（图 9.3 ）。

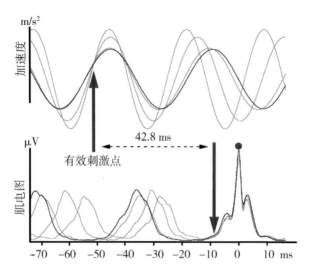

图9.2   新方法的发展。由于每个振动周期在固定的潜伏期下会在肌电图上产生反射反应，我们预测可以使用反向平均法来计算反射潜伏期。为了达到这个目标，我们对几个振动频率中获得的数据进行了平均。然后将所有属于不同振动频率的平均肌电图和加速度记录叠加，得到累积平均值及累积平均记录的标准误差。标准误差的最小值表示有效刺激的时间（上箭头）和反射反应的开始时间（下箭头）。（图片改自参考文献2中的图3B，已经Elsevier授权）

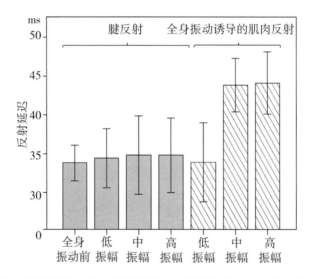

图9.3   振动诱导的反射潜伏期：图中显示了腱反射潜伏期（灰色柱状图）和全身振动诱导的反射潜伏期（条纹柱状图）。低振幅（0.23 mm）全身振动诱导的反射和腱反射具有相似的潜伏期，这表明这些反射的受体来源可能是相同的。然而，中（1.25 mm）或高（2.20 mm）振幅全身振动诱导的反射潜伏期显著延长，提示其来源不同于腱反射和低振幅全身振动诱导的反射。（图片改自参考文献2中的图4，已经Elsevier授权）

全身振动期间神经肌肉活动的主要来源是强直性振动反射（TVR）—— 一种多突触肌梭反射[6-9]。然而，如图 9.3 所示，全身振动诱导的反射不一定起源于肌梭。低振幅全身振动（0.1~0.4 mm）产生类似肌梭腱反射的短潜伏期反射（34 ms），高振幅全身振动（1.1~2.8 mm）产生长潜伏期反射反应（44 ms），其受体来源可能与肌梭不同。在低振幅全身振动时，反射潜伏期与肌梭初级传入基础的单突触反射相似。然而，当振幅增加时，反射反应的潜伏期明显变长，这表明受体的起源可能不是肌梭。

9.3 振动对肌梭反射的调节作用

有学者研究了振动对各种肌梭反射的影响，以阐明支配肌肉运动池的神经元线路图。在此背景下，振动对单突触肌梭反射的影响得以广泛研究 [2,10 - 23]。振动对腱反射的影响产生了相互矛盾的结果。一方面，研究表明，腱反射振幅在配合全身振动的艰苦（力竭）蹲位运动之后有所增加；另一方面，Roll 等研究发现，在全身振动后表现出腱反射振幅的抑制 [22]。然而 Hopkins 等得出的另一个矛盾的结果是，全身振动没有改变腱反射的任何特性，包括反射延迟、反射振幅、电化学延迟和反射力输出 [15]。目前，认为全身振动后腱反射振幅较低的结论较多，因为更多组的研究表明，全身振动后腱反射振幅降低或至少是没有增加 [8,13,15,17,21,24]。

H 反射类似绕过肌梭受体的脊髓牵张反射。与腱反射相似，H 反射振幅在全身振动期间 [12,19,23] 和全身振动结束时是下降的 [10-12,14,16,18,23]。有趣的是，单侧全身振动也抑制了对侧肢体未振动的比目鱼肌 H 反射 [12]。这些研究报道，H 反射振幅在剧烈全身振动后被完全或不完全抑制。在不完全抑制的情况下，H∶M 值的最小恢复时间为全身振动后的 2~30 min [10,14,16,18]。完全抑制则不能在 30 min 内恢复 [11]。与健康受试者相比，脊髓损伤伴痉挛者的 H 反射振幅受抑制较少，但恢复到初始值更快 [23]。这种抑制减弱可能是由于运动神经元上无突触前抑制的肌梭初级传入突触的发展所致 [24]。

综上所述，振动过程中单突触反射的减少得到了普遍支持，被定义为"振动悖论" [12,19,23,25,26]。振动悖论是指在振动过程中，肌梭反射强度降低，而肌梭肌肉活动 / 张力增加（图 9.4A）。

9.4 振动对肌梭反射调节作用的根本原因

对于全身振动期间单突触肌梭反射反应的抑制，最可能的解释是通过增加前运动神经元来进行抑制。全身振动可能通过直接影响肌梭初级突触前作用，或者通过影响多个中间神经元间接抑制肌梭初级中间神经元来抑制运动神经元 [17]。导致这种前运动神经元抑制的原因可能是激活后抑制、突触前抑制或同源性突触抑制 [18,23,24,27]。然而，Souron 等最近的一项研究发现了新的证据，表明可能与局部振动后脊髓兴奋性的降低可能不涉及前运动神经元机制。相反，他们认为脊髓兴奋性的降低依赖运动神经元兴奋性的

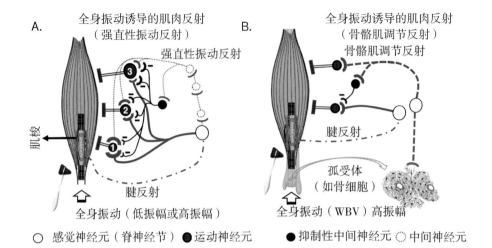

图9.4　全身振动诱导的肌肉反射的可能途径。A. 短潜伏期全身振动诱导的肌肉反射表现为单突触肌梭反射（粗实线）；长潜伏期全身振动诱导的肌肉反射表现为多突触肌梭反射（强直性振动反射）（虚线）。运动神经元的募集顺序为1→2→3，突触前抑制（去募集）顺序为3→2→1。B. 高振幅全身振动诱导的肌肉反射通路。这条通路还会在突触前降低肌梭初级突触对运动池的作用。此反射通路的传入纤维可能抑制肌梭的Ⅰa传入。因此，在全身振动过程中，腱反射可能受到抑制。（图片改自参考文献2中的图7，已经Elsevier授权）

突触后变化[28]。因此，争论仍在继续。

9.5　全身振动诱导的肌肉反射的潜在机制

　　全身振动根据振幅不同可诱导潜伏期或长或短的反射。低振幅振动可引起短潜伏期反射，其导致的突触前Ⅰa纤维的抑制可忽略不计。短潜伏期反射的潜伏期与腱反射的潜伏期相同。因此，极有可能全身振动诱导的短潜伏期反射使用与单突触牵张反射具有相同的通路。然而，高振幅振动可诱导长潜伏期的反射，从而导致显著的突触前Ⅰa纤维被抑制。

　　有研究表明，长潜伏期反射不具有多突触牵张反射的主要特征，如运动单位活动的缓慢进行性募集[2,27,29]。骨骼肌调节反射可能可解释长潜伏期全身振动诱导的肌肉反射的通路[2]。骨骼肌调节反射是暴露于振动的骨细胞通过神经通路调节肌肉活动的一种机制（图9.4）。骨细胞刺激需要更强的振动，因为这些细胞被坚硬的骨周围基质包围[30,31]。为了激活这些受体，可能需要更强的振动幅度。也许正是由于这个原因，长潜伏期全身振动诱导的肌肉反射只发生在中、高振幅全身振动中。未来的研究需要清楚地证明全身振动对骨骼肌影响的确切生理机制。

参考文献

［1］ Halliday DM, Rosenberg JR. Time and frequency domain analysis of spike train and time series data. In: Windhorst U, Johansson H, editors. Modern techniques in neuroscience research. Berlin Heidelberg: Springer; 1999. p. 503‒543.

［2］ Karacan I, Cidem M, Cidem M, Türker KS. Whole‒body vibration induces distinct reflex patterns in human soleus muscle. J Electromyogr Kinesiol. 2017;34:93‒101. https://doi. org/10.1016/ j.jelekin.2017.04.007.

［3］ Karacan I, Cakar H, Sebik O, Yılmaz G, Cidem M, Kara S, et al. A new method to determine reflex latency induced by high rate stimulation of the nervous system. Front Hum Neurosci. 2014;8:536. https://doi.org/10.3389/fnhum.2014.00536.

［4］ Cakar HI, Cidem M, Sebik O, Yilmaz G, Karamehmetoglu SS, Kara S, et al. Whole‒body vibration‒induced muscular reflex: is it a stretch‒induced reflex? J Phys Ther Sci. 2015;27（7）:2279‒2284. https://doi.org/10.1589/jpts.27.2279.

［5］ Yıldırım MA, Kılıç A, Küçük HC, Topkara B, Paker N, Soy D, et al. Tüm Vücut Vibrasyonu Nöromuskuler Etkileri Tonik Vibrasyon Refleksi ile Açıklanabilir mi? 27.Ulusal Fiziksel Tıp ve Rehabilitasyon Kongresi 17‒21 Nisan 2019.

［6］ Cochrane DJ, Loram ID, Stannard SR, Rittweger J. Changes in joint angle, muscle tendon complex length, muscle contractile tissue displacement, and modulation of EMG activity during acute whole‒body vibration. Muscle Nerve. 2009;40（3）:420‒429.

［7］ Ritzmann R, Kramer A, Gruber M, Gollhofer A, Taube W. EMG activity during whole body vibration: motion artifacts or stretch reflexes? Eur J Appl Physiol. 2010 Sep;110（1）:143‒151. https://doi. org/10.1007/s00421‒010‒1483‒x.

［8］ Cochrane DJ, Stannard SR, Firth EC, Rittweger J. Acute whole‒body vibration elicits post‒activation potentiation. Eur J Appl Physiol. 2010;108（2）:311‒319. https://doi.org/10.1007/ s00421‒009‒1215‒2.

［9］ Roll JP, Vedel JP, Ribot E. Alteration of proprioceptive messages induced by tendon vibration in man: a microneurographic study. Exp Brain Res. 1989;76（1）:213‒222.

［10］ Apple S, Ehlert K, Hysinger P, Nash C, Voight M, Sells P. The effect of whole body vibration on ankle range of motion and the H‒reflex. N Am J Sports Phys Ther. 2010;5（1）:33‒39.

［11］ Armstrong WJ, Nestle HN, Grinnell DC, Cole LD, Van Gilder EL, Warren GS, et al. The acute effect of whole‒body vibration on the Hoffmann reflex. J Strength Cond Res. 2008;22（2）:471‒476. https://doi.org/10.1519/JSC.0b013e3181660605.

［12］ Cakar HI, Cidem M, Kara S, Karacan I. Vibration paradox and H‒reflex suppression: is H‒reflex suppression results from distorting effect of vibration? J Musculoskelet Neuronal Interact. 2014;14（3）:318‒324.

［13］ Fernandes IA, Kawchuk G, Bhambhani Y, Gomes PS. Does whole‒body vibration acutely improve power performance via increased short latency stretch reflex response? J Sci Med Sport. 2013;16（4）:360‒364. https://doi.org/10.1016/j.jsams.2012.08.010.

［14］ Harwood B, Scherer J, Brown RE, Cornett KMD, Kenno KA, Jakobi JM. Neuromuscular responses of the plantar flexors to whole‒body vibration. Scand J Med Sci Sports. 2017;27（12）:1569‒1575. https://doi.org/10.1111/sms.12803.

［15］ Hopkins JT, Fredericks D, Guyon PW, Parker S, Gage M, Feland JB, et al. Whole body vibration does not potentiate the stretch reflex. Int J Sports Med. 2009;30（2）:124‒129. https://doi. org/10.1055/

s-2008-1038885.

[16] Hortobágyi T, Rider P, DeVita P. Effects of real and sham whole-body mechanical vibration on spinal excitability at rest and during muscle contraction. Scand J Med Sci Sports. 2014;24(6):e436 - 447. https://doi.org/10.1111/sms.12219.

[17] Karacan I, Cidem M, Yilmaz G, Sebik O, Cakar HI, Türker KS. Tendon reflex is suppressed during whole-body vibration. J Electromyogr Kinesiol. 2016;30:191 - 195. https://doi.org/10.1016/j.jelekin.2016.07.008.

[18] Kipp K, Johnson ST, Doeringer JR, Hoffman MA. Spinal reflex excitability and homosynaptic depression after a bout of whole-body vibration. Muscle Nerve. 2011;43 (2):259 - 262. https://doi.org/10.1002/mus.21844.

[19] Kramer A, Gollhofer A, Ritzmann R. Acute exposure to microgravity does not influence the H-reflex with or without whole body vibration and does not cause vibration-specific changes in muscular activity. J Electromyogr Kinesiol. 2013;23 (4):872 - 878. https://doi.org/10.1016/j.jelekin.2013.02.010.

[20] Rittweger J, Mutschelknauss M, Felsenberg D. Acute changes in neuromuscular excitability after exhaustive whole body vibration exercise as compared to exhaustion by squatting exercise. Clin Physiol Funct Imaging. 2003;23 (2):81 - 86.

[21] Ritzmann R, Gollhofer A, Kramer A. The influence of vibration type, frequency, body position and additional load on the neuromuscular activity during whole body vibration. Eur J Appl Physiol. 2013a;113 (1):1 - 11. https://doi.org/10.1007/s00421-012-2402-0.

[22] Roll JP, Martin B, Gauthier GM, Mussa IF. Effects of whole-body vibration on spinal reflexes in man. Aviat Space Environ Med. 1980;51 (11):1227 - 1233.

[23] Sayenko DG, Masani K, Alizadeh-Meghrazi M, Popovic MR, Craven BC. Acute effects of whole body vibration during passive standing on soleus H-reflex in subjects with and without spinal cord injury. Neurosci Lett. 2010;482 (1):66 - 70. https://doi.org/10.1016/j. neulet.2010.07.009.

[24] Calancie B, Broton JG, Klose KJ, Traad M, Difini J, Ayyar DR. Evidence that alterations in presynaptic inhibition contribute to segmental hypo- and hyperexcitability after spinal cord injury in man. Electroencephalogr Clin Neurophysiol. 1993;89 (3):177 - 186.

[25] Godaux E, Desmedt JE. Human masseter muscle: H- and tendon reflexes. Their paradoxical potentiation by muscle vibration. Arch Neurol. 1975;32 (4):229 - 234.

[26] Desmedt JE, Godaux E. Mechanism of the vibration paradox: excitatory and inhibitory effects of tendon vibration on single soleus muscle motor units in man. J Physiol. 1978;285:197 - 207.

[27] Cochrane DJ. The potential neural mechanisms of acute indirect vibration. J Sports Sci Med. 2011;10 (1):19 - 30.

[28] Souron R, Baudry S, Millet GY, Lapole T. Vibration-induced depression in spinal loop excitability revisited. J Physiol. 2019;597:5179 - 5193. https://doi.org/10.1113/JP278469.

[29] Desmedt JE, Godaux E. Vibration-induced discharge patterns of single motor units in the masseter muscle in man. J Physiol. 1975;253 (2):429 - 442.

[30] Karacan I, Sarıyıldız MA, Ergin Ö, Özen A, Karamehmetoğlu SS. Bone myoregulation reflex: a possible new mechanism. Nobel Med. 2009;5 (3):9 - 17.

[31] Karacan I, Cidem M, Bahadir C, Rezvani A, Ozen A, Unalan HI. The effects of radius bone density on the resting myoelectrical activity of contralateral wrist flexors in subjects exposed to unilateral forearm vibration. Turkiye Klinikleri J Med Sci. 2012;32 (6):1673 - 1680. https://doi. org/10.5336/medsci.2011-27910-.

第10章　全身振动运动的代谢反应

Jörn Rittweger　编
王琨　译

10.1　人体的能量代谢

一般来说，新陈代谢有三个主要目的：①产能和供能；②保持生物体的结构；③化学能和生物能的维持和适应。这三个目的对生物体同样重要，本章的重点是能量代谢。

10.1.1　不同的能源

哺乳动物细胞能量代谢的中心元素是三磷酸腺苷（ATP），它构成了一种通用的能量载体，无须氧气及还原剂即可使用。事实上，所有的基础过程都由 ATP 供能，例如，细胞电化学膜电位的产生，肾脏和肠道等的上皮组织中的跨膜运输，当然，也包括肌肉收缩。大部分的 ATP 是由三羧酸循环和随后的氧化磷酸化产生的，这两个过程都发生在细胞的线粒体中（图 10.1）。

另外一个重要的分子是葡萄糖——一种六碳糖。在无氧条件下，葡萄糖分解为两个 3- 碳丙酮酸分子（糖酵解）产生 ATP。然而，对细胞的能量贡献只是中等的：每个葡萄糖分子，通过分解生成两个丙酮酸分子，只有两个 ATP 分子产生；另外 34 个 ATP 分子是通过三羧酸循环和随后的氧化磷酸化产生的。因此，氧对细胞能量的供应非常重要。

传统上认为糖原和脂肪酸是储藏底物（表 10.1），糖原是具有分支的特定组织类型的葡萄糖分子长链。人类储存糖原的器官只有肝脏、肾脏和骨骼肌。

脂质是人体最大的能量存储物（表 10.1），其不仅数量庞大（人体很大一部分由脂肪库组成），而且脂肪酸能够非常有效地储存能量。每克碳水化合物含 17 kJ 能量，每克脂质含 38 kJ 能量。每个甘油三酯分子包含三种长链脂肪酸，脂肪酸的碳原子数量有很大的差异（典型的为 12~24 个）。脂肪酸的饱和程度也不同，即化学双键的数量不同。

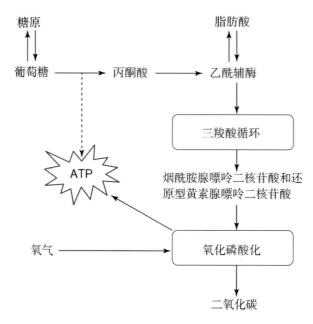

图10.1　哺乳动物细胞能量代谢中最重要的底物概述。由葡萄糖无氧酵解产生的ATP用虚线箭头表示，因为它在数量上不如氧化磷酸化重要。注意，大多数转化是单向的，能量储存底物（糖原和脂肪酸）的合成和分解存在单独的生化途径。还要注意，哺乳动物不能从脂肪酸中再生葡萄糖。

表 10.1　人体各能量底物的能量含量概览[1]

底物	储存位置	能量含量（kJ）
ATP	所有细胞	2
磷酸肌酸	肌细胞	20
葡萄糖	血液	160
糖原	肝脏	500
糖原	肌肉	2000
脂类	肌肉	2500
脂类	脂肪组织	400 000

　　同样重要的是，要理解代谢过程可以从葡萄糖中生成脂肪酸，但哺乳动物不可能发生相反的过程。唯一可能重新合成葡萄糖的途径是从氨基酸开始，这个过程称作糖异生。然而，这些氨基酸必须源自蛋白质，而蛋白质对生物体来说通常是很难获得的。另一个重要的事实是，草酰乙酸是三羧酸循环的中间代谢产物，是脂肪酸进入三羧酸循环必需的物质。然而草酰乙酸来源于葡萄糖。因此，碳水化合物被称作脂肪酸氧化的"燃料"。

另外一种储存能量的代谢物是磷酸肌酸，特别是在骨骼肌中。因为磷酸肌酸可以通过 Lohmann 反应补充 ATP 池，所以被视作 ATP 的"缓冲液"（图 10.2）。因此，即使在疲劳运动中，尽管以磷酸肌酸水平降低和无机盐水平升高为代价，但 ATP 水平几乎保持不变。比较不同的能量底物时发现，丰度（即体内储存的总能量）与特定底物的转换率之间存在反比关系。因此，磷酸肌酸的周转速度非常快，但其丰度相当有限（表 10.1）。相反，脂肪具有极高的丰度，但它们的转换速度却相当低（图 10.2）。

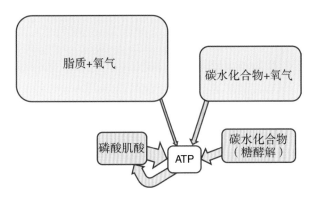

图10.2　支持ATP补给的不同能量基质的能量丰度（以面积大小表示）与周转速度（以箭头粗细表示）的反比关系。蓝色代表有氧代谢（即氧化磷酸化），红色代表无氧代谢。

10.1.2　器官间底物分布

不同的器官和细胞有不同的底物利用能力。例如，红细胞没有线粒体（它们的作用是携带氧气而不是利用氧气），因此，在能量上依赖糖酵解产生的 ATP（图 10.1 中的虚线箭头）。大脑也非常特别，因为它的能量代谢通常依赖葡萄糖和乳酸。在葡萄糖可用率降低的情况下（饥饿、1 型糖尿病），大脑能量代谢可以转换为利用酮体（乙酰乙酸、D-3- 羟基丁酸、丙酮，这些都是从三羧酸循环中的草酰乙酸中获得的）。有趣的是，即使有葡萄糖，心脏和肾脏也更喜欢酮体。

向血液中补充葡萄糖是肝脏和肾脏要实现的一项任务。它们可以把储存的糖原作为葡萄糖的来源供应给其他器官。相比之下，骨骼肌不能将葡萄糖释放到血液中，因此，骨骼肌不能与其他器官共享自己储存的糖原。一旦肝脏和肾脏储存的糖原消耗殆尽，哺乳动物新陈代谢中产生葡萄糖的唯一途径就是糖异生。这需要利用某些氨基酸，而这些氨基酸主要来自肌肉组织。

另一个重要的能量底物是乳酸，它是在缺氧阻碍氧化磷酸化时由丙酮酸产生的。这在运动中很重要，特别是当骨骼肌的运动速度超过它自身的供氧量时。在这些情况下，肌肉依靠糖酵解产生 ATP，并将积累的乳酸运输到血液中。随后，大脑、心脏、肝脏和肾脏很容易接收乳酸，这些乳酸可以满足大部分的能量需求[2]。这显然只有在这些器官灌注充足时才会发生，人们可以把这种器官间的基质分配看作一种手段，即使在最大的工作速率下，也可确保能为最重要的器官提供足够的能量供应。

10.1.3　能量转换

人类休息时，每分钟大约需要 250 mL 氧气，相当于产生 80 W 的热量。从这个所谓的静息代谢率（RMR）中我们得到了一个非常有用的数字，即代谢当量（MET）。基本上，MET 以 RMR 的倍数表示运动特异性能量转换。因此，它将年龄、性别和运动状态对 RMR 的影响正常化，正因如此，对报告代谢运动的效果非常有帮助。

在 RMR 中，大部分能量转换由大脑、肝脏、肾脏和心脏产生（表 10.2）。因此，静止状态下的骨骼肌虽然质量很大，但对全身能量转换的贡献并不大。这个变化在运动中十分显著，工作的肌肉和心脏增加了它们的能量转换，而大多数其他器官没有增加甚至减少了它们的能量消耗。未经训练的人全身摄氧量可增至 10 个代谢当量，受过训练的人可增至 20 个代谢当量。在运动中，绝大部分的能量转换都是由肌肉完成的，接着，肌肉又成为身体最大的能量消耗者。

表 10.2　安静状态下人体各器官氧气转换情况概述 [3]

器官	质量（kg）	VO_2（mL /min）	VCO_2（mL/ min）	VO_2/Mass（mL/kg·min）	RQ
大脑	1.5	51.07	51.07	34.28	1.00
心脏	0.25	26.8	20.61	107.20	0.77
肝脏	1.5	62.72	43.72	41.81	0.70
胃肠道	2.0	10.21	10.21	5.11	1.00
肌肉	20.0	41.04	32.01	2.05	0.78
脂肪组织	11.0	10.08	7.17	0.92	0.71
其他	33.8	48.08	35.21	1.42	0.73
全身	70.0	250	200	3.57	0.80

VO_2：摄氧量；VCO_2：二氧化碳排出量；VO_2/Mass：单位质量每分摄氧量；RQ：呼吸商 = VCO_2 / VO_2。

图 10.3 显示了一次运动摄氧量的时间历程。从图中可以看出，摄氧量滞后于工作效率的增加。从生理学上讲，这是可能的，因为氧气储存在血液中的血红蛋白和肌肉中的肌红蛋白中。此外，无氧供能的底物（如葡萄糖、磷酸肌酸）在工作的肌肉组织中部分耗竭，从而允许无氧酵解产生 ATP。结果，所谓的氧亏就出现了。事实上，运动开始时的摄氧量动力学本身就包含了有用的信息 [4]。因此，运动员有更快的动力学，且比未

经训练的人有更小的氧亏 [5]。几分钟后（通常为 1 min 或 2 min），达到稳定状态，摄氧量的增加与工作速率成正比。在运动结束的几分钟内，摄氧量仍然高于 RMR，称为氧债。在此期间，耗尽的氧储存和无氧底物被补充，直到达到一个新的稳定状态。根据运动的类型和强度，这种新的稳定状态可能仍然高于运动前的 RMR，这称为运动后过量摄氧量（EPOC），可以持续 48 小时。由于运动所花费的时间通常比运动之间的间隔时间短得多，因此运动后过量摄氧量可能是构成整体能量平衡的一个相当大的存在 [6]。

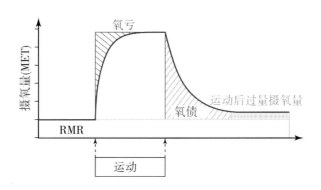

图10.3　运动前、运动中、运动后摄氧量（蓝线）图示。灰色区域代表静息代谢率（RMR），红色阴影区域代表氧亏，蓝色阴影区域代表氧债，橙色阴影区域代表运动后过量摄氧量（EPOC）。

10.1.4　激素控制

健康人的血糖水平有严格的调节机制。我们需要意识到，病理性低血糖是可以直接致命的，而高血糖只有在非常高的时候才会危及生命。也许正是因为这个原因，进化提高了哺乳动物的激素控制系统，有助于提高血糖水平的激素很多，如胰高血糖素、肾上腺素、生长激素和皮质类固醇；但只有一种激素可以降低血糖水平——胰岛素。

胰岛素由胰腺 β 细胞分泌，它刺激葡萄糖进入肝脏、骨骼肌和脂肪组织。它进一步促进蛋白质在各种组织的合成，尤其是在肌肉的合成。因此，胰岛素协调了葡萄糖的利用，使其朝着能量的结构性利用和以糖原和脂质形式存储能量的方向发展。

胰高血糖素也是由胰腺分泌的，靶器官是肝脏，只有在那里它才可以抵消胰岛素的影响。肾上腺素和糖皮质激素是应激激素。肾上腺素刺激肝内糖原分解，糖皮质激素刺激蛋白质分解和糖异生。

10.2 测量方法

有以下几种方法可以用来研究人体的能量代谢。

间接测热法也称为肺量计法，是一种基于对通气气流和呼出气体氧浓度的评估方法。现代机器可以根据每次呼吸进行测量。这种方法的优点是它能评估摄氧量。因为已知氧的热量当量约为每升氧 20 kJ，所以它能很好地反映全身能量转换。此外，肺量计法还可测量二氧化碳排出量（图 10.1），二氧化碳排出量除以摄氧量得出的数值为呼吸商（表 10.1）。呼吸商可以反过来推断底物利用率——碳水化合物和蛋白质的氧化与呼吸商 = 1 有关，脂质氧化与呼吸商 = 0.7 有关。肺量计法的缺点是必须佩戴面罩，这不仅不方便，而且妨碍了在现实生活条件下进行测量，也不便于进行长时间的测量。

双标记水法是一种测量全身能量代谢的方法[7]。被检查者需要摄入一定量的具有稳定的氢和氧同位素的水。然后在一定的时间内连续收集被检查者的尿样，根据尿中氧和氢的周转速率的差异评估二氧化碳排出量。

一种研究人体中特定底物代谢的方法，是通过血样或其他组织，来评估底物（如葡萄糖、脂质）及它们在血液中的激素控制（如胰岛素）。然而，为了达到底物平衡，必须使用示踪技术，或者必须评估动静脉差异，这就需要同时对靶器官的动脉和静脉进行插管。一些改良技术已经开始取代这些有创的器官-底物-特异性代谢研究方法。因此，磁共振波谱（MRS）可以通过靶向稳定的 31-磷同位素（^{31}P）来评估 ATP、磷酸肌酸、无机磷酸盐和 pH 值[8,9]。对于监测葡萄糖代谢，正电子发射体层成像（PET）是一种非常有吸引力的方法。

10.3 振动的代谢反应

10.3.1 即时反应

第一项关于振动对代谢反应的研究着眼于年轻健康志愿者的呼吸反应[10]。本研究测试了三种情况：①膝关节屈曲 90° 下蹲；②膝关节伸直（180°）至屈曲 90° 之间的动态下蹲；③负重动态下蹲。研究发现，在特定的设置下（振动频率为 26 Hz，$A_{P2P} = 12$ mm），全身振动使摄气量增加了 4.5 mL/kg·min，或约 1 MET（图 10.1）。此外，研究发现，无论是站立还是蹲姿，代谢性全身振动反应的个体间差异都相对较小，这一发现可解释为全身振动引起肌肉收缩从而提高肌肉组织的能量需求。在随后的一项研究中，同一组研究人员证实，代谢性全身振动反应与振动频率和振幅正相关，在肩膀上放置额外重量比在腰部放置额外重量导致的代谢性全身振动反应更大[11]。因此，这些发现为骨骼肌，包括躯干肌肉，参与全身振动反应提供了进一步的证据，并得出结论：代谢性全身振动反应可以通过频率、振幅和姿势参数控制。同时，振动增强骨骼肌能量转换的观点已被 ^{31}P MRS 证实[9]。因此，振动会导致与肌肉相关的能量转换的增强，然而，其数量只是适度的，通常不会超过能量需求，如快走[11]。

与此同时，对健康青年的大量后续研究[12,18 - 22]也证实了前两项研究的结果（表10.1）。有趣的是，一项研究发现振动没有对摄氧量产生任何影响[17]，该研究得出这种结论的依据可能不太充分，因为在该研究中，振动平台产生的有效振幅随着振动频率的增加而降低，从而导致了误解。然而，该研究的作者如实地报告了测量的 A_{P2P} 值，这一点值得称赞。

此外，尽管经过 6 周的干预后，总运动量的标准代谢率降低，但全身振动相关的代谢率在 6 周的运动后仍持续增加[23]。因此，至少在年轻人中，全身振动反应代谢率的适度增加似乎可以很好地持续。

全身振动诱导的摄氧量增加在老年人中也得到证实[14]。同样，Cochrane 等[24]证实，老年人中也存在代谢性全身振动反应，但比年轻人稍小。另一方面，耐力训练和短跑训练的运动员对振动的摄氧量反应比未训练的年轻人要小[21]。因此，老年人振动相关的摄氧量反应的减少不太可能是由与年龄相关的久坐引起的，而更有可能是真正的衰老效应。

此外，代谢性全身振动反应也已在肥胖女性中得到证实[13]；研究者对慢性阻塞性肺疾病患者进行了研究，在这些患者中摄氧量的小幅增加并不显著（$P = 0.09$）[16]。然而，这可能是由于相对适中的振动振幅引起的（$A_{P2P} = 12$ mm）。

在脊髓损伤患者中，振动不仅增加了摄氧量，甚至摄氧量比健全的同龄人略大[15]。这是令人惊讶的，同样令人惊讶的是 A_{P2P} 小至 2 mm 时也获得了明显的效果，脊髓损伤患者在 1 min 时摄氧量反应比稳定状态（3 ~ 6 min）时更明显。因此，观察脊髓损伤患者在全身振动期间的腿部灌注和组织氧合情况是很有趣的，因为在前 60~90 s 振动增强了腿部灌注和组织氧合[25,26]，而脊髓损伤患者的腿部灌注和组织氧合原本是受到阻碍的。

图 10.4 展示了与振动相关的摄氧量增加和振动功率之间的关系，振动功率为振动频率和振幅的乘积。从图中可以明显看出摄氧量的增加与振动频率和振幅有关。然而，这种增长本身是轻微的，很少超过 1 MET。作为模型计算，当使用图中的回归方程，假设 RMR 为每千克体重 1 W 时，得到的代谢功率实际上低于振动平台的功率。骨骼肌的机械效率通常只有 25% 左右，这也说明振动平台的能量只有一小部分是和肌肉能量代谢相匹配的。因此，机械平台的大部分做功投入到了体内能量的弹性储存中（见第 5 章）。

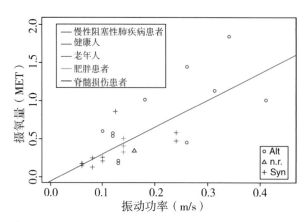

图10.4 摄氧量与振动功率的关系，振动功率计算为A_{P2P}频率。相关性显著（$P < 0.001$, $R^2 = 0.58$），表明两者的比值为3.52 MET。Alt：交替振动平台；Syn：同步振动平台；n.r.：未报告平台类型。

10.3.2 运动后过量摄氧量

尽管人们普遍缺乏关于运动后过量摄氧量的知识，但似乎可以确定的是，它不仅与体力活动量有关，而且与特定的运动类型有关[27]。关于全身振动，Hazell 和 Lemon[28]的报告指出，全身振动联合抗阻运动可以提高运动后过量摄氧量，且间隔 24 小时比间隔 8 小时更明显。Kang 和 Porfido[18] 发现，在骑自行车运动前进行全身振动，以 65% 的VO_2max（最大摄氧量）骑自行车时的摄氧量变得更高。虽然这可能表明全身振动诱导的运动后过量摄氧量甚至会在随后进行的其他类型的运动中持续存在，但目前尚不清楚这种效应是否为全身振动特有的。

10.3.3 底物利用率

关于全身振动和底物利用关系的研究相对较少。Garatachea 和 Jimenez[12] 分别评估了联合全身振动和不联合全身振动时，三种不同节奏的下蹲运动的总能量消耗、碳水化合物氧化和脂肪氧化的消耗。他们发现，值得注意的是，全身振动不仅提高了总能量消耗，而且它将能量利用从脂肪氧化转换为碳水化合物氧化。另一项研究也发现了碳水化合物利用率的增加[18]，然而，该研究中，脂肪利用率的降低并没有与之相对应。有一种可能的解释是，振幅明显小于前一项研究。因此，需要更多的研究来系统地确定频率和振幅对底物利用率的影响。

10.4 结论

综上所述，大量的研究已经建立了全身振动的即时代谢反应，清楚地表明全身振动诱导的摄氧量（变化）依赖于振动的频率和振幅，并且在全身振动期间的额外锻炼不会对其产生影响。这些结论适用于广泛的人群，从健康的年轻人到老年人，甚至是脊髓损伤患者。然而，影响是非常轻微的，且可能与长期能量平衡无关。另一方面，对全身振动诱导的运动后过量摄氧量知之甚少，一些证据表明这可能是相关的。同样，尽管我们对全身振动对底物利用的影响知之甚少，但现有证据表明，全身振动将代谢转向了对碳水化合物的利用。显然，这一领域需要更多的生理学研究，也应该关注全身振动期间和之后，激素对能量代谢的控制。

参考文献

［1］Stryer L. Biochemie [Biochemistry]. Heidelberg: Spektrum Verlag; 1990.

［2］Quistorff B, Secher NH, Van Lieshout JJ. Lactate fuels the human brain during exercise. FASEB J. 2008;22（10）:3443 - 3449.

［3］Kim J, Saidel GM, Cabrera ME. Multi-scale computational model of fuel homeostasis during exercise: effect of hormonal control. Ann Biomed Eng. 2007;35（1）:69 - 90.

［4］Whipp BJ. The slow component of O2 uptake kinetics during heavy exercise. Med Sci Sports Exerc. 1994;26（11）:1319.

［5］Berger NJA, Rittweger J, Tolfrey K, Williams A, Jones AM. Pulmonary O2 uptake on-kinetics in sprint- and endurance-trained master athletes. Med Sci Sports Exerc. 2005;37（5 Suppl）:S362.

［6］Speakman JR, Selman C. Physical activity and resting metabolic rate. P Nutr Soc. 2003;62（3）:621 - 634.

［7］Westerterp KR. Exercise, energy expenditure and energy balance, as measured with doubly labelled water. Proc Nutr Soc. 2018;77（1）:4 - 10.

［8］Ryschon TW, Fowler MD, Wysong RE, Anthony A, Balaban RS. Efficiency of human skeletal muscle in vivo: comparison of isometric, concentric, and eccentric muscle action. J Appl Physiol. 1997;83（3）:867.

［9］Zange J, Haller T, Muller K, Liphardt AM, Mester J. Energy metabolism in human calf muscle performing isometric plantar flexion superimposed by 20-Hz vibration. Eur J Appl Physiol. 2009;104（2）:271 - 277.

［10］Rittweger J, Schiessl H, Felsenberg D. Oxygen-uptake during whole body vibration exercise: comparison with squatting as a slow voluntary movement. Eur J Appl Physiol. 2001;86:169 - 173.

［11］Rittweger J, Ehrig J, Just K, Mutschelknauss M, Kirsch KA, Felsenberg D. Oxygen uptake in whole-body vibration exercise: influence of vibration frequency, amplitude, and external load. IntJ Sports Med. 2002;23（6）:428 - 432.

［12］Garatachea N, Jimenez A, Bresciani G, Marino NA, Gonzalez-Gallego J, de Paz JA. The effects of movement velocity during squatting on energy expenditure and substrate utilization in whole-body vibration. J Strength Cond Res. 2007;21（2）:594 - 598.

［13］Vissers D, Baeyens JP, Truijen S, Ides K, Vercruysse CC, Van Gaal L. The effect of whole body vibration short-term exercises on respiratory gas exchange in overweight and obese women. Phys Sportsmed. 2009;37（3）:88 - 94.

［14］Avelar NC, Simao AP, Tossige-Gomes R, Neves CD, Mezencio B, Szmuchrowski L, et al. Oxygen consumption and heart rate during repeated squatting exercises with or without whole-body vibration in the elderly. J Strength Cond Res. 2011;25 (12) :3495 - 3500.

［15］Yarar-Fisher C, Pascoe DD, Gladden LB, Quindry JC, Hudson J, Sefton J. Acute physiological effects of whole body vibration (WBV) on central hemodynamics, muscle oxygenation and oxygen consumption in individuals with chronic spinal cord injury. Disabil Rehabil. 2014;36(2):136 - 145.

［16］Gloeckl R, Richter P, Winterkamp S, Pfeifer M, Nell C, Christle JW, et al. Cardiopulmonary response during whole-body vibration training in patients with severe COPD. ERJ Open Res.2017;3 (1) https://doi.org/10.1183/23120541.00101-2016.

［17］Fares EJ, Charriere N, Montani JP, Schutz Y, Dulloo AG, Miles-Chan JL. Energy expenditure and substrate oxidation in response to side-alternating whole body vibration across three commonly-used vibration frequencies. PLoS One. 2016;11 (3) :e0151552.

［18］Kang J, Porfido T, Ismaili C, Selamie S, Kuper J, Bush JA, et al. Metabolic responses to whole-body vibration: effect of frequency and amplitude. Eur J Appl Physiol. 2016;116 (9) :1829 - 1839.

［19］Serravite DH, Edwards D, Edwards ES, Gallo SE, Signorile JF. Loading and concurrent synchronous whole-body vibration interaction increases oxygen consumption during resistance exercise. J Sports Sci Med. 2013;12 (3) :475 - 480.

［20］Da Silva ME, Fernandez JM, Castillo E, Nunez VM, Vaamonde DM, Poblador MS, et al. Influence of vibration training on energy expenditure in active men. J Strength Cond Res. 2007;21(2):470 - 475.

［21］Gojanovic B, Feihl F, Gremion G, Waeber B. Physiological response to whole-body vibration in athletes and sedentary subjects. Physiol Res/Acad Sci Bohemoslov. 2014;63 (6) :779 - 792.

［22］Milanese C, Cavedon V, Sandri M, Tam E, Piscitelli F, Boschi F, et al. Metabolic effect of bodyweight whole-body vibration in a 20-min exercise session: a crossover study using verified vibration stimulus. PLoS One. 2018;13 (1) :e0192046.

［23］Rosenberger A, Beijer A, Schoenau E, Mester J, Rittweger J, Zange J. Changes in motor unit activity and respiratory oxygen uptake during 6 weeks of progressive whole-body vibration combined with progressive, high intensity resistance training. J Musculoskelet Neuronal Interact. 2019;19(2):159 - 168.

［24］Cochrane DJ, Sartor F, Winwood K, Stannard SR, Narici MV, Rittweger J. A comparison of the physiologic effects of acute whole-body vibration exercise in young and older people. Arch Phys Med Rehabil. 2008;89 (5) :815 - 821.

［25］Rittweger J, Moss AD, Colier W, Stewart C, Degens H. Muscle tissue oxygenation and VEGF in VO-matched vibration and squatting exercise. Clin Physiol Funct Imaging. 2010;30 (4) :269 - 278.

［26］Zange J, Molitor S, Illbruck A, Muller K, Schonau E, Kohl-Bareis M, et al. In the unloaded lower leg, vibration extrudes venous blood out of the calf muscles probably by direct acceleration and without arterial vasodilation. Eur J Appl Physiol. 2014;114 (5) :1005 - 1012.

［27］Thornton MK, Potteiger JA. Effects of resistance exercise bouts of different intensities but equal work on EPOC. Med Sci Sports Exerc. 2002;34 (4) :715 - 722.

［28］Hazell TJ, Lemon PW. Synchronous whole-body vibration increases VO (2) during and following acute exercise. Eur J Appl Physiol. 2012;112 (2) :413 - 420.

第11章 循环效应

Darryl Cochrane，Jörn Rittweger 编
杨静 译

11.1 简介

当人们进行体力活动或运动时，他们的肌肉就开始工作，这就需要身体进行能量代谢。为此，能量底物、二氧化碳和氧气必须被输送到工作的肌肉中（见第 10 章），而肌肉组织需要血液灌注，以便从中提取营养物质和氧气。因此问题是，对于特定类型的运动，工作肌肉的血液供应是否适合于正在进行的身体活动。

11.2 人体的血流动力学

哺乳动物心血管系统的基础设计依据的是连续性原则（图 11.1）。它通常适用于闭环系统，它指出单位时间内特定的横截面血流量相同。例如，通过左心室、主动脉、动脉、动脉联合截面、毛细血管等一直到右心室和肺血管的血流量。因此，有一个策略是通过普遍增加的血流量来增加工作肌肉的血液供应。根据连续性原则，"总流量"只能在个别位置进行测量。而心脏就是其中一个位置，这就是为什么"总流量"通常被定为心排血量。

心脏以脉动的方式将血液推送于身体各处。因此，心脏产生的压力在每个阶段都有"高"和"低"之分，也就产生了收缩压和舒张压（见第 1 章，图 1.2D）。除了优秀运动员，每搏输出量（即在每个收缩周期中心脏泵出的血量）在不同的工作强度中都保持相对恒定，因此心率是心排血量变化的合理近似值。

动脉血压源于心输出量和血流阻力（图 11.2）。在这里类比欧姆定律有助于理解血管阻力的产生及其调节是一个重要的生理功能。根据哈根—泊肃叶定律，血管半径的 4 次方与血管阻力呈反比（图 11.1）。因此，血管收缩（＝通过有效直径缩小而变窄）是

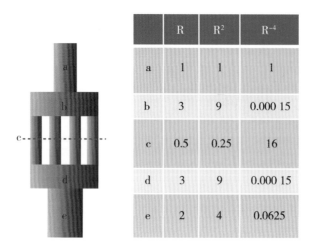

	R	R²	R⁻⁴
a	1	1	1
b	3	9	0.000 15
c	0.5	0.25	16
d	3	9	0.000 15
e	2	4	0.0625

图11.1　连续性原则的概念，以及容器半径（R）的分支和变化对流速和流动阻力的影响。注意，在理想的a到e的任何截面上，流量（mL/min）是相同的，然而，流速与总截面（R²）成反比。因此，a处比b处的流速慢9倍，但c处（4×0.25=1）和a处相同。而流动阻力与半径R的4次方成反比。因此，尽管横截面c处与a处的总面积相同，但其流动阻力为16÷4=4倍。

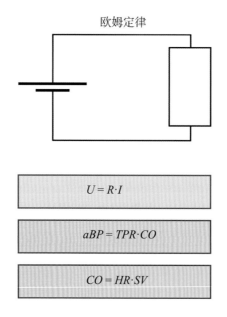

欧姆定律

$$U = R \cdot I$$

$$aBP = TPR \cdot CO$$

$$CO = HR \cdot SV$$

图 11.2　直流电回路的欧姆定律与血流动力学恒流模式的类比示意。在电路中，电流来自蓄电池或发电机，而电压（U）取决于电流（I）和电阻器的电阻（R）。对于心血管系统，动脉血压（aBP）类似U，总外周阻力（TPR）类似R，心输出量类似I。心输出量等于心率（HR）和每搏输出量（SV）的乘积。因为在不同的工作强度中每搏输出量通常是恒定的，所以有时可以用心率简单替代心输出量。

一种增加该血管流动阻力的有力方式。此外，所有血管的收缩是升高全身血压的强大机制，这也是交感神经系统在直立时帮助保持血压稳定的方法。相反，血管舒张（＝主动加宽血管直径）会降低阻力，这有助于降低血压，通过降压药物和选择性血管舒张剂可以改善特定器官的血流灌注。

当只有一部分血管发生收缩时，对体循环血压几乎没有什么影响。例如，皮肤在寒冷环境暴露时小动脉血管收缩，这有助于减少皮肤的血液流动，从而保存体内的热量。另一方面，选择性血管舒张是一种机制，通过这种机制，血流可以选择性地流向特定器官。对于工作中的肌肉，则是由交感神经系统的特异性 β－肾上腺素能神经纤维来实现的。通过这种方式，选择性血管舒张可以增强氧和底物向工作肌肉的输送。此外，工作肌肉内累积的产物（腺苷、二氧化碳和氢离子）也可以引起血管舒张，从而帮助肌肉维持足够的血液灌注。然而，缓慢收缩过程产生的巨大力量使得肌肉内机械张力增高，收缩肌肉的血液供应可能会非常有限，这会导致工作肌肉中的可用氧含量降低。

总之，关于振动运动待解决的问题是：

（1）振动运动如何影响体循环血压？

（2）振动如何影响工作肌肉的局部灌注？

11.3　循环监测仪

体循环监测最终集中于评估心输出量和动脉血压，可以通过这两个测量值来评估总外周阻力。相对简单的方法是测量心率，心率可以反映心输出量。然而，这必须谨慎进行，因为觉醒或其他精神心理活动可以在不增加心输出量的情况下使心率增快。因此，最好直接测量心输出量。例如，通过心脏功率多普勒超声（需要经验丰富的超声检查者操作），相位对比磁共振成像（PC-MRI，需要高端技术设置，排除多种类型的运动）或有创指标－稀释方法。鉴于上述方法的技术性，大多数运动生理学家依靠基于肺活量的再呼吸技术或依靠连续血压信号的高级计算来评估心输出量[1]。

外周循环监测重点监测的是某一肌肉或肌群的血液供应。因此，股浅动脉的功率多普勒超声是评估足跖屈肌血液供应的一种直接方法，而伸膝肌的血液供应可以通过股深动脉功率多普勒超声进行评估。在某种情况下，PC-MRI 可代替功率多普勒超声。静脉闭塞体积描记术也是一种替代方法，它可以通过给袖带充气 50 mmHg 阻止静脉流出肢体和动脉流入肢体，据此推测出的单位时间初始体积变化即为动脉血流量。

除了血流量测量，监测工作肌肉中氧气的可用性也是很有意义的。近红外光谱法（NIRS）是一种迄今为止唯一的无创方法。这种光学方法使用波长 700~1000 nm 的电磁波来测量各组织内的氧气吸收，即血红蛋白、肌红蛋白和细胞色素 c 分子的吸收。后者的氧化作用和前者的氧合作用会改变这些分子的吸收光谱。根据所使用的算法，可以评估趋势（即在试验中随时间的变化），甚至估计相对浓度[2]。但是，不能用 NIRS 来评估绝对浓度。NIRS 还可通过注射吲哚菁绿[2]评估组织灌注，通过动脉闭塞测量法评估组织代谢率。

在组织内，小动脉、毛细血管和小静脉内的血液流动称为微循环。可以通过激光多普勒血流仪或者动脉自旋标记磁共振等对其进行评估。

血管特性监测可以对心血管调节过程进行推断。因此，从物理意义上来讲，动脉壁硬度随着生理性血管的收缩而增加，这可以通过交感神经系统或血管活性激素或代谢物来诱导。作为一种次要效应，动脉壁硬度的增加会导致脉搏波的传播加速，这可以通过同步记录心电图和连续血压来评估。动脉壁硬度和脉搏波传导速度（PWV）也随年龄和血管疾病而变化。因为血管壁的被动 j 型体积—压力特性，所以，PWV 也受血管直径的影响。因此，从 PWV 测量中得出的生理学和病理生理学推断都必须重视。血管特性还可以通过搏动指数进行评估。搏动指数基本上是收缩期和舒张期之间差异的标准化平均值。更现代的血管特性评估方法是波反射，它可提供有效的临床信息[3]。

另一个值得思考的变量是血管的扩张能力，这种功能会在血管疾病中受到损害。因此，所谓的血流介导的血管扩张可以巧妙地通过动脉闭塞前后血管直径变化的超声检查进行评估。

11.4　振动运动对血液循环的影响

11.4.1　振动的单次效应

11.4.1.1　血流

如上所述，运动增加了对氧气的代谢需求，从而导致工作肌肉的血流增加。当临床目标是增加肌肉骨骼损伤部位的外周循环时，振动运动作为康复阶段的一种物理治疗干预可能是有利的。同样，在健康受损时，外周循环减少往往因血管疾病而加剧，这可能会增加死亡或发病风险。因此，振动有可能改善或恢复外周血液循环受损患者的血流（图 11.3）。振动是一种安全、易于执行和耐受性良好的干预措施，且涉及参与者的活动最小。对于无法进行常规或高冲击性运动的老年人和行动不便患者的康复，这可能特别有用。

在健康的参与者中，单次振动运动（26 Hz，3 mm）可以使腘动脉血流增加两倍，并可使脚和小腿出现红斑[4]。在 30 Hz 振动期间，与静息水平相比，股动脉的平均血细胞速度增加，血流速度增加最大[5]。根据一项荟萃分析，较低的振动频率（5~25 Hz）可能相比较高的振动频率（30~50 Hz）对增加外周血流量的影响更大[6]。据推测，较低的振动频率可能会影响肌肉收缩速率，从而增加收缩间隔时间，使组织得到更多的灌

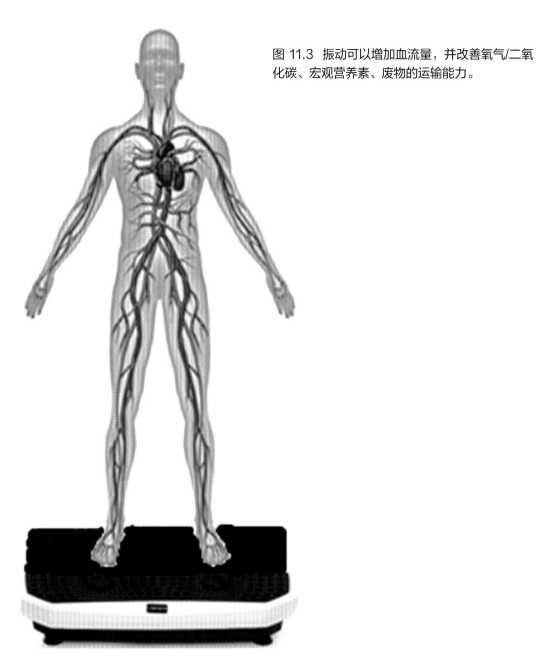

图 11.3 振动可以增加血流量，并改善氧气/二氧化碳、宏观营养素、废物的运输能力。

注。然而，较高的振动频率可能不允许血液灌注，会导致振动测试期间血流量较低[6]。在脊髓损伤患者中，分别进行 6 次 3 min 20 Hz 和 30 Hz 的振动（振幅峰 – 峰值为 5 mm）后，腿部血流速度增加，相比之下 10 Hz 的振动对血流速度没有影响[7]。这与后来的一项研究一致，该研究显示，脊髓损伤患者在进行频率为 30 Hz、40 Hz 和 50 Hz（2 mm）的三次独立振动时外周血流增加[8]。

振动能够影响运动后恢复期的血流。例如，在最大限度地骑行运动之后，6 次

1 min（25 Hz，4 mm）的间歇性振动降低了腘动脉搏动指数，从而提高了随后的性能[9]。作者称，振动能够加速下肢血管扩张肌肉的恢复[9]。影响振动后血流的机制可能包括新陈代谢和神经系统方面。例如，局部代谢率的增加可能与肌梭反射引起的腿部肌肉高度激活有关，这种激活可增加血管舒张[4]。值得注意的是，在不负重的腓肠肌内侧进行 3 min（15 Hz 或 25 Hz，5 mm）振动后没有出现血管舒张[10]。这与振动的负重练习中血流的频率依赖性瞬时增加相反[4,11]。一氧化氮的增加和血液黏度的降低可能是增加血流的其他机制[4,5]。一氧化氮是一种有效的信号分子和血管扩张剂[12]，可能会受振动的影响，从而增加血管内皮与血流惯性间摩擦的剪切应力。相反，间歇性振动（45 Hz，2 mm）3 min 后，股动脉血流没有发生变化[13]。

先前的研究表明，3 min 的振动（30 Hz，5~6 mm 的振幅）改善了健康参与者小腿的皮肤血流[12]。作者提倡将振动作为下肢皮肤血流减少者的一种替代干预措施，特别是那些有足部问题的人群。在糖尿病患者和健康参与者的比较中，5 min（50 Hz，5~6 mm）的振动使两组前臂皮肤血流均增加；但与健康参与者相比，糖尿病组的皮肤血流量较低[14]。在早期的一项研究中，同一作者报告显示 10 min 50 Hz 的振动比 30 Hz 的振动对增加健康参与者前臂皮肤的血流更有效[15]。同样，糖尿病患者在 10 次 1 min（26 Hz，2 mm）振动后，脚部皮肤的血流量增加[16]（图 11.4）。

最后，振动平台的类型（垂直与侧向交替）也可能影响血流量。目前的证据表明，侧向交替振动相比垂直振动在提高外周血流量方面更有优势；然而，这还需要更多的研究来证实血流变化的存在[6]。

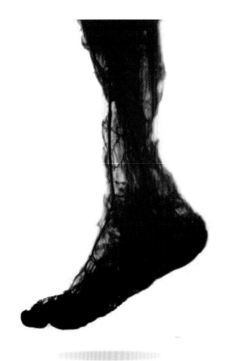

图 11.4　对于糖尿病足，振动可以促进皮肤的血液流动。

11.4.1.2 心率和血压

剧烈振动对心血管的压力很小。例如，在 5 min 的振动（26 Hz，6 mm）期间，静息心率从 68 次 /min 升高至 105 次 /min [17]。在 9 min 的振动（26 Hz，3 mm）后，心率和血压没有发生变化[4]。不负重和负重运动的剧烈振动（45 Hz，2 mm）对心率和血压的影响也很小[13]。此外，在 10 组 60 s（26 Hz，2~4 mm）的间歇性振动后，心率和血压从基线到振动后 20 min、40 min、60 min 都没有发生变化[18]。

相反，涉及动态深蹲 90° 的完全振动（26 Hz）与体重 35%~40% 的额外负荷，使心率和收缩压分别增加了 30% 和 16%[19]。这表明，动态深蹲增加的外部负荷能够增加心血管反应。健康男性参与者进行了 5 组 6 次上半身和下半身运动，预计 15 min 的运动延长超过了 30 min。参与者进行了两次精确的运动——有振动（45 Hz，2 mm）运动和无振动运动。研究结果显示，与无振动运动（心率 127 次 /min）相比，有振动运动（心率 137 次 /min）过程中产生了更快的心率[20]。因此，在将振动作为心血管运动的辅助干预措施时，需要仔细选择运动模式（静态或动态），以及运动次数和振动参数（频率、振幅、持续时间）。例如，在慢性脑卒中患者中，使用高强度和低强度振动引起血压和心率的变化非常小。因此，振动不会对慢性脑卒中等受损人群产生任何不必要的或很大的心血管压力[21]。

评估心率变异性（HRV）需要测量瞬时心率时间序列的变化，该序列反映的是慢效交感神经和快效副交感神经系统的相关信息，可用于评估心血管疾病。研究表明，在单次 10 min 的振动（20 Hz，6 mm）之后，HRV 参数增加。作者称，振动可能有助于降低心脏病发生的风险，特别是对于那些不能进行广泛运动、心血管疾病高风险的老年人[22]。

11.4.1.3 动脉僵硬度

动脉僵硬度与动脉血管系统的顺应性、扩张性和弹性有关，因此，动脉僵硬度是在一个动脉段或整个动脉树中实现特定扩张所必需的压力。动脉僵硬度的增加是动脉粥样硬化和心血管疾病发展的一个独立的危险因素。与久坐不动的人群相比，定期运动的人群动脉僵硬度较低。此外，单次有氧运动可以显著降低动脉僵硬度。到目前为止，剧烈运动降低动脉僵硬度的机制仍然不确定，但机械刺激可以适当影响动脉僵硬度。例如，在健康男性中进行剧烈间歇性振动（10 组 60 s，26 Hz，2~4 mm），在振动后 20 min 和 40 min，通过测量腕 – 踝部位 PWV 发现动脉僵硬度显著降低（3%）[18]。有人进行了类似的研究，使用较高的频率（40 Hz，1 mm），在颈 – 股、肱 – 踝和股 – 踝部位体现了 PWV 增快[23]（图 11.5）。

在振动组和无振动组（对照组），股 – 踝部位的 PWV 在 5 min 内明显降低，振动组在振动后 30 min 的恢复期持续保持低水平，但对照组恢复到了基线。然而，无论振动组还是对照组，颈 – 股部位 PWV 和肱 – 踝部位 PWV 并无显著变化。根据研究结果，作者提出，振动后腿部 PWV 逐渐减少，可能与腿部动脉振动的局部效应有关[23]。在同

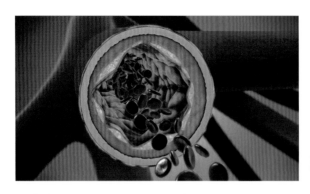

图11.5　振动能够降低动脉僵硬度。

一作者的另一项研究中，健康的男性在有振动（30 Hz，1 mm）和无振动的情况下分别进行 4 min 的静态下蹲，然后进行 4 min 的闭塞和 4 min 的恢复。作者观察到，在运动后肌肉缺血期间，振动增加了腿部动脉僵硬度，减轻了全身动脉僵硬度和主动脉收缩压升高的情况[24]。

11.4.2　振动的慢性影响

　　振动的长期使用在其应用时长和目标受众方面都有所不同。在血流方面，一个为期 12 周的振动方案报告了 2 型糖尿病患者的腿部血流有所增加。作者称，振动可能有利于 2 型糖尿病患者的运动[25]。其他心血管指标也显示了重复振动运动的积极表现。例如，6 周的抗阻振动运动降低了健康男性的静息舒张压[26]；在该研究中抗阻振动组的参与者血管生成的生物介质被抑制，而在单纯抗阻训练组中增加[27]。然而，抗阻振动组的血流量及组织氧合作用都优于单纯抗阻训练组，因此作者推测，振动具有支持运动中肌肉组织灌注的直接潜在机械效应[28]。事实上，随后的研究为振动可以改善肌肉组织灌注的观点提供了进一步的证据。例如，打开休眠的毛细血管或促进静脉瓣膜的定向对流[10,29,30]。另一项研究通过 12 周的振动运动发现，振动运动后 2 型糖尿病患者的静息舒张压和收缩压峰值流速得到了改善[31]。作者称，腘动脉收缩期峰值速度降低可能表明外周血管大小改变或一氧化氮增加了血管扩张[31]。然而，直接的机械效应可能形成了另一种解释。

　　振动运动可降低绝经后女性的心血管疾病和身体残疾风险。先前的研究表明，6 周的振动运动可以降低波反射幅度，及患高血压或高血压前期的绝经后肥胖女性的主动脉血压[32]。同样，12 周的振动运动改善了绝经后高血压前期或高血压女性的全身和腿部动脉僵硬度及血压[33]，6 周的振动运动改善了年轻超重但血压正常女性的全身动脉僵硬度和主动脉收缩压[34]。相比之下，12 周的振动运动显示，中老年参与者的血压或心率没有显著变化。然而，作为全身动脉僵硬度标志的肱－踝部位 PWV 在振动后显著降低[35]。

　　一项研究两种不同振动运动振幅（2 mm 或 4 mm）对健康年轻男性左心室每搏输出量和射血分数的影响显示，8 周低振幅（2 mm）振动增加了每搏输出量，但没有改变射血分数[36]。在脊髓损伤患者中，12 周的联合振动和肌电刺激改善了腘动脉血流量和动脉静息直径[37]。

11.5 总结

总之，大量证据表明，全身振动的心血管需求非常低，甚至可以忽略不计。全身振动的优点是，它对有氧代谢能力有限的人是有帮助的。缺点是，全身振动可能不能帮助改善心血管健康。但还没有测量出来全身振动期间的心输出量，这是一个相关的知识盲区。

在血液供应和微循环方面，全身振动可能以特定剂量的方式增加血流[5]。此外，它似乎可以改善组织氧合[10,30]，尽管这种效应只持续了大约 1 min。一些证据表明，这可能是一种相当直接的机械性效果。总之，工作肌群微循环被破坏的人，如糖尿病患者，可以从全身振动中获得一些额外的好处[31]，特别是当他们不适宜进行有氧运动的时候。

参考文献

［1］Capek JM, Roy RJ. Noninvasive measurement of cardiac output using partial CO2 rebreathing. IEEE Trans Biomed Eng. 1988;35（9）:653‐661.

［2］Boushel R, Piantadosi CA. Near‐infrared spectroscopy for monitoring muscle oxygenation. Acta Physiol Scand. 2000;168（4）:615‐622.

［3］Weber T, Wassertheurer S, Rammer M, Haiden A, Hametner B, Eber B. Wave reflections, assessed with a novel method for pulse wave separation, are associated with end‐organ damage and clinical outcomes. Hypertension. 2012;60（2）:534‐541.

［4］Kerschan‐Schindl K, Grampp S, Henk C, Resch H, Preisinger E, Fialka‐Moser V, et al. Whole‐body vibration exercise leads to alterations in muscle blood volume. Clin Physiol. 2001;21（3）:377‐382.

［5］Lythgo N, Eser P, de Groot P, Galea M. Whole‐body vibration dosage alters leg blood flow. Clin Physiol Funct Imaging. 2009;29（1）:53‐59.

［6］Games KE, Sefton JM, Wilson AE. Whole‐body vibration and blood flow and muscle oxygenation: a meta‐analysis. J Athl Train. 2015;50（5）:542‐549.

［7］Herrero AJ, Menendez H, Gil L, Martin J, Martin T, Garcia‐Lopez D, et al. Effects of whole‐body vibration on blood flow and neuromuscular activity in spinal cord injury. Spinal Cord. 2011;49（4）:554‐559.

［8］Yarar‐Fisher C, Pascoe DD, Gladden LB, Quindry JC, Hudson J, Sefton J. Acute physiological effects of whole body vibration（WBV）on central hemodynamics, muscle oxygenation and oxygen consumption in individuals with chronic spinal cord injury. Disabil Rehabil. 2014;36（2）:136‐145.

［9］Sanudo B, Cesar‐Castillo M, Tejero S, Cordero‐Arriaza FJ, Oliva‐Pascual‐Vaca A, Figueroa A. Effects of vibration on leg blood flow after intense exercise and its influence on subsequent exercise performance. J Strength Cond Res. 2016;30（4）:1111‐1117.

［10］Zange JC, Molitor S, Illbruck A, Muller K, Schonau E, Kohl–Bareis M, et al. In the unloaded lower leg, vibration extrudes venous blood out of the calf muscles probably by direct acceleration and without arterial vasodilation. Eur J Appl Physiol. 2014;114（5）:1005–1012.

［11］Fuller JT, Thomson RL, Howe PRC, Buckley JD. Effect of vibration on muscle perfusion: a systematic review. Clin Physiol Funct Imaging. 2013;33（1）:1–10.

［12］Lohman EB, Scott PJ, Maloney–Hinds C, Betts–Schwab H, Thorpe D. The effect of whole body vibration on lower extremity skin blood flow in normal subjects. Med Sci Monit. 2007;13（2）:71–76.

［13］Hazell TJ, Thomas GWR, DeGuire JR, Lemon PWR. Vertical whole–body vibration does not increase cardiovascular stress to static semi–squat exercise. Eur J Appl Physiol. 2008;104（5）:903–908.

［14］Maloney–Hinds C, Petrofsky JS, Zimmerman G, Hessinger DA. The role of nitric oxide in skin blood flow increases due to vibration in healthy adults and adults with type 2 diabetes. Diabetes Technol The. 2009;11（1）:39–43.

［15］Maloney–Hinds C, Petrofsky JS, Zimmerman G. The effect of 30 Hz vs. 50 Hz passive vibration and duration of vibration on skin blood flow in the arm. Med Sci Monit. 2008;14（3）:112–116.

［16］Johnson PK, Feland JB, Johnson AW, Mack GW, Mitchell UH. Effect of whole body vibration on skin blood flow and nitric oxide production. J Diabetes Sci Technol. 2014;8（4）:889–894.

［17］Cochrane DJ, Stannard SR, Sargeant T, Rittweger J. The rate of muscle temperature increase during acute whole–body vibration exercise. Eur J Appl Physiol. 2008;103（4）:441–448.

［18］Otsuki T, Takanami Y, Aoi W, Kawai Y, Ichikawa H, Yoshikawa T. Arterial stiffness acutely decreases after whole–body vibration in humans. Acta Physiol. 2008;194（3）:189–194.

［19］Rittweger J, Beller G, Felsenberg D. Acute physiological effects of exhaustive whole–body vibration exercise in man. Clin Physiol. 2000;20（2）:134–142.

［20］Hazell TJ, Lemon PWR. Synchronous whole–body vibration increases VO2 during and following acute exercise. Eur J Appl Physiol. 2012;112（2）:413–420.

［21］Liao LR, Ng GYF, Jones AYM, Pang MYC. Cardiovascular stress induced by whole–body vibration exercise in individuals with chronic stroke. Phys Ther. 2015;95（7）:966–977.

［22］Licurci MDB, Fagundes AD, Arisawa EAL. Acute effects of whole body vibration on heart rate variability in elderly people. J Bodyw Mov Ther. 2018;22（3）:618–621.

［23］Figueroa A, Vicil F, Sanchez–Gonzalez MA. Acute exercise with whole–body vibration decreases wave reflection and leg arterial stiffness. Am J Cardiovasc Dis. 2011;1（1）:60–67.

［24］Figueroa A, Gil R, Sanchez–Gonzalez MA. Whole–body vibration attenuates the increase in leg arterial stiffness and aortic systolic blood pressure during post–exercise muscle ischemia. Eur J Appl Physiol. 2011;111（7）:1261–1268.

［25］Sanudo B, Alfonso–Rosa R, del Pozo–Cruz B, del Pozo–Cruz J, Galiano D, Figueroa A. Whole body vibration training improves leg blood flow and adiposity in patients with type 2 diabetes mellitus. Eur J Appl Physiol. 2013;113（9）:2245–2252.

［26］Beijer A, Rosenberger A, Weber T, Zange J, May F, Schoenau E, et al. Randomized controlled study on resistive vibration exercise（EVE Study）: protocol, implementation and feasibility. J Musculoskelet Neuronal Interact. 2013;13（2）:147–156.

［27］Beijer A, Rosenberger A, Bolck B, Suhr F, Rittweger J, Bloch W. Whole–body vibrations do not elevate the angiogenic stimulus when applied during resistance exercise. PLoS One. 2013;8（11）:e80143.

［28］Beijer A, Degens H, Weber T, Rosenberger A, Gehlert S, Herrera F, et al. Microcirculation of skeletal muscle adapts differently to a resistive exercise intervention with and without superimposed whole-body vibrations. Clin Physiol Funct Imaging. 2015;35（6）:425‒435.

［29］Cakar HI, Dogan S, Kara S, Rittweger J, Rawer R, Zange J. Vibration-related extrusion of capillary blood from the calf musculature depends upon directions of vibration of the leg and of the gravity vector. Eur J Appl Physiol. 2017;117（6）:1107‒1117.

［30］Rittweger J, Moss AD, Colier W, Stewart C, Degens H. Muscle tissue oxygenation and VEGF in VO-matched vibration and squatting exercise. Clin Physiol Funct Imaging. 2010;30（4）:269‒278.

［31］Manimmanakorn N, Manimmanakorn A, Phuttharak W, Hamlin MJ. Effects of whole body vibration on glycemic indices and peripheral blood flow in type II diabetic patients. Malays J Med Sci. 2017;24（4）:55‒63.

［32］Figueroa A, Kalfon R, Madzima TA, Wong A. Effects of whole-body vibration exercise training on aortic wave reflection and muscle strength in postmenopausal women with prehypertension and hypertension. J Hum Hypertens. 2014;28（2）:118‒122.

［33］Figueroa A, Kalfon R, Madzima TA, Wong A. Whole-body vibration exercise training reduces arterial stiffness in postmenopausal women with prehypertension and hypertension. Menopause. 2014;21（2）:131‒136.

［34］Figueroa A, Gil R, Wong A, Hooshmand S, Park SY, Vicil F, et al. Whole-body vibration training reduces arterial stiffness, blood pressure and sympathovagal balance in young overweight/ obese women. J Hypertens. 2012;35（6）:667‒672.

［35］Lai C-L, Chen H-Y, Tseng S-Y, Liao W-C, Liu B-T, Lee M-C, et al. Effect of whole-body vibration for 3 months on arterial stiffness in the middle-aged and elderly. Clin Interv Aging. 2014;9:821‒827.

［36］Ghazalian F, Hakemi L, Pourkazemi L, Akhoond M. Effects of amplitudes of whole-body vibration training on left ventricular stroke volume and ejection fraction in healthy young men. Anatol J Cardiol. 2015;15（12）:976‒980.

［37］Menendez H, Ferrero C, Martin-Hernandez J, Figueroa A, Marin PJ, Herrero AJ. Chronic effects of simultaneous electromyostimulation and vibration on leg blood flow in spinal cord injury. Spinal Cord. 2016;54（12）:1169‒1175.

第12章　振动治疗的激素调节

Eloá Moreira-Marconi，Danubia da Cunha de Sá -Caputo，Alessandro Sartorio，Mario Bernardo-Filho　编
吴志平　译

12.1　概述

内分泌腺所分泌的激素在人体中起着核心作用，因为它能影响人体的多种功能，对生长、生殖和内稳态至关重要。内分泌系统高度复杂，确保了身体各器官之间的协调合作，以维持一个稳定和适当的内部环境。内分泌系统在使身体做出反馈和应激变化方面也起着至关重要的作用，如对压力做出反应。

内分泌系统的功能和作用与参与细胞外通讯的另外两个系统——神经系统和免疫系统有很大程度的相似性。与内分泌系统一样，神经系统逐渐从神经细胞中释放调节物质，这些物质通过突触连接传递信号给相邻的细胞。这些神经递质也可能作为真正的循环激素，而一些激素也可作为中枢神经系统的神经源性介质[1]。

尽管神经系统可以在身体各部分之间更快地传递信息，但内分泌系统产生并分泌的激素可直接进入血液循环，因此对整个身体有更持久的作用。内分泌系统也参与控制新陈代谢和能量消耗、电解质平衡、生长发育和生殖。因此，几乎身体的每个器官和细胞都会被内分泌系统应对各种刺激做出的反应所影响，包括物理因素[2]。

在能够影响内分泌系统反应的物理因素中，主要与自然条件相关，如体育锻炼[3,4]。运动通常与一系列激素反应有关，不同的运动类型和强度对激素释放产生不同影响[5,6]。电针[7]、经皮神经电刺激疗法（TENS）[8]、按摩[9,10]、放松的音乐[11]和机械振动治疗[12,13]是属于物理因素的临床干预措施。据报道，所有这些刺激都能产生激素反应，这归因于物理因素对神经肌肉系统[14]的影响。

一些作者提出，内分泌反应对证明振动治疗的效果具有重要意义[15-17]。

本章旨在分析和讨论相关文献的主要数据，同时也帮助读者更好地了解振动依赖于

激素分泌的作用机制。

12.2　振动运动和普通激素反应

一些研究报道，在运动[18,19]和康复[20]中进行机械振动干预时，振动可对内分泌系统产生刺激 / 抑制作用[12,13]。

振动刺激有两种不同的形式，局部振动和全身振动[14]。局部振动，也称为聚焦[21]或节段振动[22]，相当于装置直接作用于特定解剖点。而在全身振动中，振动平台产生的机械振动可传递到个体的全身。

研究表明，局部振动和全身振动均与激素反应相关[5,12,13,23 - 30]。虽然振动疗法引起激素反应的作用机制尚未达成共识，但一些作者指出，振动刺激引起的神经和肌肉骨骼反应可能与这些激素变化有关。振动刺激可以影响外周和中枢结构的兴奋状态，从而促进随后的自主运动[17,31 - 34]。振动刺激、神经和肌肉骨骼相互作用，以及内分泌系统之间的相互关系见图 12.1。

局部振动和全身振动均可引起肌肉快速反射和收缩，从而激活肌梭，增强 α 运动神经元的兴奋性运动反射[17,35]。

对于一些临床应用，振动疗法（局部振动和全身振动）对肌肉骨骼和内分泌系统的影响是相互冲突的，且机制尚未明确。一些研究报告显示，振动会使睾酮[12,13,24,30,36,37]、皮质醇[24,37,38]和生长激素（GH）浓度[5,12,13,23 - 30]显著升高。但是也有一些研究发现，振动对皮质醇分泌有抑制作用[5,12,13,27,39,40]，或对睾酮[13,29,39,41]和生长激素浓度没有影响[38,39,42,43]。这有可能是合理的，文献中报告结果的差异可归因于在方案中使用的不同参数、不同的实验条件、研究人群的异质性，以及应用的振动刺激（局部振动和全身振动）的形式，接下来将讨论这些因素（图 12.1）。

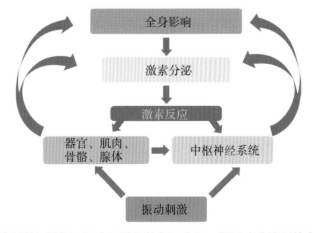

图12.1　振动刺激与神经、肌肉骨骼间的相互作用，以及内分泌系统之间的联系。

12.3　全身振动和激素反应

正如本书的另一章所述，必须重视全身振动，全身振动作为一种运动方式，被认为是一种运动康复的方式，因为它通过刺激肌肉运动和增加代谢率[44]触发快速和重复的离心—向心运动。此外，全身振动也可以增加骨强度，恢复因残疾或骨质疏松症引起的骨量丢失[45-47]。除了对肌肉的这种直接作用外，全身振动还能间接地对运动皮质兴奋性和自主驱动产生积极影响[34]，振动平台还可使重力负荷增加[48]。

表 12.1 总结了 PubMed、Scopus 和 PEDRo 等几个数据库中关于全身振动治疗在不同人群中引起激素变化的已发表数据。

很明显，全身振动对大多数激素分泌的影响常常是不一致的。一些因素可以证明这些发现，如不同的研究人群，生物力学参数（频率、峰 – 峰值位移、峰值加速度），以及使用方案的其他条件，如工作时间、休息时间、每周的周期性、一次运动的次数、疗程次数、干预的延伸（单次剧烈或累积效应）、振动平台的类型，以及个体的姿势。

12.4　局部振动和激素的反应

依赖轮椅或长期制动、限制活动的虚弱疾病和与外科手术有关的长期卧床，这些临床状况使个人无法承受其体重。一般来说，在这些情况下，不应使用全身振动，因为患者不能在振动平台上保持全身振动规范中广泛使用的蹲姿。局部振动可能是振动疗法的一种替代形式，可以直接在肌肉或肌腱[60]上施加刺激，而且不需要患者的任何主动运动。

局部振动可诱发许多与全身振动类似的生理效应，如强直振动反射，或脊髓和脊髓上水平的神经肌肉适应[14]。虽然有充分的证据证明，局部振动在一些临床条件下用于个体的预防和康复方面具有优势，但局部振动主要用于健康个体[14]。只有一项研究针对的是神经功能障碍（如脑瘫、脊髓损伤和退行性共济失调）的个体[40]。

表 12.2 示局部振动对激素分泌的影响。与大量研究全身振动影响的文献不同，局部振动后只评估了有限数量的激素（睾酮、皮质醇、生长激素）。同样，对于局部振动来说，也发现了不一致的结果，进一步说明了干预中使用的不同方案和实验条件的重要性。

表 12.1　不同人群在全身振动治疗后激素水平的变化

激素	激素反应	人群	剧烈（一次疗程）或累积（多个疗程）
脂连蛋白（脂联素）	数量增加	健康女性[49]	累积[49]
脂联素	数量减少	纤维肌痛症的女性[50]	剧烈[50]
脂联素	无影响	健康女性[51]	剧烈[51]；累积[51]
促肾上腺皮质激素	数量减少	健康个体[27]	剧烈[27]
皮质醇	数量增加	健康男性[24]；老年人[38]	剧烈[24,38]
皮质醇	数量减少	健康个体[5,12,27]，肥胖者[23]	剧烈[12,27][23]；累积[5]
皮质醇	无影响	健康男性[16]	剧烈[17]
肾上腺素	数量增加	健康男性[42]；老年人[38]	剧烈[38,42]
雌二醇	无影响	健康女性[52]	累积[52]
雌二醇孕酮	无影响	健康个体[27]	剧烈[27]
促卵泡素	数量增加	健康个体[27]	剧烈[27]
胃促生长素	无影响	多发性硬化症个体[41]	累积[41]
生长激素	数量增加	健康个体[5,12,24,25,27-30]，肥胖女性[23,26]	剧烈[12,23,24,26-30]；累积[5,25]
生长激素	无影响	健康男性[42,43]；老年人[38]	剧烈[38,42,43]
胰岛素样生长因子Ⅰ	数量增加	老年人[38]	剧烈[38]
胰岛素样生长因子Ⅱ	无影响	肥胖个体[23]；纤维肌痛症女性[53]	剧烈[23,53]，累积[53]
胰岛素	数量减少	健康、久坐不动人群[19]	累积[19]
胰岛素	无影响	2 型糖尿病患者[54,55]；健康女性[51]	剧烈[51]；累积[51,54,55]
鸢尾素	数量增加	健康女性[56]	累积[56]
瘦素	数量增加	纤维肌痛症女性[50]	剧烈[50]
瘦素	无影响	多发性硬化症个体[41]	累积[41]
去甲肾上腺素	数量增加	健康男性[42,43]	剧烈[42,43]

激素	激素反应	人群	剧烈（一次疗程）或累积（多个疗程）
抵抗素	数量增加	纤维肌痛症女性[50]	剧烈[50]
催乳素	数量减少	健康男性[27]	剧烈[27]
催乳素	无影响	健康女性[27]	剧烈[27]
甲状旁腺素	数量增加	老年女性[57]	累积[57]
甲状旁腺素	无影响	健康女性[52]；终末期肾病患者[58]	累积[52,58]
骨硬化蛋白	数量增加	健康女性[52]	累积[52]
睾酮	数量增加	健康男性[12,24,30]；成年男性[36]；非运动员女性[59]	剧烈[12,24,30,59]；累积[36]
睾酮	无影响	健康男性[16,29]；多发性硬化症个体[41]；女运动员[59]	剧烈[16,29]；累积[41]
促甲状腺素，游离T3、T4	数量增加	健康个体[27]	剧烈[27]

注：T3 是三碘甲状腺原氨酸，T4 是甲状腺素。

表 12.2　不同人群在局部振动治疗后激素水平的变化

激素	激素反应	人群	剧烈（一次疗程）或累积（多个疗程）
睾酮	无影响	健康个体[13,39]	剧烈[13,39]
睾酮	数量增加	健康个体[37]	剧烈[37]
生长激素	数量增加	健康个体[13]	剧烈[13]
生长激素	无影响	健康男性[39]	剧烈[39]
皮质醇	数量减少	健康个体[13,39]；严重残疾者[40]	剧烈[13,39]；累积[40]
皮质醇	数量增加	健康个体[37]	剧烈[37]

12.5　讨论

全身振动和局部振动对激素的影响见表 12.1 和表 12.2。其他物理手段的干预方式

（如电针法、TENS、按摩、听放松音乐等）都对这些复杂的影响进行了研究。

12.5.1　皮质醇和促肾上腺皮质激素

皮质醇也称为应激激素，它的分泌受促肾上腺皮质激素（ACTH）[2]的调节。当一个人暴露于压力时，下丘脑－脑垂体－肾上腺皮质轴的激活会使皮质醇浓度增加。这就是抗阻运动后皮质醇水平暂时升高的原因 [3,4]。当应激反应减轻时，皮质醇水平会降低 [5,9,11]。放松按摩还可以通过降低血液和唾液皮质醇水平来改善与压力相关的参数 [9,10]。振动疗法和体育锻炼一样，可以被认为是身体的压力因素，但振动疗法可通过振动刺激引起的有节奏的肌肉收缩来达到放松按摩的目的 [39,61]。Chen 于 2018 年 [39]，Iodice 等于 2011 年 [13] 先后发现局部振动后皮质醇水平下降，这与上述最后一种解释相一致。

Kvorning 等于 2006 年 [24] 将单纯抗阻训练组与全身振动联合抗阻训练组进行了比较。作者发现，只有全身振动联合抗阻训练组出现了皮质醇浓度增加，这表明振动刺激本身可能是皮质醇水平的影响因素。2000 年，Bosco 等 [12] 和 Rigamonti 等 [62] 发现，全身振动后皮质醇下降，因此假设全身振动对下丘脑神经分泌中枢有抑制作用。Fricke 等于 2009 年 [27] 也发现健康个体的皮质醇和 ACTH 水平下降。Roberge 等于 2007 年 [63] 提出，全身振动可以影响本体感觉反馈机制和特定的神经成分，降低因使用类固醇激素（糖皮质激素）而出现肥胖的个体的肾上腺分泌的皮质醇水平 [63]。

12.5.2　肾上腺素和去甲肾上腺素

肾上腺素和去甲肾上腺素由肾上腺髓质分泌，它们与平滑肌的活动如血管和心肌收缩 [2] 有关。Moreira-Marconi 等于 2019 年 [64] 研究发现，在使用全身振动干预 1 min 期间，皮肤表面温度下降，这一结果表明，因全身振动 [38,42,43] 促使了肾上腺素和去甲肾上腺素水平的增加，进而诱导了局部血管收缩。

12.5.3　生长激素和胰岛素样生长因子 I

生长激素与人体衰老和正常发育的过程有关，因此在维持组织和器官稳态方面具有重要作用 [65,66]。此外，生长激素会刺激胰岛素样生长因子 I 的分泌 [2]。在运动过程中，血浆生长激素浓度会增加，这取决于许多因素，如运动类型、募集的肌肉量、肌肉收缩的类型、运动的强度和持续时间，以及休息间隔 [6,67]。

Iodice 等于 2011 年 [13] 观察到，在等长运动相关局部振动后立即评估和在该方案结束后 1 小时评估生长激素水平，这两个时间段局部振动诱导的生长激素浓度都增加了200%。

Di Giminiani 等于 2014 年 [30] 研究了等长运动相关的全身振动对肌肉活动和生长激素分泌的影响，证明了在不同加速度负荷下通过表面肌电图监测不同时期肌肉募集情况，以最大限度地提高激素反应（包括生长激素）的重要性。Sartorio 等于 2011 年 [25] 发现，接受全身振动的健康受试者体内生长激素浓度增加，由此推断，振动刺激和最大等长自主收缩都可能通过改变下丘脑水平的生长激素释放激素（GHRH）和 / 或生长抑素的释放来刺激生长激素的分泌。

Rigamonti 等于 2018 年报告了全身振动的刺激作用和最大自主收缩对肥胖受试者生长激素水平的影响 [23]。当全身振动与最大自主收缩相关并与乳酸的产生呈正相关时，这种效应更为明显，但胰岛素样生长因子 I 水平没有改变。这些作者认为，由于关节上的振动刺激产生的低压力，全身振动可以在减肥计划的最初阶段使用（单独或与更有效的生长激素释放刺激结合，如最大自主收缩）。

Rigamonti 等于 2018 年 [62] 报道，单一的全身振动刺激对 22 kDa 生长激素和 20 kDa 生长激素分泌无效，这是肥胖青少年中主要的生长激素分子亚型，而当与最大自主收缩共同使用时，有助于增加其作用，从而证实了总循环生长激素的研究结果。

Cardinale 等于 2010 年 [38] 进行的研究虽然没有发现全身振动对老年人生长激素分泌的影响，但他们发现了胰岛素样生长因子 I 的浓度有所增加。但肥胖受试者 [62] 和患纤维肌痛症女性 [53] 的胰岛素样生长因子 I 的浓度未受全身振动的影响。2017 年，Paineiras– Domingos 等 [68] 在一篇关于全身振动对生长激素分泌影响的系统综述中强调了由于方案具有显著的差异，所以在比较不同研究时存在困难。

12.5.4　胰岛素

胰岛素在控制血糖中起核心作用 [2]。糖尿病是由胰腺胰岛素分泌不足［1 型糖尿病（T1DM）］或组织对胰岛素敏感性降低［2 型糖尿病（T2DM）］[2] 引起的。Babraj 和 Hawkey 于 2017 年 [19] 发现，全身振动后胰岛素抵抗敏感性下降，从而表明全身振动对久坐的年轻人可能有积极影响。Manimmanakorn 等于 2017 年 [54]、Behboudi 等于 2011 年 [55] 发现暴露于全身振动的 2 型糖尿病受试者胰岛素水平没有显著差异。Theodorou 等于 2015 年 [51] 报道，对全身振动的单次剧烈干预或长期干预未能改变健康女性的胰岛素浓度。

12.5.5　甲状旁腺激素和骨硬化蛋白

骨质流失可能与一些激素的缺乏有关，如雌激素和甲状旁腺激素 [69,70]。Lee 等于 2003 年 [69] 报告，骨细胞中雌激素受体（ER-α）活性或数量的减少可能导致无法维持骨量，由此导致骨合成代谢对机械负荷的反馈存在一定限制，从而判定骨流失与缺乏锻炼相关。由于甲状旁腺激素能够刺激骨形成 [70,71]，因此它已被用来增加骨量和骨强度，以预防绝经后女性骨质疏松性骨折。

众所周知，骨量可由基因、生活方式和功能负荷调节 [72]。振动疗法可以作为一种促进骨合成代谢的有效手段[15,73]，这与振动刺激引起的重力负荷增加有关。研究表明，全身振动可促进骨形成[74]，改善骨形态[75]，增加骨强度[76]，并减轻促进分解代谢相关的负面影响[77]。

骨硬化蛋白是一种蛋白质激素，可以在细胞内沉积[78]。骨组织中的骨硬化蛋白水平受机械压力的调节[79]。因此，振动刺激可促进机械敏感骨硬化蛋白的分泌。Çidem 等于 2014 年[52]报告，应用全身振动 5 天后血浆骨硬化蛋白水平升高，这一效应与全身振动对骨施加的机械负荷有关。

Rajapakse 等于 2017 年[58]报道，终末期肾病患者应用全身振动 6 个月后甲状旁腺激素水平没有变化。这些研究者发现，骨骼活性有所增加，而甲状旁腺激素反应在两个亚组之间没有显著差异。

另一方面，Martin 等于 2009 年[57]报道，全身振动能够使老年女性的甲状旁腺激素水平增加，这有利于骨合成过程。

12.5.6　促甲状腺激素、游离 T4 和游离 T3

促甲状腺激素控制甲状腺分泌游离 T4 和游离 T3。这些激素增加了大多数细胞中化学反应的速率，从而提高了身体的代谢率。游离 T3、游离 T4 水平失衡可导致甲状腺功能减退（低发）或甲状腺功能亢进（高发）[2]。

Fricke 等于 2009 年[27]发现健康个体在剧烈全身振动干预后促甲状腺激素、游离 T3、游离 T4（催乳素仅在男性中）下降，这些结果表明振动疗法对甲状腺功能减退的个体有积极的潜在作用。

12.5.7　睾酮

睾酮是一种具有雄性化作用的类固醇激素（雄激素），主要由睾丸产生，少量由肾上腺产生。睾酮缺乏可能与心血管疾病风险增加有关，包括 2 型糖尿病和代谢综合征[80]。

据报道，剧烈抗阻运动可显著提高男性的睾酮水平，这种现象与运动强度有关[81,82]。

Couto 等于 2013 年[37]发现，振动对睾酮的影响是由乳酸浓度的增加介导的，而乳酸浓度的增加与运动强度直接相关，因为他们发现在添加局部振动后，抗阻运动后乳酸浓度显著增加，睾酮水平也随之增加。

Kvorning 等于 2006 年[24]发现，与抗阻运动相比，接受全身振动治疗个体的睾酮水平显著增加。一些研究证实了振动对睾酮水平的促进作用[12,24,30,36,59]，但其他作者没有发现任何影响[16,83]。虽然大多数研究人员只描述了振动对睾丸激素水平的影响，却没有给出一个合理的解释。Bosco 等于 2000 年[12]推测，全身振动可能会由于振动刺激反射而触发睾丸激素反应。

12.5.8 鸢尾素、脂联素、瘦素、抵抗素、胃促生长素

据报道，鸢尾素在控制脂肪量、葡萄糖耐量、改善胰岛素抵抗、预防肌肉损失和减少全身炎症等方面发挥了积极健康的作用。这些作用归因于其与脂肪组织中的受体结合的能力，可促进白色脂肪组织转化为"棕色脂肪组织"[84-86]。

脂联素与食欲和能量消耗有关，具有抗炎、调节糖脂代谢、调节免疫功能[2,87-89]等作用。据报道，由于脂联素作用于由病理条件引起的代谢应激[89]，它还可调节以先天免疫系统为靶点的代谢适应。

瘦素、抵抗素和胃促生长素在代谢和炎症过程中也很重要。促炎细胞因子如TNF-α（肿瘤坏死因子）和IL-6（白细胞介素-6）可促进抵抗素的生成，作用于炎症过程[90]。此外，它们还能诱导这些细胞因子在脂肪组织和外周血单核细胞中的表达[91]。瘦素可作为免疫、炎症和造血调节因子。由于其结构和功能与白细胞介素-6细胞因子族相似，它可能与其受体一起干扰细胞因子的产生[92]。瘦素浓度还与皮下脂肪和身体质量指数（BMI）有关[93]，可调节食物摄入、能量消耗和新陈代谢[94]。胃促生长素是一种天然的瘦素拮抗剂，通过阻断瘦素诱导的促炎细胞因子的分泌，发挥抗炎作用[95]。此外，胃促生长素还与皮下和内脏脂肪组织有关，调节能量储存和脂肪细胞消耗[93]。Humphries 等于 2009 年[49]报道了全身振动后脂联素浓度增加，Huh 等于 2014 年[56]发现全身振动后健康女性鸢尾素水平有所增加。但在多发性硬化症[41]患者中，全身振动没有改变胃促生长素和瘦素的水平。Ribeiro 等于 2018 年[50]发现单次全身振动后瘦素和抵抗素水平增加，脂联素浓度下降，表明单次全身振动可改善纤维肌痛症患者的炎症反应。

12.5.9 总结

虽然我们确实发现了振动对激素分泌的影响，但现有的研究结果仍不一致，所以振动平台与内分泌腺/神经系统之间的相互作用所涉及的因素仍有待进一步研究。

振动产生的生长激素释放和皮质醇降低效应，以及振动增强肥胖受试者生长激素分泌的能力[62]，通常是生长激素分泌的低反应性，没有对心率和血压产生负面影响（gonçalves，剂量反应），促进老年人甲状旁腺激素分泌的能力提示未来振动可能被更好地应用在一些领域。在研究这些因素控制运动骨骼肌和其他器官之间相互作用的因素时，有一项最近的研究发现[96]，一次剧烈运动会诱发循环中细胞外囊泡释放的变化，这些囊泡可以在远离产生/释放部位发挥作用，从而模拟了内分泌系统的典型机制。考虑到这一最近的发现，与运动相关的好处和内分泌系统的影响（包括观察到的全身振动影响）可能取决于尚未完全知道的组织、内分泌和代谢因素极其复杂的相互作用。

12.6　试验结论

综上所述，与全身振动运动对激素分泌有关的发现有待进一步研究，以便更加了解这种运动所涉及的生物学效应机制。在这方面，应鼓励并建议在所有使用全身振动的研究方案中评估激素反应，特别是研究机械振动纵向效应的研究方案。

参考文献

［1］ Farwell A, Braverman L. Endocrinology and metabolism. Italy: McGraw-Hill; 2001.

［2］ Guyton H. Tratado de Fisiologia Médica. 13th ed: Elsevier Editora Ltda, editor. Elsevier Inc; 2017.

［3］ Charro MA, Aoki MS, Coutts AJ, Araújo RC, Bacurau RF. Hormonal, metabolic and perceptual responses to different resistance training systems. J Sports Med Phys Fitness. 2010;50:229–234.

［4］ Pamukoff DN, Ryan ED, Troy BJ. The acute effects of local muscle vibration frequency on peak torque, rate of torque development, and EMG activity. J Electromyogr Kinesiol. 2014;24:888–894.

［5］ Elmantaser M, McMillan M, Smith K, Khanna S, Chantler D, Panarelli M, et al. A comparison of the effect of two types of vibration exercise on the endocrine and musculoskeletal system. J Musculoskelet Neuronal Interact. 2012;12:144–154.

［6］ Kraemer WJ, Ratamess NA. Hormonal responses and adaptations to resistance exercise and training. Sport Med. 2005;35:339–361.

［7］ Xu J, Lin X, Cheng KK, Zhong H, Liu M, Zhang G, et al. Metabolic response in rats following electroacupuncture or moxibustion stimulation. Evidence-based Complement Altern Med. 2019;2019:6947471.

［8］ Ajeena I, Al-Haris N, Al-Allak MM, Sleiman Z, Al-Kefae HN. How transcutaneous electrical nerve stimulation (TENS) improves fertility in healthy women, the role of estradiol hormone. Int J Pharm Res. 2019;11:227–231.

［9］ Field T, Hernandez-Reif M, Diego M, Schanberg S, Kuhn C. Cortisol decreases and serotonin and dopamine increase following massage therapy. Int J Neurosci. 2005;115:1397–1413.

［10］ Buttagat V, Eungpinichpong W, Chatchawan U, Kharmwan S. The immediate effects of traditional Thai massage on heart rate variability and stress-related parameters in patients with back pain associated with myofascial trigger points. J Bodyw Mov Ther. 2011;15:15–23.

［11］ Khalfa S, Dalla Bella S, Roy M, Peretz I, Lupien SJ. Effects of relaxing music on salivary cortisol level after psychological stress. Ann N Y Acad Sci. 2003;999:374–376.

［12］ Bosco C, Iacovelli M, Tsarpela O, Cardinale M, Bonifazi M, Tihanyi J, et al. Hormonal responses to whole-body vibration in men. Eur J Appl Physiol. 2000;81:449–454.

［13］ Iodice P, Bellomo RG, Gialluca G, Fanò G, Saggini R. Acute and cumulative effects of focused high-frequency vibrations on the endocrine system and muscle strength. Eur J Appl Physiol. 2011;111:897–904.

［14］ Souron R, Besson T, Millet GY, Lapole T. Acute and chronic neuromuscular adaptations to local vibration training. Eur J Appl Physiol. 2017;117:1939–1964.

［15］ Prisby RD, Lafage-Proust M-H, Malaval L, Belli A, Vico L. Effects of whole body vibration on the skeleton and other organ systems in man and animal models: what we know and what we need to know. Ageing Res Rev. 2008;7:319 – 329.

[16] Erskine J, Smillie I, Leiper J, Ball D, Cardinale M. Neuromuscular and hormonal responses to a single session of whole body vibration exercise in healthy young men. Clin Physiol Funct Imaging. 2007;27:242 – 248.

[17] Rittweger J. Vibration as an exercise modality: How it may work, and what its potential might be. Eur J Appl Physiol. 2010;108:877 – 904.

[18] Morel DS, CDF D, Moreira-Marconi E, Brandao-Sobrinho-Neto S, Paineiras-Domingos LL, Souza PL, et al. Relevance of whole body vibration exercise in sport: a short review with soccer, diver and combat sport. African J Tradit Complement Altern Med. 2017;14:19 – 27.

[19] Babraj J, Hawkey A. Improved insulin sensitivity following a short-term whole body vibration intervention. Al Ameen J Med Sci. 2017;10:3 – 9.

[20] Chanou K, Gerodimos V, Karatrantou K, Jamurtas A. Whole-body vibration and rehabilitation of chronic diseases: a review of the literature. J Sport Sci Med. 2012;11:187 – 200.

[21] Serio F, Minosa C, De Luca M, Conte P, Albani G, Peppe A. Focal vibration training(Equistasi(®)) to improve posture stability. A retrospective study in Parkinson's disease. Sensors (Basel) MDPI. 2019;19:2101.

[22] Krajnak K, Waugh S, Sarkisian K. Can blood flow be used to monitor changes in peripheral vascular function that occur in response to segmental vibration exposure? J Occup Environ Med. 2019;61:162 – 167.

[23] Rigamonti AEE, De Col A, Tamini S, Tringali G, De Micheli R, Abbruzzese L, et al. GH responses to whole body vibration alone or in combination with maximal voluntary contractions in obese male adolescents. Growth Horm IGF Res Churchill Livingstone. 2018;42 – 43:22 – 27.

[24] Kvorning T, Bagger M, Caserotti P, Madsen K. Effects of vibration and resistance training on neuromuscular and hormonal measures. Eur J Appl Physiol. 2006;96:615 – 625.

[25] Sartorio A, Agosti F, De Col A, Marazzi N, Rastelli F, Chiavaroli S, et al. Growth hormone and lactate responses induced by maximal isometric voluntary contractions and whole-body vibrations in healthy subjects. J Endocrinol Investig. 2011;34:216 – 221.

[26] Giunta M, Cardinale M, Agosti F, Patrizi A, Compri E, Rigamonti AE, et al. Growth hormone-releasing effects of whole body vibration alone or combined with squatting plus external load in severely obese female subjects. Obes Facts. 2012;5:567 – 574.

[27] Fricke O, Semler O, Land C, Beccard R, Thoma P, Schoenau E. Hormonal and metabolic responses to whole body vibration in healthy adults. Endocrinologist. 2009;19:24 – 30.

[28] Sartorio A, Lafortuna CL, Maffiuletti NA, Agosti F, Marazzi N, Rastelli F, et al. GH responses to two consecutive bouts of whole body vibration, maximal voluntary contractions or vibration alternated with maximal voluntary contractions administered at 2-h intervals in healthy adults. Growth Hormon IGF Res. 2010;20:416 – 421.

[29] Cai ZY, Chen WC, Wu CM. Acute effects of whole body vibration combined with blood restriction on electromyography amplitude and hormonal responses. Biol Sport. 2018;35:301 – 307.

[30] Di Giminiani R, Fabiani L, Baldini G, Cardelli G, Giovannelli A, Tihanyi J. Hormonal and euromuscular responses to mechanical vibration applied to upper extremity muscles. Alemany M, editor. PLoS One. 2014;9:e111521.

[31] Abercromby AFJ, Amonette WE, Layne CS, McFarlin BK, Hinman MR, Paloski WH. Variation in neuromuscular responses during acute whole-body vibration exercise. Med Sci Sports Exerc. 2007;39:1642 - 1650.

[32] Cochrane DJ. Vibration exercise: the potential benefits. Int J Sports Med. 2011;32:75 - 99.

[33] Menicucci D, Piarulli A, Mastorci F, Sebastiani L, Laurino M, Garbella E, et al. Interactions between immune, stress-related hormonal and cardiovascular systems following strenuous physical exercise. Arch Ital Biol. 2013;151:126 - 136.

[34] Mileva KN, Bowtell JL, Kossev AR. Effects of low-frequency whole-body vibration on motor-evoked potentials in healthy men. Exp Physiol. 2009;94:103 - 116.

[35] Ritzmann R, Kramer A, Gruber M, Gollhofer A, Taube W. EMG activity during whole body vibration: motion artifacts or stretch reflexes? Eur J Appl Physiol. 2010;110:143 - 151.

[36] Santos-Filho SD, Pinto NS, Monteiro MB, Arthur AP, Misssailidis S, Marin PJ, et al. The ageing, the decline of hormones and the whole-body vibration exercises in vibratory platforms: a review and a case report. J Med Med Sci. 2011;2:925 - 931.

[37] Couto B, Silva H, Filho A, da Silveira NS, Ramos M, Szmuchrowski L, et al. Acute effects of resistance training with local vibration. Int J Sports Med. 2013;34:814 - 819.

[38] Cardinale M, Soiza RL, Leiper JB, Gibson A, Primrose WR. Hormonal responses to a single session of wholebody vibration exercise in older individuals. Br J Sports Med. 2010;44:284 - 288.

[39] Chen W-C, Wu C-M, Cai Z-Y. Effect of one bout of local vibration exercise with blood flow restriction on neuromuscular and hormonal responses. Physiol Int. 2018;105:166 - 176.

[40] Seco J, Rodríguez-Pérez V, López-Rodríguez AF, Torres-Unda J, Echevarria E, D í ez-Alegre MI, et al. Effects of vibration therapy on hormone response and stress in severely disabled patients: a double-blind randomized placebo-controlled clinical trial. Rehabil Nurs. 2015;40:166 - 178.

[41] Ebrahimi A, Eftekhari E, Etemadifar M. Effects of whole body vibration on hormonal & functional indices in patients with multiple sclerosis. Indian J Med Res. 2015;142:450.

[42] Di Loreto C, Ranchelli A, Lucidi P, Murdolo G, Parlanti N, De Cicco A, et al. Effects of whole-body vibration exercise on the endocrine system of healthy men. J Endocrinol Investig. 2004;27:323 - 327.

[43] Goto K, Takamatsu K. Hormone and lipolytic responses to whole body vibration in young men. Jpn J Physiol. 2006;55:279 - 284.

[44] Rittweger J, Mutschelknauss M, Felsenberg D. Acute changes in neuromuscular excitability after exhaustive whole body vibration exercise as compared to exhaustion by squatting exercise. Clin Physiol Funct Imaging. 2003;23:81 - 86.

[45] Chatterjee M, Hatori K, Duyck J, Sasaki K, Naert I, Vandamme K. High-frequency loading positively impacts titanium implant osseointegration in impaired bone. Osteoporos Int. 2014;26:281 - 290.

[46] Hatori K, Camargos GV, Chatterjee M, Faot F, Sasaki K, Duyck J, et al. Single and combined effect of high-frequency loading and bisphosphonate treatment on the bone micro-architecture of ovariectomized rats. Osteoporos Int. 2014;26:303 - 313.

[47] Judex S, Lei X, Han D, Rubin C. Low-magnitude mechanical signals that stimulate bone formation in the ovariectomized rat are dependent on the applied frequency but not on the strain magnitude. J Biomech. 2007;40:1333 - 1339.

[48] Cardinale M, Bosco C. The use of vibration as an exercise intervention. Exerc Sport Sci Rev. 2003;31 (1) :3 - 7.

［49］ Humphries B, Fenning A, Dugan E, Guinane J, MacRae K. Whole-body vibration effects on bone mineral density in women with or without resistance training. Aviat Space Environ Med. 2009;80:1025-1031.

［50］ Ribeiro VGC, Mendonça VA, Souza ALC, Fonseca SF, Camargos ACR, Lage VKS, et al. Inflammatory biomarkers responses after acute whole body vibration in fibromyalgia. Brazilian J Med Biol Res. 2018;51:e6775.

［51］ Theodorou AA, Gerodimos V, Karatrantou K, Paschalis V, Chanou K, Jamurtas AZ, et al. Acute and chronic whole-body vibration exercise does not induce health-promoting effects on the blood profile. J Hum Kinet. 2015;46:107-118.

［52］ Çidem M, Karakoç Y, Ekmekçi H, Küçük SH, Uludağ M, Gün K, et al. Effects of whole-body vibration on plasma sclerostin level in healthy women. Turkish J Med Sci. 2014;44:404-410.

［53］ Alentorn-Geli E, Moras G, Padilla J, Fernández-Solà J, Bennett RM, Lázaro-Haro C, et al. Effect of acute and chronic whole-body vibration exercise on serum insulin-like growth factor-1 levels in women with fibromyalgia. J Altern Complement Med. 2009;15:573-578.

［54］ Manimmanakorn N, Manimmanakorn A, Phuttharak W, Hamlin MJ. Effects of whole body vibration on glycemic indices and peripheral blood flow in type II diabetic patients. Malaysian J Med Sci. 2017;24:55-63.

［55］ Behboudi L, Azarbayjani MA, Aghaalinejad H, Salavati M. Effects of aerobic exercise and whole body vibration on glycaemia control in type 2 diabetic males. Asian J Sports Med. 2011;2:83-90.

［56］ Huh JY, Mougios V, Skraparlis A, Kabasakalis A, Mantzoros CS. Irisin in response to acute and chronic whole-body vibration exercise in humans. Metabolism. 2014;63:918-921.

［57］ Martín G, de Saa Y, Da Silva-Grigoletto ME, Vaamonde D, Sarmiento S, García-Manso JM. Medicina del Deporte. Rev Andal Med Deport. 2009;2:1-6.

［58］ Rajapakse CS, Leonard MB, Kobe EA, Slinger MA, Borges KA, Billig E, et al. The efficacy of low-intensity vibration to improve bone health in patients with end-stage renal disease is highly dependent on compliance and muscle response. Acad Radiol. 2017;24:1332-1342.

［59］ Nameni F. The testosterone responses to a single session of whole body vibration. World Appl Sci J. 2012;18:803-807.

［60］ Lapole T, Pérot C. Effects of repeated Achilles tendon vibration on triceps surae force production. J Electromyogr Kinesiol. 2010;20:648-654.

［61］ Issurin VB. Vibrations and their applications in sport: a review. J Sports Med Phys Fitness. 2005;45:324-336.

［62］ Rigamonti AE, Haenelt M, Bidlingmaier M, De Col A, Tamini S, Tringali G, et al. Obese adolescents exhibit a constant ratio of GH isoforms after whole body vibration and maximal voluntary contractions. BMC Endocr Disord. 2018;18:96.

［63］ Roberge C, Carpentier AC, Langlois M-F, Baillargeon J-P, Ardilouze J-L, Maheux P, et al. Adrenocortical dysregulation as a major player in insulin resistance and onset of obesity. Am J Physiol Metab. 2007;293:E1465-E1478.

［64］ Moreira-Marconi E, Moura-Fernandes MC, Lopes-Souza P, Teixeira-Silva Y, Reis-Silva A, Marchon RM, et al. Evaluation of the temperature of posterior lower limbs skin during the whole body vibration measured by infrared thermography: cross-sectional study analysis using linear mixed effect model. PLoS One. 2019;14:e0212512.

［65］ Devesa J, Almengl ó C, Devesa P. Multiple effects of growth hormone in the body: is it really the hormone for growth? Clin Med Insights Endocrinol Diabetes. 2016;9:47 – 71.

［66］ Sattler FR. Growth hormone in the aging male. Best Pract Res Clin Endocrinol Metab. 2013;27:541 – 555.

［67］ Kanaley JA, Weltman JY, Pieper KS, Weltman A, Hartman ML. Cortisol and growth hormone responses to exercise at different times of day. J Clin Endocrinol Metab. 2001;86:2881 – 2889.

［68］ Paineiras-Domingos LL, DDC S-C, Moreira-Marconi E, Morel DS, da Fontoura Dionello C, Sousa-Gonçalves CR, et al. Can whole body vibration exercises affect growth hormone concentration? A systematic review. Growth Factors. 2017;35:189 – 200.

［69］ Lee K, Jessop H, Suswillo R, Zaman G, Lanyon L. Endocrinology: bone adaptation requires oestrogen receptor-alpha. Nature. 2003;424:389.

［70］ Neer RM, Arnaud CD, Zanchetta JR, Prince R, Gaich GA, Reginster J-Y, et al. Effect of parathyroid hormone（1-34）on fractures and bone mineral density in postmenopausal women with osteoporosis. Obstet Gynecol Surv. 2001;344:1434 – 1441.

［71］ Borba VZC, Mañas NCP. The use of PTH in the treatment of osteoporosis. Arq Bras Endocrinol Metabol ABE&M. 2010;54:213 – 219.

［72］ Mora S, Gilsanz V. Establishment of peak bone mass. Endocrinol Metab Clin N Am. 2003;32:39 – 63.

［73］ Xie L, Jacobson JM, Choi ES, Busa B, Donahue LR, Miller LM, et al. Low-level mechanical vibrations can influence bone resorption and bone formation in the growing skeleton. Bone. 2006;39:1059 – 1066.

［74］ Judex S, Donahue LR, Rubin C. Genetic predisposition to low bone mass is paralleled by an enhanced sensitivity to signals anabolic to the skeleton. FASEB J. 2002;16:1280 – 1282.

［75］ Rubin CT, Recker R, Cullen D, Ryaby J, McCabe J, McLeod K. Prevention of postmenopausal bone loss by a low-magnitude, high-frequency mechanical stimuli: a clinical trial assessing compliance, efficacy, and safety. J Bone Miner Res. 2004;19:343 – 351.

［76］ Judex S, Boyd S, Quin YX, Turner S, Ye K, Müller R, et al. Adaptations of trabecular bone to low magnitude vibrations result in more uniform stress and strain under load. Ann Biomed Eng. 2003;31:12 – 20.

［77］ Ward K, Alsop C, Caulton J, Rubin C, Adams J, Mughal Z. Low magnitude mechanical loading is osteogenic in children with disabling conditions. J Bone Miner Res. 2004;19: 360 – 369.

［78］ Mirza FS, Padhi ID, Raisz LG, Lorenzo JA. Serum sclerostin levels negatively correlate with parathyroid hormone levels and free estrogen index in postmenopausal women. J Clin Endocrinol Metab. 2010;95:1991 – 1997.

［79］ Robling AG, Niziolek PJ, Baldridge LA, Condon KW, Allen MR, Alam I, et al. Mechanical stimulation of bone in vivo reduces osteocyte expression of Sost/sclerostin. J Biol Chem. 2008;283:5866 – 5875.

［80］ Kirby M, Hackett G, Ramachandran S. Testosterone and the heart. Eur Cardiol Rev. 2019;14:103 – 110.

［81］ Ahtiainen JP, Pakarinen A, Kraemer WJ, Häkkinen K. Acute hormonal and neuromuscular responses and recovery to forced vs. maximum repetitions multiple resistance exercises. Int J Sports Med. 2003;24:410 – 418.

［82］ Schwab R, Johnson GO, Housh TJ, JE KI, Weir JP. Acute effects of different intensities of weight lifting on serum testosterone. Med Sci Sport Exerc. 1993;25（12）:1381 – 1385.

［83］Cardinale M, Rittweger J. Vibration exercise makes your muscles and bones stronger: fact or fiction? J Br Menopause Soc. 2006;12:12 - 18.

［84］Tsuchiya Y, Ando D, Takamatsu K, Goto K. Resistance exercise induces a greater irisin response than endurance exercise. Metabolism. 2015;64:1042 - 1050.

［85］Boström P, Wu J, Jedrychowski MP, Korde A, Ye L, Lo JC, et al. A PGC1-α-dependent myokine that drives brown-fat-like development of white fat and thermogenesis. Nature. 2012;481:463 - 468.

［86］Nygaard H, Slettaløkken G, Vegge G, Hollan I, Whist JE, Strand T, et al. Irisin in blood increases transiently after single sessions of intense endurance exercise and heavy strength training. PLoS One. 2015;10:e0121367.

［87］Yamauchi T, Kamon J, Ito Y, Tsuchida A, Yokomizo T, Kita S, et al. Cloning of adiponectin receptors that mediate antidiabetic metabolic effects. Nature. 2003;423:762 - 769.

［88］Van Berendoncks AM, Garnier A, Beckers P, Hoymans VY, Possemiers N, Fortin D, et al. Functional adiponectin resistance at the level of the skeletal muscle in mild to moderate chronic heart failure. Circ Hear Fail. 2010;3:185 - 194.

［89］Luo Y, Liu M. Adiponectin: a versatile player of innate immunity. J Mol Cell Biol. 2016;8:120 - 128.

［90］Kaser S, Kaser A, Sandhofer A, Ebenbichler CF, Tilg H, Patsch JR. Resistin messenger-RNA expression is increased by proinflammatory cytokines in vitro. Biochem Biophys Res Commun. 2003;309:286 - 290.

［91］Bokarewa M, Nagaev I, Dahlberg L, Smith U, Tarkowski A. Resistin, an adipokine with potent proinflammatory properties. J Immunol. 2005;174:5789 - 5795.

［92］Fantuzzi G, Faggioni R. Leptin in the regulation of immunity, inflammation, and hematopoiesis. J Leukoc Biol. 2000;68:437 - 446.

［93］Knerr I, Herzog D, Rauh M, Rascher W, Horbach T. Leptin and ghrelin expression in adipose tissues and serum levels in gastric banding patients. Eur J Clin Investig. 2006;36:389 - 394.

［94］Coppack SW. Pro-inflammatory cytokines and adipose tissue. Proc Nutr Soc. 2001;60:349 - 356.

［95］Dixit VD, Schaffer EM, Pyle RS, Collins GD, Sakthivel SK, Palaniappan R, et al. Ghrelin inhibits leptin- and activation-induced proinflammatory cytokine expression by human monocytes and T cells. J Clin Invest. 2004;114:57 - 66.

［96］Rigamonti AE, Bollati V, Pergoli L, Iodice S, De Col A, Tamini S, et al. Effects of an acute bout of exercise on circulating extracellular vesicles: tissue-, sex-, and BMI-related differences. Int J Obes Nature Publishing Group. 2019:1 - 11. https://doi.org/10.1038/s41366-019-0460-7.

第 3 部分
振动运动

第13章 热身

Darryl Cochrane 编

高伟鹏 译

13.1 概述

热身运动与古代早期的战斗有联系，在今天，它是体育运动、锻炼和身体活动的先决条件。热身是一种预先确定的活动，其中锻炼、力量、模式、持续时间和过渡在很大程度上取决于所进行的活动的类型和持续时间。主动热身是提高成绩最广泛使用的方法[1]。虽然热身在降低受伤风险方面的作用仍不明确，但有一项关于热身的研究，其研究结果对热身运动的结构产生了很大的影响[2]。这项研究表明，在年轻女子足球运动员中，加入核心力量、肌肉控制和平衡、超等长收缩组合训练，以及敏捷性训练等关键要素，可以有效降低33%的受伤风险，降低近50%的严重受伤风险。这项研究对热身运动的实践意义影响重大，国际足球联合会（FIFA）已经采用并将其命名为"FIFA 11+"伤害预防计划。在新西兰，负责管理全国无过失意外伤害计划的事故赔偿公司（ACC）也认可并调整了"FIFA 11+"伤害预防计划，作为 ACC SportSmart 热身指导方针的一部分，旨在提高运动员的身体素质，减少运动员受伤。Soligard 等的研究和"FIFA 11+"方案将继续影响热身的政策和实践[2]。如果有新的研究出现，我们可能会发现热身的另一种形式转变，以减少受伤。

研究表明，通常常规的主动热身包括中低强度的有氧运动（5~10 min）、恢复期（大约 5 min），可以帮助提高成绩。如果常规的主动热身包括简短的特定练习，很可能通过增加神经肌肉激活来进一步提高成绩[3]。其他热身方法，如被动热身技术（加热服装、水灌注袖带、电气透热疗法），以及在强制休息期间，如中场休息或长时间的过渡阶段，保存或补充体温的方法越来越受欢迎。主动和被动热身都能引起温度、代谢、神经和心理效应，如增加神经传导速率、降低肌肉僵硬程度、提高氧吸收动力学、加速代谢反应、增加血流量、激活后电位和增强心理准备。接下来将描述振动热身的机制。

13.2　振动热身及其机制

13.2.1　肌肉温度

　　与传统的主动和被动热身运动类似，振动热身也分为被动振动热身和主动振动热身。通过站在振动平台上由平台带动身体振动即可实现被动振动热身；主动振动热身包括动态练习，如在振动平台上进行下蹲/深蹲/蹲立。与蹲立相关的振动运动新陈代谢成本已在第 10 章描述。在热身方面，以 3 s 下蹲和 3 s 起立的节奏配合振动运动（26 Hz，6 mm 峰-峰振幅），与 70 W 的固定式自行车运动（19 mL /kg·min）的摄氧量相同[4]。无论是主动振动热身还是被动振动热身，都可能影响肌肉温度（T_m），这是热身的核心。此外，在运动康复中，当无法进行动态运动，但需要升高软组织温度时，站立在振动平台上的被动运动可能是替代传统康复运动的一种方法。这是因为振动具有快速增加 T_m 的能力，同时具有较小的代谢成本。

　　通常，在股外侧肌插入留置热电偶可以测量 T_m（图 13.1）。蹲立训练配合振动运动（26 Hz，6 mm 峰-峰振幅）5 min，可使 T_m 升高 1.5 ℃，与固定式自行车运动（70 W）10 min 和下肢热水浸泡 17 min 的效果相似（图 13.2）。尽管振动运动提高 T_m 的速度更快，但与其他热身策略相比，它在峰值功率输出方面产生了相同的短期性能提高[4-6]。

　　由于振动运动可以增加 T_m，它可能是一种可行的热身替代方法，以提高短期运动表现[4,5]。振动运动通过快速重复离心—向心肌肉运动，可以提高代谢率，而振动运动的离心运动部分可能比其他传统的热身形式，如以向心肌肉动作为主的固定式自行车运动，速度更快，对肌肉的升温更有效。与其他常规热身运动相比，包括动态下蹲和剧烈振动运动在内的主动热身，可能是一种提高肌肉温度的替代方法，而且速度更快。因

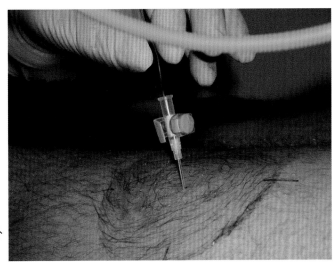

图13.1　肌内热敏电阻插入股外侧肌。

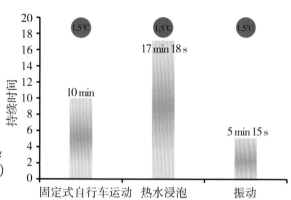

图13.2　固定式自行车运动（70 W）、热水浸泡（40 ℃）和振动（26 Hz，6 mm）热身过程中T_m升高1.5 ℃所需的时间。

此，它可能在加强体育活动中占有一席之地。

　　当然，短期性能依赖于高功率输出来实现；热身通常有常规组成部分和特定组成部分。常规组成部分的目的是通过进行中等强度的运动来增加T_m，振动运动有能力取代其他传统运动，如固定式自行车运动、慢跑和健美操。研究表明，由动态下蹲结合固定式自行车运动（100 W）和间歇性振动（30 Hz，6 mm 峰 – 峰振幅）可将T_m升高2 ℃。此外，当与高拉运动的特定热身部分结合时，与固定式自行车运动和单独振动运动相比，可提高至少10 % 的高拉性能。然而，单独的高拉热身也产生了相同的性能提高，不过T_m（0.7 ℃）没有显著增加。这对是否需要常规的热身运动来提高T_m以增强短期的运动能力的观念提出了挑战（图 13.3）。因此，特定运动的热身可能足以让身体为随后的短期活动做好准备，如奥运会举重。

　　迄今为止的证据表明，与主动热身（70 W 的固定式自行车运动）相比，连续5 min 振动联合动态深蹲的方案提升T_m的速度更快。一些研究者声称，振动运动可能促发了其他提高短距离固定式自行车运动表现的机制[5]。然而，需要注意的是，T_m是通过皮肤温度的推导方程间接测量的。使用留置肌肉热电偶是一种有创的方法，有其困难，但它是测量肌肉内温度的首选方法。

　　使用间歇的，而不是连续的振动运动来热身，在减少可能的疲劳方面有优势，但是它需要更长的时间来改变T_m。如果希望迅速增加T_m，那么应该制订一个连续的方案。目前尚不清楚振动运动是否能使T_m增加2 ℃以上。一个未发表的数据表明，静蹲32 min（30 Hz，6 mm 峰 – 峰振幅）后T_m趋于平稳（图 13.4）。可能存在上限效应，在振动运动持续稳定在某一代谢率时，其产能和耗能达到平衡。振动机器的振动频率（Hz）和峰 – 峰振幅（mm）最大参数可能限制其将T_m升高3 ℃的能力，在足球比赛前30 min 的传统热身研究中已经报道过[7]。

　　为了优化代谢反应和发力机制，肌肉收缩的最佳温度必须保持在37~39.3 ℃[8]。然而，在运动中，中场休息可能会对T_m产生有害的影响。在足球比赛中，15 min 的中场

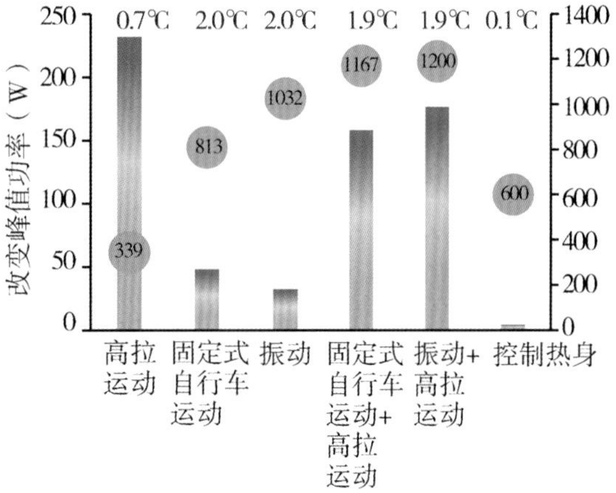

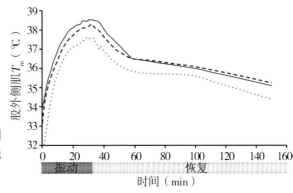

图13.3 不同热身策略下高拉峰值功率输
出变化。蓝色柱形代表峰值功率的变化，
绿色圆圈代表热身持续时间，T_m 的变化
在蓝色柱形的顶部注明。

图13.4 持续振动32 min后患者股外侧
肌 T_m 反应及恢复情况。三种颜色的曲线
代表肌肉热敏电阻的不同深度。

休息可以使 T_m 降低 2 ℃（图 13.5），这意味着下半场的表现和潜在的受伤风险都会受到
影响 [7]；因此，在不引起过度疲劳和 / 或增加代谢率的情况下，对运动员进行再热身可
能是有益的。对于再热身，振动运动比传统热身有优势。

据研究，足球专项跑和间歇振动（振动 60 s，持续 3 组，休息 60 s；40 Hz，
0.83 mm）减缓了足球专项冲刺和下蹲跳成绩的下降。两种方案都维持了腘绳肌离心收
缩峰值扭矩，可能会降低受伤风险 [9]。与足球专项跑相比，间歇振动运动的 T_m 下降幅
度更大（1.5 ℃），间歇足球跑的 T_m 下降了 0.5 ℃。这并不奇怪，因为间歇振动中局部
静态下蹲并不能充分升高 T_m。

此前有研究报道，在间歇振动下进行动态下蹲，每分钟升高 T_m 0.12 ℃，低于每分
钟升高 T_m 0.3 ℃的连续振动方案 [4,6]。然而，在加剧疲劳可能性中，间歇振动对再热身
可能有一定的作用。振动热身后肌肉性能增强，人们猜测 T_m 不是唯一机制。这种观点
的基础是，在没有 T_m 升高的情况下，无论直接或间接的测量，都会提高短期性能。如
果振动热身是间歇性的或振动时间是短暂的，这可能是正确的。因此，研究振动热身如

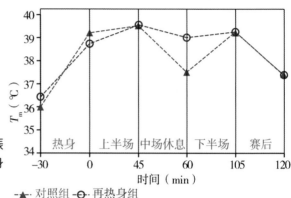

图13.5　足球比赛中，中场休息时通过振动进行再热身（"○"）与未进行再热身（"▲"）对T_m的影响[7]。

何影响温度和非温度相关的机制是很重要的。

　　总之，由于振动运动具有时间效率高、代谢成本低等优点，它可以作为体育活动前的热身，也可以作为间歇休息时的再热身，以提高后续的运动表现。此外，在不能进行动态运动时，振动运动配合静态下蹲可能有助于运动相关的康复目的，快速提高软组织温度。

13.2.2　肌肉僵硬

　　如前所述，主动热身主要与T_m的变化有关。主动热身还有其他显著的益处，如减少肌肉僵硬，这可能有助于提高短期活动时肌肉的爆发力和肌力（功率输出）。振动引起的黏弹性和触变性肌肉性质的变化可能会减少在静止时自发形成的残余横桥的数量，从而帮助后续的运动表现[10]。

　　振动运动对肌肉僵硬度影响的研究较少，再加上针对不同的下肢肌群振动使用的是不同的评估方法，如杨氏模量和最大动态跳等，所以目前缺乏研究结果[11-13]。目前，振动运动是否能改变肌肉僵硬尚无定论。

13.2.3　血流量

　　振动运动的循环效应详见第11章。简而言之，已经有充分的证据证明振动运动有增加血流量的能力。然而，振动运动增加血流量的确切机制仍存在广泛争议。从热身的角度来看，血流量的增加是血管舒张和运动肌纤维毛细血管代谢增加的结果。振动运动激活肌梭反射可以增加肌肉活动和肌肉代谢需求，从而增加血流量[14-16]。此外，有一种观点认为振动运动可导致一氧化氮上调，从而增加血管舒张，改善内皮功能[17-19]。需要进一步的研究来证实肌肉活动、肌肉需求和一氧化氮生成之间的相互作用，以增加血流量。

13.2.4　激活后增强作用

骨骼肌中疲劳和增强并存。根据之前做功的程度，肌肉的表现可能会因疲劳而增强或减弱。关于热身，后激活被归类为非温度相关机制[1]；然而，提高 T_m 也可能提高肌球蛋白 ATP 酶活性的速率，从而增加横桥附着。为了确保增强效应的实现，热身可能需要预负荷刺激，并且随着适当的恢复，后续的运动表现可能会提高。Naclerio 等的研究表明，在有振动和无振动的情况下进行负重深蹲（单次最大限度的 80%），包括低剂量（1 组，重复 3 次）和高剂量（3 组，重复 3 次），4 min 的休息足以恢复跳跃性能[20]。在训练有素的男子越野山地自行车运动员中，与没有振动相比，振动 30 s（40 Hz，3 mm）后进行 1 min 动态自重深蹲，显著提高了 15 s 内的骑行冲刺成绩，平均功率和峰值功率分别提高了 2.1% 和 4.1%[21]。在一项相同的研究中，对男性耐力运动员（跑步、越野滑雪和自行车）重复了振动运动方案，结果显示，10 s 内骑行冲刺的平均输出功率和峰值输出功率与没有振动的运动员相比分别增加了 4.1% 和 4.5%[22]。

其他短时间的活动，如短跑、抗阻训练和垂直跳跃，都通过预负荷刺激得到加强。然而，有许多因素会影响增强，如强度、负荷量、活动类型、初始肌肉力量、个体纤维分布、训练状态和力量 – 强度比[23]。

传统的激活后增强（PAP）活动依赖预负荷刺激的力量；然而，在振动运动中，惯性加速度分量是诱发增强状态的主要因素。两种主要机制是肌球蛋白调节轻链磷酸化和高阶运动单位的募集。此外，也有证据表明，羽状角（肌纤维夹角）的增加会影响 PAP[23]。迄今为止，肌球蛋白调节轻链磷酸化和运动募集分别通过肌收缩和反射来强化。既往研究报道，伸膝肌增强效应（图 13.6）要么进一步增加[24,25]，要么没有改变[26]。类似地，振动后，在肌肉活动和运动神经元兴奋性（如 H 反射 / M 波比值）不增加的情况下，小腿三头肌肌力输出增加[27]。另外，也有证据表明，运动单位募集的时间与振动周期的发生同步，提示反射性肌肉活动；此外，增加运动单位补充和快收缩纤维募集阈值的下降进一步说明了运动神经元的兴奋性升高[28]。从上述发现来看，没有直接证据支持一种机制优于另一种机制。在振动练习之后，两种 PAP 机制不是相互排斥的，并且两种机制都可能有助于提高后续的表现，这是合理的。

13.3　将振动作为提高短期表现的热身方法

我们寻求新的、更省时的热身方法来提高运动表现。既节省时间，又不需要代谢，同时还能提高运动成绩的热身是有益的，尤其是当保持能量是运动前的首要任务的时候。振动运动可以满足这些要求，它作为一种热身方式受到了广泛的欢迎，因为它可以在有限的时间内增强肌肉激活特性、血液流动和轻微代谢变化等非温度相关效应，同时

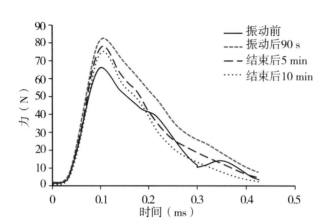

图13.6　经皮肌肉刺激在振动前、振动结束后即刻、振动5 min后和振动10 min后的典型反应。

比传统的被动和主动热身能更快地提升T_m。短时间运动前热身的好处已经被很好地证明。本部分主要讨论振动运动作为热身方法，可以提高短时间运动的表现，这也是迄今为止的研究重点。短时间运动表现是指一次30 s或更短时间的最大用力。

13.3.1　下肢肌肉力量

肌肉力量的输出对于许多活动和运动都是至关重要的。为了确保充分的热身运动能够满足随后的爆发力表现，详细的计划和实施是必不可少的。功率输出的一种常用测量方法是反向跳（CMJ）。它的易用性和可靠性使它受到教练、健身教练和研究人员的欢迎，CMJ可以间接评估下肢肌肉力量和跳跃高度。CMJ不需要太多的练习就能掌握，是一个易于实现的测试。用于测量CMJ的设备很多，如接触垫、红外垫、测力台和线性位置传感器。在评估振动运动的热身潜力时，5 min的动态下蹲配合振动运动分别增加了2%[29]和4.4%[4]的CMJ爆发力。与无振动相比，间歇振动（30 s训练，30 s休息；30 Hz，4 mm）后5 min动态下蹲CMJ爆发力增加了4.9%[30]。动态下蹲配合振动运动后，紧接着30 s的振动热身（30 Hz，2.5 mm）配合静态下蹲[31]，垂直跳跃高度增加了4%~10%[4,29]。30%体重下蹲配合间歇振动（50 Hz，4 mm）在提高CMJ高度方面优于其他热身静态下蹲[32]。使用一系列振动频率（30 Hz、35 Hz、40 Hz或50 Hz）和振幅（2~4 mm或4~6 mm）60 s，显著提高了振动5 min和10 min后的CMJ高度[33]。这些发现证实了振动运动可以作为一种热身方法增强下肢肌肉力量。

传统上，在抗阻训练中，为提高抗阻训练的成绩，通常的热身练习包括单独次极大举重或常规热身联合次极大举重。因此，在抗阻训练中使用振动作为热身运动可能对提高峰值功率输出有好处。然而，研究表明，与次极大举重相比，连续振动下蹲（T_m提高2℃）或间歇振动下蹲均不能提高高拉和举重的峰值功率。此外，单独次极大举重与次极大举重联合常规热身运动增加的功率输出是相同的[6]。对于抗阻训练，尤其是高拉运动来说，常规热身联合自行车运动或振动下次极大举重，似乎不能提供任何进一步的益处。次极大举重作为热身本身就可以让锻炼者最大限度地提高力量和举重能力。这就提出了之前在肌肉温度部分讨论过的问题，抗阻训练是否需要通过常规热身来提高 T_m。也许，我们没有必要花费时间进行这种不能增加益处的常规热身；我们可以把节约下来的时间用于比常规热身更重要的事情上，如通过比赛预演锻炼参与者的心理素质[6]。

13.3.2　下肢肌肉力量和灵活性

使用振动运动作为增强肌肉力量的热身运动一直不太令人信服。在两种不同振幅（2 mm 和 4 mm）的振动运动（45 Hz）下动态下蹲 5 min 与没有振动相比，热身 7 min 后，向心屈膝的峰值扭矩分别增加了 3% 和 4%。然而，膝关节伸展的峰值扭矩没有变化[34]。相比之下，在相同的热身时间（6 min），与固定自行车热身运动（50 W）相比，振动热身（26 Hz）后膝关节屈曲峰值扭矩没有变化，但膝关节伸展峰值扭矩增加了 7.7%[35]。5 min 的间歇振动热身已经被证明在三种不同的等速（60°/s、180°/s、300°/s）下产生的膝关节伸展峰值扭矩与固定自行车运动相似，而且在抵抗局部肌肉疲劳方面，两种热身方法都没有优势。这进一步支持了振动可以作为另一种热身策略[36]。然而，振动热身对等长肌力的影响是模糊的。有证据表明，间歇性振动（30 Hz，4 mm）动态下蹲或静态下蹲（30 Hz，2.5 mm）后等长伸膝力量没有变化[30,31]。

振动作为自由重量抗阻训练的热身也没有显示出任何益处。在硬举中，振动热身后的肌肉表现与特定硬举热身和自重下蹲（对照组）相似（图 13.7）。因此，当热身运动不以提高肌肉温度为重点时，尽管热身形式不同，但硬举受到的影响却非常相似[37]。

通过拉伸提高柔韧性是另一项被提倡用来提高身体表现的重要热身运动。根据美国运动会（ACSM）的运动处方指南，包括心肺和柔韧性成分的热身对锻炼者是有利的[38]。相比之下，其他热身指南，如 FIFA 11+ 和 ACC SportSmart，它们完全基于 Soligard 等的研究，他们认为热身运动范围很广，包括跑步、平衡锻炼、力量训练、有限的动态灵活性练习等[2]。一些专家质疑 FIFA 11+ 提高随后表现的能力，并主张对项目进行改革[39]。与其他健身类似，柔韧性会随着年龄的增长而降低，但可以通过适当的运动来改善平衡性和姿势稳定性[40]。尽管静态拉伸被认为对拉伸后的肌肉力量和活动力有负面影响，但 ACSM 认为，当 T_m 升高时，柔韧性锻炼更为有效。当八种不同的拉伸在振动运动（50 Hz，振幅 2 mm）下持续 30 s 时，高尔夫球员的坐位体前屈灵活性增加了 8 cm，与一般的高尔夫热身运动相比，灵活性得到了大幅上升（87%）[41]。当动态下蹲与间歇振动（训练 30 s，休息 30 s；30 Hz，4 mm）相结合时，与没有振动相比，坐位体前屈灵活性增加了 13.6%[30]。这与其他研究结果相似，这些研究报告显示，与固定自行车热身（50 W）相比，连续振动热身分别提高了 14.2% 下肢肌肉力量和 8.2% 的坐位体

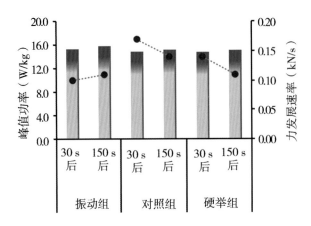

图13.7　30 s和150 s后的振动组、对照组和硬举组的峰值功率（PP）（柱）和力发展速率（RFD）（红圈）。

前屈灵活性 [35, 42]。

在解释振动热身如何增强柔韧性时，很可能是前面描述的温度、代谢或神经的任何一种机制。振动组织之间的摩擦可能会提高肌肉温度，而振动引起的血流增加可能会产生热量，这反过来可能会增强肌肉的延展性并改善运动范围。此外，振动热身也可能增强脊髓反射，抑制拮抗肌并使原动肌得到更多的伸展；振动也可能对肌肉肌腱僵硬度和疼痛阈值有影响。

13.3.3　冲刺骑行和跑步

短时间的高速活动需要适当的热身来优化表现。5 min 的振动下蹲运动（45 Hz，2 mm）和使用加热毯 30 min 的被动热身都能提高 30 s 的冲刺周期成绩；然而，与对照组（没有热身）相比，振动热身的骑行表现指数明显更高。虽然被动热身时 T_m 比振动热身时更高，但在解释 T_m 时需要谨慎，因为 T_m 是用皮肤温度并使用已知方程推导出来的 [5]。这一发现与其他文献一致，表明振动是一种有效的热身方法，可以提高短期表现。有一项冲刺骑行表演训练男性的试验，试验将受试者分为热身组和对照组，对照组没有采取热身运动，热身组包括发光二极管（LED）照射组、振动组、LED 照射联合振动组。试验结果表明，与对照组相比，振动组和 LED 照射联合振动组有效提升了冲刺骑行的表现 [43]。

为了确定振动热身对短距离（5 m）冲刺的影响，团队运动运动员随机进行了四种热身，间隔 7 天。四种热身包括：①不同体位连续振动（26 Hz，6.5 mm）5 min；②中立位 5 min（1 组 7 次自重运动）；③5 min 的动态运动（慢跑和动态拉伸）；④对照（无振动）。本研究的主要发现是，在提高冲刺速度、迈步动力学和时间参数方面，没有任何热身条件是优越的。尽管如此，振动作为一种热身方法可以增加热身的种类或作为补充形式纳入主要的热身程序[37]。与传统热身（动态和静态下蹲加拉伸）相比，60 s 的振动（35 Hz，振幅 4 mm）加上静态下蹲在提高足的速度方面有优势。足的速度是通过足触地频率进行评估的[44]。

13.3.4　特定运动表现

振动热身可以补充现有的特定运动热身，提高随后的运动表现。依靠肌肉力量和爆发力的运动可以从振动热身中受益。高尔夫球的开球取决于最大的能量输出，在高尔夫球热身中，与运动员自己进行的赛前热身相比，进行 30 s 包括八种不同拉伸的振动热身（50 Hz，2 mm）显著提高了球的速度、飞行距离和总距离（图 13.8）。作者称，在高尔夫球热身中加入振动可能有助于提高高尔夫挥杆表现[41]。

图13.8　振动热身对高尔夫运动的影响。

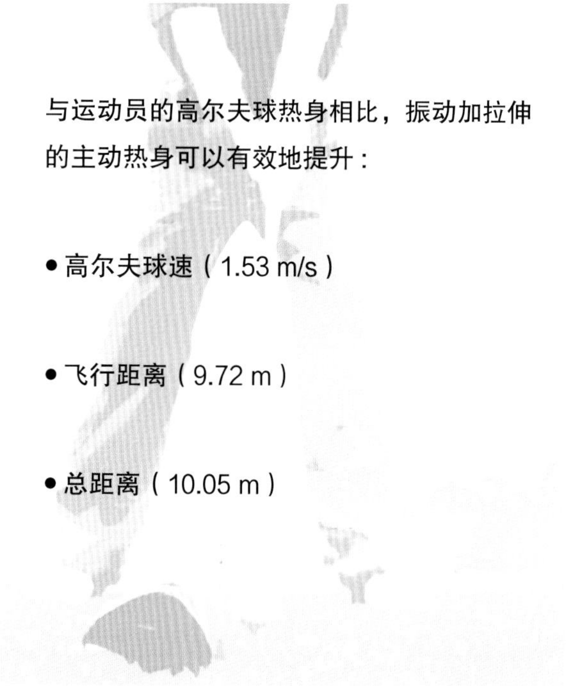

与运动员的高尔夫球热身相比，振动加拉伸的主动热身可以有效地提升：

● 高尔夫球速（1.53 m/s）

● 飞行距离（9.72 m）

● 总距离（10.05 m）

类似地，在其他击球运动中，当振动热身（30 Hz，4 mm）与上下肢体练习相结合时，可以提高 2.6% 的击球速度[45]。相比之下，单独进行振动（25 Hz，13 mm）热身、击球摆动热身或振动联合击球摆动热身，棒球击球速度无显著差异[46]。与 Bunker 等和 Reyes 等的 4.5 min 和 14 min 的振动相比，短暂的 30 s 振动持续时间可以解释为什么击球速度没有增强[41,45]。

在骨骼运动中，比赛依赖于肌肉的爆发力，比赛通常以百分之几秒的优势获胜。因此，冲刺起步被认为是获得成功表现的所有重要动量的关键方面。有氧、拉伸、弹跳、跳跃和冲刺等专项骨骼的热身活动与间歇振动（3×60 s，180 s 休息）（30 Hz，4 mm）

相结合，并没有提高 30 m 短跑的起跑成绩[47]。使用相同的专项骨骼热身，更高频率的振动（45 Hz，4 mm）和更短的休息时间，也没有提高训练有素的骨骼运动员 30 m 冲刺的表现[48]。这一结果支持了这样的观点，即振动可以被整合到热身中，而不会产生有害的影响，但当进行全面的运动热身时，振动并不能为随后的表现带来额外的好处。

在游泳比赛中，从水中热身到比赛开始有一个明显的时间间隔，这可能会降低热身对比赛表现的帮助[49]。为了克服这个问题，振动热身加其他方法，如加热夹克和裤子，可以节省能量，减少关键生理机制的下降，优化性能。与特定的游泳热身相比，熟练的游泳运动员在进行间歇性（上身振动）热身和振动加短时间游泳热身时，感觉压力更小，能量消耗更低。然而，三种热身的 50 码（1 码 ≈ 0.9144 m）自由泳时间基本相同。这表明，在游泳凳上进行的上半身振动有能力减少心血管压力和能量消耗，除了作为常规游泳热身之外，或可作为另一种热身方法[50]。

FIFA 11+ 热身计划涵盖热身运动。它的目的是降低受伤率，但最近却因不能有效提高足球成绩而受到批评[39]。为了评估这一点，在 FIFA 11+ 其他热身之后进行 30 s 的振动（40 Hz，4 mm）热身。力量反应指数（RSI）得到改善，RSI 是一种用来评估锻炼者从离心收缩变为向心收缩能力的指标，反映的是个人有效利用拉伸 – 缩短周期的能力。RSI 与速度和方向的变化密切相关，这为振动改善足球表现的能力提供了一个间接的衡量标准。

13.4　总结

振动热身是提高运动表现的一种有效的准备活动。与其他常规方法相比，其复温的代谢成本较低，是一种安全的技术，不会产生损伤或伤害等不良影响，可在中场休息时使用。由于它的时间效率，其为教练、运动员和运动专家提供了一种可单独实施或与其他传统热身方法联合实施的热身选择（图 13.9）。

振动热身可以成功地提高肌肉温度，这是提高运动表现的一个关键方面，尽管抗阻运动表现可能不依赖于提高肌肉温度。与其他热身相比，当肌肉温度同样提高时，振动对提高短期表现没有额外的促进作用。振动热身可以增强下肢肌肉力量和柔韧性，对特定运动热身有优势，因此，它可以被归类为一种合理的热身技术。振动热身似乎不能改善短跑成绩，其对力量的影响尚不清楚。目前，振动热身的重点是提高短期内的运动表现。然而，需要进一步的研究来确定振动热身对即时和长期表现带来的益处。

振动热身

优势	劣势
<ul><li>这是一种安全的技术，不会产生损伤等不良影响</li><li>它的时间效率很高，因此作为一种热身很有吸引力</li><li>它具有较低的代谢成本，是康复和复温的理想选择</li><li>它可以成功地提高肌肉温度，尽管抗阻运动表现可能不依赖于提高肌肉温度</li><li>能增强下肢肌肉力量、柔韧性，并对特定运动热身有优势</li></ul>	<ul><li>与其他热身相比，当肌肉温度同等提高时，不能为提高短期表现带来额外的益处</li><li>对提高短跑和肌肉力量的效果存在不确定性</li></ul>

图13.9　振动作为热身运动的优势和劣势。

参考文献

［1］Bishop D. Warm up I – potential mechanisms and the effects of passive warm up on exercise performance. Sports Med. 2003;33（6）:439 – 454.

［2］Soligard T, Myklebust G, Steffen K, Holme I, Silvers H, Bizzini M, et al. Comprehensive warm-up programme to prevent injuries in young female footballers: cluster randomised controlled trial. BMJ. 2008;337:a2469.

［3］Bishop D. Warm up II – performance changes following active warm up and how to structure the warm up. Sports Med. 2003;33（7）:483 – 498.

［4］Cochrane DJ, Stannard SR, Sargeant T, Rittweger J. The rate of muscle temperature increase during acute whole-body vibration exercise. Eur J Appl Physiol. 2008;103（4）:441 – 448.

［5］Avelar NCP, Costa SJ, da Fonseca SF, Tossige-Gomes R, Gripp FJ, Coimbra CC, et al. The effects of passive warm-up vs. whole-body vibration on high-intensity performance during sprint cycle exercise. J Strength Cond Res. 2012;26（11）:2997 – 3003.

［6］Barnes MJ, Petterson AA, Cochrane D. Effects of different warm-up modalities on power output during the high pull. J Sports Sci. 2017;35（10）:976 – 981.

［7］Mohr M, Krustrup P, Nybo L, Nielsen JJ, Bangsbo J. Muscle temperature and sprint performance during soccer matches – beneficial effect of re-warm-up at half-time. Scand J Med Sci Sports. 2004;14（3）:156 – 162.

［8］Davies CTM, Young K. Effect of temperature on the contractile properties and muscle power of triceps surae in humans. J Appl Physiol. 1983;55（1）:191 – 195.

［9］Lovell R, Midgley A, Barrett S, Carter D, Small K. Effects of different half-time strategies on second half soccer-specific speed, power and dynamic strength. Scand J Med Sci Sports. 2013;23（1）:105 –

113.

[10] Axelson HW, Hagbarth KE. Human motor control consequences of thixotropic changes in muscular short-range stiffness. J Physiol. 2001;535（1）:279 - 288.

[11] Cronin JB, Oliver M, McNair PJ. Muscle stiffness and injury effects of whole body vibration. Phys Ther Sport. 2004;5（2）:68 - 74.

[12] Siu PM, Tam BT, Chow DH, Guo J-Y, Huang Y-P, Zheng Y-P, et al. Immediate effects of two different whole-body vibration frequencies on muscle peak torque and stiffness. Arch Phys Med Rehabil. 2010;91（10）:1608 - 1615.

[13] Colson SS, Petit PD. Lower limbs power and stiffness after whole-body vibration. Int J Sports Med. 2013;34（4）:318 - 323.

[14] Kerschan-Schindl K, Grampp S, Henk C, Resch H, Preisinger E, Fialka-Moser V, et al. Whole-body vibration exercise leads to alterations in muscle blood volume. Clin Physiol. 2001;21（3）:377 - 382.

[15] Lythgo N, Eser P, de Groot P, Galea M. Whole-body vibration dosage alters leg blood flow. Clin Physiol Funct Imaging. 2009;29:53 - 59.

[16] Zhang QX, Ericson K, Styf J. Blood flow in the tibialis anterior muscle by photoplethysmography during foot-transmitted vibration. Eur J Appl Physiol. 2003;90（5-6）:464 - 469.

[17] Maloney-Hinds C, Petrofsky JS, Zimmerman G. The effect of 30 Hz vs. 50 Hz passive vibration and duration of vibration on skin blood flow in the arm. Med Sci Monit. 2008;14（3）:CR112 - CR116.

[18] Sanudo B, Cesar-Castillo M, Tejero S, Cordero-Arriaza FJ, Oliva-Pascual-Vaca A, Figueroa A. Effects of vibration on leg blood flow after intense exercise and its influence on subsequent exercise performance. J Strength Cond Res. 2016;30（4）:1111 - 1117.

[19] Wong A, Sanchez-Gonzalez MA, Gil R, Vicil F, Park SY, Figueroa A. Passive vibration on the legs reduces peripheral and systemic arterial stiffness. J Hypertens. 2012;35（1）:126 - 127.

[20] Naclerio F, Faigenbaum AD, Larumbe-Zabala E, Ratamess NA, Kang J, Friedman P, et al. Effectiveness of different postactivation potentiation protocols with and without whole body vibration on jumping performance in college athletes. J Strength Cond Res. 2014;28（1）:232 - 239.

[21] Ronnestad BR, Falch GS, Ellefsen S. The effect of whole-body vibration on subsequent sprint performance in well-trained cyclists. Int J Sports Physiol Perform. 2017;12（7）:964 - 968.

[22] Duc S, Rønnestad BR, Bertucci W. Adding whole body vibration to preconditioning squat exercise increases cycling sprint performance. J Strength Cond Res. 2019; Publish Ahead of Print.

[23] Tillin NA, Bishop D. Factors modulating post-activation potentiation and its effect on performance of subsequent explosive activities. Sports Med. 2009;39（2）:147 - 166.

[24] Colson SS, Petit P-D, Hebreard L, Tessaro J, Pensini M. Whole-body vibration does not enhance muscle activaton. Int J Sports Med. 2009;30（12）:841 - 844.

[25] Cochrane DJ, Stannard SR, Firth EC, Rittweger J. Acute whole-body vibration elicits post-activation potentiation. Eur J Appl Physiol. 2010;108（2）:311 - 319.

[26] Jordan M, Norris S, Smith D, Herzog W. Acute effects of whole-body vibration on peak isometric torque, muscle twitch torque and voluntary muscle activation of the knee extensors. Scand J Med Sci Sports. 2010;20:535 - 40.

[27] McBride JM, Nuzzo JL, Dayne AM, Israetel MA, Nieman DC, Triplett NT. Effect of an acute bout of whole body vibration exercise on muscle force output and motor neuron excitability. J Strength Cond Res. 2010;24（1）:184 - 189.

［28］Pollock RD, Woledge RC, Martin FC, Newham DJ. Effects of whole body vibration on motor unit recruitment and threshold. J Appl Physiol. 2012;112（3）:388 - 395.

［29］Avelar NCP, Simao AP, Tossige-Gomes R, Neves CDC, Rocha-Vieira E, Coimbra CC, et al. The effect of adding whole-body vibration to squat training on the functional performance and self-report of disease status in elderly patients with knee osteoarthritis: a randomized, controlled clinical study. J Altern Complement Med. 2011;17（12）:1149 - 1155.

［30］Colson SS, Roffino S, Mutin-Carnino M, Carnino A, Petit PD. The effect of dynamic whole-body vibration warm-up on lower extremity performance. Sci Sport. 2016;31（1）:19 - 26.

［31］Cormie P, Deane RS, Triplett NT, McBride JM. Acute effects of whole-body vibration on muscle activity, strength, and power. J Strength Cond Res. 2006;20（2）:257 - 261.

［32］Pojskic H, Pagaduan J, Uzicanin E, Babajic F, Muratovic M, Tomljanovic M. Acute effects of loaded whole body vibration training on performance. Asian J Sports Med. 2015;6（1）:e24054.

［33］Armstrong WJ, Grinnell DC, Warren GS. The acute effect of whole-body vibration on the vertical jump height. J Strength Cond Res. 2010;24（10）:2835 - 2839.

［34］Avelar NC, Salvador FS, Ribeiro VGC, DMS V, Costa SJ, Gripp F, et al. Whole body vibration and post-activation potentiation: a study with repeated measures. Int J Sports Med. 2014;35(8):651 - 657.

［35］Jacobs PL, Burns P. Acute enhancement of lower-extremity dynamic strength and flexibility with whole-body vibration. J Strength Cond Res. 2009;23（1）:51 - 57.

［36］Kelly SB, Alvar BA, Black LE, Dodd DJ, Carothers KF, Brown LE. The effect of warm-up with whole-body vibration vs. cycle ergometry on isokinetic dynamometry. J Strength Cond Res. 2010;24（11）:3140 - 3143.

［37］Cochrane DJ, Coley KW, Pritchard HJ, Barnes MJ. Vibration exercise as a warm-up modality for deadlift power output. J Strength Cond Res. 2015;29（4）:1033 - 1039.

［38］Garber CE, Blissmer B, Deschenes MR, Franklin BA, Lamonte MJ, Lee IM, et al. Quantity and quality of exercise for developing and maintaining cardiorespiratory, musculoskeletal, and neuromotor fitness in apparently healthy adults: guidance for prescribing exercise. Med Sci Sports Exerc. 2011;43（7）:1334 - 1359.

［39］Impellizzeri FM, Bizzini M, Dvorak J, Pellegrini B, Schena F, Junge A. Physiological and performance responses to the FIFA 11+（part 2）: a randomised controlled trial on the training effects. J Sports Sci. 2013;31（13）:1491 - 1502.

［40］Costa PB, Graves BS, Whitehurst M, Jacobs PL. The acute effects of different durations of static stretching on dynamic balance performance. J Strength Cond Res. 2009;23（1）:141 - 147.

［41］Bunker DJ, Rhea MR, Simons T, Marin PJ. The use of whole-body vibration as a golf warm- up. J Strength Cond Res. 2010;25（2）:293 - 297.

［42］Cochrane DJ, Stannard SR. Acute whole body vibration training increases vertical jump and flexibility performance in elite female field hockey players. Br J Sports Med. 2005;39（11）:860 - 865.

［43］Teles MC, Fonseca IAT, Martins JB, de Carvalho MM, Xavier M, Costa SJ, et al. Comparison between whole-body vibration, light-emitting diode, and cycling warm-up on high-intensity physical performance during sprint bicycle exercise. J Strength Cond Res. 2015;29（6）:1542 - 1550.

［44］Donahue RB, Vingren JL, Duplanty AA, Levitt DE, Luk HY, Kraemer WJ. Acute effect of whole-body vibration warm-up on footspeed quickness. J Strength Cond Res. 2016;30（8）:2286 - 2291.

［45］Reyes GFC, Dickin DC, Dolny DG, Crusat NJK. Effects of muscular strength, exercise order, and acute whole-body vibration exposure on bat swing speed. J Strength Cond Res. 2010;24(12):3234 - 3240.

[46] Dabbs NC, Tran TT, Garner JC, Brown LE. A brief review: using whole-body vibration to increase acute power and vertical jump performance. Strength Cond J. 2012;34 (5) :78 - 84.

[47] Bullock N, Martin DT, Ross A, Rosemond CD, Jordan MJ, Marino FE. Acute effect of whole-body vibration on sprint and jumping performance in elite skeleton athletes. J Strength Cond Res. 2008;22 (4) :1371 - 1374.

[48] Bullock N, Martin D, Ross A, Rosemond D, Jordan M, Marino F. An acute bout of whole-body vibration on skeleton start and 30-m sprint performance. Eur J Sport Sci. 2009;9 (1) :35 - 39.

[49] Neiva HP, Marques MC, Fernandes RJ, Viana JL, Barbosa TM, Marinho DA. Does warm-up have a beneficial effect on 100-m freestyle? Int J Sports Physiol Perform. 2014;9 (1) :145 - 150.

[50] Nepocatych S, Bishop PA, Balilionis G, Richardson MT, Hubner PJ. Acute effect of upper-body vibration on performance in master swimmers. J Strength Cond Res. 2010;24 (12) :3396 - 3403.

第14章　神经肌肉功能的调节

Pedro J. Marín　编
李翔　译

14.1　振动的快速远位效应

　　通过便携式设备[1]、特定的可穿戴振动设备或振动平台[2,3]都可产生刺激。当振动刺激通过站在振动平台上的脚施加时[4]，称为全身振动。在过去的二十年里，全身振动运动已经成为一种流行的健康和健身工具。通常情况下，全身振动运动包括在地面平台上进行传统的自身体重锻炼，如深蹲或下蹲时，间歇性地接触振动刺激。在同步（均匀的垂直振动）的振动平台上进行锻炼，会引起肌纤维长度短期且快速的变化（见第5章），从而刺激反射性的肌肉收缩，类似单突触反射[5-7]（见第8章）。这种反应导致了肌肉活动的增加[8-11]，改变了皮质运动通路的兴奋性（见第8章），以及皮质内回路的调制[12]。机械振动刺激也可能影响为 γ 运动系统提供感觉输入的皮肤和关节感受器，进一步增加肌梭对机械扰动的敏感性和反应性[13-15]（见第6章）。因此，在健康受试者中，振动平台的调节作用可能不仅通过调节反射（见第8章）影响周围和中枢神经系统的兴奋状态，进而调节振动肢体的自主运动控制。此外，振动可能通过脑干的网状结构，通过传入的输入调节普遍的觉醒水平[16]。这可以解释为什么主要应用于下肢的振动刺激会影响上肢肌肉的表现。图14.1展示的是在70%最大重复次数（RM）的振动下，振动平台可为伸肘[17]和屈肘[18]的表现提供额外的刺激，可提高耐力训练中一组动作的最大重复次数。

　　这些发现表明，运动和健康专家可以使用振动刺激，即使不直接应用于被激活的肌肉，也可以通过"远位"效应提高运动能力。当振动用于补充常规训练方案时，这种效应可望提高运动表现（见第13章）。

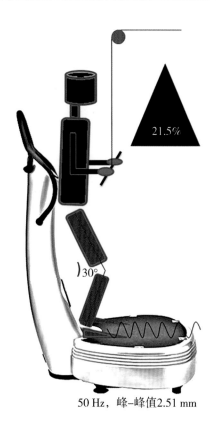

图14.1　伸肘肌在70%1RM的振动下，在耐力训练中最大重复次数的百分比增加[17]。

21.5%

30°

50 Hz，峰-峰值2.51 mm

14.1.1　交叉训练

许多研究者报道，单侧肢体的力量训练不仅能显著提高受训肢体的自主力量，而且能显著提高未受训肢体的自主力量[19,20]。

交叉训练是指一侧肢体受到常规训练[19]或振动[21,22]等的刺激，另一侧肢体在没有受到刺激的情况下诱发出现力量或功能表现的增加。这种对侧肢体获得的训练效应称为交叉教育、交叉训练和/或交叉转移效应[20]。

一些交叉训练研究已经使用了各种单侧抗阻训练方法和负荷参数来引起对侧力量的变化，这些变化被认为是神经适应的结果[23]。这提示全身振动具有类似抗阻训练的神经增强效应[24]。

研究表明，与没有进行全身振动的同样训练相比，添加全身振动（35 Hz, 2.5 mm）的三周单侧训练（每周三次）并不能进一步增强力量的交叉转移效应[25]。虽然这表明三周内的九次训练不足以诱发适应性，但研究人员在三周内只使用了一种振动频率，并利用了大量的外部负荷，这些负荷可能削弱了全身振动平台提供的刺激。

然而，Marin等[21]发现，30 s的剧烈全身振动（50 Hz，峰-峰值2.51 mm）增强神经肌肉性能的交叉转移，增加了肌肉速度（图14.2）。50 Hz 和峰-峰值2.5 mm 刺激能显著提高未受刺激下肢的运动速度（4%~5%），提示全身振动能有效诱导对侧肢体的交叉转移效应。未受刺激腿的 50 Hz 和峰 – 峰值 2.5 mm 增加了即刻和 2 min 后的平均速度，受刺激腿增加了即刻、2 min 和 5 min 后的平均速度。在本研究中，肌电活动伴随着肌肉速度的增加，表明神经控制的改变。有证据表明，抗阻训练的交叉传递效应可能是髓上机制而不是脊髓机制[26]。然而，来自中枢神经系统的分泌水平仍然是推测性的，需要进一步的研究。

交叉转移对踝关节背屈活动度的影响是一个有趣的话题。泡沫轴滚压结合振动增加了背屈活动度，并且在对侧肢体进行 3 组 20 s 的泡沫轴滚压与振动后，观察到交叉转移效应[22]（图 14.3）。

对于因受伤或手术后肢体固定而导致使用 / 训练能力受损的人来说，振动对体能、力量和 / 或移动性的交叉转移的影响，在临床上很重要[25]。

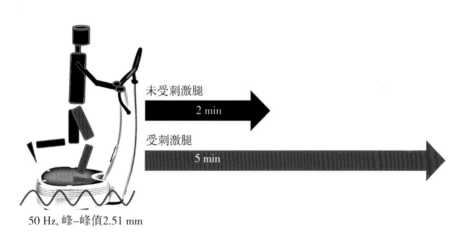

图 14.2　爆发性单侧蹬腿训练对肌肉速度增强作用的持续时间。

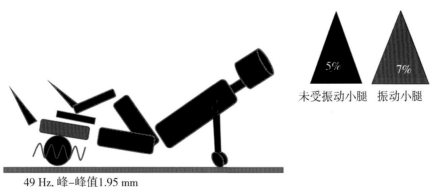

图14.3　未受振动和振动小腿踝关节背屈运动范围增加百分比[22]。

14.2　组合方法：两个比一个好吗？

振动可以单独进行也可与其他疗法／训练方法相结合（如在常规锻炼之前用振动热身，在两组复杂训练之间加入振动，和／或在锻炼之后，通过振动进行降温以改善恢复）。

目前已有一些联合治疗的研究，其中包括振动联合抗阻训练[27,28]、振动联合肌肉电刺激治疗[29-31]和振动联合血流量限制[32,33]（图 14.4）。

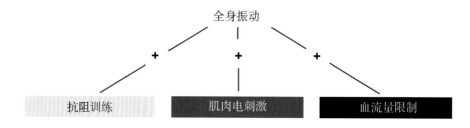

图 14.4　振动联合其他疗法/训练方法。

14.2.1　全身振动联合抗阻训练

最近，Rosenberger 等[27]报道了一种高强度的常规渐进抗阻训练（RE），并将其与相同训练方案加上振动频率逐渐增加的全身振动（RVE）进行比较，他们发现，与 RE 相比，RVE 最初观察到的运动单位活动增加的幅度在训练 6 周后无法保持。然而，与 RE 相比，RVE 的呼吸摄氧量在 6 周训练前和训练后都明显升高；6 周训练后，其绝对值有所下降[27]。这些数据表明，在抗阻训练方案中加入振动刺激会带来很大的好处。

14.2.2　全身振动联合肌肉电刺激

根据 Menendez 等[31]的研究，与单独或连续应用每种方法相比，同时应用全身振动和肌肉电刺激，腘动脉的平均血流速度和峰值血流速度，以及表面温度普遍增加得更多。运动员的身体通常处于长时间的高度紧张中，只有短期的恢复和休养阶段，这种基于联合治疗的新方法可能在慢性干预后使运动员的骨骼肌和外周动脉产生结构和／或功能上的适应[31]。

14.2.3　全身振动联合血流量限制

血流量限制是指在运动时部分限制运动肌肉的动脉血液流入和完全限制静脉血液流出的训练方法[34]。一些研究表明，与没有血流量限制的低强度抗阻训练相比，在血流量限制条件下进行的低强度抗阻训练似乎诱导了更大的代谢[35]和激素反应[36]。在接近运动肌肉的位置使用可膨胀的袖带将外部压力叠加在一起的锻炼产生了更大的力量，增加了原动肌肌电图波幅，并放大了未经训练的健康成年男性的乳酸和生长激素反应[32]。在这一研究中，Centner 等[33] 通过对 15 名活跃男性的研究发现，增加了血流量控制的全身振动比单纯全身振动在神经肌肉和代谢适应方面变得更加活跃。在每次运动过程中，测量 6 块下肢肌肉的肌电图活动和乳酸。从对照组（29% ± 13% MVC）到全身振动组（45% ± 20% MVC），再到全身振动 + 血流量限制组（71% ± 37% MVC）肌电波幅均有显著性差异（$p < 0.05$）。同样地，乳酸浓度也以类似的方式增加，与全身振动组和对照组相比，全身振动 + 血流量限制组乳酸浓度的增加较明显[33]。

　　全身振动 + 血流量限制有可能提供了增加训练潜力的基础。如果未受过训练的参与者希望加强全身振动的运动反应，可以简单地在工作肌肉的近端套上合适的袖套。

14.2.4　未来与振动相结合的其他方法

- 包含或不包含视觉反馈的振动。研究发现无视觉反馈的全身振动能改善老年个体的平衡能力和肌力[37]。
- 全身振动与经颅直流电刺激（tDCS）。tDCS 是一种无创的、安全的技术，可调节神经元活动，引起神经可塑性的改变，这种改变主要发生在人类的运动皮质，如初级运动皮质[38]。全身振动 和 tDCS 结合可以产生多种有益的协同效应。
- 运动想象（MI）和全身振动。MI 为动态的心理过程，包括在心里想象表现一个动作，但没有实际的运动执行[39]。众所周知，MI 能有效地提高运动表现和运动学习能力[40]。全身振动和 MI 都可以类似于真实行动的方式激活神经认知机制，这个机制是计划和执行随意运动的基础。同样，这种组合也可以产生多种协同效应。
- 这些同时应用的模型可以在非临床的健康环境中使用，并用于治疗一些精神和神经疾病。但是，目前还缺乏研究，还有几个可能相互作用的调节参数需要考虑，更重要的是今后必须系统地研究。

14.3　结论与实际应用

　　应用于脚部的振动刺激可以使上半身的抗阻运动表现得到积极的改善。这些发现可以扩大振动在上半身的应用，即使在不能直接接触振动的情况下也可进行上半身的特定训练。健康、健身和医疗专业人士可以在下半身使用振动来改善上半身的肌肉性能。

　　快速全身振动（50 Hz，峰 – 峰值 2.51 mm）30 s，增强了爆发力在神经肌肉表现中的交叉转移效应。

　　泡沫轴滚动结合振动可增加踝关节背屈活动度，在对侧肢体观察到交叉转移效应。

　　全身振动与其他方法相结合可以产生多种有利的协同效应。

参考文献

［1］Alghadir AH, Anwer S, Zafar H, Iqbal ZA. Effect of localised vibration on muscle strength inhealthy adults: a systematic review. Physiotherapy. 2018;104:18–24. https://doi.org/10.1016/j.physio.2017.06.006.

［2］Marin PJ, Rhea MR. Effects of vibration training on muscle power: a meta-analysis. J Strength Cond Res. 2010;24:871–878. https://doi.org/10.1519/JSC.0b013e3181c7c6f0.

［3］Marin PJ, Rhea MR. Effects of vibration training on muscle strength: a meta-analysis. J Strength Cond Res. 2010;24:548–556. https://doi.org/10.1519/JSC.0b013e3181c09d22.

［4］Marin PJ, Garcia Rioja J, Bernardo-Filho M, Hazell TJ. Effects of different magnitudesof whole-body vibration on dynamic squatting performance. J Strength Cond Res.2015;29:2881–2887. https://doi.org/10.1519/JSC.0000000000000940.

［5］Hagbarth KE, Eklund G. Tonic vibration reflexes（TVR）in spasticity. Brain Res. 1966;2:201–203.

［6］Pollock RD, Woledge RC, Martin FC, Newham DJ. Effects of whole body vibration on motorunit recruitment and threshold. J Appl Physiol. 2012;112:388–395. https://doi.org/10.1152/japplphysiol.01223.2010. japplphysiol.01223.2010 [pii]

［7］Ritzmann R, Kramer A, Gruber M, Gollhofer A, Taube W. EMG activity during whole body vibration: motion artifacts or stretch reflexes? Eur J Appl Physiol. 2010;110:143–151. https://doi.org/10.1007/s00421-010-1483-x.

［8］Abercromby AF, Amonette WE, Layne CS, McFarlin BK, Hinman MR, Paloski WH. Variation in neuromuscular responses during acute whole-body vibration exercise. Med Sci SportsExerc. 2007;39:1642–1650. https://doi.org/10.1249/mss.0b013e318093f551.

［9］Hazell TJ, Jakobi JM, Kenno KA. The effects of whole-body vibration on upper- and lower-body EMG during static and dynamic contractions. Appl Physiol Nutr Metab. 2007;32:1156–1163.https://doi.org/10.1139/H07-116.

［10］Hazell TJ, Kenno KA, Jakobi JM. Evaluation of muscle activity for loaded and unloaded dynamic squats during vertical whole-body vibration. J Strength Cond Res. 2010;24:1860–1865.https://doi.org/10.1519/JSC.0b013e3181ddf6c8.

［11］Marin PJ, Bunker D, Rhea MR, Ayllon FN. Neuromuscular activity during whole-body vibration of different amplitudes and footwear conditions: implications for prescription of vibratory stimulation. J Strength Cond Res. 2009;23:2311–2316. https://doi.org/10.1519/JSC.0b013e3181b8d637.

［12］Mileva KN, Bowtell JL, Kossev AR. Effects of low-frequency whole-body vibration on motor-evoked potentials in healthy men. Exp Physiol. 2009;94:103–116. https://doi.org/10.1113/expphysiol.2008.042689. expphysiol.2008.042689 [pii]

［13］Cardinale M, Bosco C. The use of vibration as an exercise intervention. Exerc Sport Sci Rev.2003;31:3–7.

［14］Eklund G, Hagbarth KE. Normal variability of tonic vibration reflexes in man. Exp Neurol.1966;16:80–92. 0014-4886（66）90088-4 [pii]

［15］Machado A, Garcia-Lopez D, Gonzalez-Gallego J, Garatachea N. Whole-body vibration training increases muscle strength and mass in older women: a randomized-controlled trial.Scand J Med Sci Sports. 2010;20:200–207. https://doi.org/10.1111/j.1600-0838.2009.00919.x.SMS919 [pii]

［16］Schulz B, Lambertz M, Schulz G, Langhorst P. Reticular formation of the lower brainstem. A common system for cardiorespiratory and somatomotor functions: discharge patterns of neighboring neurons influenced by somatosensory afferents. J Auton Nerv Syst. 1983;9:433 – 449.https://doi. org/10.1016/0165-1838（83）90006-1.

［17］Marin PJ, Herrero AJ, Sainz N, Rhea MR, Garcia-Lopez D. Effects of different magnitudes of whole-body vibration on arm muscular performance. J Strength Cond Res. 2010;24:2506 – 2511.https://doi. org/10.1519/JSC.0b013e3181e38188.

［18］Marin PJ, Herrero AJ, Milton JG, Hazell TJ, Garcia-Lopez D. Whole-body vibration applied during upper body exercise improves performance. J Strength Cond Res. 2013;27:1807 – 1812.https://doi. org/10.1519/JSC.0b013e3182772f00.

［19］Munn J, Herbert RD, Gandevia SC. Contralateral effects of unilateral resistance training:a meta-analysis. J Appl Physiol（1985）. 2004;96:1861 – 1866. https://doi.org/10.1152/ japplphysiol.00541.2003.

［20］Shima N, Ishida K, Katayama K, Morotome Y, Sato Y, Miyamura M. Cross education of muscular strength during unilateral resistance training and detraining. Eur J Appl Physiol.2002;86:287 – 294.

［21］Marin PJ, Hazell TJ, Garcia-Gutierrez MT, Cochrane DJ. Acute unilateral leg vibration exercise improves contralateral neuromuscular performance. J Musculoskelet Neuronal Interact.2014;14:58 – 67.

［22］Garcia-Gutierrez MT, Guillen-Rogel P, Cochrane DJ, Marin PJ. Cross transfer acute effects offoam rolling with vibration on ankle dorsiflexion range of motion. J Musculoskelet Neuronal Interact. 2018;18:262 – 267.

［23］Fimland MS, Helgerud J, Solstad GM, Iversen VM, Leivseth G, Hoff J. Neural adaptations underlying cross-education after unilateral strength training. Eur J Appl Physiol.2009;107:723 – 730. https:// doi.org/10.1007/s00421-009-1190-7.

［24］Delecluse C, Roelants M, Verschueren S. Strength increase after whole-body vibration compared with resistance training. Med Sci Sports Exerc. 2003;35:1033 – 1041. https://doi.org/10.1249/01. MSS.0000069752.96438.B0.

［25］Goodwill AM, Kidgell DJ. The effects of whole-body vibration on the cross-transfer of strength. ScientificWorldJournal. 2012;2012:504837. https://doi.org/10.1100/2012/504837.

［26］Lagerquist O, Zehr EP, Docherty D. Increased spinal reflex excitability is not associated with neural plasticity underlying the cross-education effect. J Appl Physiol（1985）. 2006;100:83 – 90.https:// doi.org/10.1152/japplphysiol.00533.2005.

［27］Rosenberger A, Beijer A, Schoenau E, Mester J, Rittweger J, Zange J. Changes in motor unitactivity and respiratory oxygen uptake during 6 weeks of progressive whole-body vibration combined with progressive, high intensity resistance training. J Musculoskelet NeuronalInteract. 2019;19:159 – 168.

［28］Garcia-Gutierrez MT, Hazell TJ, Marin PJ. Effects of whole-body vibration applied to lowerextremity muscles during decline bench press exercise. J Musculoskelet Neuronal Interact.2016;16:204 – 210.

［29］Menendez H, Ferrero C, Martin-Hernandez J, Figueroa A, Marin PJ, Herrero AJ. Chronic effects of simultaneous electromyostimulation and vibration on leg blood flow in spinal cordinjury. Spinal Cord. 2016;54:1169 – 1175. https://doi.org/10.1038/sc.2016.60.

［30］Menendez H, Ferrero C, Martin-Hernandez J, Figueroa A, Marin PJ, Herrero AJ. Acute effects of simultaneous electromyostimulation and vibration on leg blood flow in spinal cord injury.Spinal Cord. 2016;54:383 – 389. https://doi.org/10.1038/sc.2015.181.

［31］Menendez H, Martin-Hernandez J, Ferrero C, Figueroa A, Herrero AJ, Marin PJ. Influence of isolated or simultaneous application of electromyostimulation and vibration on leg blood flow.Eur J Appl Physiol. 2015;115:1747－1755. https://doi.org/10.1007/s00421-015-3161-5.

［32］Cai ZY, Chen WC, Wu CM. Acute effects of whole body vibration combined with blood restrictionon electromyography amplitude and hormonal responses. Biol Sport. 2018;35:301－307.https://doi.org/10.5114/biolsport.2018.77830.

［33］Centner C, Ritzmann R, Schur S, Gollhofer A, Konig D. Blood flow restriction increases myoelectricactivity and metabolic accumulation during whole-body vibration. Eur J Appl Physiol.2019;119:1439－1449. https://doi.org/10.1007/s00421-019-04134-5.

［34］Scott BR, Loenneke JP, Slattery KM, Dascombe BJ. Exercise with blood flow restriction:an updated evidence-based approach for enhanced muscular development. Sports Med.2015;45:313－325. https://doi.org/10.1007/s40279-014-0288-1.

［35］Takarada Y, Nakamura Y, Aruga S, Onda T, Miyazaki S, Ishii N. Rapid increase in plasmagrowth hormone after low-intensity resistance exercise with vascular occlusion. J Appl Physiol（1985）. 2000;88:61－65. https://doi.org/10.1152/jappl.2000.88.1.61.

［36］Loenneke JP, Wilson GJ, Wilson JM. A mechanistic approach to blood flow occlusion. Int JSports Med. 2010;31:1－4. https://doi.org/10.1055/s-0029-1239499.

［37］Tseng SY, Lai CL, Chang KL, Hsu PS, Lee MC, Wang CH. Influence of whole-body vibration training without visual feedback on balance and lower-extremity muscle strength of the elderly: a randomized controlled trial. Medicine（Baltimore）. 2016;95:e2709. https://doi.org/10.1097/MD.0000000000002709.

［38］Huang YZ, Lu MK, Antal A, Classen J, Nitsche M, Ziemann U, et al. Plasticity inducedby non-invasive transcranial brain stimulation: a position paper. Clin Neurophysiol.2017;128:2318－2329. https://doi.org/10.1016/j.clinph.2017.09.007.

［39］Decety J. The neurophysiological basis of motor imagery. Behav Brain Res. 1996;77:45－52.https://doi.org/10.1016/0166-4328（95）00225-1.

［40］Lebon F, Collet C, Guillot A. Benefits of motor imagery training on muscle strength. J Strength Cond Res. 2010;24:1680－1687. https://doi.org/10.1519/JSC.0b013e3181d8e936.

第15章　振动在运动员中的应用

Darryl Cochrane　编

吴晓亚　译

15.1　概述

运动员和教练员一直在不断完善他们的训练计划，并采用新的策略来提高成绩。为了取得更强的竞争力，他们将大量的时间和资源投入各项高效的训练方案以获取胜利。"质量优于数量"及"更聪明的训练而不是更艰苦的训练"往往被认为是运动员取得稳定成绩的基础。训练员和教练员经常寻求新的训练策略和装备，以在不引起运动员过度疲劳的情况下提高运动表现，因为过度疲劳往往会影响运动员的后续表现。

振动运动与其他用来提高运动成绩的训练方法并没有区别。虽然振动运动用于治疗的历史最远可以追溯到古代，但它开始被建议用来帮助提高运动表现则是在 20 世纪 50 年代后期，当时苏联是第一个使用振动运动备战 1960 年奥运会的国家。在过去的 15~20 年里，振动运动的使用一直在持续增长，尤其是在运动员训练领域。振动运动已被整合到专业团队和运动员的力量训练及状态调节计划中，甚至有些体育运动会在比赛和中场休息时使用它。

值得注意的是，影响运动成绩的不是单一的因素。由于运动表现的多学科性质（图 15.1），影响运动表现的因素很多，包括环境、生理和心理等因素在内的许多因素都会影响运动员的表现。在研究中，为了确定是否存在因果关系，往往会排除各种干扰因素。但在现实中这种情况不会发生。例如，在恢复训练中，大多数运动员使用多学科方法来减少疲劳，这其中可能包括营养品的辅助、按摩等手法治疗技术，以及心理调节和自我放松的心理学技术。

对于运动训练来说，振动运动是一种很有吸引力的训练手段。这种使用机器为运动员做训练的方法是非常吸引人的，甚至在一些运动中，振动可能会直接用于运动，如高山滑雪和山地自行车。但进行振动运动前需要制订详细的计划，以确保它满足运动员

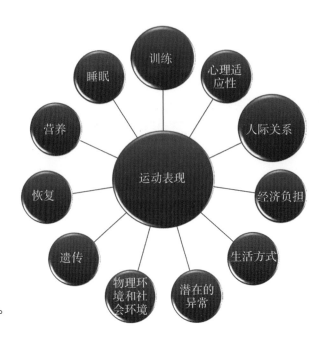

图15.1 运动表现的影响因素。

的需求。例如，一名受伤的运动员在康复阶段使用振动运动可以获益[1-3]。据说，有些运动教练看到了将振动运动纳入康复计划的好处，可以改善运动范围、增加本体感觉及激活肌肉。但根据自身情况，其他运动员可能会使用振动运动来弥补或增强耐力和爆发力，其中振动的作用可能是暂时性地增加训练中的变化。但很重要的一点是，在加入振动运动时需要考虑运动员的个人需求，并应与教练和物理治疗师配合进行。此外，使用振动运动可能是运动员的个人偏好，有些人会喜欢，但有些人却不喜欢。

当然，每个人对振动的频率和振幅都会有不同的反应，这已被肌电图研究证实[4]。目前，并没有针对振动运动的运动员指南，因为能够记录到的肌肉活跃度并不一定与运动表现相关。而且令人困惑的是，振动参数（位移、频率、持续时间、身体姿势）在不同的研究方案中是不断变化的，因此无法明确哪种方案可以产生最佳效果。有研究显示，使用一定频率和位移的振动，并通过使用阻力带、杠铃杆、平板等适当地施加外部载荷，可以确保获得最高的运动表现方面的收益，但还需要更多的研究来开发出能优化运动表现的振动方案。

在实践运用中，健身教练和体能教练已经将振动运动纳入标准的热身运动中，并取得了良好的效果，其益处已经在第13章中描述过。此外，教练和训练师已将振动运动融入一些体育项目中，以达到增强运动效果的作用，如短跑、跳跃或球棒/球杆摆动类项目。Hortobagyi等[5]曾使用荟萃分析描述过振动运动对运动员的影响。作者研究了单次和短期振动运动对肌肉耐力和爆发力、灵活性和运动表现的影响。他们的研究共设定了符合他们检查顶尖运动员和/或竞技运动员的标准的21项研究；研究对象排除了大学水平、娱乐为目的的运动员，以及没有特定水平的"运动员"，总共入选 373 名运动员（173 名男性、200 名女性），平均年龄为 22.1 岁（年龄范围为 17~27 岁），涵盖了 16 个运动项目。单次振动的平均持续时间为 145 s（时间范围为 20~300 s），平均振动频率为 33.6 Hz，平均振动位移为 3.2 mm。而短期振动训练中振动持续时间为 107.7 min，其平均振动频率为 32.5 Hz，平均振动位移为 3.8 mm。接下来的章节描述了单次和短期振动对耐力、爆发力、灵活性和其他运动性能指标的影响。该研究主要关注对象为振动平台，不包括线缆、手持设备，以及直接放置在目标区域如肌肉或肌腱上的设备。参与研究的运动员主要包括顶尖运动员和年轻的竞技运动员。

15.2　耐力和爆发力

耐力和爆发力是各种运动的关键组成部分，而力和速度在决定比赛方案的设计和制订方面起着重要的作用。虽然传统上，抗阻训练是耐力和爆发力的基础。但是无论是短期的还是长期的振动运动都可以用来补充运动员的耐力和爆发力。而进行以提高耐力和爆发力为目的的单次振动，其作用原理可能与产生增强作用或热身效应有关，这在第 13 章中讨论过。因此，针对提高耐力和爆发力的单次振动的部分将特别侧重于运动员的研究。此外，将评估振动运动对周期性耐力和爆发力训练的有效性。

15.2.1　振动的单次效应

由于研究有限，很少有证据支持一次性的振动运动可以提高运动员的力量。有研究表明，临时进行振动并不能改善训练有素的男女格斗运动员腿部的等长力量[6]。而在另一个研究中，对男性举重运动员进行临时振动后，一次最大后深蹲（1RM）并没有变化[7]。

有不少研究调查了运动员的腿部肌肉力量。在个别与力量相关的运动中，如对举重运动员进行单次振动（50 Hz，3 mm），可增加负重蹲跳的输出功率峰值[7]。对田径运动员进行 30 s 的临时振动（35 Hz，4 mm）后，后深蹲输出功率增加了 5.3%[8]。进行临时振动后，女子艺术体操运动员的垂直反向跳跃[9]增加了 8%，而青春期前的空手道运动员的垂直反向跳跃分别于 30 Hz 和 35 Hz 的振动后增加了 3.8% 和 3.2%[10]。

与之相反的是，也有其他研究人员报告说，单次振动并不能改善钢架雪车运动员[11]、跆拳道运动员[12]和年轻艺术体操运动员[13]的垂直反向跳跃表现。同样，通过观察温盖特试验无氧运动能力测试中的峰值功率和疲劳率，男性竞技自行车手中，接受了 30 Hz 和个性化频率的振动运动者与没有经过振动运动者相比，结果不受影响[14]。相比之下，有一项研究甚至观察到男性短跑运动员在接受振动运动（50 Hz，2 mm）后垂直反向跳跃反而下降了（3.8%）[15]。在团体型运动的运动员中，振动对增强腿部爆发力已经显示了积极的结果。Bosco 等[16] 的早期研究报告显示，女排运动员在 70~139 kg 的负荷范围内，单次 10 min 的间歇振动（26 Hz，10 mm）可增加 7% 的单腿推举力量。同样，经过 5 min 的振动（26 Hz，6 mm），优秀的女子曲棍球运动员的垂直反向跳跃提高了 8.1%[17]（图 15.2）。

在 Hortobagyi 的荟萃分析中[5]，作者发现了六篇关于曲棍球、足球、澳式橄榄球、垒球、田径和举重等竞技和顶尖运动员的文章。以上六篇文章中运动员使用的振动运动的频率和位移平均为 33.5 Hz 和 3.1 mm。文章结果表明，单次振动对直接或间接增强腿部肌肉力量的影响很小。通过进一步分析发现，其中两篇文章检查了训练的不同方面，即在足球比赛中重新热身[18] 和激活后的增强作用[19]，再加上分析的文章数量较少，这可能会造成研究结果的解释不同。

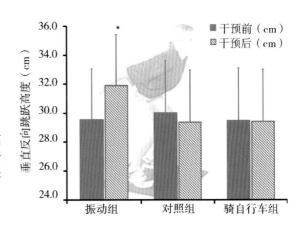

图15.2 与骑自行车组和对照组相比，优秀的女子曲棍球运动员通过振动提高了8.1%的垂直反向跳跃。*表明了与对照组及骑自行车组相比，振动组可显著提高垂直反向跳跃的表现。

15.2.2 振动的短期效应

15.2.2.1 肌肉耐力

短期训练的时间范围被界定为 1~8 周。已经在不同的运动人群中对不同肌肉动作的力量进行了研究测量，如等长、等速和等张收缩。为了便于使用，利用身体重量进行振动运动在研究和训练中很受欢迎。目前已经有研究证实，在 4 周（3 天 / 周）和 8 周（3 天 / 周）的时间内，静态深蹲（120°）联合振动可以提高田径运动员[20]、单人和团体运动员的力量素质[21]。年轻滑雪者利用身体重量做动作并配合振动，如动态下蹲、提踵、单腿下蹲 6 周（3 天 / 周），可以提高慢速和快速类型等速下的下肢扭矩[22]。同样，男子和女子篮球运动员利用自身重量进行静态振动练习 4 周（3 天 / 周）与传统的篮球训练相比，伸膝肌肉的等长收缩力量有所增加[23]。

虽然上述研究展现出了使用短期振动的积极结果，但它并没有将振动与传统类型的训练进行对比。为了解决这个问题，研究人员将传统的抗阻运动和振动运动进行了比较。对接受过抗阻训练的男性进行了 5 周的后深蹲阻力训练或结合振动的后深蹲训练

（共 13 次）。结果显示，两组的 1RM 后深蹲提高程度相似，分别为 24.2% 和 32.4%[24]。相反，男子和女子短跑运动员接受了 5 周的常规训练（包括速度和爆发力训练）或常规训练配合振动训练（3 天 / 周）后，对比常规组与常规联合振动组，未显示在等长和等速收缩时膝关节伸肌扭矩和膝关节屈肌扭矩有差异[25]。从早期的回顾中可以看出该研究存在一定的局限性。首先，两组的训练量有所不同。其次，振动练习主要与下蹲相关，但是下肢力量是通过使用等速肌力测试仪评估的膝关节伸肌力量。因此，缺乏评估特异性可能降低了其检测强度变化的能力[26]。

目前，还没有针对运动员的振动训练指南。这是由于振动包含了复杂的参数，包括位移、频率、持续时间和身体姿势。而且额外增加复杂性的还有振动板的不同运动类型（异步和同步）。为了克服这一点，研究人员试图通过确定周期性振动方案的作用来获得答案。在休赛期使用交叉试验设计的方法，对女子曲棍球运动员进行抗阻训练时的动、静态振动训练。结果显示她们的 1RM 前深蹲提高了 37.8%[27]。在另一个周期性振动方案中，将女子足球和垒球运动员随机分为仅进行振动运动、仅进行常规训练，以及振动与抗阻联合训练三组，进行 8 周的训练（3 天 / 周）。结果显示，单独进行振动运动或结合抗阻训练的下肢力量素质并不优于传统的抗阻训练[28]。

在一段时间内多次使用振动运动来提高运动员的表现这个观点以前曾受到批判[5]。Hortobagyi 等[5] 的报告认为，从五项研究的评估来看，振动运动平均每次可以提高 0.79% 的力量表现，而对照组可以提高 0.27%，这表明使用短期振动来影响力量参数是没有确凿证据的。

15.2.2.2　爆发力

运动上的成功通常需要运动员在短时间内展现出力量和速度，即肌肉爆发力。针对高速或高强度的运动，为了最大限度地提高机械功率输出，规定了最大强度 30%~70% 的负荷为靶强度。振动运动据称能产生与传统爆发力和力量训练相似的强化肌肉爆发力的作用。通过 4 ~ 10 周的频率为 30~50 Hz、位移为 2~8 mm 的振动运动后，女性舞者[29]、女性芭蕾舞演员[30]、男子跆拳道运动员[31] 的垂直反向跳跃表现分别提高了 5.5%、6.3%、7.8%。在其他爆发力评估中，使用 6 周利用身体重量的振动运动后，提高了年轻男女滑雪运动员的侧边跳箱表现（25%）[22]；而使用 8 周的静态半蹲配合振动运动后，女性芭蕾舞演员的下肢伸肌力量提高了 25%[30]。

团体运动的运动员也通过短期使用振动提高了肌肉爆发力。Carmelo Bosco[32] 的开创性工作显示，当手球和水球运动员经过 10 天的间歇性振动运动（26 Hz，10 mm）后，相比没有进行振动运动的对照组，垂直反向跳跃的表现提高了 12%[32]。一项对年轻女子篮球运动员进行的为期 15 周的长期研究显示，在她们的常规训练中额外增加了振动运动后，她们的垂直反向跳跃表现提高了 10%[33]。在排球、田径、篮球和体操运动员混合的组中，振动 8 周后，垂直反向跳跃表现提高了 9.6%[34]。图 15.3 显示了不同运动项目

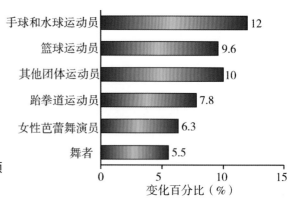

图15.3　振动运动后，团体项目和个体项目运动员的垂直反向跳跃百分比变化。

中垂直反向跳跃的百分比变化。在其他爆发力测试中，半职业的男子橄榄球运动员在 6 周的重复冲刺和抗阻训练并配合振动运动（30 Hz，4 mm）后，后深蹲力量输出提高了 17.1%，而相比之下重复冲刺组仅提高了 5%[35]。

　　篮球是一项涉及肌肉爆发力的运动，因此在振动研究中具有特色。例如，在女子篮球运动员的训练中增加 15 周的振动运动后，水平单腿跳成绩提高了 15%[33]。相比之下，在女子篮球运动员中，进行振动运动与抗阻训练结合或单独进行 8 周或 14 周的振动运动，与单独进行抗阻训练相比，几乎没有证据表明肌肉爆发力可以检测到相关的差异[28,36]。然而，Preatoni 等[29] 也承认三组施加负荷的方式是不同的。

　　有研究报道显示，振动运动与传统运动相结合或与等张离心抗阻训练相结合，对篮球运动员[23] 和足球运动员[37] 的垂直反向跳跃影响不大。此外，在常规训练的基础上增加 5 周的振动运动，短跑运动员的垂直反向跳跃与常规组及振动组之间也无明显变化[25]。只有一项研究报告显示，对照组优于振动运动组，该研究对女子篮球运动员进行了 12 周（3 天 / 周）的抗阻训练，包括 3 组 8 次训练，每次在 80% 的 1 RM 强度下做 10 个，结果显示垂直反向跳跃的腾空时间增加了 5.5%。相比之下，在进行抗阻训练的同时加入三次利用自身体重的振动运动（30~35 Hz，4 mm）组，垂直反向跳跃并没有改变[38]。

15.3　灵活性

　　灵活性是指关节或一系列相关关节的活动范围，这对于很多运动员来说都是重要的训练内容。尤其在体操、跳水、花样游泳和武术等运动中，大的关节活动度是必备条件。目前各种手动拉伸方法，如静态、震颤和本体感觉神经肌肉易化技术已被用于维持或增加关节活动度。有合理的证据（见下文）表明，单次动态拉伸就可以提高关节的活动度，因此建议将动态拉伸作为运动前的常规动作，而不是静态拉伸。此外，振动可能是帮助运动员进行拉伸运动提高关节活动度的另一种方法。有人提出，振动和拉伸对关节活动度的改善可能是多种机制作用的结果，包括肌肉温度、脊髓回路、肌肉僵硬和疼痛的减轻。然而，还需要进一步的研究来证实。

15.3.1　振动的单次效应

已经有研究为即刻使用振动来改善灵活性提供了重要的证据支持。研究虽然存在一定的局限性，但坐位体前屈是研究中和运动场上常用的测试方法。据报道，在奥运会女子艺术体操运动员[9]和青春期前的空手道运动员[10]中，振动可以分别提高 3% 和 11% 的坐位体前屈距离。在优秀的女子曲棍球运动员中，单次振动（26 Hz，6 mm）可增加 8.3% 的坐位体前屈距离，而使用 50 W 的固定式脚踏车可提高 5.6%，无振动的对照组则可提高 5.3%[17]（图 15.4）。有研究显示，通过腘绳肌拉伸结合单次振动运动（40 Hz，4 mm），可提高男女大学生运动员（足球、篮球、排球）12.8% 的坐位体前屈距离。然而这些成绩与单纯进行静态拉伸的改善程度相似（7.1%）[39]。

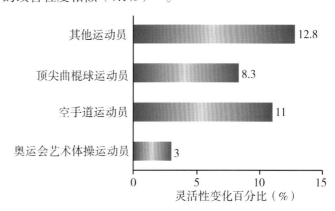

图15.4　在不同的运动员中使用振动后坐位体前屈的灵活性变化。

相比之下，在训练有素的男子短跑运动员中，振动组（50 Hz，2 mm）和对照组（没有振动）的坐位体前屈的表现保持不变[15]。类似的，Hortobagyi 等[5]也认为振动对奥运会艺术体操的坐位体前屈的表现几乎没有影响（1%）[9]。然而，在顶尖运动员的竞争中，差距是很小的，甚至 1% 的成绩变化就可能决定输赢。Hortobagyi 等[5]用效应量（ES）对需要关注的实际意义进行了分类。他们基于 Cohen 的研究将 ES 值分别设定为 0~0.49、0.5~0.79，以及 > 0.8，其分别代表小、中、大的实际效应，但他们没有意识到研究人群是顶尖运动员，他们只需要表现出一个很小的变化就可以产生有意义的结果[40]。最近，Rhea 表示，Cohen 的分类在力量训练研究中并没有准确反映出治疗效果[41]。Rhea 提出了一个新的 ES 等级量表，该量表考虑了参与者的训练水平（未经训练、娱乐性训练、高度训练）[41]。为了表明运动员表现的变化，Hopkins[42]建议使用合适的限制来进行展现，比如观察到的变化加上 / 减去典型误差。例如，如果一名运动员成绩提高了 2.5%，而最小的有意义的变化要求是 1%，那么 ±2% 的典型误差表明成绩的变化是"不明确"的，而 ±1% 的典型误差表明成绩的变化是有意义的。

15.3.2 振动的短期效应

目前为止，只有少量的研究来检验连续振动对灵活性方面的影响。男子跆拳道运动员应用 10 周（3 天 / 周）的振动，坐位体前屈较对照组改善了约 6%[31]。灵活性也可以通过特定舞蹈姿势的髋关节活动度来评估。有作者将女性舞者随机分为两组，一组进行为期 4 周的特定舞蹈训练并配合振动运动（2 天 / 周），而对照组只接受特定的舞蹈训练。结果显示，试验组的右侧和左侧髋关节活动度分别增加了 17.6% 和 15.2%，而对照组的右侧和左侧髋关节活动度分别增加了 1.7% 和 1.9%[29]。最后，对来自各种团体运动项目的女子运动员进行 8 周的振动运动（35 Hz，4 mm）后，坐位体前屈的表现提高了 13%[34]。

15.4 运动表现

如前所述，影响运动员表现的因素很多。如果振动能够帮助提高某项技能或任务的表现，那么它就可以转而提高运动表现。然而，如果振动刺激是低的及非特异性的，则不太可能提高运动表现，导致使用振动的生态效度就不得不被质疑[5]。

为了提高运动员的运动能力，需要有针对性的和有指导的练习，从而使运动技能改进和提高。目前，还没有一种机制能够提供全面的运动专项训练。因为教练员和训练员了解各种训练方法的局限性，所以他们能够制订出结构良好的训练计划，同时他们还知道一些其他因素能够有助于多方面提高运动成绩。

15.4.1 振动的单次效应

几乎没有证据表明振动可以帮助完成特定的技能任务，如 60 s 的振动（26 Hz，6 mm）并不能提高跆拳道运动员的回旋踢[12]。从更广泛的体育项目来看，想通过单次振动来提高运动员的冲刺成绩则产生了不同的结果。其中，钢架雪车运动员[43]、田径运动员[44,45]、短跑运动员[15] 和英式篮球运动员[46] 的冲刺成绩并没有变化，而冰球运动员[47]、足球运动员[48] 和自行车运动员[49] 的冲刺成绩却有所提高。

在耐力运动中，如公路自行车，将振动（40 Hz，3 mm）与高强度间歇运动（6 × 5 min）结合起来，与传统的无振动的高强度运动相比，训练有素的男子自行车手产生的 VO_{2max}（90%）和 HR_{max}（58%）以上的时间更长[50]。此外，年轻足球运动员在 6 × 40 m 穿梭跑的 20 s 休息中使用振动（45 Hz，2.2 mm）可以提高跑步成绩[51]。同样，在顶尖和业余足球运动员中使用振动（40 Hz，4 mm）者，比不使用振动者改善了前侧的 Y–Balance 测试表现（一种功能性动作筛查）[52]。

据观察，在艺术体操运动员的表演中，短时振动的残留效应可持续 15 min[9]。然而，在运动项目前应用振动可能会比较困难。如游泳运动员在比赛前会有 20 min 的列队时间，而有些过渡时间可能更长（30~45 min）[53]。因此，振动的作用可能随着时间的推移而消散，导致不能获得足够的效果。所以在比赛前进行振动时，需要仔细考虑运动的逻辑性和实用性，以及能否获得效果[5]。

根据 Hortobagyi 等[5] 的荟萃分析，单独进行振动或振动与特定运动结合，对运动表现的影响最小（ES = 0.26）。他们的结论是从这六篇文章中没有足够的证据表明单次振动会提高运动成绩得出的。然而，需要注意的是，运动表现的定义并不明确，它包括了一系列的运动表现参数，如垂直反向跳跃、短跑（5~60 m）、反应的敏捷性及 40 m 穿梭跑。

目前，只有少数研究调查了单次振动对顶尖运动员或竞技运动员的影响。研究提供了一个同一类的样本人群，但其中不同体育项目的人群数量是有差异的。而且在评估不同运动的表现时会存在很大差异，因此该研究无法很明确地确定单次振动对运动表现有何益处。由于研究数量较少，在分析 Hortobagyi 等的荟萃分析研究时，需要谨慎判断运动表现及其相关指标，包括安慰组，以及运动员实际运动表现的改善程度[5]。只有当上述问题得到解决，并且完成了更多的研究后，才能在振动对运动表现的效果方面得到一个更清晰统一的结论，而且有助于确定更多项目的运动员使用即刻振动后，其爆发力、速度、力量和特定运动表现的效果，如高尔夫球击球、网球发球和棒球投球。

15.4.2　振动的短期效应

新西兰国家男子短跑运动员进行负重等长蹲举配合振动运动 4 周（每周 3 天），他们的 30 m 冲刺速度比仅进行等长训练和仅进行振动运动分别提高了 2.3% 和 3.8%[20]。但是与此形成对比的是，有研究显示，与常规短跑训练组相比，训练良好的男女短跑运动员在进行 5 周（3 天 / 周）的振动运动时，并没有提高 5 m、10 m、15 m、20 m、25 m、30 m 的冲刺速度或短跑起跑速度[25]。

对半职业男子橄榄球运动员的重复冲刺能力（6×40 m，休息 20 s）进行测试，通过 6 周的重复冲刺训练配合抗阻训练叠加振动运动（30 Hz，4 mm）后，重复冲刺能力的测试成绩提高了 4.1%，而只进行重复冲刺训练的运动员仅提高了 2.3%[35]。对年轻男子足球运动员使用相同的反复冲刺能力测试时，在 11 周（1 天 / 周）的等张性离心超负荷训练配合振动运动（30 Hz，4 mm）后成绩并没有得到改善，而且接受传统训练包括抗阻、超等长收缩和线性速度训练的运动员成绩也没有改善[37]。但与常规训练相比，通过振动训练可以减少 10 m、30 m 冲刺和变向时间，以及提高离心收缩力量[37]。在另一个测试中，年轻的女子和男子滑雪运动员在 4 周的振动运动和抗自身重量的阻力训练后并没有显示出在稳定性方面的变化[22]。相反，女子篮球运动员进行 15 周的振动运动后，他们的平衡性和稳定性都得到了改善[33]。

在耐力方面，在接受过骑自行车训练（9.5 小时 / 周）的男子和女子公路自行车手中，如果辅以 10 周的振动运动（3 天 / 周），骑行训练的千米数可以减少 30%。这主要是由于与仅骑自行车训练相比，其降低了 6% 的峰值耗氧量，同时增加了 2.3% 的平均无氧功率[54]。涉及多种运动竞技项目的运动员在 8 周的借助自身体重保持静态姿势（120°）下进行振动运动（30 Hz，1.5 mm，3 天 / 周）后，他们的跑步效率比对照组（1.9%）提高了 7.7%[21]。

从 Hortobagyi 等的荟萃分析中的五篇文章中可以得出的结论是，通过短期振动训练来提高运动成绩的证据有限且不一致[5]。如前所述，Hortobagyi 等对运动表现的定义包括了广泛的运动类型及间接测量数据[5]。因此，如果对运动表现有效，也很难确定是振动运动起的作用。所以还需要更多的研究来明确与运动表现直接相关的标准和措施。

15.5　恢复

恢复是训练的一个重要方面，当恢复受到影响时，它会导致后续的运动表现出现短期的下降。因此，高强度训练后的恢复能力是非常重要的，这样才能在随后的训练和比赛中保持良好的表现。而运动员会有多种恢复方法，包括心理、生理、营养和药物方面的方法。事实上，运动员可以综合多种恢复方法来加速恢复过程。恢复包含的因素有多种，可能包括组织修复和适应、肌糖原的重新合成。振动可以通过促进受损肌肉的血液流动来加速恢复，其原理为消除肌肉中抑制组织修复及刺激肌肉受体的副产品来缓解肌肉紧张。然而，有限的研究证明了振动改善恢复的有效性是模棱两可的，它对高效率的恢复可能几乎没有影响。

在完成高强度间歇训练（8×400 m）后，训练有素的中年男子跑步者接受两次 15 min 的振动恢复（12 Hz，6 mm）后，未能避免 3 km 跑步成绩的下降（图 15.5）。此外，与自我恢复相比，振动对涉及肌肉损伤的血液标志物（肌酸激酶）和炎症指标（C

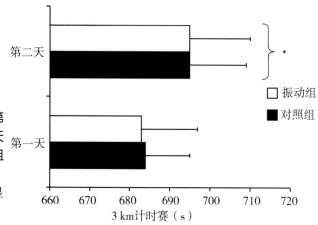

图15.5　对照组和振动组第一天和第二天的 3 km 计时赛表现表明，两天之间的运动表现差异很大，但对照组与振动组之间差异不大。

*在两个试验中，第一天的表现明显不同。

反应蛋白）没有影响[55]。而在另一个研究中，游泳者在游泳训练后进行静态拉伸配合振动（50 Hz，6 mm）与仅进行静态拉伸相比，肌肉酸痛的感知评分并没有变化[56]。

顶级俱乐部的橄榄球运动员完成六次温盖特试验无氧运动能力测试后进行了 10 min 的振动（40 Hz，2.2 mm）并配合静态拉伸和按摩。然后分别于运动后的 30 min 和 60 min 进行温盖特试验无氧运动能力测试、伸膝肌肉等长收缩力量、垂直反向跳跃和坐位体前屈的数据测量，并与 10 min 的平稳骑自行车配合拉伸运动的主动恢复相比较，这些数据并没有提高[57]。相反，在另一项研究中，高水平训练的年轻男子足球运动员进行重复冲刺（6×40 m，休息 20 s）后，进行振动（35 Hz，1.15 mm 和 50 Hz，2.41 mm）与传统的放松运动后，肌肉疼痛减轻，垂直反向跳跃的恢复加快[58]。

15.6　总结

目前，对于振动影响训练有素运动员的机制存在两种说法。一种说法是，训练有素的运动员可能会对影响中枢神经系统的剧烈振动做出反应，从而增强肌肉感受器的敏感性。另一种说法是，振动对训练有素的运动员不大可能产生积极影响，因为运动员的运动水平很高，他们已经接近或达到了天花板效应，在这个效应中，刺激可能因为太小而无法检测出对表现结果变化的影响。据笔者所知，只有一项荟萃分析研究关注的是振动在竞技运动员和／或顶尖运动员中的有效性[5]。此荟萃分析提供了该领域的综述，并对所分析的文章的方法进行额外的点评。此荟萃分析的作者得出结论是，单次和短期使用振动对竞技和／或顶尖运动员产生的影响很小，而且还前后矛盾。然而，需要注意的是，少数文章符合分析标准，因此，需要谨慎地对这些发现的结果进行解释说明。

但也有证据表明，在单次训练和短期训练后，振动可以对爆发力、柔韧性和一些力量指标产生积极影响，而振动对特定运动表现的帮助却没有明确的效果。在关于训练的研究中，对运动员的评估会存在一个问题，因为他们的运动表现很好，所以可能只会有很小的进步。因此，所选择的测试必须是可靠、有效及灵敏的，从而可以检测出运动表现的微小变化。因为如果测试的信度很差，就很难确定干预或测试是否影响了结果。因此在选择统计归纳时需要仔细考虑并确定它的精准度，以利于发现有价值的影响因素。

为了更好地了解振动对训练有素的运动员的影响及可能的作用机制，还需要更好地构思试验设计以对振动进行进一步的研究。但比较麻烦的问题是，针对运动员的振动处方还没有明确的指南。由于振动参数的种类较多，振动频率、振动位移、身体姿势、振动时间、振动板的类型和叠加的运动等有许多不同的变化，因此对比研究会很困难，从而导致缺乏相关的研究共识。

振动可以为常规训练提供一些变化，使运动员在训练的平台期恢复活力和提高积极性。对于训练员来说，振动是另一种可以与其他训练方法结合使用的装置。但其他传统的训练类型也可能会产生相同或更好的效果，而且还需要考虑运动员的需求，以及如何将振动实施到各个周期中。

参考文献

[1] Moezy A, Olyaei G, Hadian M, Razi M, Faghihzadeh S. A comparative study of whole body vibration training and conventional training on knee proprioception and postural stability after anterior cruciate ligament reconstruction. Br J Sports Med. 2008;42（5）:373 – 378.

[2] Fu CLA, Yung SHP, Law KYB, Leung KHH, Lui PYP, Siu HK, et al. The effect of early whole-body vibration therapy on neuromuscular control after anterior cruciate ligament reconstruction a randomized controlled trial. Am J Sports Med. 2013;41（4）:804 – 814.

[3] Peer KS, Barkley JE, Knapp DM. The acute effects of local vibration therapy on ankle sprain and hamstring strain injuries. Phys Sportsmed. 2009;37（4）:31 – 38.

[4] Di Giminiani R, Tihanyi J, Safar S, Scrimaglio R. The effects of vibration on explosive and reactive strength when applying individualized vibration frequencies. J Sports Sci. 2009;27（2）:169 – 177.

[5] Hortobagyi T, Lesinski M, Fernandez-del-Olmo M, Granacher U. Small and inconsistent effects of whole body vibration on athletic performance: a systematic review and meta-analysis. Eur J Appl Physiol. 2015;115（8）:1605 – 1625.

[6] Kurt C, Pekunlu E. Acute effect of whole body vibration on isometric strength, squat jump, and flexibility in well-trained combat athletes. Biol Sport. 2015;32（2）:115 – 122.

[7] Rønnestad BR, Holden G, Samnoy LE, Paulsen G. Acute effect of whole-body vibration on power, one-repetition maximum, and muscle activation in power lifters. J Strength Cond Res.2012;26（2）:531 – 539.

[8] Rhea MR, Kenn JG. The effect of acute applications of whole-body vibration on the itonic platform on subsequent lower-body power output during the back squat. J Strength Cond Res. 2009; 23（1）:58 – 61.

[9] Despina T, George D, George T, Sotiris P, Alessandra DC, George K, et al. Short-term effect of whole-body vibration training on balance, flexibility and lower limb explosive strength in elite rhythmic gymnasts. Hum Mov Sci. 2014;33:149 – 158.

[10] Atis E, Gelen E, Yildiz S. The acute effect of different frequencies of whole-body vibration on range of motion and jump performance in preadolescent karate athletes. Turkish Journal of Sport and Exercise. 2018;20（2）:122 – 126.

[11] Bullock N, Martin DT, Ross A, Rosemond CD, Jordan MJ, Marino FE. Acute effect of whole-body vibration on sprint and jumping performance in elite skeleton athletes. J Strength Cond Res. 2008;22（4）:1371 – 1374.

[12] Oliveira M, Cochrane D, Drummond M, Albuquerque M, Almeida P, Couto A. The acute effect of whole-body vibration on roundhouse kick and countermovement jump performance of competitive taekwondo athletes. Braz J Kinathrop Hum Perform. 2018;20（6）:576 – 584.

[13] Dallas G, Kirialanis P, Mellos V. The acute effect of whole body vibration training on flexibility and explosive strength of young gymnasts. Biol Sport. 2014;31（3）:233 – 237.

[14] Surowiec RK, Wang H, Nagelkirk PR, Frame JW, Dickin DC. The effects of whole-body vibration on the wingate test for anaerobic power when applying individualized frequencies. J Strength Cond Res.

2014;28（7）:2035 - 2041.

[15] Gerakaki ME, Evangelidis PE, Tziortzis S, Paradisis GP. Acute effects of dynamic whole body vibration in well trained track & field sprinters. J Phys Educ Sport. 2013;13（3）:270 - 277.

[16] Bosco C, Colli R, Introini E, Cardinale M, Tsarpela O, Madella A, et al. Adaptive responses of human skeletal muscle to vibration exposure. Clin Physiol. 1999;19（2）:183 - 187.

[17] Cochrane DJ, Stannard SR. Acute whole body vibration training increases vertical jump and flexibility performance in elite female field hockey players. Br J Sports Med. 2005;39（11）:860 - 865.

[18] Lovell R, Midgley A, Barrett S, Carter D, Small K. Effects of different half-time strategies on second half soccer-specific speed, power and dynamic strength. Scand J Med Sci Sports. 2013;23（1）:105 - 113.

[19] Naclerio F, Faigenbaum AD, Larumbe-Zabala E, Ratamess NA, Kang J, Friedman P, et al. Effectiveness of different postactivation potentiation protocols with and without whole body vibration on jumping performance in college athletes. J Strength Cond Res. 2014;28（1）:232 - 239.

[20] Wang H-H, Chen W-H, Liu C, Yang W-W, Huang M-Y, Shiang T-Y. Whole-body vibration combined with extra-load training for enhancing the strength and speed of track and field athletes. J Strength Cond Res. 2014;28（9）:2470 - 2477.

[21] Cheng CF, Cheng KH, Lee YM, Huang HW, Kuo YH, Lee HJ. Improvement in running economy after 8 weeks of whole-body vibration training. J Strength Cond Res. 2012;26（12）:3349 - 3357.

[22] Mahieu NN, Witvrouw E, Van de Voorde D, Michilsens D, Arbyn V, Van den Broecke W. Improving strength and postural control in young skiers: whole-body vibration versus equivalent resistance training. J Athl Training. 2006;41（3）:286 - 393.

[23] Colson SS, Pensini M, Espinosa J, Garrandes F, Legros P. Whole-body vibration training effects on the physical performance of basketball players. J Strength Cond Res. 2010;24（4）:999 - 1006.

[24] Rønnestad BR. Comparing the performance-enhancing effects of squats on a vibration platform with conventional squats in recreationally resistance-trained men. J Strength Cond Res.2004;18（4）:839 - 845.

[25] Delecluse C, Roelants M, Diels R, Koninckx E, Verschueren S. Effects of whole body vibration training on muscle strength and sprint performance in sprint-trained athletes. Int J Sports Med. 2005;26（8）:638 - 644.

[26] Wilcock IM, Whatman C, Harris N, Keogh JWL. Vibration training: could it enhance the strength, power, or speed of athletes? J Strength Cond Res. 2009;23（2）:593 - 603.

[27] Jones MT. Progressive-overload whole-body vibration training as part of periodized, off-season strength training in trained women athletes. J Strength Cond Res. 2014;28（9）:2461 - 2469.

[28] Preatoni E, Colombo A, Verga M, Galvani C, Faina M, Rodano R, et al. The effects of whole-body vibration in isolation or combined with strength training in female athletes. J Strength Cond Res. 2012;26（9）:2495 - 2506.

[29] Marshall LC, Wyon MA. The effect of whole-body vibration on jump height and active range of movement in female dancers. J Strength Cond Res. 2012;26（3）:789 - 993.

[30] Annino G, Padua E, Castagna C, Di Salvo V, Minichella S, Tsarpela O, et al. Effect of whole body vibration training on lower limb performance in selected high-level ballet student. J Strength Cond Res. 2007;21（4）:1072 - 1076.

[31] Aksoy D. Effects of 10-week whole body vibration training on strength, flexibility and agility in

taekwondo athlete. J Edu Learn. 2019;18（2）:213 - 229.

［32］ Bosco C, Cardinale M, Tsarpela O, Colli R, Tihanyi J, Duvillard SP, et al. The influence of whole body vibration on jumping performance. Biol Sport. 1998;15（3）:157 - 164.

［33］ Fort A, Romero D, Bagur C, Guerra M. Effects of whole-body vibration training on explosive strength and postural control in young female athletes. J Strength Cond Res. 2012;26（4）:926 - 936.

［34］ Fagnani F, Giombini A, Di Cesare A, Pigozzi F, Di Salvo V. The effects of a whole-body vibration program on muscle performance and flexibility in female athletes. Am J Phys Med Rehab. 2006;85（12）:956 - 962.

［35］ Suarez-Arrones L, Tous-Fajardo J, Nunez J, Gonzalo-Skok O, Galvez J, Mendez-Villanueva A. Concurrent repeated-sprint and resistance training with superimposed vibrations in rugby players. Int J Sports Physiol Perform. 2014;9（4）:667 - 673.

［36］ Fernandez-Rio J, Terrados N, Fernandez-Garcia B, Suman OE. Effects of vibration training on force production in female basketball players. J Strength Cond Res. 2010;24（5）:1373 - 1380.

［37］ Tous-Fajardo J, Gonzalo-Skok O, Arjol-Serrano JL, Tesch P. Enhancing change-of-direction speed in soccer players by functional inertial eccentric overload and vibration training. Int J Sports Physiol Perform. 2016;11（1）:66 - 73.

［38］ Fernandez-Rio J, Terrados N, Suman O. Long-term effects of whole-body vibration training in high-level female basketball players. J Sports Med Phys Fitness. 2012;52（1）:18 - 26.

［39］ Olivares-Arancibia J, Solis-Urra P, Rodriguez-Rodriguez F, Santos-Lozano A, Sanchez-Martinez J, Martin-Hernandez J, et al. A single bout of whole-body vibration improves hamstring flexibility in university athletes: a randomized controlled trial. J Hum Sport Exerc. 2018;13（4）:776 - 788.

［40］ Cohen J. Statistical power analysis for the behavioral sciences. Hillsdale, NY: Lawrence Erlbaum Associates; 1988.

［41］ Rhea MR. Determining the magnitude of treatment effects in strength training research through the use of the effect size. J Strength Cond Res. 2004;18（4）:918 - 920.

［42］ Hopkins WG. How to interpret changes in an athletic performance test. SportScience. 2004;8:1 - 7.

［43］ Bullock N, Martin D, Ross A, Rosemond D, Jordan M, Marino F. An acute bout of whole-body vibration on skeleton start and 30-m sprint performance. Eur J Sport Sci. 2009;9（1）:35 - 39.

［44］ Guggenheimer JD, Dickin DC, Reyes GF, Dolny DG. The effects of specific preconditioning activities on acute sprint performance. J Strength Cond Res. 2009;23（4）:1135 - 1139.

［45］ Roberts B, Hunter I, Hopkins T, Feland B. The short-term effect of whole body vibration training on sprint start in collegiate athletes. Int J Exerc Sci. 2009;2（4）:264 - 268.

［46］ Cochrane DJ. The effect of acute vibration exercise on short-distance sprinting and reactive agility. J Sports Sci Med. 2013;12（3）:497 - 501.

［47］ Rønnestad BR, Slettalokken G, Ellefsen S. Adding whole body vibration to preconditioning exercise increases subsequent on-ice sprint performance in ice-hockey players. J Strength Cond Res [Internet]. 2016;30（4）:1021 - 1026.

［48］ Pojskic H, Pagaduan J, Uzicanin E, Babajic F, Muratovic M, Tomljanovic M. Acute effects of loaded whole body vibration training on performance. Asian J Sports Med. 2015;6（1）:e24054.

［49］ Ronnestad BR, Falch GS, Ellefsen S. The effect of whole-body vibration on subsequent sprint performance in well-trained cyclists. Int J Sports Physiol Perform. 2017;12（7）:964 - 968.

［50］ Rønnestad BR, Moen M, Gunnerød S, Øfsteng S. Adding vibration to high-intensity intervals increase time at high oxygen uptake in well-trained cyclists. Scand J Med Sci Sports. 2018;28（12）:2473 - 2480.

［51］ Padulo J, Di Giminiani R, Ibba G, Zarrouk N, Moalla W, Attene G, et al. The acute effect of whole body vibration on repeated shuttle-running in young soccer players. Int J Sports Med. 2014;35（1）:49 - 54.

［52］ Cloak R, Nevill A, Wyon M. The acute effects of vibration training on balance and stability amongst soccer players. Eur J Sport Sci. 2016;16（1）:20 - 26.

［53］ West DJ, Dietzig BM, Bracken RM, Cunningham DJ, Crewther BT, Cook CJ, et al. Influence of post-warm-up recovery time on swim performance in international swimmers. J Sci Med Sport. 2013;16（2）:172 - 176.

［54］ Oosthuyse T, Viedge A, McVeigh J, Avidon I. Anaerobic power in road cyclists is improved after 10 weeks of whole-body vibration training. J Strength Cond Res. 2013;27（2）:485 - 494.

［55］ Edge J, Mundel T, Weir K, Cochrane DJ. The effects of acute whole body vibration as a recovery modality following high-intensity interval training in well-trained, middle-aged runners. Eur J Appl Physiol. 2009;105:421 - 428.

［56］ Merrigan JJ, Tynan MN, Oliver JM, Jagim AR, Jones MT. Effect of post-exercise whole body vibration with stretching on mood state, fatigue, and soreness in collegiate swimmers. Sports. 2017;5（1）https://doi.org/10.3390/sports5010007.

［57］ Manimmanakorn N, Ross JJ, Manimmanakorn A, Lucas SJE, Hamlin MJ. Effect of whole-body vibration therapy on performance recovery. Int J Sports Physiol Perform. 2015;10（3）:388 - 395.

［58］ Marin PJ, Zarzuela R, Zarzosa F, Herrero AJ, Garatachea N, Rhea MR, et al. Whole-body vibration as a method of recovery for soccer players. Eur J Sport Sci. 2012;12（1）:2 - 8.

第16章 利用全身振动进行对策性训练

Patrick J. Owen，Daniel L. Belavy，Jörn Rittweger 编
田湉 译

16.1 介绍

将床头向下倾斜 6° 的试验性卧床休息，又称抗直立性运动障碍[1,2]，是一种被广泛接受的太空飞行对人体产生影响的地面模型[3]。这是因为它可以有效地模拟下肢肌肉萎缩[4,5]、腿部和脊柱的骨质流失[6,7]，直立不耐受[8,9]，视神经盘水肿[10,11]，以及其他与航天相关的问题[12]。该模型包括：①卧床休息（运动减少），主要是下肢的肌肉骨骼不负重；②在微重力条件下由于未知原因发生的液体向头部移动。

此外，试验性卧床休息还可以作为一些引起广泛性活动受限的临床疾病，如中风、脊髓损伤或危重病的模型，因为这些疾病会导致肌肉萎缩、肌无力、骨质流失和心血管功能退化[13-18]。试验性卧床休息引起的最重要的改变详见框 16.1。

框 16.1 试验性卧床休息的典型影响

- 肌肉：萎缩，即肌肉量减少，是制动的一个主要结果。此外，肌肉本身也变得薄弱。萎缩加上肌肉自身的弱化会共同导致力量下降（通常评估最大等长肌力）、步态和诸如垂直跳跃等测试的功能缺陷。除了涉及肌纤维的收缩外，制动还与组成肌纤维的纤维类型的改变有关，即与 2 型纤维和混合型纤维（即具有多种肌凝蛋白重链蛋白形式表达的纤维）的相对增长相关。

- 骨：卧床休息时骨质流失最明显的部位是小腿，髋部、股骨和骨盆也会出现骨质流失。主要原因是破骨细胞骨吸收增强，而成骨细胞骨形成未见明显变化。

过度的骨吸收导致钙和磷过量排出，从而增加肾结石形成的风险[19]。

- 直立耐受：试验性卧床休息后，站立能力通常受到限制，可能导致姿势控制能力突然丧失。由于尿排出量增加和血红蛋白数量减少会导致身体总血容量减少。根据长期失重后心血管变化的原理，血容量减少被认为是试验性卧床休息后直立不耐受的首要原因[20]，此外，静脉容量也是一个影响因素[21]。
- 姿势控制：在太空飞行后，姿势控制能力会严重受损，而卧床休息后，此能力也会有一定程度受损。然而，尽管发现卧床休息后姿势稳定性有所减退，但这似乎与跌倒风险的增加无关。
- 脊柱去适应：椎旁肌肉萎缩会增加椎间盘水化，使躯干伸展力丧失，其中一些变化与卧床休息后腰痛的发生相关[22, 23]。

需要考虑的是，不同的器官系统具有不同的适应速度。尿液中的水分排出导致血容量迅速减少，同时伴随着红细胞浓度的增加，这个过程在 48 小时内就可完成。而骨骼系统适应性过程却非常缓慢。例如，在脊髓损伤后，骨质流失可以持续数年，直至达到新的稳定状态[24]。因此，研究骨骼系统为主的试验性卧床持续时间通常为 60 天[25]，而研究肌肉系统的试验持续时间通常为 3 周。

人们直观地认为，维持肌肉和骨骼量的对策性训练应包含抗阻这一要素。然而，原本期望进行每周 2~3 次的常规训练能维持无重力情况下步行的肌肉量和肌力，却不能防止小腿肌肉的萎缩和胫骨的骨质流失[7]，而且对脊柱去适应无益[26]。在加压室内进行跑步锻炼可以产生下拉力量，这对肌肉有益，但对骨骼无效[27]；而在另一方面，肌腱振动可以对下肢无负荷大鼠产生良好的对抗效能[28]。因此，问题来了，振动运动是否可以作为一种选择，以抵消卧床休息引起的肌肉萎缩和骨质流失？

16.2　检验全身振动的卧床休息研究

迄今为止，已有三项研究探索了应用振动防止卧床引起的变化。研究特点概述见表16.1。

VBR 研究于 2004—2005 年在位于科隆的德国航空航天中心进行。它用一个商用的侧交替平台（Galileo 900，图 16.1）测试了全身振动在抑制腿部肌肉萎缩、减缓骨代谢生化指标的变化和识别潜在心血管影响方面的有效性。全身振动是在几乎直立的姿势下进行的，除了在腰部附加一个适度的负荷外（体重的 15 %）[29]，不再附加任何额外的运动。虽然没有关于自觉用力程度的报道，但 VBR 研究的运动强度似乎很低。

第一个柏林卧床休息试验（BBR-1）于 2003—2004 年在柏林自由大学进行。它测试了应用抗阻振动对抗骨质流失、肌肉萎缩和肌力减退方面的有效性。抗阻振动组进行卧床休息加抗阻振动，对照组仅卧床休息。抗阻振动组使用了一个特制的振动平台Galileo Space 1 代。这个平台借助反相位偏心转动器，以及板中部的一个旋转接头进行振动。受试者腰部、肩膀和手柄上施加向下的弹性力（图 16.2）。虽然振幅是旋转质量的惯性特性和运动主体提供的刚度的函数，但由于其结构设计，本装置不产生固定振幅（见第 3 章）。而且不幸的是，本次试验没有进行加速度调速器测量。导致受试者通常很难平衡左右腿的力量，从而无法使平台相对旋转关节始终保持中立的位置，所以控制这个平台对于受试者来说有一定的挑战性。以伸膝肌群和跖屈肌群为目标，此试验共进行了三种不同的运动，即下蹲运动、提踵运动、抬脚趾运动。运动按照自适应过载的原则，以单套动作持续时间为自变量，以振动频率和负荷为因变量进行 [30]。此外，"爆发性踢腿"训练的目的是激发高发力率，引起高应变率从而使成骨效应最大化 [31, 32]。训练频率为一天两次，周日和周三下午除外。周日是休息日，而周三下午休息是因为周三上午的训练包含了"竞赛"环节，目的是进一步激发受试者的努力程度。

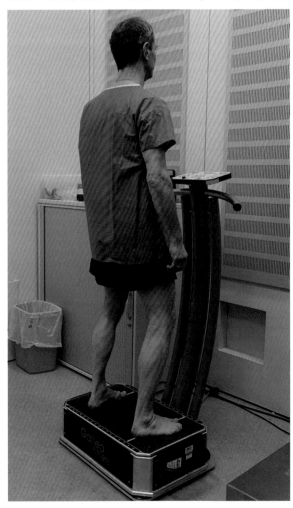

图16.1　用于VBR研究的装置。

表 16.1　全身振动对策性训练效果的三项研究回顾

		VBR 研究	第一次柏林卧床休息试验	第二次柏林卧床休息试验
研究	设计	交叉试验伴随 5 个半月清除期	随机试验，平行组	随机试验，平行组
	内容	BR 和 BR–VT	BR 和 BR–RVE	BR、BR–RE 和 BR–RVE
	持续时间（介入阶段）（天）	14	56	60
	床头向下倾斜角度	6°	0°	6°
受试者	例数	8/8	10/10	9/7/7
	性别	男性	男性	男性
	年龄（岁）	26（SD 5）	33（SD 5.6）	32（SD 10）
对策性训练	训练频率	每天 2 次	每周 11 次	每周 3 次
	训练内容	膝关节屈曲 150° 的站立	下蹲、提踵、抬脚趾、踢，每个动作在早晨完成一次，在下午完成尽可能多的次数	双腿下蹲、单腿提踵、双腿提踵、伸髋、伸展脊柱、抬脚趾
	负荷	BW+15%BW 附加在腰部	200%BW（上午），140%BW（下午）	75%~80%1RM（下蹲），130%~180%BW（其他所有训练）
	训练时间	每分钟 5 次	每回合 60~100 s	每回合 30~80 s
	振动频率（Hz）	20	19~26	16~26
	振幅值–峰值（mm）	4~8	n. r.	7~8

1RM：肌肉重复一次等张收缩所能承受的最大负荷；BR：单独卧床休息（对照组）；n.r.：未报导；RE：高负荷抗阻训练；RVE：高负荷抗阻振动训练；SD：标准差；VT：振动训练。

　　第二次柏林卧床休息试验于 2007—2008 年在柏林的查理特大学医学部进行[34]，主要目的是检验全身振动和高负荷抗阻运动训练在长期卧床休息期间防止骨质流失的功效。三个试验组采用随机设计：①高负荷抗阻训练（RE）组；②高负荷抗阻训练加全身振动（RVE）组；③仅卧床休息（CTR）组（对照组）。RE 和 RVE 均在专门设计的运动装置（Galileo Space 2 代）上进行。受试者躺在一个有肩部支撑和把手的可移动平台上（防止向下移动并允许通过平台发力），在头低足高的体位下进行所有的训练（图 16.3）。受试者在训练中抵抗的阻力由气动系统产生，并通过可移动平台施加。训练中受试者可以得到视觉反馈，以确保训练在预期的运动范围和适当的速度下进行。RE 组和 RVE 组分别进行 8 次持续的双腿下蹲练习（屈膝 10°~90°，然后回到屈膝 10° 的起始位置）作为热身训练，采用 50 % 的 1RM 进行 64 s（即离心和向心两个阶段各 4 s）。RVE 组在热身过程中也有振动，设定为 24 Hz（振幅 3.5~4 mm）。接下来 RE 组和 RVE 组都进行了下列练习：①与热身相似的双腿下蹲，但采用 75%~80 % 的 1RM（仅 RVE 组配合振动，频率 24 Hz，振幅 3.4~4 mm）；②用 1.3 倍的体重进行单腿提踵训练，从最大跖屈到最大背屈（仅 RVE 组配合振动，频率 26 Hz，振幅 3.5~4 mm）；③用 1.8 倍的体重进行双腿提踵训练（仅 RVE 组配合振动，频率 26 Hz，振幅 3.5~4 mm）；④参与者在伸髋和腰椎伸展时抬背和脚趾，同时背屈踝关节，并在 1.5 倍体重下保持充分伸展（仅 RVE 组配合振动，频率 16 Hz，振幅 3.5~4 mm）。如果受试者能在相邻两节中完成 10 个双腿下蹲动作，单腿提踵时间超过 50 s 或双腿提踵时间超过 55 s，说明个体训练后的对抗力提高了 5 %。虽然抬背和抬脚趾的对抗力方面没有进展，但训练中所有基于受试者能力的振动却都有了进展。本研究的主要终点为使用 pQT 测量胫骨的骨量。

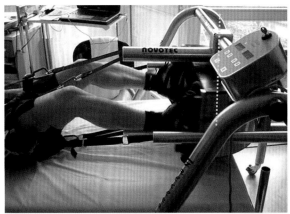

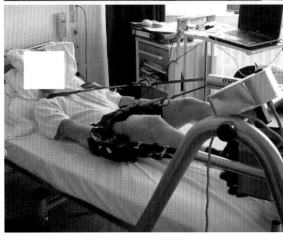

图16.2　在BBR-1研究中使用第一代"Galileo Space"。旋转接头的轴线用黄色虚线表示[33]。

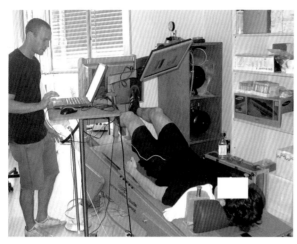

图16.3　在第二次柏林卧床休息试验中使用第二代Galileo Space[34]。

16.3　VBR 研究的结果

在 VBR 研究中未发现对肌肉萎缩有益的影响[29]。因此，不管他们是否进行了振动训练，通过 MRI 评估，膝关节伸肌和足跖屈肌的肌肉体积损失无差别。而且讽刺的是，当受试者进行振动训练后，腘绳肌的肌肉萎缩反而更甚。此外，振动训练对骨形成的生化指标没有影响[35]，尤其对 P1NP（1 型前胶原氨基端延长肽）水平没有影响。但振动训练阻止了卧床休息引起的膝关节软骨厚度的减少[36]。遗憾的是，这项研究没有关于肌肉功能或心血管效应方面的数据。

16.4　BBR-1 研究的结果

虽然大多数受试者认为这项试验中的训练特性相当严苛，而且很多人说，他们不可能训练得更努力了。但所有 RVE 受试者均能在整个 8 周的试验期间完成规定的训练。其中 1 例因膝关节中度积液引起了膝关节问题，但症状随着训练减少而迅速改善。第一次柏林卧床休息试验仅报告了中度疼痛，RVE 患者卧床期疼痛程度略高于 BR 患者（主要是关节和肌肉疼痛），但在恢复阶段，报告显示 RVE 受试者的足部疼痛比 BR 受试者少[30]。

下蹲训练前后会常规检测血乳酸水平，血乳酸水平通常会上升至 10 mM 及以上，此指标可以提示工作肌的无氧能量代谢。

RVE 对防止腿部肌肉萎缩非常有益（图 16.4）。特别是通过 MRI 的评估，可发现 RVE 在很大程度上防止了膝关节伸肌和足跖屈肌的肌肉萎缩[33]，但对防止膝关节屈肌[33]、髂腰肌和缝匠肌的萎缩却没有效果[38]。另一方面，随着椎间盘形态改变的缓解，RVE 组中多裂肌（即卧床休息脊柱去适应的首要靶点[39]）的萎缩也停止了[40]。因此，在第一次

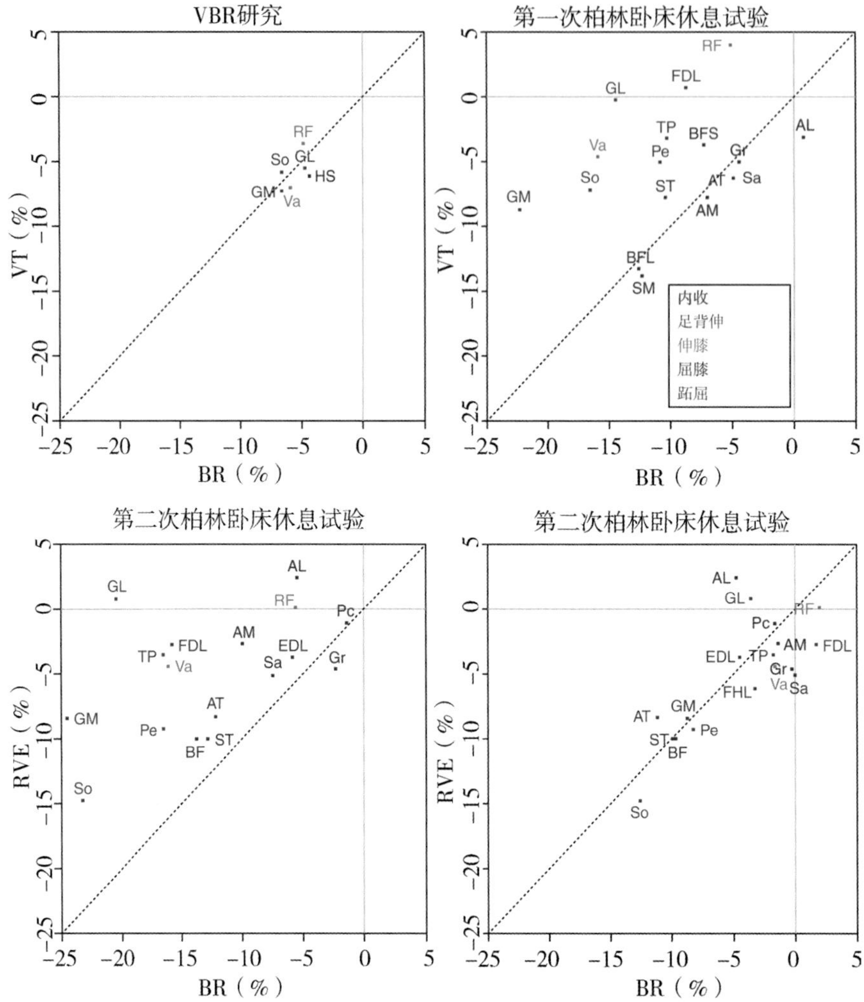

图16.4　振动训练在VBR研究（左上）、第一次柏林卧床休息试验（右上）和第二次柏林卧床休息试验（左下）中预防肌肉萎缩的能力。右下图对比的是抗阻振动训练（RVE）和单独抗阻训练（RE）。图中的虚线表示对策性训练的无效性，如果点在虚线及虚线以下则说明肌肉萎缩的情况在单纯卧床休息组（对照组）和RVE组中相似。相反，如果点在虚线以上则说明对策性训练有效。如图所示，在第一次柏林卧床休息试验中所有的跖屈肌和伸膝肌都在虚线以上，说明RVE对这些肌肉有效。RVE和RE（右下图）在肌肉量丢失方面的作用相似，说明在抗阻训练中增加振动可能不会对预防肌肉量丢失提供额外刺激。另外，我们还需要考虑部分体积丢失可能是由于体液移位造成的，研究中伸膝肌和跖屈肌肌力得以保存就是很好的说明[29,33,37]。VT：仅振动训练；RVE：振动加抗阻训练（RE）；AL：长收肌；AM：大收肌；AT：胫骨前肌；BF：股二头肌；BFL：股二头肌长头；BFS：股二头肌短头；EDL：长伸肌；FDL：长屈肌；FHL：姆长屈肌；GL：腓肠肌外侧头；GM：腓肠肌内侧头；Gr：股薄肌；HS：腘绳肌；Pc：耻骨肌；Pe：腘肌；RF：股直肌；Sa：缝匠肌；SM：半膜肌；So：比目鱼肌；ST：半腱肌；TP：胫骨后肌；Va：股肌。

柏林卧床休息试验中，可发现 RVE 对那些被干预的肌肉是有效的。

在肌肉功能方面，RVE 完全防止了 BR 组中伸膝肌和跖屈肌的 17% 的等长肌力下降 [41, 42]。肌力能完全保存的事实表明，伸膝肌和跖屈肌体积的减少，至少部分是由于体液从下肢向躯干转移所致。此外，RVE 在垂直跳跃试验中峰值功率和跳跃高度的减少量明显缩减了 [42]。但也并没有完全保留跳跃的性能，这种现象可以通过垂直跳跃测试需要更复杂的协调技能来解释。等长收缩时的肌电图显示，RVE 组伸膝肌 [43] 和跖屈肌 [42] 的最大肌电图振幅增加了。而且 RVE 还可防止 BR 组在卧床休息结束时血流量的减少和易疲劳性的增加 [44]；卧床也导致腰椎 – 盆底脊柱控制的改变，即阶段性过度活动 [45]，而 RVE 组在第一次柏林卧床休息试验中一定程度上逆转了这一现象 [46]。

对比目鱼肌和股外侧肌活检材料的免疫组织化学分析表明，RVE 可以阻止肌纤维减小和两肌肉中纤维类型的改变 [47]，这一令人惊讶的发现是由运动单位兴奋性增加、运动单位燃烧率增加所致。更具体地说，在 BR 组中发现 1 型雷诺丁受体（一种对骨骼肌的机电耦合至关重要的受体）的表达减少，纤维类型发生特异性改变，而在 RVE 组中则没有。总体而言，这些肌肉活检数据表明，RVE 在卧床休息时能很好地保存骨骼肌组织 [48]。蛋白质组学分析表明，RVE 能有效抵消需氧微生物新陈代谢的骨骼肌蛋白组织的稀少化 [49]，这一效应在太空飞行后也被观察到 [50]。

外周定量 CT（PQCT）对骨矿物质含量的评估显示，RVE 能完全抑制胫骨远端骨量流失 [51]，在 PQCT 扫描中分离骨密质和骨松质时发现，RVE 组在胫骨远端的两个骨室均有骨保存。相比之下，在 BR 对照组中，卧床休息时骨量流失最明显的是致密部，但恢复很差的是松质部。但通过双能 X 线吸收法（DXA）进行髋部骨扫描时，两组均未显示有所改变 [51]。当观察骨转换的生化指标时发现，RVE 的良好效果不是通过抑制卧床休息（不是单纯诱导骨形成的增强）获得的，而是通过诱导骨形成与骨吸收的平衡获得的 [52]。

在第一次柏林卧床休息试验中，RVE 也证明了一些有益的心血管效应。其中，RVE 减轻了股总动脉和股浅动脉静息直径的收缩，但对血流介导的血管舒张 [53] 没有影响。然而，RVE 未能阻止卧床休息诱发的小腿静脉容量 [54] 的降低。此外，未公开发表的数据表明，在第一次柏林卧床休息试验中，RVE 也抵消了血红蛋白总量的降低（Dieter Böning，个人交流）。这似乎是很自然的，因为 RVE 的运动处方与高强度间歇训练有许多相似之处 [55]。

最后，在第一次柏林卧床休息试验中也研究了激素水平。其中，性激素结合球蛋白和催乳素在 BR 组出现了下降，而在 RVE 组 [56] 中却没有下降，而卧床休息引起的睾酮、雌二醇、促甲状腺激素和甲状腺激素（T3）的变化却不受 RVE 的影响。

16.5 第二次柏林卧床休息试验的结果

在第二次柏林卧床休息试验中，参与者对 RVE 的运动训练特性普遍具有良好的耐受性[57]。参与者对 RVE 的依从性很高，7 名参与者中有 4 名完成了全部运动训练（25次）。此外，由于后勤方面的限制，2 名参与者完成了 24 次训练，1 名参与者（备用替代）只完成了 21 次训练。在试验中，7 名 RVE 组参与者中有 3 名报告了腰痛［中等（范围）报告视觉模拟评分：25.5[8-46]］，但与 RE 组或对照组相比，这并没有显著差异[58]。另外，RVE 可减轻卧床后大腿、小腿及下肢局部疼痛，尽管在 RE 中也看到了类似的效果[59]。

在对照组中，RVE 阻止了胫骨骨干（PQCT）和股骨近端（DXA）的骨量流失，而单独进行 RE 就没有这些效果[60]。与对照组相比，RVE 还保留了胫骨远端（PQCT）和腿部亚区（DXA）的骨量，但这些观察结果与单独进行 RE 没有明显差异[60]。此外，与仅卧床休息组相比，RVE 还保留了胫骨远端骨皮质区域，而 RE 没有[61]。在仅卧床休息组中，RVE 还防止了骨皮质厚度的损失和对骨小梁网状结构不均匀性的有害影响，但单独使用 RE 也出现了类似的观察结果[61]。除了长时间卧床休息中常见的骨丢失外，与对照组相比，成骨细胞抑制标志物硬化蛋白和 dickkopf-1 未显示受 RVE 影响[62]。总的来说，这些观察结果为在长期卧床休息期间增加振动可能对骨骼提供保护作用提供了支持。

与对照组相比，RVE 保留了股四头肌和小腿三头肌的横截面积（MRI），以及这些肌肉的最大等长随意收缩扭矩，但在 RE 组中也观察到了这些结果[63]。类似地，RVE 和 RE 可预防或减少臀肌、半膜肌和股二头肌的萎缩（MRI）[64]。与对照组相比，RVE 维持了多裂肌、腰椎竖脊肌和腰方肌的横截面积，同时也改善了腰大肌的横截面积，尽管在单独使用 RE 时这些结果同样相似（图 16.4）[58]。RVE 还抑制了腓肠肌内侧、外侧和胫骨后肌萎缩（MRI）的减弱，尽管这些观察结果与单纯 RE 相似[59]。与对照组相比，RVE 减轻了腹横肌厚度的损失，但单独进行 RE 后观察到的情况也类似[65]。RVE 和 RE 还阻止了对照组中代表肌肉损伤的标志物特异性肌酸激酶的增加[59]。总的来说，这些数据表明，在长期卧床休息期间，介入 RE，而不是增加振动，也可能维持住一部分肌肉。

长期卧床休息（对照组）对椎间盘特征（MRI）的有害影响并不会在介入 RVE 时减弱[58]，进一步的证据表明，这些影响在卧床休息两年后仍会存在[66]。此外，与对照组相比，RVE 可导致胸椎间盘高度增加[67]。

通过对比目鱼肌和股外侧肌的肌肉活检材料分析显示，在仅卧床休息组中，是 RVE 阻止了神经肌肉的不良适应（神经肌肉连接处的 Homer 免疫反应），而不是 RE[68]。这支持了增加振动可能可以改善长期卧床休息对神经肌肉水平的不利影响这个观点。

一系列身体功能检查显示，与对照组相比，RVE 保持了反向跳跃的力量和高度、从坐到站的表现和腿推举 1RM 的表现，但这些观察结果也发生在单独介入 RE 后[69]。观察到的这些结果再一次表明，介入 RE，而不是增加振动，也可以缓解因长期卧床休息而导致的相关身体功能的下降。

在全身和腿部脂肪量（DXA）方面，RVE 阻止了对照组和 RE 组脂肪量的增加[70]。RVE 还能减少单纯卧床休息时观察到的内脏脂肪组织的积累[70]。进一步的 MRI 数据分析也显示，RVE 减轻了仅卧床休息组椎体脂肪分数的有害变化；然而，单独使用 RE 也可以观察到这种情况[71]。因此，在 RE 中增加振动似乎在预防长期卧床期间的脂肪堆积中发挥了作用。

如对照组所示，当考虑心血管健康参数时，RVE，而不是 RE，减弱了股浅动脉直径的缩小和扩张肌能力的下降，增加了血流介导的扩张[72]。此外，RVE 可防止卧床期间股浅动脉壁腔比的增加，但 RE 不能[73]。相反，RVE 并不能阻止一系列凝血参数的改变，如 D- 二聚体、凝血酶 – 抗凝血酶Ⅲ复合物、凝血酶原片段 F1 + 2[74]。总的来说，似乎有一些证据表明，在长时间卧床休息期间，对 RE 增加振动可能对心脏有保护作用。

16.6　结论

第一次柏林卧床休息试验的数据已经清楚地证明了在预防肌肉萎缩和维持肌肉功能方面的良好效果，尤其是那些对策性训练的目标肌肉。我们必须认识到，在第一次柏林卧床休息试验之前，下肢不同肌肉萎缩率的异质性是未知的。因此，第二次柏林卧床休息试验也瞄准了其他处于危险中的肌肉。最重要的是，第一次柏林卧床休息试验表明，RVE 是一种能充分预防卧床休息引起的骨量流失的合适方式，这种效果是基于刺激骨形成而不是抑制骨吸收的。第一次柏林卧床休息试验的局限性主要在于没有报道 RVE 对心血管系统的潜在益处，也缺乏振动幅度和振动频率特性的相关资料[75]。

第二次柏林卧床休息试验数据表明，所检测的对策性训练具有很好的耐受性，这从高依从性就可以看出。在抗阻运动中加入振动时，骨量保留效果优于单纯的抗阻运动。RVE 保留了卧床休息期间的肌肉质量，但这与单独的 RE 相似，说明长期卧床休息期间肌肉的保留与 RE 的关系更密切，而不是增加的振动。这与躯体功能检测结果相似，在躯体功能方面 RE 似乎也比增加振动更有效。研究还表明，针对性的抗阻运动对股内收肌有益。对于肥胖的积累，RVE 似乎有一定的预防作用。对于心血管健康，RVE 显示出温和的心脏保护特性，这值得进一步研究。最后，在长期卧床休息期间，在 RE 中加入振动似乎对椎间盘特性的有害变化没有影响。总的来说，第二次柏林卧床休息试验帮助确定了在 RE 中增加振动的一系列好处。但如果训练组的样本量大于 7，这一证据可能会更有力，研究的效力也就更大。

在这种情况下，VBR 研究可以作为一个信息对比。虽然这项研究的周期可能太短（仅 14 天的卧床休息期），而且研究对象太少，无法检测到对骨骼的影响，而且对肌肉体积的影响缺乏有效性证据，因此可以表明缺乏额外运动的直立位全身振动并不是有效的对策。

综上所述，如果积极地进行配合全身振动的抗阻运动，即采用大的负荷，每周进行 3 次以上的运动，则可能取得成功。

参考文献

［1］ Kakurin LI, Kuzmin MP, Matsnev EI, Mikhailov VM. Physiological effects induced by antiorthostatic hypokinesia. Life Sci Space Res. 1976;14:101‐108.

［2］ Kakurin LI, Lobachik VI, Mikhailov VM, Senkevich YA. Antiorthostatic hypokinesia as a method of weightlessness simulation. Aviat Space Environ Med. 1976;47（10）:1083‐1086.

［3］ Pavy‐Le Traon A, Heer M, Narici MV, Rittweger J, Vernikos J. From space to Earth: advances in human physiology from 20 years of bed rest studies（1986‐2006）. Eur J Appl Physiol. 2007;101（2）:143‐194.

［4］ LeBlanc A, Schneider VS, Evans HJ, Pientok C, Rowe R, Spector E. Regional changes in muscle mass following 17 weeks of bed rest. J Appl Physiol. 1992;73（5）:2172.

［5］ LeBlanc A, Lin C, Shackelford L, Sinitsyn V, Evans H, Belichenko O, et al. Muscle volume,MRI relaxation times（T2）, and body composition after spaceflight. J Appl Physiol. 2000;89（6）:2158‐2164.

［6］ Vico L, Collet P, Guignandon A, Lafage‐Proust MH, Thomas T, Rehaillia M, et al. Effects of long‐term microgravity exposure on cancellous and cortical weight‐bearing bones of cosmonauts. Lancet. 2000;355（9215）:1607‐1611.

［7］ Rittweger J, Frost HM, Schiessl H, Ohshima H, Alkner B, Tesch P, et al. Muscle atrophy and bone loss after 90 days of bed rest and the effects of flywheel resistive exercise and pamidronate: results from the LTBR study. Bone. 2005;36（6）:1019‐1029.

［8］ Convertino VA. Fluid shifts and hydration state: effects of long‐term exercise. Can J Sport Sci. 1987;12（Suppl 1）:136S‐139S.

［9］ Convertino VA. Blood volume response to physical activity and inactivity. Am J Med Sci. 2007;334（1）:72‐79.

［10］ Mader TH, Gibson CR, Pass AF, Kramer LA, Lee AG, Fogarty J, et al. Optic disc edema, globe flattening, choroidal folds, and hyperopic shifts observed in astronauts after long‐duration space flight. Ophthalmology. 2011;118（10）:2058‐2069.

［11］ Laurie SS, Macias BR, Dunn JT, Young M, Stern C, Lee SMC, et al. Optic disc edema after 30 days of strict head‐down tilt bed rest. Ophthalmology. 2019;126（3）:467‐468.

［12］ Hargens AR, Vico L. Long‐duration bed rest as an analog to microgravity. J Appl Physiol（1985）. 2016;120（8）:891‐903.

［13］ Jorgensen L, Jacobsen BK. Changes in muscle mass, fat mass, and bone mineral content in the legs after stroke: a 1 year prospective study. Bone. 2001;28（6）:655.

［14］ Garland DE, Stewart CA, Adkins RH, Hu SS, Rosen C, Liotta FJ, et al. Osteoporosis after spinal cord injury. J OrthopRes. 1992;10（3）:371.

［15］Roberts D, Lee W, Cuneo RC, Wittmann J, Ward G, Flatman R, et al. Longitudinal study of bone turnover after acute spinal cord injury. J Clin Endocrinol Metab. 1998;83（2）:415.

［16］Kjaer M, Pott F, Mohr T, Linkis P, Tornoe P, Secher NH. Heart rate during exercise with leg vascular occlusion in spinal cord － injured humans. J Appl Physiol. 1999;86（3）:806.

［17］Eser P, Frotzler A, Zehnder Y, Schiessl H, Denoth J. Assessment of anthropometric, systemic, and lifestyle factors influencing bone status in the legs of spinal cord injured individuals. Osteoporos Int. 2005;16（1）:26.

［18］Rittweger J, Gerrits K, Altenburg T, Reeves N, Maganaris CN, de Haan A. Bone adaptation to altered loading after spinal cord injury: a study of bone and muscle strength. J Musculoskelet Neuronal Interact. 2006;6（3）:269 － 276.

［19］Watanabe Y, Ohshima H, Mizuno K, Sekiguchi C, Fukunaga M, Kohri K, et al. Intravenous pamidronate prevents femoral bone loss and renal stone formation during 90-day bed rest. J Bone Miner Res. 2004;19（11）:1771 － 1778.

［20］Shibata S, Perhonen M, Levine BD. Supine cycling plus volume loading prevent cardiovascular deconditioning during bed rest. J Appl Physiol. 2010;108（5）:1177 － 1186.

［21］Kolegard R, Mekjavic IB, Eiken O. Increased distensibility in dependent veins following prolonged bedrest. Eur J Appl Physiol. 2009;106（4）:547 － 554.

［22］Belavy DL, Bansmann PM, Bohme G, Frings-Meuthen P, Heer M, Rittweger J, et al. Changes in intervertebral disc morphology persist 5 mo after 21-day bed rest. J Appl Physiol. 2011;111（5）:1304 － 1314.

［23］Belavy DL, Armbrecht G, Richardson CA, Felsenberg D, Hides JA. Muscle atrophy and changes in spinal morphology: is the lumbar spine vulnerable after prolonged bed-rest? Spine（Phila Pa 1976）. 2011;36（2）:137 － 145.

［24］Eser P, Frotzler A, Zehnder Y, Knecht H, Denoth J, Schiessl H. Relationship between the duration of paralysis and bone structure: a pQCT study of spinal cord injured individuals. Bone. 2004;34（5）:869 － 880.

［25］ESA. Standardization of bed rest study conditions（version 1.5）; ESTEC contract number 20187/06/ NL/VJ. 2009.

［26］Belavy DL, Ohshima H, Bareille MP, Rittweger J, Felsenberg D. Limited effect of fly-wheel and spinal mobilization exercise countermeasures on lumbar spine deconditioning during 90 days of bed-rest in the Toulouse LTBR study. Acta Astronaut. 2011;69:406 － 419.

［27］Armbrecht G, Belavy DL, Backstrom M, Beller G, Alexandre C, Rizzoli R, et al. Trabecular and cortical bone density and architecture in women after 60 days of bed rest using high-resolution pQCT: WISE 2005. J Bone Miner Res. 2011;26（10）:2399 － 2410.

［28］Falempin M, In-Albon SF. Influence of brief daily tendon vibration on rat soleus muscle in non-weight-bearing situation. J Appl Physiol. 1999;87（1）:3 － 9.

［29］Zange J, Mester J, Heer M, Kluge G, Liphardt AM. 20-Hz whole body vibration training fails to counteract the decrease in leg muscle volume caused by 14 days of 6 degrees head down tilt bed rest. Eur J Appl Physiol. 2008;105（2）:271 － 277.

［30］Rittweger J, Belavy D, Hunek P, Gast U, Boerst H, Feilcke B, et al. Highly demanding resistive exercise program is tolerated during 56 days of strict bed rest. Int J Sports Med. 2006;27（7）:553 －

559.

[31] Mosley JR, Lanyon LE. Strain rate as a controlling influence on adaptive modeling in response to dynamic loading of the ulna in growing male rats. Bone. 1998;23（4）:313 - 318.

[32] Qin YX, Rubin CT, McLeod KJ. Nonlinear dependence of loading intensity and cycle number in the maintenance of bone mass and morphology. J Orthop Res. 1998;16（4）:482 - 489.

[33] Belavy DL, Miokovic T, Armbrecht G, Rittweger J, Felsenberg D. Resistive vibration exercise reduces lower limb muscle atrophy during 56-day bed-rest. J Musculoskelet Neuronal Interact. 2009;9（4）:225 - 235.

[34] Belavy DL, Bock O, Borst H, Armbrecht G, Gast U, Degner C, et al. The 2nd Berlin BedRest Study: protocol and implementation. J Musculoskelet Neuronal Interact. 2010;10（3）:207 - 219.

[35] Baecker N, Frings-Meuthen P, Heer M, Mester J, Liphardt AM. Effects of vibration training on bone metabolism: results from a short-term bed rest study. Eur J Appl Physiol. 2011.

[36] Liphardt AM, Mundermann A, Koo S, Backer N, Andriacchi TP, Zange J, et al. Vibration training intervention to maintain cartilage thickness and serum concentrations of cartilage oligometric matrix protein（COMP）during immobilization. Osteoarthr Cartil. 2009;17（12）:1598 - 1603.

[37] Miokovic T, Armbrecht G, Gast U, Rawer R, Roth HJ, Runge M, et al. Muscle atrophy, pain, and damage in bed rest reduced by resistive（vibration）exercise. Med Sci Sports Exerc. 2014;46（8）:1506 - 1516.

[38] Dilani Mendis M, Hides JA, Wilson SJ, Grimaldi A, Belavy DL, Stanton W, et al. Effect of prolonged bed rest on the anterior hip muscles. Gait Posture. 2009;30（4）:533 - 537.

[39] Hides JA, Belavy DL, Stanton W, Wilson SJ, Rittweger J, Felsenberg D, et al. Magnetic resonance imaging assessment of trunk muscles during prolonged bed rest. Spine（Phila Pa 1976）. 2007;32（15）:1687 - 1692.

[40] Belavy DL, Hides JA, Wilson SJ, Stanton W, Dimeo FC, Rittweger J, et al. Resistive simulated weightbearing exercise with whole body vibration reduces lumbar spine deconditioning in bed-rest. Spine（Phila Pa 1976）. 2008;33（5）:E121 - E131.

[41] Mulder ER, Stegeman DF, Gerrits KH, Paalman MI, Rittweger J, Felsenberg D, et al. Strength, size and activation of knee extensors followed during 8 weeks of horizontal bed rest and the influence of a countermeasure. Eur J Appl Physiol. 2006;97（6）:706 - 715.

[42] Buehring B, Belavy DL, Michaelis I, Gast U, Felsenberg D, Rittweger J. Changes in lower extremity muscle function after 56 days of bed rest. J Appl Physiol. 2011;111（1）:87 - 94.

[43] Mulder ER, Gerrits KH, Kleine BU, Rittweger J, Felsenberg D, de Haan A, et al. High-density surface EMG study on the time course of central nervous and peripheral neuromuscular changes during 8 weeks of bed rest with or without resistive vibration exercise. J Electromyogr Kinesiol. 2007;19（2）:208 - 218.

[44] Mulder ER, Kuebler WM, Gerrits KH, Rittweger J, Felsenberg D, Stegeman DF, et al. Knee extensor fatigability after bedrest for 8 weeks with and without countermeasure. Muscle Nerve. 2007;36（6）:798 - 806.

[45] Belavy DL, Ng JK, Wilson SJ, Armbrecht G, Stegeman DF, Rittweger J, et al. Influence of prolonged bed-rest on spectral and temporal electromyographic motor control characteristics of the superficial lumbo-pelvic musculature. J Electromyogr Kinesiol. 2010;20（1）:170 - 179.

[46] Belavy DL, Wilson SJ, Armbrecht G, Rittweger J, Felsenberg D, Richardson CA. Resistive vibration

exercise during bed-rest reduces motor control changes in the lumbo-pelvic musculature. J Electromyogr Kinesiol. 2012;22（1）:21 - 30.

[47] Blottner D, Salanova M, Puttmann B, Schiffl G, Felsenberg D, Buehring B, et al. Human skeletal muscle structure and function preserved by vibration muscle exercise following 55 days of bed rest. Eur J Appl Physiol. 2006;97（3）:261 - 271.

[48] Salanova M, Schiffl G, Rittweger J, Felsenberg D, Blottner D. Ryanodine receptor type-1（RyR1） expression and protein S-nitrosylation pattern in human soleus myofibres following bed rest and exercise countermeasure. Histochem Cell Biol. 2008;130（1）:105 - 118.

[49] Moriggi M, Vasso M, Fania C, Capitanio D, Bonifacio G, Salanova M, et al. Long term bed rest with and without vibration exercise countermeasures: effects on human muscle protein dysregulation. Proteomics. 2010;10（21）:3756 - 3774.

[50] Rittweger J, Albracht K, Fluck M, Ruoss S, Brocca L, Longa E, et al. Sarcolab pilot study into skeletal muscle's adaptation to long-term spaceflight. NPJ Microgravity. 2018;4:18.

[51] Rittweger J, Beller G, Armbrecht G, Mulder E, Buehring B, Gast U, et al. Prevention of bone loss during 56 days of strict bed rest by side-alternating resistive vibration exercise. Bone. 2010;46（1）:137 - 147.

[52] Armbrecht G, Belavy DL, Gast U, Bongrazio M, Touby F, Beller G, et al. Resistive vibration exercise attenuates bone and muscle atrophy in 56-days of bed-rest: biochemical markers of bone metabolism. Osteoporos Int. 2010;21（4）:595 - 607.

[53] Bleeker MW, De Groot PC, Rongen GA, Rittweger J, Felsenberg D, Smits P, et al. Vascular adaptation to deconditioning and the effect of an exercise countermeasure: results of the Berlin Bed Rest study. J Appl Physiol. 2005;99（4）:1293 - 1300.

[54] van Duijnhoven NT, Bleeker MW, de Groot PC, Thijssen DH, Felsenberg D, Rittweger J, et al. The effect of bed rest and an exercise countermeasure on leg venous function. Eur J Appl Physiol. 2008;104（6）:991 - 998.

[55] Suhr F, Brixius K, de Marees M, Bolck B, Kleinoder H, Achtzehn S, et al. Effects of short-term vibration and hypoxia during high-intensity cycling exercise on circulating levels of angiogenic regulators in humans. J Appl Physiol. 2007;103（2）:474 - 483.

[56] Belavy DL, Seibel MJ, Roth HJ, Armbrecht G, Rittweger J, Felsenberg D. The effects of bed-rest and countermeasure exercise on the endocrine system in male adults: evidence for immobilization-induced reduction in sex hormone-binding globulin levels. J Endocrinol Investig. 2012;35（1）:54 - 62.

[57] Belavy DL, Miokovic T, Armbrecht G, Felsenberg D. Hypertrophy in the cervical muscles and thoracic discs in bed rest? J Appl Physiol（1985）. 2013;115（5）:586 - 596.

[58] Belavy DL, Armbrecht G, Gast U, Richardson CA, Hides JA, Felsenberg D. Countermeasures against lumbar spine deconditioning in prolonged bed rest: resistive exercise with and without whole body vibration. J Appl Physiol. 2010;109（6）:1801 - 1811.

[59] Miokovic T, Armbrecht G, Gast U, Rawer R, Roth HJ, Runge M, et al. Muscle atrophy, pain, and damage in bed rest reduced by resistive（vibration）exercise. Med Sci Sports Exerc. 2014;46（8）:1506 - 1516.

[60] Belavy DL, Beller G, Armbrecht G, Perschel FH, Fitzner R, Bock O, et al. Evidence for an additional effect of whole-body vibration above resistive exercise alone in preventing bone loss during prolonged

bed rest. Osteoporos Int. 2011;22（5）:1581 - 1591.

［61］Belavý D, Beller G, Ritter Z, Felsenberg D. Bone structure and density via HR-pQCT in 60d bed-rest, 2-years recovery with and without countermeasures. J Musculoskelet Nueronal Interact. 2011;11（3）:215 - 226.

［62］Belavy DL, Baecker N, Armbrecht G, Beller G, Buehlmeier J, Frings-Meuthen P, et al. Serum sclerostin and DKK1 in relation to exercise against bone loss in experimental bed rest. J Bone Miner Metab. 2016;34:354 - 365.

［63］Mulder ER, Horstman AM, Stegeman DF, De Haan A, Belavy DL, Miokovic T, et al. Influence of vibration resistance training on knee extensor and plantar flexor size, strength and contractile speed characteristics after 60 days of bed rest. J Appl Physiol. 2009;107:1789 - 1798.

［64］Miokovic T, Armbrecht G, Felsenberg D, Belavý DL. Differential atrophy of the postero-lateral hip musculature during prolonged bedrest and the influence of exercise countermeasures. J Appl Physiol. 2011;110（4）:926 - 934.

［65］Belavý DL, Gast U, Felsenberg D. Exercise and transversus abdominis muscle atrophy after 60-d bed rest. Med Sci Sports Exerc. 2017;49（2）:238 - 246.

［66］Belavý DL, Armbrecht G, Felsenberg D. Incomplete recovery of lumbar intervertebral discs 2 years after 60-day bed rest. Spine. 2012;37（14）:1245 - 1251.

［67］Belavý DL, Miokovic T, Armbrecht G, Felsenberg D. Hypertrophy in the cervical muscles and thoracic discs in bed rest? J Appl Physiol. 2013;115（5）:586 - 596.

［68］Salanova M, Bortoloso E, Schiffl G, Gutsmann M, Belavy DL, Felsenberg D, et al. Expression and regulation of Homer in human skeletal muscle during neuromuscular junction adaptation to disuse and exercise. FASEB J. 2011;25（12）:4312 - 4325.

［69］Gast U, John S, Runge M, Rawer R, Felsenberg D, Belavy DL. Short-duration resistive exercise sustains neuromuscular function after bed rest. Med Sci Sports Exerc. 2012;44（9）:1764 - 1772.

［70］Belavy DL, Mohlig M, Pfeiffer AF, Felsenberg D, Armbrecht G. Preferential deposition of visceral adipose tissue occurs due to physical inactivity. Int J Obes. 2014;38（11）:1478 - 1480.

［71］Trudel G, Coletta E, Cameron I, Belavy DL, Lecompte M, Armbrecht G, et al. Resistive exercises, with or without whole body vibration, prevent vertebral marrow fat accumulation during 60 days of head-down tilt bed rest in men. J Appl Physiol（1985）. 2012;112（11）:1824 - 1831.

［72］van Duijnhoven NT, Thijssen DH, Green DJ, Felsenberg D, Belavy DL, Hopman MT. Resistive exercise versus resistive vibration exercise to counteract vascular adaptations to bed rest. J Appl Physiol（1985）. 2010;108（1）:28 - 33.

［73］van Duijnhoven NT, Green DJ, Felsenberg D, Belavy DL, Hopman MT, Thijssen DH. Impact of bed rest on conduit artery remodeling: effect of exercise countermeasures. Hypertension. 2010;56（2）:240 - 246.

［74］Haider T, Gunga HC, Matteucci-Gothe R, Sottara E, Griesmacher A, Belavý DL, et al. Effects of long-term head-down-tilt bed rest and different training regimes on the coagulation system of healthy men. Physiol Rep. 2013;1（6）:e00135.

［75］Rauch F, Sievanen H, Boonen S, Cardinale M, Degens H, Felsenberg D, et al. Reporting whole-body vibration intervention studies: recommendations of the International Society of Musculoskeletal and Neuronal Interactions. J Musculoskelet Neuronal Interact. 2010;10（3）:193 - 198.

第 4 部分
临床应用

第17章　如何设计全身振动平台的训练课程

Christina Stark，Jörn Rittweger　编
王颖　译

17.1　一般注意事项

正如在前文所解释的那样，振动的局部影响包括：
- 肌肉和肌腱的伸展—收缩循环，包括骨载荷（见第 5 章）。
- 激活单突触伸展反射和其他可能的反射（见第 8 章）。
- 脊髓和脊髓以上水平反射传递的调节（见第 8 章和第 14 章）。
- 局部灌注的快速增强（见第 10 章）。
- 肌张力的调节。
- 其他可能的影响（如激素或肌动蛋白的释放）。

与任何一项运动一样，振动引起的肌肉激活也会给机体带来挑战，从而导致心率、心输出量和摄氧量的增加。然而，与其他类型的运动训练相比，全身振动疗法训练对机体造成的挑战是相对适中的。

全身振动可直接与其他类型的运动锻炼或传统物理疗法一起使用。因此，全身振动可：
- 作为物理治疗或热身运动锻炼（见第 13 章），作为激活脊髓及脊髓以上水平反射的预活动（见第 14 章），或调节肌张力（见下文"选择合适的频率"）。
- 与物理疗法或运动训练联合应用，增强对肌肉伸展度、血流等方面的影响。
- 作为一种锻炼，利用全身振动唤醒常规锻炼未唤醒的区域。

17.1.1　选择合适的频率

正如第 5 章中所详细解释的，振动波在我们体内的传播极其依赖振动频率：频率越低，振动波在我们体内传播得越远。另一方面，振动的传递也受姿势和肌肉预张力的影响。例如，传递 30 Hz 的振动波至大腿，需要站得更直且需要更大的肌肉预张力。

需要着重考虑的另外一点是，局部的血流和能量转换随着振动频率的增加而增加，仅仅是因为单位时间内有更多的拉伸 – 缩短周期。因此，如果目标是激活肌肉和转换能量，应该采用更高的振动频率。

此外，实践经验也表明振动可以调节肌张力。8~15 Hz 的振动频率往往会降低肌张力，20~35 Hz 的振动频率会增加肌张力[1]。然而，上述规律不适用于痉挛患者。临床经验（本章作者）表明，一些痉挛患者可以用更高的频率降低肌张力。反应的不确定性可能是因为出现痉挛时本身病理生理因素的多样性，以及中枢神经系统处理振动信息的复杂性（见第 8 章）。此外，在脊柱疾病患者中经常可以使用全身振动来提高中枢兴奋水平，增强肌肉静态和肌牵张反射，以便进行体位治疗。综上所述，优化中枢神经障碍患者振动练习的处方需要有经验的工作人员提供个性化建议。

17.1.2　选择适当的振幅

当然，更大的振动振幅会传递更多能量至组织中。振动能量在组织内被逐渐吸收，随着传播距离的增加而减少。因此，接触点（通常是足与全身振动平台）的振幅必须足够大，以补偿到达目标区域过程时的振动衰减。另一方面，振幅太大可能导致能量转移得太多，进而导致组织出现损伤。

17.1.3　选择合适的姿势

在全身振动平台上，姿势调整会极大地影响振动在躯体中的传播（见第 5 章）。例如，双腿僵硬站立，可以最大限度地减少腿部肌肉的能量消耗，最大限度地提高躯干的振动（可能一直到达头部）。蹲位会影响振动传递，如果抬高立于振动平台上的足跟，那么振动能量将会集中于小腿肌肉。

此外，姿势的选择也有助于预拉伸身体的某些部位。由于预张力对于传递振动到目标肌群是必要的，因此选择适当的姿势对于目标导向训练也是必要的。特别是在对运动障碍患者或运动员的训练中，我们需要针对特定肌群进行有效训练，进而调整姿势、改善功能。例如，为了训练臀部肌群，如果没有臀部肌肉的张力仅是笔直站立，无法将足够多的振动传递至目标区域。因此，为了保证全身振动的有效性，我们必须采取蹲位。据我们所知，目前暂时没有科学的界定证明哪种运动方式可以最好地锻炼肌肉，或者哪

1：作者相信这一说法，即使这从未被物理测量所证实。

种运动方式可以最直接、最有效地锻炼某块肌群。另外，很难确定同种运动方式或运动姿势是否同样适用于老年人、成人或者儿童。此外，个体骨骼几何形状和杠杆力臂可能会影响姿势和力传递。我们希望在未来，有更多这方面的探索。

17.1.4　避免损伤

虽然到目前为止的记录中，使用全身振动引起的不良事件非常少（见第 4 章），但仍需谨慎，在可预见的范围内尽可能预防其发生。因此，有一些使用全身振动过程中记录的肉眼可见的问题建议尽可能避免，如将振动传递至头部。目前有一些关于肾脏问题的报道，因此如非必要，应谨慎地减少躯干的振动。最后，理论上振动治疗可能会引起手指 / 脚趾病，这些疾病通常是职业性地接触手持式电动工具（如铆钉锤）的振动和冲击及足部接触由地下采矿设备（如自升式钻井平台）引起的地表振动导致的。职业医学的建议是可以转介使用全身振动治疗，通过避免长时间的接触来降低这些风险（见第 4章）。在任何情况下，锻炼时受试者都不可在全身振动平台上打滑，因为有研究表明间歇性接触和冲击是有害的。

重点：任何因使用全身振动而出现的严重不良事件都需向主管部门报告。在欧洲，已有医疗器械法规做出明确规定。

17.1.5　验证反应

最后，验证预期的振动类型和振幅是否到达预期区域是一个很好的做法。即使没有技术设备，也有两种简单的方法来实现这一点。第一种方法：可以将一只手放在目标肌肉上，以即时感知肌肉是否出现周期性收缩。这种方法在调整姿势和向人们解释具体动作时非常有用。当然，在辨别振动波是否到达头部（振动传递至头部应该避免）时也非常有用。第二种方法：在全身振动后检查肌肉是否持续收缩，可以徒手检查肌肉温度。如果肌肉持续用力收缩，那么它的温度应该升高。

上述所有步骤都应该被视为一个完整的过程，如图 17.1 所示。

17.2　针对一些具体练习的建议

概述使用振动装置可进行的所有具体练习不在本书涉及的范围。和其他类型的体能训练一样，我们宁愿摒弃一些基本说明指导，然后为每个受试者提供个性化指导。因此，我们在这里提供并展示几乎可以通用的四种练习的示例。这些示例在当前环境下足够有趣，并且简单到可以由新手执行。

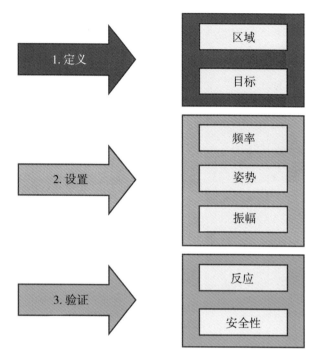

图17.1　设计有针对性的全身振动练习规则。这都始于给特定区域（特定肌群、腰椎等）确定一个治疗目标（如收缩、放松）。考虑到目标和振动频率的传递性，必须选择合适的振动参数（频率、振幅）和治疗姿势。鉴于治疗效果和传播能力可能存在个体差异，应检查治疗反应（如肌肉温度、肌张力）和治疗安全性（如头部等不需要振动的部位）以确保治疗目标的实现。

17.2.1　下蹲

治疗目的：提高伸膝肌的肌肉力量，并在一定程度上提高大腿肌肉和臀部肌肉的力量。

设置：频率 20~35 Hz；采用患者可忍受范围内所能承受的最大振幅。

动作：双脚与肩同宽或稍宽，脚尖略向外；下蹲至膝关节屈曲约 90°，保持足跟和前脚掌之间平衡承重；膝关节应与髋关节和双脚保持在一条直线上；维持腰椎前凸；手放在髋部，但如果需要，也可以使用扶手（图 17.2）。

17.2.2　深蹲

治疗目的：提高臀部肌肉力量，并在较小程度上提高大腿肌肉的力量。

设置：频率 20~35 Hz；采用患者可忍受范围内所能承受的最大振幅。

动作：双脚打开同肩宽或比肩稍宽，脚尖略向外；从膝关节屈曲 90° 开始，下蹲至臀部碰到小腿；保持足跟和前脚掌之间平衡承重；保持膝关节与臀部、双脚在同一条直线上；维持腰椎前凸；手可向前伸以帮助保持平衡，但如果有需要，也可以使用扶手

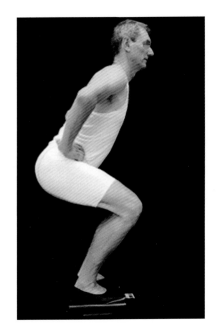

图17.2 下蹲练习。

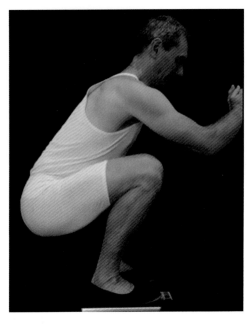

图17.3 深蹲练习。

（图 17.3）。

17.2.3 提踵

治疗目的：改善小腿肌肉的力量，并在较小程度上改善足背屈肌力量。

设置：频率 25~35 Hz；采用患者可忍受范围内所能承受的最大振幅。

动作：双脚打开同肩宽或比肩稍宽，脚尖略向外；膝关节几乎伸直；提高足跟离开地面（图 17.4）。

17.2.4 骨盆旋转

治疗目的：针对躯干稳定肌群的锻炼。

设置：频率 12~18 Hz——重新激活脊髓反射；频率 18~30 Hz——提高躯干稳定肌群的肌肉力量。

动作：双脚打开同肩宽或比肩稍宽，两脚平行；膝关节几乎完全伸直；旋转骨盆以交替拉伸躯干稳定肌群（图 17.5 ）。

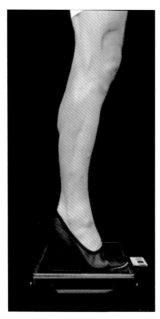

图17.4　提踵。

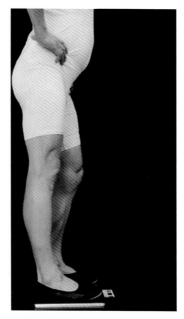

图17.5　骨盆旋转。

第18章 全身振动在老年康复中的应用

Martin Runge，Jörn Rittweger 编
马奔 译

18.1 介绍

功能良好的神经肌肉系统是老年人有效运动、整体健康和独立生活的先决条件。锻炼和习惯性体育活动是唯一被证实的治疗方法，可以防止人类与年龄相关的神经肌肉和骨骼衰退。因此，任何神经肌肉的退化都有可能危害衰老机体的整个系统[1-3]。肌肉质量的下降称为"肌少症"[4-6]，肌肉强度和力量的下降称为"肌肉萎缩"[7]，而肌肉"质量"的内在恶化称为"肌肉强直"[8]。与年龄相关的障碍和 α 运动神经元对肌肉神经支配的破坏（图 18.1）似乎是本文的重要机制[5]。应对老年人的功能缺陷是个人、家庭和整个社会的一项挑战。在人口结构变化的背景下，这必定是一项公共任务。

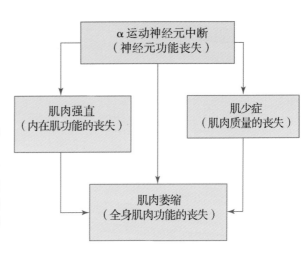

图18.1 α 运动神经元中断与肌肉强直、肌少症、肌肉萎缩之间的联系。α 运动神经元放电通过电激活和机械张力的发展决定了纤维类型的特定适应。因此，α 运动神经元破坏可直接或间接（通过肌少症和肌肉强直）引起肌肉萎缩。

18.2　肌少症和衰弱是老年医学的实质

一般来说，与年龄相关的肌肉质量和功能丧失似乎不可避免，但每个个体可能存在不同，主要与个人疾病、残疾和所选择的生活方式有关。神经肌肉的衰退与许多其他器官系统的衰退是分不开的。现代老年医学正在研究肌肉与其他器官系统的"关联性"[9]。肌少症是"虚弱综合征"的关键组成部分，其包括广泛的病理生理过程[4,10-12]。

有证据表明，肌少症和衰弱可以通过运动和增加日常体力活动来治疗[5,13]。到目前为止，治疗虚弱、肌少症和跌倒风险的方法主要是渐进性的力量训练和平衡训练[14-16]。

衰弱是指一种与年龄相关的生理储备减少和身体许多系统的脆弱性增加的状态，轻微的应激因素会导致与年龄相关的不良事件的风险显著增加[17-19]。衰弱代表了一种全面的脆弱状态，在这种状态下，即使是轻微的应激因素也可以导致多个系统灾难性的代偿失调。衰弱和肌少症都属于老年综合征，与年龄相关的负面健康结果密切相关，如过早死亡、残疾、跌倒、髋部骨折、需要长期护理和住院治疗，干预措施依据风险水平分级。衰弱是残疾开始前的一个短暂时期，也是预防终身残疾最重要的生命周期。

肌少症与衰弱在核心问题上是一致的。预测未来功能结果的神经肌肉参数可用于对肌肉萎缩和衰弱进行分类：步态速度、握力、从坐到站的移动时间、平衡测试以及不同的组合，如简易机体功能评估法（SPPB）[20,21]。

随着年龄的增长，身体活动量急剧下降。这是一个不幸的、众所周知的事实[22,23]。造成这一过程的原因是多方面的，复杂且相互作用，而且各自不同；如果为老年人制订运动或一般的体育活动处方，这些问题必须优先考虑和解决。

18.3　老年运动干预所面临的挑战

老年人的生活方式也有一些常见的变化，如认知能力和意志力下降、抑郁、焦虑、疼痛、精力下降、个人生活事务的完成能力下降等，这些都会减少习惯性的体力活动。此外，许多文化认为体育活动是年轻人的特质，而将体育锻炼推广到老年人中是一种相对较新的趋势，这种趋势主要局限于西方文化。总体而言，随着年龄的增长，对推荐体力活动水平的依从性下降，导致生理衰老因素和疾病相关影响加剧[24]。因为认识到老年人群对传统锻炼方式犹豫不决，所以降低了处方的推荐标准[25]。

毫无疑问，适量的体育活动可以延缓一些与年龄相关的衰退，尤其是参与某些运动项目[26,27]。随机对照临床试验通常采用高度筛选的亚人群进行。因为主观和客观的障碍（运动障碍、视力和听力缺陷等）影响了理论向临床实践的转化，另外不合适的训练环境会影响特定训练方案的可复制性。此外，基于四十多年的个人临床经验，运动中过度劳累会削弱在数年和数十年中进行剧烈运动的决心。

相反，低体力活动的影响是多方面的。衰老、多种疾病和身体素质下降密切相关，共同导致多种类型的损伤和残疾，不仅是身体上的损伤，还有认知、情绪和意志力方面的损伤，导致慢性疼痛、焦虑、疲惫、不想工作和进一步减少身体活动。原来的医生将这种心理特征下降的过程称为"生命力减退"。这是衰老的标志，每一个老年人都能感觉到，但很少在医生办公室或私人谈话中正式讨论。衰弱定义中的"疲惫"一词很可能是指这个特征 [4]。

大多数老年人会感到每天的精力、体力和意志力消耗。剧烈活动最好在早上进行；到了晚上，能量储备被耗尽，不活动比剧烈活动更受欢迎。这种行为对健康有严重影响，长时间坐着与预期寿命的缩短密切相关 [26, 28]。

作为对"老年病"的专业回应，有必要对老年人的运动处方和应用进行专门的调整。由于与年龄相关的不均匀性，运动处方必须根据个人的喜好、优势和限制性进行调整。定制个性化运动的工具是老年医学评估，尤其是运动部分，作为跌倒、骨折、骨质疏松和残疾早发等与年龄相关的不良事件的预测因素，并需要相应的护理 [4, 11, 29]。

18.4 老年人锻炼的特定目标

为了充分讨论特殊的训练方式，必须将"运动""体育活动"和"健身"这几个术语分解成不同的组成部分。更深入的讨论超出了本文的范围，但是通过分析相关文献，我们应该区分某些锻炼的目标和运动功能。与体育和竞技领域不同，我们关注的重点是"日常生活领域"。老年治疗和锻炼应该针对应对日常活动挑战所需的能力。

为了有效地应对衰老的过程，运动必须是一个终生习惯。因此，意志因素至关重要，而且"坚持"这个因素是评估或推荐特殊类型运动的关键。停止肌肉锻炼将启动解除锻炼的过程。显然，坚持是一种高度个体化的现象。个人特征和偏好将决定多年坚持训练计划的能力。除了个人特征外，环境因素也起着决定性的作用，如社会影响和运动设备的可用性。尽管锻炼计划有一些内在的特征，同样可促进或抑制对运动计划的参与。

就众多研究而言，运动并不是一个始终定义明确的术语。在不同的环境中，运动有不同的时间框架和类型。有氧（耐力）和无氧运动并列，即耐力训练与渐进式力量训练，是区分的第一步。平衡训练是另一个经常使用的术语，应用类型截然不同。以提高柔韧性为目的的拉伸训练越来越被认为是神经肌肉健康的重要组成部分，最后但也很重要的是，人们最近才强调强度和力量是不同的训练目标。

因此在第一步中，有理由将以耐力为导向的训练方式与其他神经肌肉领域如强度（力）、力量、灵活性和协调（如平衡或灵巧）的训练方式区分开来。这种区分的生理基础主要是所需的氧气量，其次是生理机制，如不同类型的肌纤维，粗略地说是快肌和慢肌纤维的差异及其确切的作用时间，这需要不同的训练方案。

有氧运动，如步行或骑自行车等可以提高耐力，并改善心肺功能、代谢和循环参数，以及血管内皮问题，而抗阻训练的目的是增加肌肉力量和肌肉质量，改善步态速度和坐立时间[27, 30]。其他可以通过体育锻炼达到的目标有保持平衡，减少跌倒和骨折，预防骨质疏松症、动脉粥样硬化、高脂血症、糖尿病和高血压，同样也包括降低中风和心脏病发作的风险。

18.5　侧向交替机制刺激如何与老年患者的特定需求相匹配？

首先，全身振动已被证明是一种有效安全的运动方式（本章作者）。它解决了老年人的典型损伤和能力障碍。此外，它通过有效的锻炼克服了老年人通常遇到的障碍。

个人和临床经验的比例必须遵守众所周知的限制，同时与随机对照试验证据并行，这似乎有助于填补在我们必须讨论的时间框架方面的知识盲区。运动效果必须在坚持数年和数十年的背景下来讨论。鉴于通常的科学方法在短期试验中证实了疗效且无严重的不良事件，也可以认为其反映了临床实践的长期观点（框 18.1）。

框 18.1　振动训练在老年医学中的利弊

优点：

短时间内重复次数多，单位时间内消耗低。

可以轻松、精确地指导锻炼，如体位、频率和持续时间。

需要帮助的程度低，即在初步指导后锻炼者大多可自己进行，无须他人帮助。

对心血管和肺功能需求很低。

具体解决与年龄相关的健身成分：力量、强度、灵活性和平衡。

快速感知身体反应 / 生理变化。

减轻疼痛。

振动对许多患者来说是一种刺激性的新体验。

缺点：

价格昂贵。

普及率低。

一些老年人不喜欢（约 10%）。

基本上有三种不同的振动设备，它们在振动模式、振幅、频率范围和加速度方面有所不同，分别称为侧向交替振动，同步振动和低强度、高频振动（见第 3 章）。

在这里，我们主要关注侧向交替振动装置，其振幅通常高达 4 mm（峰 – 峰值），频率为 5~35 Hz。振幅可以通过脚的位置来选择：脚的位置越宽，幅度越大，反之亦然。由于臀部在冠状面倾斜，背部肌肉也可被激活，这在同步振动中是不存在的。

侧向交替全身振动产生了一种与行走和跑步时的运动特征类似的力负荷，即左腿和右腿以及躯干相应部位的快速力负荷之间交替，随后是整个身体。这种类型的全身振动可以被命名为"侧向交替"。这是一种对称的双侧交替肌肉刺激，与人类运动中发现的自然的左右交替肌肉活动模式相似。

肌电活动随着频率和振幅的增加而增加，但频率对上肢的影响不太明显。一般来说，侧向交替振动可比同步振动引起更高的肌电活动。尽管最初担心振动会带来健康风险[31]，但无论是对于高振幅还是低振幅的设备，都只有极少数与治疗性振动应用相关的不良事件的报告（见第 4 章）。特别是在最虚弱的患者群体（如老年患者、肺移植后患者或成骨不全的儿童）中，没有观察到严重的副作用[32, 33]。

全身振动已经得到了很好的研究，有关于生理效应[34, 35]和神经生理效应的综合数据（见第 8 章）。反射性（= 非随意的）刺激可被视为感知疲劳程度低的一个原因[36]。尽管与这种方式相关的峰值加速度相对较大，但关节、韧带、肌腱和肌肉的力负荷位于生理区域内[36, 37]。值得注意的是，老年人对振动的一些生理反应可能会减弱[38]。然而，研究表明，全身振动可以改善肌肉力量、肌力平衡、从坐到站的能力、移动能力[39 – 44]（图 18.2）。对现有文献的调查结果见表 18.1。

对老年患者来说，重要的还有一些通常与年龄相关的疾病，如骨质疏松症（见 第 19 章）、背痛（见第 20 章）、慢性阻塞性肺疾病（见第 22 章）、脑卒中后[58, 59]、糖尿

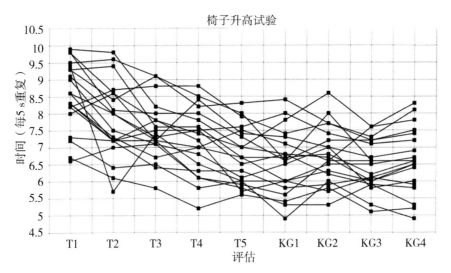

图18.2   T1~T5训练阶段每两周评估一次，KG1~KG4为对照期此阶段的评估测试[41]。

表 18.1　测试全身振动对老年人神经肌肉有效性的随机对照试验

方案设计	研究者	设置	时期（月）	N	年龄（岁）	工作平台	每周回访次数	振幅/频率	试验结果
WBV vs Ctrl	Runge 等[41]	老年康复诊所	2	20/19	范围 61~85	Alt/Alt	3	7~14 mm/27 Hz	CRT：仅在 WBV 组中有所改善
WBV vs Ctrl	Russo 等[42]	门诊所	6	14/15	平均 61/61	Alt/Alt	3	n.r./12~28 Hz	垂直跳跃能力：仅在 WBV 组中有所改善
WBV vs Ctrl	Zhang 等[44]	老年康复诊所	2	19/18	平均 85/85	Alt/Alt	3~5	1~3 mm/6~26 Hz	功能活动度、肌肉力量、平衡和健康：仅在 WBV 组中有所改善
WBV vs Ctrl	Perchthaler 等[45]	社区居民	1.5	11/10	平均 55	Alt/Alt	2	4 mm/30 Hz	跳跃高度：仅在 WBV 组中有所改善；肌肉力量和力量：无改变
WBV vs Ctrl	Santin-Medeiros 等[46]	社区居民	8	19/18	平均 82	n.r.	2	n.r./n.r.	跌倒风险和健康：无变化
WBV+Ex vs Ctrl	Machado 等[47]	社区居民	2.5	13/13	平均 79/79	n.r.	3~5	2~4 mm/20~40 Hz	肌肉大小和力量，移动能力：仅在 WBV+Ex 组中有所改善；肌肉力量：仅在 Ctrl 组中恶化
WBV+Ex vs Ex	Bautmans 等[48]	养老院	1.5	13/11	平均 78	Syn	3	2~5 mm/35~40 Hz	平衡，CRT 和功能活动度：仅在 WBV+Ex 组中有所改善
WBV+PT vs PT	Bruyere 等[49]	养老院	1.5	22/20	平均 85/79	Syn	3	3~7 mm/10~26 Hz	平衡与健康：仅在 WBV+PT 组中有改善；功能活动度：在 WBV+PT 组中的改进优于 PT 组
WBV + Ex vs Ex	Simao 等[43]	骨关节炎的社区居民	4	7/8	平均 75/71	Syn	3	n.r./35~40 Hz	肌肉力量：仅在 WBV+Ex 组中有改善
WBV + Ex vs FT vs Ctrl	Bogaerts 等[50]；Bogaerts 等[51]	社区居民	12	94/60/66	平均 67/67/68	Syn	3	2.5~5 mm/35~40 Hz	平衡：有改善且 WBV+Ex >FT > Ctrl；肌肉力量：有改善且 WBV+Ex & FT > Ctrl

续表

方案设计	研究者	设置	时期（月）	N	年龄（岁）	工作平台	每周回访次数	振幅/频率	试验结果
WBV + Ex vs Ex vs Ctrl	S. Rees 等[40]; S. Rees 等[52]	社区居民	2	15/13/15	范围66~85	Alt	3	2.5~5 mm / 35~40 Hz	CRT、步行速度、肌力和力量：在WBV + Ex组中有改善且>Ctrl组
WBV + Ex vs Res vs Ctrl	Roelants 等[53]	社区居民	6	30/30/29	范围58~74	Syn	3	2.5~5 mm / 35~40 Hz	肌肉力量：各组均有改善且WBV + Ex>Res>Ctrl；肌肉爆发力：有改善且WBV + Ex >Res >Ctrl
syWBV+Ex vs saWBV+Ex vs Ex	Corrie 等[54]	门诊诊所	3	21/20/20	平均82/80/79	Alt/Alt/Syn	3	1.3 mm / 28 Hz	CRT 和TUG：仅在 Ex 组中有所改善；肌肉爆发力：在 syWBV + Ex 组中改善 > Ex 组
WBV + SE vs WBV vs SE vs Ctrl	Smith 等[55]	社区居民	3	15/15/15/15	平均82.2	Syn	2	1~2 mm / 30 Hz	平衡：在 WBV&WBV+SE 组中有所改善；肌肉爆发力：在 WBV+SE&SE 组中有所改善；功能独立性：在 WBV+SE 组、WBV 和 SE 组中有所改善
WBV vs WBV + SE	Osugi 等[39]	门诊诊所	6	14/14	平均72	Alt/Alt	2	n.r. / 20 Hz	平衡与TUG：WBV 组与 WBV+SE 组改善相似；CRT：仅在 WBV+SE 组中有所改善
fkWBV vs lkWBV vs fkStand	Mikhael 等[56]	社区居民	3	2006/5/8	平均64/69/62	n.r.	3	1 mm /12 Hz	肌肉力量：仅在 lkWBV 组中有所改善

如果同一研究有多篇出版物，这些出版物共同列于表格的同一行。振幅表示的是峰-峰振幅。关于振幅的信息必须慎重对待，因为具体指定信息并不总是以峰值，峰-峰值或者均方根方振幅（见第1章）来提供信息。因此，在没有提供足够的信息的情况下，我们对试验图尽可能地计算额外的信息（如峰值加速度）。对于未知信息，我们打注明"未报告"。本表改自Rittweger[57]的表1。

CRT：升椅试验；Ctrl：对照；Ex：无负重下的运动；fkStand：屈膝站立；fkWBV：屈膝振动；FT：健身训练；lkWBV：锁定膝关节振动；N：受试者人数；n.r.：未报告；PT：标准物理治疗；Res：负重抗阻锻炼；SE：静态运动；Squat：下蹲运动；TUG：计时起立行走试验；saWBV：侧向交替全身振动；Alt：侧向交替；Syn：侧向同步；syWBV：侧向同步全身振动；vs：……对……；WBV：全身振动。

病（见第 27 章）。

18.6　未来的发展方向

带有侧向交替振动的倾斜工作台设备是一个重要的创新（见第 21 章）。该设备能够将全身振动应用于卧床患者，如脊髓损伤和脑卒中后患者。倾斜台应用对于姿势控制受到影响和跌倒风险严重增加的患者来说是有利的。振动疗法可与其他疗法相结合应用于不同倾角的卧位。

18.7　个人临床经验（Martin Runge）

在 Martin Runge 拥有 23 年历史的老年康复诊所里，全身振动已经使用了 20 多年（使用相同的侧向交替系统）。全身振动已经应用于所有的患者，他们可以在无他人帮助的情况下站立，并且可以行走。该诊所平均每年治疗 1000 多名住院患者。诊断范围包括脑卒中后、一般神经肌肉紊乱、跌倒风险、帕金森综合征、多发性神经病变、骨质疏松症，其中大多数伴有糖尿病、心力衰竭、高血压等慢性病或带有心脏辅助装置。根据禁忌证列表，我们不能将全身振动应用于最常见的跌倒后骨折患者。这个决定是出于法律原因，与生理知识相违背。只要患者表明不愿意，我们也会取消他们使用全身振动进行康复锻炼，这种情况大约占所有病例中的 10%。特别是侧向交替全身振动和倾斜台已经被证明对卧床和只能坐着的患者这些特殊的脆弱群体非常重要。框 18.2 中给出了我们 20 年来在这项工作中最突出的成果。

框 18.2　全身振动老年康复 20 年工作成果个人总结

- 在我们的第一个随机对照试验[41]取得了令人印象深刻的结果之后，几十年来，我们一直在将这种方法作为多模式概念的重要组成部分；因此，我们无法将这种单一方法的效果分开。在这 20 年里，我们没有遇到任何严重的不良事件，绝大多数患者都接受了将全身振动作为神经肌肉康复的一部分。

- 患者对训练方式的接受程度是一个重要问题。与进行性抗阻训练相比，低感知运动的重要问题尚未得到充分研究，仅基于多年个人治疗老年患者的临床经验进行研究。这个问题应该系统地解决。

- 锻炼时间短既是优势也是劣势。必要时间短可能导致低效果的假设（太短而无法工作）。另一方面，经过仔细指导，短时间的锻炼有助于遵循日常锻炼方案。

- 从工作人员的角度来看，全身振动比其他类型的康复运动更有优势，因为在指

导后，尽管定期调整培训细节，但锻炼期不需要个人动手护理。在振动平台上所需动作指示很容易理解和遵循。同时，对新的运动水平的调整适应也很容易指导和理解。

- 每一种锻炼方法，只要能加强日常的身体活动，就能提高老年人的生活质量和延长寿命。有可行性的实验数据表明，全身振动可以成为实现这一目标的重要工具。

参考文献

［1］ Bell KE, von Allmen MT, Devries MC, Phillips SM. Muscle disuse as a pivotal problem in sarcopenia-related muscle loss and dysfunction. J Frailty Aging. 2016;5（1）:33‐41. https://doi. org/10.14283/jfa.2016.78.

［2］ Booth FW, Roberts CK, Laye MJ. Lack of exercise is a major cause of chronic diseases. Compr Physiol. 2012;2（2）:1143‐1211. https://doi.org/10.1002/cphy.c110025.

［3］ Wen CP, Wai JP, Tsai MK, Yang YC, Cheng TY, Lee MC, et al. Minimum amount of physical activity for reduced mortality and extended life expectancy: a prospective cohort study. Lancet. 2011;378（9798）:1244‐1253. https://doi.org/10.1016/S0140‐6736（11）60749‐6.

［4］ Fried LP, Tangen CM, Walston J, Newman AB, Hirsch C, Gottdiener J, et al. Frailty in older adults: evidence for a phenotype. J Gerontol A Biol Sci Med Sci. 2001;56（3）:M146‐M156.

［5］ Larsson L, Degens H, Li M, Salviati L, Lee YI, Thompson W, et al. Sarcopenia: aging-related loss of muscle mass and function. Physiol Rev. 2019;99（1）:427‐511. https://doi.org/10.1152/physrev.00061.2017.

［6］ Rosenberg IH. Summary comments. Am J Clin Nutr. 1989;50:1231.

［7］ Clark BC, Manini TM. Sarcopenia =/= dynapenia. J Gerontol A Biol Sci Med Sci. 2008;63（8）:829‐834.

［8］ Tanaka H, Tarumi T, Rittweger J. Aging and physiological lessons from master athletes. Compr Physiol. 2019;10:261‐296.

［9］ Pedersen BK. Muscle as a secretory organ. Compr Physiol. 2013;3（3）:1337‐1362. https://doi.org/10.1002/cphy.c120033.

［10］ Bernabeu-Wittel M, Gonzalez-Molina A, Fernandez-Ojeda R, Diez-Manglano J, Salgado F, Soto-Martin M, et al. Impact of sarcopenia and frailty in a multicenter cohort of polypathological patients. J Clin Med. 2019;8（4）:535. https://doi.org/10.3390/jcm8040535.

［11］ Cruz-Jentoft AJ, Baeyens JP, Bauer JM, Boirie Y, Cederholm T, Landi F, et al. Sarcopenia: European consensus on definition and diagnosis: Report of the European Working Group on Sarcopenia in Older People. Age Ageing. 2010;39（4）:412‐423. https://doi.org/10.1093/ ageing/afq034.

［12］ Ritt M, Schwarz C, Kronawitter V, Delinic A, Bollheimer LC, Gassmann KG, Sieber CC. Analysis of Rockwood et al's clinical frailty scale and Fried et al's frailty phenotype as predictors of mortality and other clinical outcomes in older patients who were admitted to a geriatric ward. J Nutr Health Aging. 2015;19（10）:1043‐1048. https://doi.org/10.1007/ s12603-015-0534-8.

［13］Fiatarone MA, Marks EC, Ryan ND, Meredith CN, Lipsitz LA, Evans WJ. High-intensity strength training in nonagenarians. Effects on skeletal muscle. JAMA. 1990;263（22）:3029.

［14］Cadore EL, Pinto RS, Bottaro M, Izquierdo M. Strength and endurance training prescription in healthy and frail elderly. Aging Dis. 2014;5（3）:183－195. https://doi.org/10.14336/ AD.2014.0500183.

［15］Gillespie LD, Robertson MC, Gillespie WJ, Sherrington C, Gates S, Clemson LM, Lamb SE. Interventions for preventing falls in older people living in the community. Cochrane Database Syst Rev. 2012;9:CD007146. https://doi.org/10.1002/14651858. CD007146.pub3.

［16］Lopez P, Pinto RS, Radaelli R, Rech A, Grazioli R, Izquierdo M, Cadore EL. Benefits of resistance training in physically frail elderly: a systematic review. Aging Clin Exp Res. 2018;30（8）:889－899. https://doi.org/10.1007/s40520-017-0863-z.

［17］Apostolo J, Cooke R, Bobrowicz-Campos E, Santana S, Marcucci M, Cano A, et al. Effectiveness of interventions to prevent pre-frailty and frailty progression in older adults: a systematic review. JBI Database System Rev Implement Rep. 2018;16（1）:140－232. https:// doi.org/10.11124/ JBISRIR-2017-003382.

［18］Cesari M, Marzetti E, Thiem U, Perez-Zepeda MU, Abellan Van Kan G, Landi F, et al. The geriatric management of frailty as paradigm of "The end of the disease era". Eur J Intern Med. 2016;31:11－14. https://doi.org/10.1016/j.ejim.2016.03.005.

［19］Turner, G., Clegg, A., British Geriatrics, S., Age, U. K., & Royal College of General, P. Best practice guidelines for the management of frailty: a British Geriatrics Society, Age UK and Royal College of General Practitioners report. Age Ageing. 2014;43（6）:744－747. https://doi. org/10.1093/ageing/ afu138.

［20］Guralnik JM, Ferrucci L, Pieper CF, Leveille SG, Markides KS, Ostir GV, et al. Lower extremity function and subsequent disability: consistency across studies, predictive models, and value of gait speed alone compared with the short physical performance battery. J Gerontol A Biol Sci Med Sci. 2000;55（4）:M221.

［21］Guralnik JM, Simonsick EM, Ferrucci L, Glynn RJ, Berkman LF, Blazer DG, et al. A short physical performance battery assessing lower extremity function: association with self-reported disability and prediction of mortality and nursing home admission. J Gerontol. 1994;49（2）:M85.

［22］Du Y, Liu B, Sun Y, Snetselaar LG, Wallace RB, Bao W. Trends in adherence to the physical activity guidelines for Americans for aerobic activity and time spent on sedentary behavior among US adults, 2007 to 2016. JAMA Netw Open. 2019;2（7）:e197597. https://doi. org/10.1001/ jamanetworkopen.2019.7597.

［23］Orkaby AR, Forman DE. Physical activity and CVD in older adults: an expert's perspective. Expert Rev Cardiovasc Ther. 2018;16（1）:1－10. https://doi.org/10.1080/14779072.2018.1419062.

［24］Fielding RA, Guralnik JM, King AC, Pahor M, McDermott MM, Tudor-Locke C, et al. Dose of physical activity, physical functioning and disability risk in mobility-limited older adults: results from the LIFE study randomized trial. PLoS One. 2017;12（8）:e0182155. https://doi. org/10.1371/ journal.pone.0182155.

［25］Bangsbo J, Blackwell J, Boraxbekk CJ, Caserotti P, Dela F, Evans AB, et al. Copenhagen consensus statement 2019: physical activity and ageing. Br J Sports Med. 2019;53（14）:856－858. https://doi. org/10.1136/bjsports-2018-100451.

［26］Chomistek AK, Cook NR, Flint AJ, Rimm EB. Vigorous-intensity leisure-time physical activity and risk of major chronic disease in men. Med Sci Sports Exerc. 2012;44（10）:1898‒1905.https://doi. org/10.1249/MSS.0b013e31825a68f3.

［27］Physical Activity for Health.（2018）. Retrieved from Louxembourg: https://www.who.int/ageing/ events/world‒report‒2015‒launch/en/.

［28］van der Ploeg HP, Chey T, Korda RJ, Banks E, Bauman A. Sitting time and all‒cause mortality risk in 222 497 Australian adults. Arch Intern Med. 2012;172（6）:494‒500. https://doi. org/10.1001/ archinternmed.2011.2174.

［29］Fielding RA, Vellas B, Evans WJ, Bhasin S, Morley JE, Newman AB, et al. Sarcopenia: an undiagnosed condition in older adults. Current consensus definition: prevalence, etiology, and consequences. International working group on sarcopenia. J Am Med Dir Assoc. 2011;12（4）:249‒ 256. https://doi.org/10.1016/j.jamda.2011.01.003.

［30］Witard OC, McGlory C, Hamilton DL, Phillips SM. Growing older with health and vitality: a nexus of physical activity, exercise and nutrition. Biogerontology. 2016;17（3）:529‒546. https:// doi. org/10.1007/s10522‒016‒9637‒9.

［31］Yue Z, Mester J. A model analysis of internal loads, energetics, and effects of wobbling mass during the whole‒body vibration. J Biomech. 2002;35（5）:639‒647.

［32］Gloeckl R, Heinzelmann I, Seeberg S, Damisch T, Hitzl W, Kenn K. Effects of complementary whole‒ body vibration training in patients after lung transplantation: a randomized, controlled trial. J Heart Lung Transplant. 2015;34（11）:1455‒1461. https://doi.org/10.1016/j. healun.2015.07.002.

［33］Semler O, Fricke O, Vezyroglou K, Stark C, Stabrey A, Schoenau E. Results of a prospective pilot trial on mobility after whole body vibration in children and adolescents with osteogenesis imperfecta. Clin Rehabil. 2008;22（5）:387‒394.

［34］Rittweger J, Beller G, Felsenberg D. Acute physiological effects of exhaustive whole‒body vibration exercise in man. Clin Physiol. 2000;20（2）:134.

［35］Rittweger J, Schiessl H, Felsenberg D. Oxygen‒uptake during whole body vibration exercise: comparison with squatting as a slow voluntary movement. Eur J Appl Physiol. 2001;86:169‒173.

［36］Bergmann G, Kutzner I, Bender A, Dymke J, Trepczynski A, Duda GN, et al. Loading of the hip and knee joints during whole body vibration training. PLoS One. 2018;13（12）:e0207014. https://doi. org/10.1371/journal.pone.0207014.

［37］Rohlmann A, Schmidt H, Gast U, Kutzner I, Damm P, Bergmann G. In vivo measurements of the effect of whole body vibration on spinal loads. Eur Spine J. 2014;23（3）:666‒672. https://doi. org/10.1007/s00586‒013‒3087‒8.

［38］Cochrane DJ, Sartor F, Winwood K, Stannard SR, Narici MV, Rittweger J. A comparison of the physiologic effects of acute whole‒body vibration exercise in young and older people. Arch Phys Med Rehabil. 2008;89（5）:815‒821.

［39］Osugi T, Iwamoto J, Yamazaki M, Takakuwa M. Effect of a combination of whole body vibration exercise and squat training on body balance, muscle power, and walking ability in the elderly. Ther Clin Risk Manag. 2014;10:131‒138. https://doi.org/10.2147/TCRM.S57806.

［40］Rees S, Murphy A, Watsford M. Effects of vibration exercise on muscle performance and mobility in an older population. J Aging Phys Act. 2007;15（4）:367‒381.

［41］Runge M, Rehfeld G, Resnicek E. Balance training and exercise in geriatric patients. J Musculoskelet Neuronal Interact. 2000;1（1）:61‒65.

［42］Russo CR, Lauretani F, Bandinelli S, Bartali B, Cavazzini C, Guralnik JM, Ferrucci L. High-frequency vibration training increases muscle power in postmenopausal women. Arch Phys Med Rehabil. 2003;84（12）:1854－1857.

［43］Simao AP, Mendonca VA, Avelar NCP, da Fonseca SF, Santos JM, de Oliveira ACC, et al. Whole body vibration training on muscle strength and brain-derived neurotrophic factor levels in elderly woman with knee osteoarthritis: a randomized clinical trial study. Front Physiol. 2019;10:756. https://doi.org/10.3389/fphys.2019.00756.

［44］Zhang L, Weng C, Liu M, Wang Q, Liu L, He Y. Effect of whole-body vibration exercise on mobility, balance ability and general health status in frail elderly patients: a pilot randomized controlled trial. Clin Rehabil. 2014;28（1）:59－68. https://doi.org/10.1177/0269215513492162.

［45］Perchthaler D, Grau S, Hein T. Evaluation of a six-week whole-body vibration intervention on neuromuscular performance in older adults. J Strength Cond Res. 2015;29（1）:86－95. https://doi.org/10.1519/JSC.0000000000000608.

［46］Santin-Medeiros F, Santos-Lozano A, Cristi-Montero C, Garatachea Vallejo N. Effect of 8 months of whole-body vibration training on quality of life in elderly women. Res Sports Med. 2017;25（1）:101－107. https://doi.org/10.1080/15438627.2016.1258638.

［47］Machado A, Garcia-Lopez D, Gonzalez-Gallego J, Garatachea N. Whole-body vibration training increases muscle strength and mass in older women: a randomized-controlled trial. Scand J Med Sci Sports. 2010;20（2）:200－207. https://doi.org/10.1111/j.1600-0838.2009.00919.x.

［48］Bautmans I, Van Hees E, Lemper JC, Mets T. The feasibility of whole body vibration in institutionalised elderly persons and its influence on muscle performance, balance and mobility: a randomised controlled trial [ISRCTN62535013]. BMC Geriatr. 2005;5:17.

［49］Bruyere O, Wuidart MA, Di Palma E, Gourlay M, Ethgen O, Richy F, Reginster JY. Controlled whole body vibration to decrease fall risk and improve health-related quality of life of nursing home residents. Arch Phys Med Rehabil. 2005;86（2）:303－307.

［50］Bogaerts A, Delecluse C, Claessens AL, Coudyzer W, Boonen S, Verschueren SM. Impact of whole-body vibration training versus fitness training on muscle strength and muscle mass in older men: a 1-year randomized controlled trial. J Gerontol A Biol Sci Med Sci. 2007a;62（6）:630－635.

［51］Bogaerts A, Verschueren S, Delecluse C, Claessens AL, Boonen S. Effects of whole body vibration training on postural control in older individuals: a 1 year randomized controlled trial. Gait Posture. 2007b;26（2）:309－316.

［52］Rees S, Murphy A, Watsford M. Effects of whole-body vibration exercise on lower-extremity muscle strength and power in an older population: a randomized clinical trial. Phys Ther. 2008;88（4）:462－470.

［53］Roelants M, Delecluse C, Verschueren SM. Whole-body-vibration training increases knee-extension strength and speed of movement in older women. J Am Geriatr Soc. 2004;52（6）:901－908.

［54］Corrie H, Brooke-Wavell K, Mansfield NJ, Cowley A, Morris R, Masud T. Effects of vertical and side-alternating vibration training on fall risk factors and bone turnover in older people at risk of falls. Age Ageing. 2015;44（1）:115－122. https://doi.org/10.1093/ageing/afu136.

［55］Smith DT, Judge S, Malone A, Moynes RC, Conviser J, Skinner JS. Effects of biodensity training and power plate whole-body vibration on strength, balance, and functional independence in older adults. J Aging Phys Act. 2016;24（1）:139－148. https://doi.org/10.1123/japa.2015-0057.

［56］Mikhael M, Orr R, Amsen F, Greene D, Singh MA. Effect of standing posture during whole body vibration training on muscle morphology and function in older adults: a randomised controlled trial. BMC Geriatr. 2010;10:74. https://doi.org/10.1186/1471-2318-10-74.

［57］Rittweger J. Vibration as an exercise modality to prevent sarcopenia and osteoporosis. In: Takahashi H, Burr DB, Yamamoto N, editors. Osteoporotic fracture and systemic skeletal disorders – Mechanism, assessment, and treatment: Springer; 2020.

［58］Ahn JY, Kim H, Park CB. Effects of whole-body vibration on upper extremity function and grip strength in patients with subacute stroke: a randomised single-blind controlled trial. Occup Ther Int. 2019;2019:5820952. https://doi.org/10.1155/2019/5820952.

［59］Choi W, Han D, Kim J, Lee S. Whole-body vibration combined with treadmill training improves walking performance in post-stroke patients: a randomized controlled trial. Med Sci Monit. 2017;23:4918-4925. https://doi.org/10.12659/msm.904474.

第19章　振动在增强骨强度中的应用

Debra Bemben　编

许新旋　译

19.1　引言

　　骨骼对于人体的支撑、保护、机体内环境稳定和造血都有非常重要的作用。骨主要分为两类：①骨皮质，质地致密，位于长骨的骨干，主要负责承重；②骨松质（骨小梁、海绵状骨），位于长骨、椎骨、肋骨和髂嵴的末端（图 19.1A）。骨组织的强度（抵抗骨折的能力）不仅取决于骨量的多少，还取决于其质量特征，包括骨转化率、结构和几何形态、胶原基质特性和微损伤积累[1]。骨骼是一个动态的组织，经历持续的骨吸收和形成，以维持骨骼的完整性和强度。骨重建是一个连续的骨骼更新过程，旧骨被破骨细胞移除（骨吸收），紧接着成骨细胞沉积形成新骨（骨形成），从而维持骨量（图 19.1B）[2]。骨塑形导致骨量净增加，并通过增加骨形成或骨吸收来改变骨的形状和 / 或大小[2]。骨细胞（嵌在基质中的前成骨细胞）通过释放细胞因子来应对影响破骨细胞和成骨细胞的机械和激素信号，从而协调骨重建。例如，Nk-κB 受体激活蛋白配体（RANKL，又称破骨细胞分化因子）促进破骨细胞的形成，骨硬化蛋白和 Dickkopf-1（Dkk-1）通过拮抗 Wnt 信号传导途径抑制成骨细胞的分化和功能（图 19.1C）[3]。骨细胞通过下调骨硬化蛋白的表达，激活 Wnt 信号通路，增多成骨细胞，增加骨形成，来应对机械负荷的增加。

　　骨质疏松症是一种以骨量减少和骨强度降低为特征的骨骼疾病，它导致了骨骼脆性增加和骨折风险增高。男性和女性都会发生与衰老相关的骨质流失；然而，女性在绝经后大约 5 年内会经历一个快速骨质流失阶段，导致骨小梁流失 20%~30%，骨皮质流失 5%~10%[5]。这种因雌激素缺乏导致的骨质流失加速使绝经后女性比男性面临更大的骨

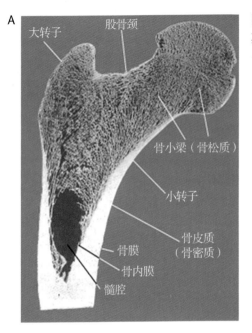

图19.1 A.股骨近端骨结构。B.骨重建的周期[4]。C.骨细胞调节骨的形成和骨吸收（改自参考文献3，已获授权）。

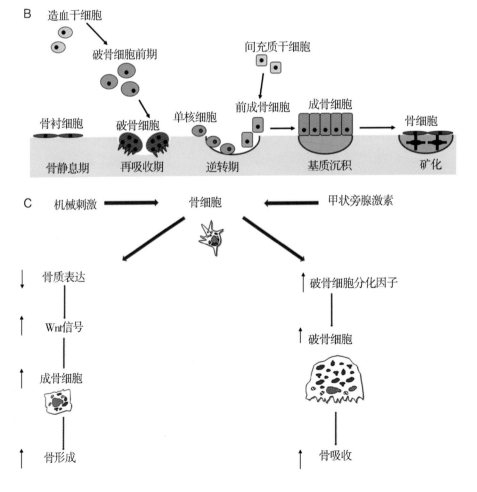

质疏松性骨折的风险：50 岁女性的骨折风险为终生骨折风险的 1/2，男性为 1/5[6]。机械应力会增加骨的适应性，包括增加骨密度（BMD）、改变骨的几何形状和微结构，这些因素有助于增加骨骼强度[7]。动物研究已经提供了对于刺激骨骼反应重要的负荷特性的指导，即有一个最佳应变阈值范围，骨骼只对动态负荷有反应，负荷的持续时间可以很短[8]。这一章将讨论振动作为增强绝经后女性骨骼健康的潜在技术对骨组织的影响。

19.2　全身振动特性

全身振动是一种可能有益于肌肉骨骼健康的机械负荷类型，人们对全身振动作为改善骨骼健康的非药物治疗的潜力越来越感兴趣，特别是对那些骨质疏松症风险增高的绝经后女性。在全身振动治疗期间，机械振动通过身体传递，直接刺激骨细胞和增加肌肉收缩力，激活骨组织中的机械传导，使骨骼产生较大的应变（图 19.2）[9]。全身振动施加的机械信号取决于频率（每秒振荡次数，Hz）、振动平台的峰值位移（mm），以及用重力（g）表示的峰值加速度的大小[9]。此外，振动平台可以利用垂直或侧向的振动模式。这些变量可以应用于不同的组合，这导致了在干预研究中使用的全身振动方案变化很大。一般来说，全身振动方案可分为两类（表 19.1）：低强度（峰值加速度＜ 1 g）和高强度（峰值加速度≥ 1 g）。动物模型试验一致证明：低强度和高强度振动方案下骨量

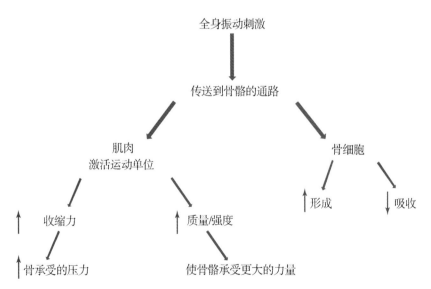

图19.2　全身振动信号传输到骨骼的机制（改自参考文献9，已获授权）。

会增加。

表 19.1　全身振动训练的方法

	低强度	高强度
峰值加速度	$< 1\,g$	$\geqslant 1\,g$
频率	$\geqslant 30\,Hz$	$< 30\,Hz$
姿势	直腿	半屈曲膝关节
基本原则 / 理论依据	强度不应超过 ISO2631/3 职业性接触的安全限制	ISO 标准可能不适用于运动训练 / 康复的全身振动

破骨细胞、成骨细胞和骨细胞对振动刺激做出的反应表现为破骨细胞生成被抑制 [13]，骨形成率增加 [14]，骨硬化蛋白表达减少 [12]。全身振动对人类的干预产生了不同的结果。随机对照试验的一些荟萃分析 [15,16] 显示，全身振动干预措施可显著改善腰椎和股骨近端双能 X 线骨吸收法（DXA）评估的局部骨密度（aBMD）（表 19.1）。然而，其他研究报告显示，全身振动方案在改善面积骨密度（aBMD）[17,18]，或通过高分辨率外周定量计算机断层扫描（HR-pQCT）评估的体积骨密度（vBMD）、骨几何形状和强度方面无效 [19,20]。与骨质的研究结果相反，有一致的证据表明，慢性全身振动训练比单独锻炼获得的肌肉力量增益更大 [21]。

19.3　人体干预研究

19.3.1　低强度振动

有一种对火鸡 [23] 和绵羊 [10] 采用低强度（$< 1\,g$）振动的早期研究证明，30 Hz、0.3 g 强度或 200 微应变振动信号对骨骼有合成代谢作用。尽管振级较低，但已有文献证明，站在振动平台上引起的这些类型的振动会传递到股骨和脊柱 [24]，而不会超过职业环境中接触全身振动的安全限度的国际标准化组织（ISO）准则 [9]。

与动物研究相比，低强度振动治疗对骨骼的疗效尚不明确。Rubin 等 [17] 进行了一项为期一年的小规模随机双盲安慰剂对照试验，在绝经后女性中使用 30 Hz，0.2 g，2 次 /d，10 min/ 次，每周 7 天作为一个疗程的振动治疗方案。整体上，振动组或安慰剂组的髋关节和脊柱骨密度没有明显变化。由于全身振动治疗的依从性是一个问题，因此进行了一项二级分析，显示在依从性最高的前 1/4 参与者中，安慰剂组的女性股骨颈 aBMD（-2.13%）降低了，而全身振动组 aBMD 增加 0.04%。同样，Slatkovska 等 [19] 发现 7 天 / 周，20 min / 天，频率为 30 Hz 或 90 Hz 进行 1 年低加速（0.3 g）的全身振动锻炼对绝经后低骨量女性的骨量增加无效。在该项研究中，两个全身振动治疗组 aBMD 均显示出与对照组相似的小幅非显著下降；然而，全身振动的影响可能被给参与者补充钙和维生素 D 所干扰。最近在老年人群中（平均年龄＞ 70 岁）进行的两项随机对照试验采用相似的全身振动方案（0.3 g，35~37 Hz），持续时间更长（18~24 个月），显示对脊柱或髋关节[25]部位骨小梁骨密度[18]无明显的治疗效果。Leung 等[18]报告，全身振动组的跌倒发生率明显低于对照组。Ma 等[16]进行了荟萃分析，包括 8 项绝经后女性全身振动的随机对照试验（表 19.2）。他们报告说，与对照组相比，低强度（＜ 1 g）全身振动方案对腰椎 aBMD 有显著的积极影响；然而，未发现对股骨颈 aBMD 有显著影响。这项荟萃分析包括抗骨质疏松药物 / 疗法的研究，如维生素 D、钙补充剂和阿仑膦酸盐的研究，因此这些发现并不完全归因于全身振动。与动物模型相反，大多数现有的证据并不支持低强度全身振动治疗对改善老年人骨骼健康有益。

表 19.2　关于全身振动对骨和骨折 / 跌倒结局影响的系统评价结果

作者	研究纳入标准	结果变量	研究文献数 病例总量 n	效果量
Ma 等[16]	RCT ≥ 6 个月（包括药物治疗）绝经后女性	aBMD 腰椎 股骨颈	8 n =1014	aBMD（WMD） 腰椎 0.01 g/cm² **低强度（＜ 1 g）** 腰椎 0.01 g/cm²
Oliveira 等[15]	RCT ≥ 6 个月 绝经后女性	aBMD 腰椎 股骨颈 转子 全髋	15 n =1833	aBMDª（WMD） 腰椎 0.004~0.016 g/cm² 股骨颈 0.019~0.020 g/cm² **高强度（≥ 1g）** 腰椎 0.010 g/cm² 转子 0.019 g/cm² **半屈曲膝关节** 腰椎 0.013 g/cm² 股骨颈 0.040 g/cm² 转子 0.020 g/cm² **侧向交替平台** 腰椎 0.012 g/cm² 大转子 0.020 g/cm²
Jepsen 等[22]	RCT 人群 ≥ 50 岁	**主要关键词** 骨折率、跌倒率 **次要关键词** BMD、骨微结构、骨标记物	9 n =1839	骨折率 RR0.48 跌倒率 RR0.67 骨量改变不明显

a：基于高质量 RCT 的敏感性分析；RCT：随机对照试验；WMD：计权平均差；RR：相对风险。

19.3.2 高强度振动

全身振动锻炼的另一种方法是使用高强度（≥1 g）振动方案。这些研究大多数使用了侧向交替的振动平台，与同步（垂直/水平）平台相比，采用膝关节半弯曲的姿势而不是直腿站立。在绝经后女性中，Gusi等[26]发现，8个月的全身振动锻炼（12.6 Hz、3 mm振幅、3组、6次，每次振动1 min、侧向交替平台、每周3次）与步行组相比，股骨颈aBMD得到显著改善，但对腰椎没有影响。Beck和Norling[27]进行了一项为期8个月的随机对照试验，直接比较了绝经后女性的低强度（0.3 g、30 Hz、同步平台）和高强度（1 g、12.5 Hz、侧向交替平台）振动方案。尽管两组在任何部位的aBMD均未增加，但对照组显示脊柱和转子骨矿物质含量（BMC）的损失不明显（下降6%）。Liphardt等[20]评估了对绝经后女性进行12个月的全身振动疗法（20 Hz、3~4 mm振幅、10组、每次1 min、侧向交替平台、每周2~3次）的效果，观察了其对桡骨、胫骨和股骨颈aBMD骨微结构（HR-pQCT）的影响。不理想的是，全身振动和对照组的胫骨变量（总BMD、骨皮质变量）、桡骨骨特征（总骨量、骨小梁、皮层面积、皮层厚度、皮质BMD），以及股骨颈aBMD均显著下降，表明全身振动对减缓低骨量老年女性的骨损失并无成效。相比之下，de Oliveira等[28]发现，在对绝经后女性进行为期6个月的全身振动锻炼（3.2 g、20 Hz、每次5 min、侧向交替平台、每周3次）后，脊柱和大转子aBMD显著增加。在一项为期6个月的随机对照试验中，Lai等[29]对亚洲骨质减少/骨质疏松的绝经后女性使用了高强度方案（3.2 g、30 Hz、每次5 min、侧向交替平台、每周3次）。在本研究中，全身振动组的脊柱aBMD增加了2%，而对照组的脊柱aBMD则略有下降（0.046%）；没有髋关节部位的结果报告。

尽管全身振动在特定部位的效果存在差异，但大多数现有的文献支持高强度的全身振动能维持或改善aBMD。Oliveira等[15]对绝经后女性至少持续6个月的15项全身振动锻炼随机对照试验进行了荟萃分析（表19.1）。在他们的分析中，报告了对腰椎aBMD有显著的影响，但对其他骨部位（髋关节、桡骨、胫骨）的影响并不显著。他们还分析了全身振动方案特性的影响，包括加速度大小、频率、身体位置和振动平台的类型。基于该二次分析说明，高强度（≥1 g）全身振动方案对增加腰椎和大转子aBMD均有效，而低强度（<1 g）方案仅显著改善了腰椎aBMD。全身振动方案中采取半屈曲膝关节姿势（见第1章），对腰椎、股骨颈和大转子部位aBMD具有显著影响，而这在直腿全身振动方案中未观察到。关于振动平台类型，侧向交替振动平台对增强腰椎和大转子部位的aBMD有作用，而同步平台对aBMD没有显著影响。尽管所分析的随机对照试验的效应很小，但作者认为它们与其他类型的骨骼健康治疗方法（如应用药物、应用补充剂、传统运动）相似。

19.4　对健康人群的建议

根据文献得知，全身振动的有效性取决于振动刺激特征，高强度（≥1 g）方案可显著增加腰椎和大转子 aBMD，而低强度（<1 g）方案可改善腰椎 aBMD，但对髋关节 aBMD 无效[15]（表 19.1）。此外，与在同步平台上伸直膝关节相比，侧向交替振动平台和半屈曲膝关节能更有效地增加 aBMD[15]。全身振动与传统的高强度抗阻运动相结合引起的肌肉力量增加可能会对骨骼产生叠加效应[9,21]。全身振动结合抗阻运动比单独运动能显著提高肌肉力量的发现支持了叠加效应的存在[30]。

19.5　对骨质疏松人群的建议

大多数针对绝经后骨质减少 / 骨质疏松女性的全身振动研究[19,20] 发现振动治疗对骨没有明显影响。其中一个例外是 Lai 等[29] 对低骨量的亚洲女性的研究，经过 6 个月的高强度全身振动后脊柱 aBMD 有显著的改善。尽管缺乏骨质效应，但全身振动治疗可能会有利于减少其他骨质疏松性骨折的危险因素，如跌倒率下降[22]（表 19.1）。全身振动也被证明可以改善平衡（见第 6 章）和增强腿部力量[18]，这些是导致跌倒的重要因素。对骨质疏松人群进行全身振动存在安全问题（见第 4 章），尤其是超过职业振动暴露 ISO 指南的高强度（≥1g）振动方案。经历过振动相关不良事件的老年女性的患病率较低[15]，甚至在缺乏自理能力的老年女性中亦如此[31]。有必要进行更多的随机临床试验来确定低频高加速全身振动方案在骨质疏松人群中的有效性和安全性。

19.6　结论

全身振动有可能作为维持/增强绝经后女性骨骼健康的干预措施。根据现有的文献，高强度方案和侧向交替振动平台对改善骨密度更有效。除了对骨骼的影响，全身振动已被证明对肌肉力量和平衡有益，这些因素可能有助于降低跌倒风险。而全身振动作为一种降低骨质疏松症患者骨折风险的治疗方法，其安全性和有效性还有待进一步研究。

参考文献

［1］Burr DB, Akkus O. Bone morphology and organization. In: Burr DB, Allen MR, editors. Basic and applied bone biology. San Diego, CA: Elsevier, Inc.; 2014. p. 3–25.

［2］Allen MR, Burr DB. Bone modeling and remodeling. In: Burr DB, Allen MR, editors. Basic and applied bone biology. San Diego, CA: Elsevier, Inc.; 2014. p. 75–90.

［3］Bellido T, Plotkin LI, Bruzzaniti A. Bone cells. In: Burr DB, Allen MR, editors. Basic and applied bone biology. San Diego, CA: Elsevier, Inc.; 2014. p. 27 – 45.

[4] Kapinas K, Delany AM. MicroRNA biogenesis and regulation of bone remodeling. Arthritis Res Ther. 2011;13（3）:220.

[5] Drake MT, Khosla S. The role of sex steroids in the pathogenesis of osteoporosis. In: Rosen C, editor. Primer on the metabolic bone diseases and disorders of mineral metabolism. 8th ed. Ames, IA: John Wiley & Sons, Inc.; 2013. p. 367 – 375.

[6] Harvey N, Dennison E, Cooper C. The epidemiology of osteoporotic fractures. In: Rosen C, editor. Primer on the metabolic bone diseases and disorders of mineral metabolism. 8th ed. Ames, IA: John Wiley & Sons, Inc.; 2013. p. 348 – 356.

[7] Frost HM. On our age-related bone loss: insights from a new paradigm. J Bone Miner Res. 1997;12（10）:1539 – 1546.

[8] Turner CH. Three rules for bone adaptations to mechanical stimuli. Bone. 1998;23（5）:399 – 407.

[9] Judex S, Rubin CT. Is bone formation induced by high frequency mechanical signals modulated by muscle activity? J Musculoskelet Neuronal Interact. 2010;10:3 – 11.

[10] Rubin C, Turner AS, Bain S, Mallinckrodt C, McLeod J. Anabolism: low mechanical signals strengthen long bones. Nature. 2001;412:603 – 604.

[11] Judex S, Lei X, Daniel H, Rubin C. Low-magnitude mechanical signals that stimulate bone formation in the ovariectomized rat are dependent on the applied frequency but not on the strain magnitude. J Biomech. 2007;40:1333 – 1339.

[12] Gnyubkin V, Guignandon A, Laroche N, Vanden-Bossche A, Malaval L, Vico L. High-acceleration whole-body vibration stimulates cortical bone accrual and increases bone mineral content in growing mice. J Biomech. 2016;49:1899 – 1908.

[13] Lau E, Al-Dujaili S, Guenther A, et al. Effect of low-magnitude, high-frequency vibration on osteocytes in the regulation of osteoclasts. Bone. 2010;46:1508e1515.

[14] Judex S, Koh TJ, Xie L. Modulation of bone's sensitivity to low-intensity vibrations by acceleration magnitude, vibration duration, and number of bouts. Osteoporos Int. 2015;26:1417 – 1428.

[15] Oliveira LC, Oliveira RG, Pires-Oliveira DA. Effects of whole body vibration on bone mineral density in postmenopausal women: a systematic review and meta-analysis. Osteoporos Int. 2016;27（10）:2913 – 2933.

[16] Ma C, Liu A, Sun M, Zhu H, Wu H. Effect of whole-body vibration on reduction of bone loss and fall prevention in postmenopausal women: a meta-analysis and systematic review. J Orthop Surg Res. 2016;11:24. https://doi.org/10.1186/s13018-016-0357-2.

[17] Rubin C, Recker R, Cullen D, Ryaby J, McCabe J, McLeod K. Prevention of postmenopausal bone loss by a low-magnitude, high-frequency mechanical stimuli: a clinical trial assessing compliance, efficacy, and safety. J Bone Miner Res. 2004;19（3）:343 – 351.

[18] Leung KS, Li CY, Tse YK, Choy TK, Leung PC, Hung VWY, Chan SY, Leung AHC, Cheung WH. Effects of 18-month low-magnitude high-frequency vibration on fall rate and fracture risks in 710 community elderly-a cluster-randomized controlled trial. Osteoporos Int. 2014;25:1785 – 1795.

[19] Slatkovska L, Alibhai S, Beyenne J, Hu H, Demaras A, Cheung AM. Effect of 12 months of whole-body vibration therapy on bone density and structure in postmenopausal women. Ann Intern Med. 2011;155:668 – 679.

[20] Liphardt AM, Schipilow J, Hanley DA, Boyd SK. Bone quality in osteopenic postmenopausal women

is not improved after 12 months of whole-body vibration training. Osteoporos Int. 2015;26:911 - 920.

[21] Osawa Y, Oguma Y, Ishii N. The effects of whole-body vibration on muscle strength and power: a meta-analysis. J Musculoskelet Neuronal Interact. 2013;13（3）:380 - 390.

[22] Jepsen DB, Thomsen K, Hansen S, Jorgensen NR, Masud T, Ryg J. Effect of whole-body vibration exercise in preventing falls and fractures: a systematic review and meta-analysis. BMJ Open. 2017;7:e018342. https://doi.org/10.1136/bmjopen-2017-018342.

[23] Rubin CT, Bain SD, McLeod KJ. Suppression of the osteogenic response in the aging skeleton. Calcif Tissue Int. 1992;50:306 - 313.

[24] Rubin C, Pope M, Fritton J, Magnusson M, Hansson T, McLeod K. Transmissibility of 15 - 35 Hz vibrations to the human hip and lumbar spine: determining the physiologic feasibility of delivering low-level, anabolic mechanical stimuli to skeletal regions at greatest risk of fracture because of osteoporosis. Spine. 2003;28:2621 - 2627.

[25] Kiel DP, Hannan MT, Barton BA, Bouxsein ML, Sisson E, Lang T, et al. Low magnitude mechanical stimulation to improve bone density in persons of advanced age: a randomized, placebo-controlled trial. J Bone Miner Res. 2015;30（7）:1319 - 1328.

[26] Gusi N, Raimundo A, Leal A. Low-frequency vibratory exercise reduces the risk of bone fracture more than walking: a randomized controlled trial. BMC Musculoskelet Disord. 2006;7:92. https://doi.org/10.1186/1471-2474-7-92.

[27] Beck BR, Norling TL. The effect of 8 mos of twice-weekly low- or higher intensity whole body vibration on risk factors for postmenopausal hip fracture. Am J Phys Med Rehabil. 2010;89:997 - 1007.

[28] de Oliveira LC, de Oliveira RG, de Almeida Pires-Oliveira DA. Effects of whole-body vibration versus pilates exercise on bone mineral density in postmenopausal women: a randomized and controlled clinical trial. J Geriatr Phys Ther. 2019;42（2）:E23 - E31.

[29] Lai CL, Tseng SY, Chen CN, Liao WC, Wang CH, Lee MC, et al. Effect of 6 months of whole body vibration on lumbar spine bone density in postmenopausal women: a randomized controlled trial. Clin Interv Aging. 2013;8:1603 - 1609.

[30] Bemben DA, Palmer IJ, Bemben MG, Knehans A. Effects of combined whole-body vibration and resistance training on muscular strength and bone metabolism in postmenopausal women. Bone. 2010;47:650 - 656.

[31] Verschueren SMP, Bogaerts A, Delecluse C, Claessens AL, Haentjens P, Vanderschueren D, et al. The effects of whole-body vibration training and vitamin D supplementation on muscle strength, muscle mass, and bone density in institutionalized elderly women: a 6-month randomized, controlled trial. J Bone Miner Res. 2011;26（1）:42 - 49.

第20章　全身振动疗法在慢性腰背痛中的应用

Jörn Rittweger　编
许新旋　译

20.1　概述

　　以前，职业振动被认为是引起背痛[1]的一个重要原因。因此，工程师和职业卫生从业者主张尽可能减少职业振动暴露。这种观点最近受到了质疑[2]，有人提出久坐已经成为比职业振动更重要的慢性腰背痛（CLBP）危险因素[3]。令人惊讶的是，在十几年前就有人提出，全身振动对背痛患者是有帮助的[4]。此后，支持后一种观点的证据不断积累。因此，现在是时候来讨论这两个对立观点了。

　　非特异性CLBP在现代文明社会中非常普遍，是导致失能的主要原因[5]，给医疗保健系统带来巨大的经济负担[6]。患者通常不仅主诉有疼痛，而且还伴随腰骶部灵活性降低，这似乎是由于放松不够造成的[7,8]，并且影响了静态平衡[9]和步态[10]。虽然确切的病理生理机制并不完全清楚，但肌肉过度紧张和随后带来的背伸肌灌注不足有可能导致生理性腰部肌肉运动模式被异常激活[11]。因此，实验模型表明，在随意运动期间，急性腰背痛会降低背伸肌的活动，但反射性收缩仍然不受影响[12]。最近，腰骶部本体感觉障碍被认为是CLBP[13,14]出现的另一个重要因素。因为本体感觉是一切运动控制的关键因素，缺乏本体感觉被视为恶性循环的第一步，此后神经肌肉异常激活、肌肉组织退化，最后会进一步破坏本体感觉。

20.2　可选择的治疗方法

　　人们普遍认为，缺乏活动可以导致CLBP的发生[15]。因此，由于药理学及手术方法的失败，美国内科医师协会建议对 CLBP[16] 进行非药物治疗。只有当患者明确需要时，才建议使用非甾体抗炎药来减轻疼痛[17]。非药物治疗包括运动、多学科康复、针灸、正念减压疗法（中等质量的证据）、太极、瑜伽、运动控制、渐进放松、肌电生物反馈、弱激光疗法、操作性治疗、认知行为治疗和脊柱手法治疗[17]。至于运动疗法，已经推荐用于治疗 CLBP 的方法有很多种[18]，包括传统物理治疗[19] 和抗阻运动[20-22]、拉伸[23]，以及全身振动。

20.3　躯干肌肉对全身振动的急性反应

据报道，全身振动治疗期间，年轻健康志愿者的背伸肌在 30 Hz 振动中肌电图活动增加[24,25]，与第 5 章中关于传导性的观点一致。躯干肌的活动随着振幅的增加而增强，但随着膝关节屈曲幅度的增大而减弱[25]。有一种建模方式表明，这种全身振动锻炼时的肌电图活动与背伸肌产生很大的力量有关[26]。然而，在解释基于肌电图的研究结果时必须非常谨慎（见第 7 章），因为不同的研究使用不同的方法来减少振动对肌电图数据的影响。另一项研究报道，在 CLBP 患者和健康对照受试者中，两者的竖脊肌肌电活动在全身振动干预后均有所增强[27]。此外，在该研究中介入全身振动疗法之后，髋关节灵活性增加，躯干屈曲的灵活性也有一定程度的增加。这些研究表明，无论有无 CLBP，背伸肌的脊髓反射都能在振动中被急性激活。

此外，振动可抑制疼痛感觉，如第 6 章所述[28]，也对治疗 CLBP 有其他益处。因此，对没有 CLBP 的年轻健康志愿者进行了 2.5 小时站立痛觉的研究[29]。在出现站立相关疼痛的受试者亚组中，振动带（振动频率 53 Hz）激活两次，每次持续 3 min 即可缓解疼痛。虽然不能排除疼痛缓解可能有一部分原因与神经运动反应相关，但对于这种效应，最可能的解释是，通过躯体感觉刺激可以抑制痛觉。

20.4　全身振动治疗 CLBP 有效性的临床证据

第一项试图探索全身振动作为 CLBP 治疗方案可行性的研究有两个治疗组，一个进行腰椎伸展抗阻运动，另一个在 3 个月内进行全身振动[4]。全身振动在侧向交替平台（f_{Vib}=18 Hz，A_{p2p} 高达 12 mm）上进行，同时结合腰骶关节的缓慢扭转和弯曲运动。两组疼痛都有显著的改善，这在两组之间是可比的。然而，疼痛减轻和腰背肌力量强度之间没有关系，这使人们普遍认为的背部肌无力是导致 CLBP 的观点受到质疑[4]。最近也有一些研究证实了这些发现（表 20.1）。在一项类似的研究中发现，全身振动和脊柱稳定训练在减少疼痛感觉方面同样有效，而全身振动在改善脊柱肌肉耐力方面优于脊柱稳定训练[30]。另一项类似的研究发现，全身振动比腰部伸展运动更有优势，同时 CLBP

患者的平衡性和脊柱曲度也得到了改善[31]。

据报道，没有 CLBP 的健康患者接受 5 min 的全身振动后[32]，腰骶部本体感觉可以得到明显改善。因此，Zheng、Wang 等[33]最近证明：全身振动治疗不仅能减轻 CLBP 患者的疼痛感觉，而且能改善本体感觉，这进一步证实了出现 CLBP 时躯干肌肉的神经反射控制被中断的观点。此外，其他研究已经证实了全身振动治疗 CLBP 的适用性，以及可以改善疼痛感觉、残疾和生活质量[34]。

最近的另一项研究比较了两个不同振动平台的有效性，一个进行同步垂直的 30 Hz 振动，另一个在水平平面上进行 5 Hz 的振动[35]。据报道，这两组对疼痛感觉、残疾、平衡和躯干肌肉力量的改善相似[35]。

表 20.1　测试全身振动对 CLBP 疗效的随机对照试验

设计	参考文献	背景	周期（月）	样本	年龄（岁）	平台	结果
WBV 与 LEX 相比	Rittweger, Just 等[4]	门诊	3	25/25	49.8/54.1	Alt	疼痛感、残疾：在两组中均有改善 背伸肌力量：仅 LEX 组有改善
WBV 与 Ctrl 相比	del Pozo-Cruz, Hernandez Mocholi 等[34]	门诊	3	25/25	58.7/59.5	Alt	平衡、ODI、RMI、生活质量：仅 WBV 组有改善
WBV 与 Ctrl 相比	Yang, Seo[31]	工作单位	1.5	20/20	32.8/31.0	Alt	平衡、脊柱曲度、疼痛：仅 WBV 组有改善
WBV 与 Ctrl 相比	Kaeding, Karch 等[36]	工作单位	3	21/20		Alt	ODI、RMI、体力活动、病假日：仅 WBV 组有改善
HVE 与 VVE 相比	Kim, Kwon 等[35]	康复中心	3	14/14	55.1/53.7	n.r.	平衡、ODI、疼痛、躯干肌肉力量：HVE 组和 VVE 组都有改善
WBV	Zheng, Wang 等[33]	患有 CLBP 的社区居民	3	42	21.6	Syn	疼痛、本体感觉：有改善
WBV 与 GE 相比	Wang, Pi 等[37]；Wang, Gu 等[38]	门诊	3	45/44	21.6/22.0	n.r.	疼痛、ODI、本体感觉：仅 WBV 组有改善

Alt：侧向交替；Ctrl：对照组；GE：一般锻炼；HVE：水平振动锻炼；LEX：背伸肌锻炼；ODI：功能障碍指数；n.r.：未进行说明；Syn：侧向同步；RMI：Roland Moriss 残疾调查问卷；VVE：垂直振动锻炼；WBV：全身振动。

最后，振动也被发现有助于改善坐式职业和 CLBP 患者的残疾和工作能力[36]。有意思的是，以前被职业医学禁止的振动治疗，现在似乎在职业健康中找到了其独特的位置。

20.5　结论

从表 20.1 可以看出，已经有大量的证据表明全身振动治疗 CLBP 的适用性。值得注意的是，其中一些研究提供了全身振动的一系列练习，然而，这些练习在各种研究中差异很大，有些研究并没有预见到任何这样的练习[36]。这种现象暗示全身振动是灵活多变的，其不仅是能任意伴随进行的运动或锻炼。然而，全身振动有助于改善 CLBP 并不意味着可以忽略职业健康研究所积累的大量证据。职业性振动引起的 CLBP 在某些领域仍然是一个问题。因此，未来的研究应该确定哪种应用模式和哪种剂量（振幅、频率、波形、持续时间）决定了振动对躯干有益或是有害。

参考文献

［1］Bovenzi M, Hulshof CT. An updated review of epidemiologic studies on the relationship between exposure to whole-body vibration and low back pain（1986 - 1997）. Int Arch Occup Environ Health. 1999;72（6）:351 - 365.

［2］Hill TE, Desmoulin GT, Hunter CJ. Is vibration truly an injurious stimulus in the human spine? J Biomech. 2009;42:2631 - 2635.

［3］Palmer KT, Harris CE, Griffin MJ, Bennett J, Reading I, Sampson M, et al. Case-control study of low-back pain referred for magnetic resonance imaging, with special focus on whole-body vibration. Scand J Work Environ Health. 2008;34（5）:364 - 373.

［4］Rittweger J, Just K, Kautzsch K, Reeg P, Felsenberg D. Treatment of chronic lower back pain with lumbar extension and whole-body vibration exercise: a randomized controlled trial. Spine. 2002;27（17）:1829 - 1834.

［5］Maher C, Underwood M, Buchbinder R. Non-specific low back pain. Lancet. 2017;389（10070）:736 - 747.

［6］Becker A, Held H, Redaelli M, Strauch K, Chenot JF, Leonhardt C, et al. Low back pain in primary care: costs of care and prediction of future health care utilization. Spine（Phila Pa 1976）. 2010;35（18）:1714 - 1720.

［7］Kaigle AM, Wessberg P, Hansson TH. Muscular and kinematic behavior of the lumbar spine during flexion-extension. J Spinal Disord. 1998;11（2）:163.

［8］Shirado O, Ito T, Kaneda K, Strax TE. Flexion-relaxation phenomenon in the back muscles. A comparative study between healthy subjects and patients with chronic low back pain. Am J Phys Med Rehabil. 1995;74（2）:139.

［9］Alexander KM, LaPier TL. Differences in static balance and weight distribution between normal subjects and subjects with chronic unilateral low back pain. J Orthop Sports Phys Ther. 1998;28（6）:378.

［10］Luoto S, Aalto H, Taimela S, Hurri H, Pyykko I, Alaranta H. One-footed and externally disturbed two-footed postural control in patients with chronic low back pain and healthy control subjects. A controlled study with follow-up. Spine. 1998;23（19）:2081.

［11］Marras WS, Ferguson SA, Gupta P, Bose S, Parnianpour M, Kim JY, et al. The quantification of low back disorder using motion measures. Spine. 1999;24（20）:2091.

［12］Zedka M, Prochazka A, Knight B, Gillard D, Gauthier M. Voluntary and reflex control of human back muscles during induced pain. J Physiol. 1999;520（Pt 2）:591.

［13］Lee AS, Cholewicki J, Reeves NP, Zazulak BT, Mysliwiec LW. Comparison of trunk proprioception between patients with low back pain and healthy controls. Arch Phys Med Rehabil. 2010;91（9）:1327 - 1331.

［14］Willigenburg NW, Kingma I, Hoozemans MJ, van Dieen JH. Precision control of trunk movement in low back pain patients. Hum Mov Sci. 2013;32（1）:228 - 239.

［15］Abenhaim L, Rossignol M, Valat JP, Nordin M, Avouac B, Blotman F, et al. The role of activity in the therapeutic management of back pain. Report of the International Paris Task Force on Back Pain. Spine. 2000;25（4 Suppl）:1S.

［16］Shephard RJ. Worksite fitness and exercise programs: a review of methodology and health impact. Am J Health Promot. 1996;10（6）:436 - 452.

［17］Qaseem A, Wilt TJ, McLean RM, Forciea MA, Clinical Guidelines Committee of the American College of Physicians. Noninvasive treatments for acute, subacute, and chronic low back pain: a clinical practice guideline from the American College of Physicians. Ann Intern Med. 2017;166（7）:514 - 530.

［18］Hayden JA, van Tulder MW, Malmivaara AV, Koes BW. Meta-analysis: exercise therapy for nonspecific low back pain. Ann Intern Med. 2005;142（9）:765 - 775.

［19］Torstensen TA, Ljunggren AE, Meen HD, Odland E, Mowinckel P, Geijerstam S. Efficiency and costs of medical exercise therapy, conventional physiotherapy, and self-exercise in patients with chronic low back pain. A pragmatic, randomized, single-blinded, controlled trial with 1-year follow-up. Spine. 1998;23（23）:2616.

［20］Hartigan C, Rainville J, Sobel JB, Hipona M. Long-term exercise adherence after intensive rehabilitation for chronic low back pain. Med Sci Sports Exerc. 2000;32（3）:551.

［21］Johannsen F, Remvig L, Kryger P, Beck P, Warming S, Lybeck K, et al. Exercises for chronic low back pain: a clinical trial. J Orthop Sports Phys Ther. 1995;22（2）:52.

［22］Rissanen A, Kalimo H, Alaranta H. Effect of intensive training on the isokinetic strength and structure of lumbar muscles in patients with chronic low back pain. Spine. 1995;20（3）:333.

［23］Khalil TM, Asfour SS, Martinez LM, Waly SM, Rosomoff RS, Rosomoff HL. Stretching in the rehabilitation of low-back pain patients. Spine. 1992;17（3）:311.

［24］Wirth B, Zurfluh S, Muller R. Acute effects of whole-body vibration on trunk muscles in young healthy adults. J Electromyogr Kinesiol. 2011;21（3）:450 - 457.

［25］Perchthaler D, Hauser S, Heitkamp HC, Hein T, Grau S. Acute effects of whole-body vibration on trunk and neck muscle activity in consideration of different vibration loads. J Sports Sci Med. 2015;14（1）:155 - 162.

［26］ Seroussi RE, Wilder DG, Pope MH. Trunk muscle electromyography and whole body vibration. J Biomech. 1989;22（3）:219.

［27］ Boucher JA, Abboud J, Dubois JD, Legault E, Descarreaux M, Henchoz Y. Trunk neuromuscular responses to a single whole-body vibration session in patients with chronic low back pain: a cross-sectional study. J Manip Physiol Ther. 2013;36（9）:564‐571.

［28］ Guieu R, Tardy-Gervet MF, Roll JP. Analgesic effects of vibration and transcutaneous electrical nerve stimulation applied separately and simultaneously to patients with chronic pain. Can J Neurol Sci. 1991;18（2）:113‐119.

［29］ Lurie RC, Cimino SR, Gregory DE, Brown SHM. The effect of short duration low back vibration on pain developed during prolonged standing. Appl Ergon. 2018;67:246‐251.

［30］ Baard ML, Pietersen J, Rensburg SJ. Interventions for chronic low back pain: whole body vibration and spinal stabilisation. S Afr J Sports Med. 2011;23（2）.

［31］ Yang J, Seo D. The effects of whole body vibration on static balance, spinal curvature, pain, and disability of patients with low back pain. J Phys Ther Sci. 2015;27（3）:805‐808.

［32］ Fontana TL, Richardson CA, Stanton WR. The effect of weight-bearing exercise with low frequency, whole body vibration on lumbosacral proprioception: a pilot study on normal subjects. Aust J Physiother. 2005;51（4）:259‐263.

［33］ Zheng YL, Wang XF, Chen BL, Gu W, Wang X, Xu B, et al. Effect of 12-week whole-body vibration exercise on lumbopelvic proprioception and pain control in young adults with nonspecific low back pain. Med Sci Monit. 2019;25:443‐452.

［34］ del Pozo-Cruz B, Hernandez Mocholi MA, Adsuar JC, Parraca JA, Muro I, Gusi N. Effects of whole body vibration therapy on main outcome measures for chronic non-specific low back pain: a single-blind randomized controlled trial. J Rehabil Med. 2011;43（8）:689‐694.

［35］ Kim H, Kwon BS, Park JW, Lee H, Nam K, Park T, et al. Effect of whole body horizontal vibration exercise in chronic low back pain patients: vertical versus horizontal vibration exercise. Ann Rehabil Med. 2018;42（6）:804‐813.

［36］ Kaeding TS, Karch A, Schwarz R, Flor T, Wittke TC, Kuck M, et al. Whole-body vibration training as a workplace-based sports activity for employees with chronic low-back pain. Scand J Med Sci Sports. 2017;27（12）:2027‐2039.

［37］ Wang XQ, Pi YL, Chen PJ, Chen BL, Liang LC, Li X, et al. Whole body vibration exercise for chronic low back pain: study protocol for a single-blind randomized controlled trial. Trials. 2014;15:104.

［38］ Wang XQ, Gu W, Chen BL, Wang X, Hu HY, Zheng YL, et al. Effects of whole-body vibration exercise for non-specific chronic low back pain: an assessor-blind, randomized controlled trial. Clin Rehabil. 2019;33（9）:1445‐1457.

第21章　儿科康复

Christina stark，Ibrahim Duran，Eckhard Schoenau　编
高强　译

21.1　儿科康复

患有慢性病的儿童和青少年往往活动受限，在日常生活中无法产生足够的肌肉运动。挛缩、肌肉无力、肌肉萎缩等继发性骨骼疾病会进一步加重原发病。积极地增加肌肉运动会促进骨合成代谢，从而稳定骨骼系统，减少继发疾病（神经、肌肉或骨骼疾病）的发生，从而改善身体协调性，降低跌倒的风险，进而减少骨折风险。

此外，我们必须认识到，儿童的成长和发育过程是一个特定的变化过程，在这个阶段，他们会获得像头部控制（通常在3个月左右）、坐（通常在6个月左右）和走路这样的关键能力。任何一项关键能力不能掌握，都将危及甚至阻碍下一阶段的发育。儿童发育迟缓直接影响肌肉骨骼系统，继而影响所有其他系统，包括心血管系统、内分泌系统和中枢神经系统。当然，上述系统发育的缺陷也会影响儿童认知和心理的发展。从这个意义上说，儿童的发育并不是一个"顺利"的过程，而是依赖于从一个阶段到另一个阶段有效的转变。因此，儿科康复能否成功取决于对过渡阶段是否有帮助。

根据世界卫生组织（WHO）2001年颁布的国际功能、残疾和健康分类（ICF），成功的儿科康复应确保儿童及成人以后尽可能好地参与日常生活[1]。因此，孩子通过儿科康复获得的收益很有可能改变他们的一生。

儿童和青少年可选择的治疗有保守治疗（理疗和矫形/辅具）、药物和手术。然而，非药物非手术治疗需要中等至高强度的运动，如抗阻、移动或姿势训练[2]。这些训练方式通常需要主动运动并有认知理解的能力来遵循和执行指令，因此，患有运动障碍的儿童和青少年因患有运动和智力障碍而显著缩小了这些训练方式的适用范围。

全身振动作为一种可供选择的干预方法，因其易于实施、省时和基于反射的特

性，目前已经得到广泛关注。本章回顾了全身振动在儿科康复中的可行性和有效性。为此，这里阐述了骨骼系统运动减少与感觉运动系统激活受损的相关性，此外，介绍了全身振动在不同疾病中的适用情况，及各种儿科主要活动障碍疾病的临床表现，并根据现有证据对全身振动提出建议。

21.1.1　功能性肌骨单位

早在 17 世纪，伽利略就描述了机械负荷对骨骼发育的重要性。1892 年，德国解剖学家朱利叶斯·沃尔夫（Julius Wolff）在骨骼转化定律（Law of the Transformation of Bones）中阐述了肌肉和骨骼发育之间的联系，该定律描述了骨骼对应力（最大值）的适应性。20 世纪 60 年代，哈罗德·弗罗斯特（Harold Frost）将这一定律扩展到所谓的力学调控系统中，它可以测量骨骼的形变，并根据应力的强度控制骨骼的重塑。因此，实现了应变（通过肌肉对骨骼的作用力）和骨骼强度之间的平衡（体内平衡）。在峰值负荷影响下，骨骼沿着施加力的方向排列，并且在没有应力（如固定）的情况下降解吸收。"功能性肌骨单位"就是在上述概念的基础上于 1996 年提出的（图 21.1）。

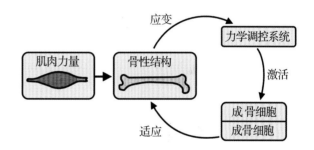

图21.1　力学调控系统假说简化图
示：肌肉对骨骼产生的力的影响。

患有运动障碍的儿童和青少年由于他们的原发疾病而不能产生足够的肌肉活动，并因此发展为继发性骨骼疾病。因此，全身振动被认为是一种易于应用、省时、基于反射的干预方法，是与传统的功能性理疗概念相结合，并补充以刺激肌肉，从而刺激骨骼系统的方法。

21.1.2　振动训练

本书前面已经描述了全身振动的基本原理。尽管推荐有争议 [3-6]，但全身振动越来越多地被推荐用于痉挛的非药物治疗 [7]。全身振动推荐用于儿科康复的想法源于功能性肌肉骨骼单位，因为全身振动对运动和认知没有绝对的特定要求 [8,9]（图 21.2A）。

能够站立的儿童和青少年在站立装置上进行训练，不能站立的儿童和青少年在倾斜的平台上结合平台底部的振动板进行训练。倾斜角度可以调整（图 21.2B、C）。图 21.2D~F 展示了可选择的振动平台体位。患者在振动平台上的体位应根据治疗目的进行选择。在儿科康复中，在开始康复项目之前，根据儿童或青少年及其家庭来设定治疗目标是非常重要的。振动平台上的运动应根据治疗目标选择静态或动态练习。建议根据儿童或青少年的个人需求调整平台上的练习，例如，使用足以激励儿童或青少年的其他的设备和 / 或玩具。如果儿童或青少年不能如图 21.2E 坐在振动平台上，可以使用如图 21.3 所示的坐姿。

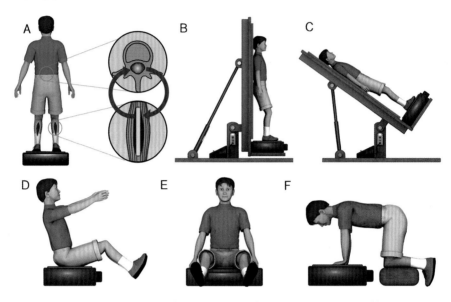

图 21.2　A.全身振动的效应；B.在倾斜台的脚端组合振动板；C.用于不能站立儿童和青少年的倾斜台的角度可从0°调整到90°，具体视辅助需求而定；D.起坐姿势；E.坐位；F.四点跪位。

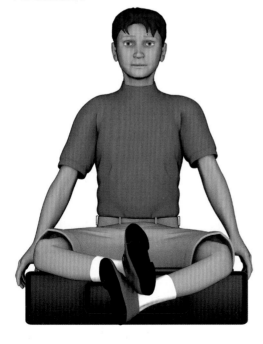

图 21.3　振动平台上的替代坐姿。

在儿科康复中，全身振动通常随频率增加（取决于儿童的耐受力，最高可达 27 Hz）而选择较小的振幅（1~2 mm 的振幅，最大 2~4 mm）。通常，侧向交替的全身振动，其振动频率根据以下目标进行调整：5~12 Hz 用于本体感觉和平衡训练（潜意识，但不是无意识的），12~20 Hz 用于改善肌肉功能（越来越多的基于反射的不自主收缩，但给予足够的时间放松肌肉），20~27 Hz（强不自主收缩）用于增加肌肉质量。与健康成人通用的振动设置不同，儿科患者的方案设置通常是个性化、逐渐增加强度的[10]。为了在全天的日常生活中获得长期的锻炼效果和最佳效果，建议采用家庭锻炼计划。

下文将介绍不同儿科疾病的临床情况，并根据现有证据对全身振动锻炼提出建议。

21.2　脑瘫

脑瘫（Cerebral palsy，CP）是导致儿童身体功能障碍的最常见原因，每 1000 例活产儿中有 2~3 人患脑瘫[11]。脑瘫会导致持续但不可改变的运动[12,13]、姿势[14-16]和运动功能[13,17]障碍，其特点是发育中的大脑出现非进行性损害[18]。在关节活动范围受限的情况下，可以观察到肌肉协同收缩和关节强度增加[19]。肌张力亢进可由神经元和次级非神经元（肌肉结构或结缔组织）造成[20,21]。感觉运动功能障碍的病理生理学表现为对传入神经的控制不足[22,23]，包括脊髓过度兴奋[24]、伸展反射增强（见第 8 章），以及拮抗肌的共同收缩增强[12,15]。临床上根据脑瘫的分布模式分为双侧痉挛型脑瘫、单侧痉挛型脑瘫、运动障碍型脑瘫、共济失调型脑瘫和混合型脑瘫[25]。粗大运动功能分类系统（Gross Motor Function Classification System，GMFCS）把运动损伤程度分为 Ⅰ ~ Ⅴ 级[26-29]。此外，视觉、听觉、食物摄入、认知可能会因中枢神经损伤（取决于位置和程度）而受到损害。

患脑瘫的儿童和青少年通常表现为肌肉质量下降[30-32]，这与粗大运动功能下降有关[30,33-36]。由于肌肉对骨骼的作用力大于地面反作用力[37]，因此与发育正常的儿童相比，患脑瘫的儿童和青少年的骨矿物质生长速度降低也就不足为奇了[38,39]，而且低骨密度与患脑瘫的儿童和青少年骨折风险增加相关[40,41]。

由于脑瘫是导致运动障碍的最常见的儿科疾病，它也是与全身振动治疗相关的最常见的儿科疾病。2018 年，有学者发表了全身振动治疗对脑瘫短期和长期影响的综述[10]。综述包括所有可用的关于全身振动的研究，包括局部振动和全身振动。全身振动包括了所有类型：正弦式、垂直式和侧向交替式。下面将对结果进行总结。

21.2.1 应用

Ritzmann 等 2018 年系统回顾了 28 项不同干预方案的研究，分析显示全身振动没有明显的剂量依赖性。由于全身振动的设置千差万别，很难找出一个明确的、最受欢迎的且效率高于其他的设置参数。表 21.1 汇总了截至 2019 年文献中使用的全身振动参数，对于患脑瘫的儿童和青少年不能独立站立或需要支撑时，可使用 10°~50° 的倾斜角度来进行全身振动。局部振动被应用于目标肌肉的肌腹或肌腱。

表 21.1　截至 2019 年文献中使用的全身振动参数

疾病	全身振动类型	倾斜[a]	频率（Hz）	振幅（mm）	设置（周）	持续时间（min）
脑瘫[10]	侧向交替、正弦和垂直	是	5~50	1~6	1~10	0.5~10
脊柱裂[42]	侧向交替	是	5~27	0~(±3.9)	10	3×3
脊髓性肌萎缩[43]	侧向交替	是	5~27	0~(±3.9)	10	3×3
成骨不全[44]	侧向交替	是	15~25	0~6	10~14	3×3
抑郁症[45]	侧向交替	否	20	2	3~5	30
唐氏综合征[46]	侧向交替和垂直	否	25~30	无	3	5~15
特发性脊柱侧凸[47]	侧向交替和垂直	否	10~37	0~(±3.9)	5	4×(3~20)
囊性纤维化[48]	侧向交替	否	20~22	1	3	10~18
肥胖[49,50]	侧向交替和垂直	否	16~40	4	3	7~20

a：必要时。

已经使用的姿势如下：
- 在有或没有站立支撑的情况下站立（图 21.2A~C）。在此姿势中：
  - 膝关节伸展或屈曲 10°、30° 或 50°。
  - 动态下蹲和半蹲。
  - 动态侧向移动重量和倾斜。
  - 动态髋关节和腰部伸展。
- 坐起（图 21.2D）。
- 坐在振动平台上（图 21.2E 和 21.3）。
- 四点跪位（图 21.2F）。

锻炼强度取决于功能水平[10]：对于 GMFCS Ⅳ~Ⅴ 级（功能较低）的患者，使用简单的静态运动加低频和小幅度的全身振动，而对于 GMFCS Ⅰ～Ⅲ级（功能较高）的患者，则在动态运动时进行高频和大幅度的全身振动锻炼[10]。

21.2.2　急性和长期影响

Ritzmann 等总结了全身振动对患有脑瘫的儿童和青少年的短期和长期影响（表 21.2）（2018 年）。但必须指出的是，纳入研究的质量很低。影响的持续时间各不相同：短期影响在治疗期间[52,56,57]、治疗后立即出现[51]，最迟在全身振动后两小时出现[53]。以全身振动为治疗方法，治疗周期从 3 周[68] 到 6 个月[59,61,62,65,69,73] 不等。对姿势控制的短期和长期影响相互矛盾且没有意义[54,63,66,68,81]。

最近的一项研究，没有包括在 Ritzmann 等的综述中（2018 年），可以证明家庭进行的侧向交替全身振动锻炼和强化理疗锻炼的结合对自然运动发育有明显的影响，但没有可以区分对锻炼有反应者和无反应者的因素[82]。

在脑瘫患者中，全身振动作为一种锻炼方法，可：

（1）作为后续干预（即力量训练、伸展和功能性理疗）的先决条件。可以为所选任务（即下蹲、行走）启用更多的运动控制，这些任务在全身振动之后立即执行。

（2）作为一种重复训练方法，它本身就能提高运动能力[10]。

21.2.3　全身振动在脑瘫影响中的概念模型

Ritzmann 等（2018 年）描述了全身振动锻炼对脑瘫作用的模型[10]，这在本书的"神经肌肉效应"中也有描述。下文和图 21.4 对逻辑效应链进行了总结和概述。

（1）全身振动对神经肌肉系统在脊柱水平的特异性抑制作用可能是其发挥作用的原因。

（2）治疗效果，在全身振动期间和治疗后一段时间，影响精准动作完成的因素减少，增加了肌肉激活强度[56] 和肌力[54,56]，因此在全身振动期间或治疗后在合理的时间范围内执行的任何练习都可以完成得很好[52]，脑瘫儿童如果没有全身振动的辅助是难以实现以上目标的[56,63,81]。

（3）全身振动刺激骨合成代谢，引起肌肉体积增加[61,70,71] 和骨密度增加[61,65,69,70,73]。

21.2.4　早期干预

如前所述，儿童的发育和成熟是一个个体可变的过程，因此在相应阶段必须掌握相应的关键技能，如头部控制（通常在 3 个月左右）、坐（通常在 6 个月左右）和行走。如果不能掌握这些关键技能中的任何一项，将危及甚至阻碍功能的进一步发育。因此，早期识别和治疗是儿科康复成功的关键。

表 21.2　全身振动在儿科康复中的短期和长期效果

	短期效果 （在一次全身振动疗程后）	长期效果 （3 周至 6 个月）	随访 （6 个月无全身振动）
脑瘫 [10]	降低 • 反射兴奋性 [24,51] • 高张力 [52] • 痉挛 [53-55] 改善 • 协调性 [24,51,52] • 粗大运动功能 [52,56,57] • 肌肉力量 [52,54,56] • 步态 [55,58] • 活动度 [51,55,58]	痉挛降低 [54,59,60] 改善 • 粗大运动功能 [60-64] • 肌肉力量 [61,63,65-67] • 步态 [59,60,66,68-72] • 活动度 [64,72] • 肌肉质量 [61,70,71] • 骨密度 [61,65,69,70,73]	粗大运动功能改善 [62]
脊柱裂 [42]	未测试	粗大运动功能和步态改善	没有明显变化
脊髓性肌萎缩 [43]	未测试	粗大运动功能改善	没有明显变化
成骨不全 [44]	未测试	改善 • 肌肉质量 [74]（5 个月） • 肌肉力量 [75] • 粗大运动功能 [76] • 活动度 [59] • 步态 [76]	骨密度增高 [76]
抑郁症 [45]	未测试	粗大运动功能和步态改善	未测试
唐氏综合征 [46]	未测试	改善 • 稳定性 [77] • 肌肉力量 [77,78] • 肌肉质量 [78] • 骨密度 [79]	未测试
特发性脊柱侧凸 [47]	未测试	降低曲线进度 [47] 改善骨密度（1 年后）[80]	未测试
囊性纤维化 [48]	未测试	改善肌肉功能（力量）	未测试
肥胖 [49,50]	未测试	改善平衡	未测试

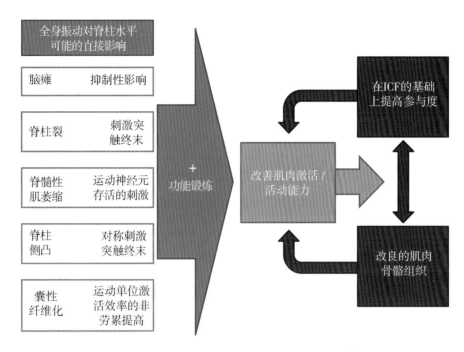

图21.4　全身振动在儿科康复中的作用模型[1]。

为期 14 周的以家庭为基础的、侧向交替的全身振动计划已被证明对 12~24 个月大的脑瘫儿童是安全可行的[83]。这是对使用全身振动的儿童进行的唯一一项早期干预研究。结果显示，与对照组相比，患儿的粗大运动功能并没有明显提高[83]。然而，早期（在出生后的第一年）开始对患有脑瘫的儿童和青少年进行所有治疗是应该肯定的[84]。没有脑瘫的儿童可以在出生 12 个月左右开始站立。患有脑瘫的儿童则需要更长的时间，是否能学会站立和走路，这取决于患病的严重程度。这导致了肌肉无力、活动受限和日常环境依赖的恶性循环。早期应用全身振动治疗脑瘫儿童可改善运动发育。本研究方案主要是练习标准化的问题。然而，事实证明，更明智的做法是个性化地设计锻炼计划，这样每个孩子都能得到最佳的锻炼。

21.2.5　不良反应

一些研究报告了 Ritzmann 等（2018 年）综述中的不良影响，包括全身振动引起的疲劳[69]和疼痛[69]，以及由于突然施加的振动引起的局部振动恐慌和扭转性痉挛[52]。

21.3　脊柱裂

脊柱裂（Spina bifida，SB）是脊髓损伤最常见的先天性原因，全世界每 10 000 名活产儿中就有 4.7 名脊柱裂患者[85]。脊柱裂是指脊柱的不完全闭合，大多数（＞90%）是脊髓脊膜膨出（meningomyelocele，MMC），即脊髓从缺损的脊柱处突出[86]。脊髓脊膜膨出会导致脊髓损伤，根据损伤的部位和严重程度，脊髓损伤可导致下肢瘫痪和膀胱、肠道功能受损[87]。骶骨水平病变的患者通常活动水平良好，能够独立行走，运动状态良好[88-90]。腰椎或胸椎水平病变的患者通常需要助行器和/或轮椅才能完成活动，此外，他们的日常生活活动往往依赖他人帮助[88,91]。相似程度的骨质损伤可以在运动水平和依赖程度方面有所不同[91]。

活动能力可以通过使用或不使用助行器（包括矫形器），或使用轮椅进行轮式移动来实现。然而，专家一致认为，（如果可能）应该提倡独立行走，以提高患者独立性，并防止肌肉僵硬带来的继发性负面影响，如肌少症、骨质疏松症[92-94]、骨折[88,94]、褥疮、挛缩、身体失用[87]和社会隔绝[88]。首要疾病是神经问题，次要疾病是肌肉－骨骼单位的退化[37,95]。

一项关于脊柱裂儿童和青少年全身振动的研究包括了全身振动在内的多模式康复概念[42]。

21.3.1 应用

多模式康复的概念包括几周的强化锻炼（开始时给予 2 周的强化训练，3 个月后给予 1 周的强化锻炼），以及 6 个月的家庭全身振动（图 21.5）。为了监测和记录训练的连续性，在开始时（M0）、6 个月时（M6）和 12 个月（M12）时进行门诊检查。家长们在前两周接受家庭全身振动培训，培训时会介绍多模式康复的概念[42]。

全身振动参数如表 21.1 所示[42]。振动频率根据前面提到的目标进行调整：5~12 Hz 用于本体感觉训练和平衡（潜意识，但不是无意识的），12~20 Hz 用于改善肌肉功能（越来越基于反射的非自主收缩，但有足够的时间放松肌肉），20~27 Hz（强烈的非自主收缩）用于增加肌肉质量。有站立能力的儿童使用振动平台，没有站立能力的儿童使用振动平台和倾斜台相结合。倾斜角度可根据负重能力（0°～90°）进行个体化调整。

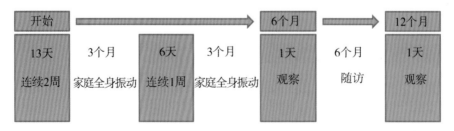

图21.5 包括家庭全身振动在内的运动障碍儿童和青少年的多模式康复理念。

21.3.2 效果

研究对象包括 60 名脊柱裂或脊髓脊膜膨出儿童[42]。患者多为通过行走锻炼者

（41.4%）或借助家庭助行器锻炼者（36.2%）。大多数（83.1%）曾行脑积水分流术，35.6% 的有症状性脊髓栓系曾进行过松解术。此外，79.7% 的患者有 Chiari 畸形，其中6.8% 的患者接受了 Gardner 减压术。非控制回顾性观察的结果如表 21.2 所示。

21.3.3　不良反应

所有不良反应均由家长报告。在 60 名儿童中，12 名报告了髋关节或膝关节（主观）挛缩加重的骨科问题。这主要是在家庭全身振动停止后观察到的，儿童回到了他们的常规治疗中。3 名儿童出现自主膀胱排空（据报道为"不良反应"，但可视为"阳性"，和动物模型保持一致[96]）。一名儿童出现症状性脊髓栓系，通过手术解除，一名儿童做了分流修复术[42]。从作者的经验来看，这些观察结果没有超出临床范围，可能与该项目无关。

21.3.4　全身振动对脊柱裂影响的概念模型

2011 年的一篇综述总结了脊髓神经元间回路的锻炼，包括足够的传入输入，可以预防脊髓损伤（spinal cord injury，SCI）后的神经元功能障碍[97]。在早期脊髓损伤中，如脊柱裂，由于原发性神经损伤导致早期继发的肌肉废用可能对脊髓可塑性有额外的影响。对鸡胚的动物研究表明，死亡的运动神经元神经细胞数量与肌肉活动密切相关[98]。由于病变，脊柱缺损的患者不能通过皮质（有意识地）控制病变以下的肌肉。因此，症状进一步加重和继发症状的出现是不可避免的。慢性阶段的神经元功能障碍，单突触系统（肌肉和脊髓）倾向于补偿和恢复突触连接（通过痉挛症状）；然而，由于处理和执行不当，缺乏适当的传入输入，因此该系统无法成功。

全身振动有通过肌肉的外部刺激激活单突触反射的优势。在脊髓损伤的患者中，肌肉大部分是"健康的"，损伤后的回路也是如此。高频全身振动能够通过位移诱导肌肉和神经的自然刺激。在脊髓损伤动物（大鼠）模型中，侧向交替全身振动可显著改善运动过程中体重支撑、膀胱功能，以及腰髓突触终末密度的恢复[96]。在患有脊髓损伤的成人中，全身振动可增加腿部血流和激活肌肉[99]。总之，在患有脊柱裂的儿童和青少年中，全身振动可能导致突触末端密度的恢复（时机有待研究），从而改善肌肉功能，使肌肉骨骼组织处于更好的稳定状态（图 21.4）。

21.4　脊髓性肌萎缩

脊髓性肌萎缩（spinal muscular atrophy，SMA）是一种常染色体隐性遗传性神经退行性疾病，其特点是脊髓运动神经元丢失导致的失神经支配、肌肉无力和运动功能进行性丧失。脊髓性肌萎缩是最常见的常染色体隐性遗传疾病之一，发病率在活产儿中约为

1/10 000[100-102]。进展较小的脊髓性肌萎缩是Ⅱ型（中间型，我国称幼年型）和Ⅲ型［少年型，库格尔贝格 – 韦兰德病（Kugelberg–Welander disease）］[102]。患病的头几年还可以进行坐和走路这样的运动，但随着疾病的自然进展，可能会再次丧失。很难确定脊髓性肌萎缩患者功能丧失是由于疾病进展、儿童生长，还是像制动这样的继发性因素[103-106]。

有两项关于脊髓性肌萎缩儿童全身振动的研究：一项安全性研究[107]和一项包括全身振动的多模式康复概念的研究[43]。

21.4.1　应用

在"脊柱裂"部分描述的多模式康复理念也适用于脊髓性肌萎缩，全身振动参数见表21.1所示。

21.4.2　效果

全身振动对迪谢内肌营养不良和脊髓性肌萎缩儿童和青少年的安全性和可行性已经过系统测试，耐受性良好且安全性强[107]。一项关于家庭全身振动联合强化理疗有效性的临床研究对38名儿童进行了评估。非控制回顾性观察的结果表明，灵活性有显著改善（表21.2）。

21.4.3　脊髓性肌萎缩患者全身振动效应的概念模型

脊髓性肌萎缩动物模型和成年脊髓性肌萎缩患者的研究表明，运动对稳定肌肉力量和改善运动功能具有潜在的益处[108-112]。Charbonnier（2007年）报道了定期锻炼对脊髓性肌萎缩小鼠模型的益处，包括寿命延长、运动能力改善和运动神经元存活[110]。Grondard等（2005年）的研究表明，定期运动（跑步机）可以延长Ⅱ型脊髓性肌萎缩小鼠的生存期[109]。Fletcher等（2017年）近期研究表明，在脊髓性肌萎缩小鼠模型中，本体感觉突触输入减少会导致运动神经元功能障碍[113]。全身振动可能对脊髓性肌萎缩患者有潜在的好处，因为它通过Ⅰa传入纤维激活肌肉轴并刺激运动神经元[114-116]（图21.4）。因此，全身振动可能具有神经保护作用。

全身振动具有通过机械刺激利用单突触反射的优点。脊髓性肌萎缩患者的肌肉基本上是"健康的"，只是没有得到足够的传出神经支配。因此，患者会经历继发性肌肉萎缩和肌力下降，这对骨骼系统有其他的负面影响（如挛缩和骨密度降低）[117,118]。症状在积极锻炼后会得到进一步改善（M6），这可能表明，在日常生活中有更好的灵活性，一旦在强化锻炼后建立了更好的灵活性，神经肌肉回路就会保持永久的良性循环。

21.4.4　不良事件

家长报告了所有不良反应。有三个孩子的父母报告了不良事件（脊柱变形、膝关节挛缩恶化、手功能恶化），这些可能与该项目无关。一些儿童和青少年在家庭全身振动6个月后没有停止全身振动，继续个人行为上"不受控制"地进行全身振动。在6个月和12个月之间进行无人监督锻炼的儿童运动功能均无明显恶化。然而，大多数父母报告的恶化都在这一组。这些事件可能与项目无关，但可能与6个月和12个月之间的"无人监督"锻炼有关。因此，建议在结构化和有监督约束下锻炼。

21.5　成骨不全

成骨不全（osteogenesis imperfecta，OI）是儿童期最常见的骨脆性遗传性疾病，估计在活产儿中发病率为 1/20 000[119]。成骨不全表型差异很大，有一些患者直到青春期才表现出轻微症状（每年 1~2 次骨折），有一些在出生后几天或几周内就死于肋骨骨折和肺发育不全[120]。儿童时期反复骨折是成骨不全最突出的表现。中度到重度成骨不全患者中，可能会出现四肢和脊柱的畸形，以及不同程度的矮小。此外，几乎所有患病儿童都可能出现骨骼外症状，如肌肉无力、关节过度活动、牙齿受累（牙釉质发育不全）和听力丧失[76]。

目前成骨不全的管理是应用抗吸收药物治疗来减少破骨细胞的骨吸收，结合外科治疗来固定骨折部位和矫正畸形[121]。固定骨折或矫正畸形可以通过手术植入髓内钉来完成[37]。除了这些治疗外，肌肉功能、活动能力和自我护理是提高成骨不全患者独立性和生活质量（QoL）的最重要的锻炼内容[122,123]。最近一份关于成骨不全儿童和青少年的康复共识声明也建议进行以上锻炼[124]。

21.5.1　应用

Sá–Caputo 等（2017 年）系统回顾了三项[59, 75, 76]成骨不全患者不同全身振动干预方案的研究[44]。倾斜角度可根据负重能力（0°~90°）进行个体化调整。振动参数如表21.1 所示。

21.5.2　效果

Sá–Caputo 等（2017 年）对现有文献的回顾表明，6 个月和 12 个月全身振动锻炼（6 个月全身振动 + 6 个月随访）后取得了理想的效果，但研究质量较低（表 21.2）。但是最近一项没有纳入 Sá–Caputo（2017 年）综述的文章显示，无法证明综述中发现的一些效果，如全身振动干预 5 个月后对骨骼、活动度和肌肉功能的变化与对照组相比没有

明显改善 [74]。然而，对于干预 5 个月是否可以检测到骨骼的变化，这一点是值得探讨的 [125, 126]。

21.5.3 不良事件

有患者和家长报告，锻炼后出现四肢发痒和发红的轻微不良事件，这种不良事件在治疗后很快就会完全消失。没有报道与锻炼相关的疼痛。锻炼期间，没有患者发生骨折。骨折发生率没有详细评估（没有进行计数）。临床检查未见骨合成棒（Fassier–Duval，Bailey）脱位。骨科会诊时常规拍摄的 X 线片未发现髓内钉脱位。没有对脊柱侧凸的进展进行评估。在受试者中没有血管破裂或颅内出血的报告 [76]。

21.5.4 全身振动在成骨不全中的概念模型

肌肉骨骼系统的固定通常伴随肌肉质量的丧失和骨量的进展性丢失（见 21.1.1）[117]。成骨不全是一种原发性骨病，会导致骨折和固化，从而导致继发性骨量减少，形成恶性循环 [127]。Hoyer-Kuhn 等（2014 年）的研究结果表明，在包括全身振动在内的锻炼方法中，肌肉的激活会导致肌肉量的增加，尤其是骨盆和腿部肌肉量的增加，并导致运动功能的改善，因此可以抑制由于制动而导致的骨矿物质含量的进一步下降（图 21.4）。

21.6 唐氏综合征

唐氏综合征（Down syndrome，DS）是较常见的遗传性疾病之一，发病率在活产儿中为 1/691，但随产妇年龄的不同而有很大差异。例如，年龄为 35~39 岁的产妇唐氏综合征的发病率上升至 1/270[128]。大多数唐氏综合征是由于多出一条 21 号染色体所致 [128]。唐氏综合征的特点是韧带松弛、肌张力降低和骨密度降低 [46]。患有唐氏综合征的儿童和青少年也存在智力发育迟缓和反应迟钝 [46]。这些特点阻碍了姿势控制，导致发育迟缓和后天运动学习延缓 [129–131]。

21.6.1 应用

Saquetto 等（2018 年）系统地回顾了 5 项不同的全身振动方案干预唐氏综合征患者的研究 [46]，分析显示全身振动没有明显的剂量依赖性 [46]。被回顾的样本总共包括 145 名受试者。干预方式为侧向交替同步全身振动，频率为 25~30 Hz[77–79,132,133]，振动时间为 5~10 min[77–79,133] 和 10~15 min[133]。大多数研究持续干预了 20 周 [79,132,133]，但有两项研究分别干预了 12 周 [78] 和 24[77] 周，频率为每周三次。有两项研究使用了侧向交替振动，患者站立位，治疗师固定患者的膝关节 [77,78]。三项研究使用同步振动，其中患者处于下蹲位，治疗师只负责监督患者运动 [79,132,133]，不需要倾斜平板。振动参数如表 21.1 所示。

21.6.2　治疗效果

对 Saquetto 等（2018 年）现有文献的回顾表明，全身振动取得了理想的效果，但研究质量较低（表 21.2）。

21.6.3　不良事件

没有不良事件的报道[46]。

21.7　抑郁症

抑郁症是儿童和青少年的一种主要精神疾病[134]。据报道，严重抑郁症的患病率在欧洲一项大型队列研究报道中为 10.5%[135]，德国报道的一组青少年和年轻人高达 12%[136,137]。青少年抑郁症的临床治疗指南报告了心理治疗（认知行为治疗或人际心理治疗）、药物干预或两者结合（最有效）的依据[138]。在氟西汀单一药物治疗及联合其他药物治疗带来的副作用的共同作用下，自杀相关事件的风险增加，进而导致抗抑郁药需求的下降和对替代治疗方法的寻求日益增加[139,140]。最近研究关注的一种替代治疗方案是物理治疗[141]。它基本没有不良反应，对肥胖等患者还可带来像改善体形等积极影响[142]。物理疗法的一个主要问题是，由于抑郁症患者淡漠的特点，很难激励他们去锻炼[143,144]。

21.7.1　应用

对 64 例单纯用药的抑郁症住院患者进行了 6 周的 6 次标准化锻炼，采用的是两侧交替的全身振动（表 21.1）。

21.7.2　效果

在 26 周的锻炼后，全身振动的抗抑郁效果可以与耐力自行车相媲美（表 21.2）。全身振动组的缓解率达到 66%，而没有进行全身振动的对照组，缓解率仅为 25%。

21.7.3　不良事件

没有报道与全身振动治疗有关的不良事件。

21.8　脊柱侧凸

脊柱侧凸是儿童最常见的脊柱疾病[145]，其中特发性脊柱侧凸占 80%[146]。如果脊柱侧凸在 10 岁到生长末期出现进展，为青少年特发性脊柱侧凸（adolescent idiopathic scoliosis，AIS）[147]。AIS 在普通人群中的患病率为 2%~3%[147]。女孩的患病率高于男孩[145]。保守治疗的标准包括施罗特法[148]（脊柱侧凸特异性锻炼，SSE）和支具。施罗特运动通过呼吸和特定的运动促进脊柱的自行三维矫正。其他各种形式的 SSE 也在世界各地得到了应用；然而，由于日常锻炼方法很耗时，SSE 的依从性很低。

　　一项研究报道了 AIS 儿童和青少年穿戴支具进行全身振动锻炼[47]。还有一项研究调查了全身振动对患有脊柱侧凸和骨量减少的年轻成年女孩骨密度的影响[80]。

21.8.1　应用

　　40 名患有中度 AIS 的女孩戴着支具，进行了为期 6 个月的侧向交替全身振动锻炼[47]。全身振动参数如表 21.1 所示。侧滑可以通过光脚站立来控制。锻炼结合了自我矫正和稳定的物理治疗。

　　锻炼计划包括四种不同的锻炼：

- 站立（16~20 Hz）。
- 坐（18~25 Hz）。
- 两种跪姿（10~20 Hz）[47]。

　　在第二项研究中，患者在一个同步的平台上进行了为期一年的锻炼，每周 5 天，每天在膝关节抗阻的情况下站立 20 min[80]（表 21.1）。

21.8.2　效果

　　如表 21.2 所示，经过 6 个月的锻炼，与对照组的 0.36° 相比，脊柱侧凸的主弯曲度明显减少了 2.3°[47]。伴有骨量减少的青少年脊柱侧凸患者锻炼一年后骨密度增加[80]（表 21.2）。

21.8.3　不良事件

　　没有严重意外事件的报道。

21.8.4　全身振动对脊柱侧凸影响的概念模型

　　正如文献所描述的那样，侧向交替全身振动组关于角度减少的积极变化可能是由于神经激活的改善，包括感觉神经受体的刺激，导致神经肌肉功能的改善[5]（图 21.4）。

21.9　囊性纤维化

囊性纤维化（cystic fibrosis，CF）是一种常染色体隐性遗传病[149]。与慢性阻塞性肺疾病（COPD）患者相似（见第 22 章），患有囊性纤维化的儿童和青少年的活动量明显低于健康对照组[150,151]。随着这种多系统疾病的发展，许多患者运动耐力差[152]，据报道，体能较差的患者比体能较好的患者预后更差[153]。目前，运动被认为是囊性纤维化患者治疗计划的关键部分，因为它对有氧运动[154-156]和无氧健身[157]、呼吸功能[158,159]、外周肌肉力量[149,154,155,158]、健康相关的生活质量[157,160]有益。与年龄匹配的健康个体相比，囊性纤维化患者的肌力降低[161,162]；然而，对于这种肌无力的病因几乎没有达成共识[163]。一些研究认为是肌肉质量和产生力量的能力受损[164-166]所致，而另一些研究报告认为较小的外周肌群是力量下降的原因[167-169]。缺乏体力活动[170,171]、营养状况差[163,172]、皮质类固醇治疗[163,173]、胰腺功能障碍引起的低血糖[174,175]，以及静息能量消耗增加[176,177]都可能是肌力下降的原因。然而，去脂体重减少的主要决定因素很可能是慢性肺部疾病、感染和皮质类固醇治疗的炎症和分解代谢的反应[170,178]。

随着囊性纤维化预期寿命增加到平均 37 岁[179]，该人群中出现了肌少症和与囊性纤维化相关的糖尿病和骨质疏松症，这使得干预措施既能治疗又能预防这些疾病变得更加切合实际。

在患有囊性纤维化的儿童和青少年中进行了一项关于全身振动的研究[48]，两项非对照试验调查了患有囊性纤维化的成人在家庭中进行全身振动的同时进行肌肉强化训练的情况[180,181]。

21.9.1　应用

7 名患者在父母的监督下完成了为期 4 周的家庭全身振动干预，每周 3 天（12 次）。受试者在全身振动治疗 1 min 后，以膝关节 150°（微屈）站在振动平台上休息 1 min。受试者在锻炼期间穿袜子，以防止鞋子抑制振动刺激。表 21.1 描述了全身振动参数。

21.9.2　效果

全身振动干预后，肌肉功能的变化没有统计学意义。然而，中到高强度的全身振动锻炼在腿部伸展力量、相对功率、腿部按压峰值功率和反向跳跃高度方面效果明显。在垂直跳跃测试中，力量的改善最明显。

21.9.3　不良反应

1 名受试者接受了 1 周的锻炼后因咯血复发退出了锻炼。医务人员认为全身振动不是咯血复发的原因。没有不良事件的报道。

21.9.4　全身振动在囊性纤维化中的概念模型

由于囊性纤维化的急性加重会导致疲劳，并可能妨碍参加传统方式的运动，因此非体力性质就成为全身振动的一个潜在优势（图 21.4）。它可以是传统抗阻或有氧训练的有益替代或补充，因为它可以在那些不能参加锻炼的人中进行，甚至可以在严重呼吸困难、疾病和住院期间继续进行，以治疗囊性纤维化及其合并症。

令人惊讶的是，反向跳跃高度的改善（12%）可以与未经训练的女性或健康年轻人[183]在伴随运动的全身振动后出现的显著增加相当[182]。全身振动干预后爆发力增加的机制是振动引起反射性肌纤维收缩，进而提高运动单位的激活[184]。

21.10　肥胖

除了成人肥胖（见第 27 章）外，儿童肥胖是一个主要问题，2017 年美国青少年肥胖率为 18.5%[185]。治疗儿童肥胖最常见的策略是生活方式干预。激励肥胖的儿童和青少年是一项挑战，不仅要改变他们的饮食，还要开始某种体育活动，找到他们认为有吸引力并喜欢定期进行的运动形式。

对肥胖儿童和青少年进行了两项关于全身振动的研究[49,50]。

21.10.1　应用

36 例患者在 90°~130° 下蹲位，双脚对齐，每周 3 次，频率 16~24 Hz，每次约 7~10 min，持续 12 周，在标记位置进行侧向交替全身振动[49]。孩子们可以把椅背放在自己前面，以保持平衡。频率和振幅从最小的 16 Hz 逐渐提高到最大的 24 Hz，这取决于受试者对锻炼的接受程度。振幅从"位置一"开始，孩子们可以逐渐移动到"位置二"和"位置三"。振动参数如表 21.1 所示。

在另一项研究中，20 名男孩每周在垂直全身振动设备上锻炼 3 天，为期 10 周。全身振动包括下半身和上半身的动态运动。在所有的锻炼过程中，受试者都穿袜子，以避免不同鞋子可能产生的减震效果不一致[50]。

进行的练习包括：

- 标准下蹲（膝关节角度 90°~130°）。
- 宽站距下蹲。
- 小腿抬高。
- 弓步。
- 改良俯卧撑。

振动平台上的锻炼强度通过以下方式增加：

- 增加练习组次。
- 通过调整频率和/或振幅来增加加速度。
- 增加每组练习的持续时间。

确保每周进行不连续的 3 次锻炼，以保证两次锻炼之间至少有 1 天时间休息。

21.10.2　效果

全身振动改善了平衡[49]（表 21.2），而身体成分和能量代谢保持不变[49]。虽然全身振动不影响大多数临床参数（体质、肌肉力量、骨密度），但骨硬化蛋白减少了[49]，这意味着全身振动对骨细胞有直接影响[49]。然而，没有观察到骨钙素的平行下降[49,50]。

21.10.3　不良反应

一名患者报告，在进行全身振动时出现了头痛，停止全身振动后，头痛消失了。一些患者报告，小腿有瘙痒的感觉，但并没有十分令人不适，而且在几次锻炼后通常会消失。没有其他不良事件的报道。

21.10.4　全身振动对肥胖影响的概念模型

肥胖的儿童和青少年对全身振动的依从性很低（51%），这表明以家庭全身振动的形式进行锻炼很难定期进行。骨硬化蛋白的降低表明，为肥胖儿童和青少年提供全身振动对骨细胞和骨力学转导过程有直接影响。然而，这些机制还需要进一步研究。

21.11　其他

除了上述临床应用外，全身振动还被用于：

- 癌症：最近的研究表明，全身振动对癌症儿童可能是一种安全的、具有高度依从性和有效的治疗方法。此外，针对儿童癌症患者的全身振动方案首次推荐[186,187]。有关成人癌症的详细讨论，见第 28 章。
- 重型 β - 地中海贫血：对骨密度和功能有积极影响[188,189]。
- 血友病：全身振动对血友病患者的股四头肌力量、骨密度和功能有积极影响[190]。
- 特发性趾行走：足跟接触和踝关节活动范围可实现全身振动后即刻增加，但这些变化在振动后 20 min 即不能持续存在。全身振动对步态的改善可能是由于神经调节反应[191]。
- 热损伤儿童：全身振动可能有助于减轻烧伤后康复儿童的局部骨丢失。需要研究以确定振动方案的最佳振幅、频率和持续时间，同时须注意将对伤口愈合和移植物闭合的任何潜在干扰降至最低[192]。

• 另一项研究表明，全身振动改善了健康儿童的抑制力。由于发育障碍儿童的这种认知功能经常受损 [如注意缺陷多动障碍（ADHD）]，未来的研究应该进一步探索全身振动治疗对这一目标群体的影响、作用机制和潜在的适用性[193]。

21.12　局限性

在推广上述建议之前，必须考虑综述文献的以下局限性，就像 Ritzmann 等（2018年）为脑瘫[10]所描述的那样：可用于儿童康复的全身振动的研究是有限的，并且很难比较，因为研究方法多样和结果指标不同。整体研究质量不能被证明为良好或优秀。此外，以下因素限制了现有文献的范围：

（1）儿科康复的人群很少，而且非常多变。受试者的可变性是临床试验中的一个主要偏倚[73]，因此运动和智力障碍的严重程度可能会显著影响包括全身振动在内的运动疗法的可行性和有效性[194]。

（2）儿童患者的健康和功能状态受全身振动以外的其他临床治疗的影响[10]。这包括应用不同剂量的药物（即巴氯芬、地西泮、替扎尼定[195]），注射肉毒杆菌[196]，以及结缔组织手术（即延长肌肉 - 腱复合体、关节移位[197]）和脊髓手术（即切断神经根[198]）。虽然没有讨论临床治疗的益处，但它们对痉挛和运动生物力学的影响，以及导致癫痫发作和低血压的不良反应，很有可能影响全身振动的效果[195-197]。因此，全身振动的有效性很难独立于所应用的临床治疗来解释，临床应用存在相当大的个体差异。

（3）全身振动的决定因素在不同的研究中有所不同。虽然对于所有类型的全身振动来说，感觉运动刺激都是一样的，但频率和振幅被认为是肌肉激活和锻炼强度的主要决定因素[199,200]，可在从低到高的频率范围内随意使用。关于全身振动参数选择的系统判断需要进一步研究。

21.13　结论

与其他运动方式相比，全身振动是一种可应用于儿科康复的具有多种设置的干预方式。全身振动可以独立于受试者的活动、健康和心理状态之外应用，并在儿科康复中拥有比较广的治疗范围，可为儿童和青少年人群提供个性化设置，因此被认为是一种可行的运动方式。尤其是，以下优点强调了它不同于儿科康复传统干预方法的独特性：

（1）报道的全身振动副作用非常少。

（2）对运动能力的要求不高，但可以实现短期和长期治疗效果的改善。

（3）有众多不同的设备，可用的锻炼方式多种多样。

（4）进行锻炼不需要受试者拥有很高的认知能力（易学）。

（5）因为它的时间效率性和任务可变性，所以可以很容易地融入传统的治疗过程（易于应用）。

（6）全身振动作为家庭锻炼项目是可行的，它在儿科康复中越来越重要。

总之，在传统的物理治疗中增加全身振动会通过脊髓反射回路触发神经肌肉调节，这为儿科康复提供了巨大的助力。

参考文献

［1］Rosenbaum P, Stewart D. The World Health Organization International Classification of Functioning, Disability, and Health: a model to guide clinical thinking, practice and research in the field of cerebral palsy. Semin Pediatr Neurol. 2004;11（1）:5－10.

［2］Ryan JM, Cassidy EE, Noorduyn SG, O'Connell NE. Exercise interventions for cerebral palsy. Cochrane Database Syst Rev. 2017;6:CD011660.

［3］Amatya B, Khan F, La Mantia L, Demetrios M, Wade DT. Non pharmacological interventions for spasticity in multiple sclerosis. Cochrane Database Syst Rev. 2013;2:CD009974.

［4］Sitja Rabert M, Rigau Comas D, Fort Vanmeerhaeghe A, Santoyo Medina C, Roque i Figuls M, Romero-Rodriguez D, et al. Whole-body vibration training for patients with neurodegenerative disease. Cochrane Database Syst Rev. 2012;2:CD009097.

［5］Matute-Llorente A, Gonzalez-Aguero A, Gomez-Cabello A, Vicente-Rodriguez G, Casajus Mallen JA. Effect of whole-body vibration therapy on health-related physical fitness in children and adolescents with disabilities: a systematic review. J Adolesc Health. 2014;54（4）:385－396.

［6］Leite HR, Camargos ACR, Mendonca VA, Lacerda ACR, Soares BA, Oliveira VC. Curren evidence does not support whole body vibration in clinical practice in children and adolescents with disabilities: a systematic review of randomized controlled trial. Braz J Phys Ther. 2019;23（3）:196－211.

［7］Naro A, Leo A, Russo M, Casella C, Buda A, Crespantini A, et al. Breakthroughs in the spasticity management: are non-pharmacological treatments the future? J Clin Neurosci. 2017;39:16－27.

［8］Saquetto M, Carvalho V, Silva C, Conceição C, Gomes-Neto M. The effects of whole body vibration on mobility and balance in children with cerebral palsy: a systematic review with meta-analysis. J Musculoskelet Neuronal Interact. 2015;15（2）:137－144.

［9］Sa-Caputo DC, Costa-Cavalcanti R, Carvalho-Lima RP, Arnobio A, Bernardo RM, Ronikeile-Costa P, et al. Systematic review of whole body vibration exercises in the treatment of cerebral palsy: brief report. Dev Neurorehabil. 2016;19（5）:327－333.

［10］Ritzmann R, Stark C, Krause A. Vibration therapy in patients with cerebral palsy: a systematic review. Neuropsychiatr Dis Treat. 2018;14:1607－1625.

［11］Cans C. Surveillance of cerebral palsy in Europe: a collaboration of cerebral palsy surveys and registers. Dev Med Child Neurol. 2000;42（12）:816－824.

［12］Milner-Brown HS, Penn RD. Pathophysiological mechanisms in cerebral palsy. J Neurol Neurosurg Psychiatry. 1979;42（7）:606－618.

［13］Stackhouse SK, Binder-Macleod SA, Lee SC. Voluntary muscle activation, contractile properties, and fatigability in children with and without cerebral palsy. Muscle Nerve. 2005;31（5）:594－601.

［14］Berger W. Cerebral palsy: aspects of pathophysiology and principles of therapy. NeuroRehabilitation.

1998;10（3）:257 - 265.

[15] Berger W. Characteristics of locomotor control in children with cerebral palsy. Neurosci Biobehav Rev. 1998;22（4）:579 - 582.

[16] Rose J, Wolff DR, Jones VK, Bloch DA, Oehlert JW, Gamble JG. Postural balance in children with cerebral palsy. Dev Med Child Neurol. 2002;44（1）:58 - 63.

[17] Elder GC, Kirk J, Stewart G, Cook K, Weir D, Marshall A, et al. Contributing factors to muscle weakness in children with cerebral palsy. Dev Med Child Neurol. 2003;45（8）: 542 - 550.

[18] Krägeloh-Mann I. Zerebralparesen. Update. Monatsschr Kinderheilkd. 2007;155:523 - 528.

[19] Poon DMY, Hui-Chan CWY. Hyperactive stretch reflexes, co-contraction, and muscle weakness in children with cerebral palsy. Dev Med Child Neurol. 2009;51（2）:128 - 135.

[20] Bar-On L, Molenaers G, Aertbelien E, Van Campenhout A, Feys H, Nuttin B, et al. Spasticity and its contribution to hypertonia in cerebral palsy. Biomed Res Int. 2015;2015:317047.

[21] Sheean G, McGuire JR. Spastic hypertonia and movement disorders: pathophysiology, clinical presentation, and quantification. PM R. 2009;1（9）:827 - 833.

[22] Brouwer B, Smits E. Corticospinal input onto motor neurons projecting to ankle muscles in individuals with cerebral palsy. Dev Med Child Neurol. 1996;38（9）:787 - 796.

[23] Brouwer B, Ashby P. Altered corticospinal projections to lower limb motoneurons in subjects with cerebral palsy. Brain. 1991;114（Pt 3）:1395 - 1407.

[24] Leonard CT, Moritani T, Hirschfeld H, Forssberg H. Deficits in reciprocal inhibition of children with cerebral palsy as revealed by H reflex testing. Dev Med Child Neurol. 1990;32（11）:974 - 984.

[25] Krägeloh-Mann I, Cans C. Cerebral palsy update. Brain Dev. 2009;31（7）:537 - 544.

[26] Rosenbaum PL, Palisano RJ, Bartlett DJ, Galuppi BE, Russell DJ. Development of the gross motor function classification system for cerebral palsy. Dev Med Child Neurol. 2008;50（4）:249 - 253.

[27] Palisano RJ, Cameron D, Rosenbaum PL, Walter SD, Russell D. Stability of the gross motor function classification system. Dev Med Child Neurol. 2006;48（6）:424 - 428.

[28] Palisano RJ, Hanna SE, Rosenbaum PL, Russell DJ, Walter SD, Wood EP, et al. Validation of a model of gross motor function for children with cerebral palsy. Phys Ther. 2000;80（10）:974 - 985.

[29] Palisano R, Rosenbaum P, Walter S, Russell D, Wood E, Galuppi B. Development and reliability of a system to classify gross motor function in children with cerebral palsy. Dev Med Child Neurol. 1997;39（4）:214 - 223.

[30] Duran I, Schutz F, Hamacher S, Semler O, Stark C, Schulze J, et al. The functional muscle-bone unit in children with cerebral palsy. Osteoporos Int. 2017;28（7）:2081 - 2093.

[31] Barber LA, Read F, Lovatt Stern J, Lichtwark G, Boyd RN. Medial gastrocnemius muscle volume in ambulant children with unilateral and bilateral cerebral palsy aged 2 to 9 years. Dev Med Child Neurol. 2016;58（11）:1146 - 1152.

[32] Lampe R, Grassl S, Mitternacht J, Gerdesmeyer L, Gradinger R. MRT-measurements of muscle volumes of the lower extremities of youths with spastic hemiplegia caused by cerebral palsy. Brain and Development. 2006;28（8）:500 - 506.

[33] Ohata K, Tsuboyama T, Haruta T, Ichihashi N, Kato T, Nakamura T. Relation between muscle thickness, spasticity, and activity limitations in children and adolescents with cerebral palsy. Dev Med Child Neurol. 2008;50（2）:152 - 156.

[34] Matsunaga N, Ito T, Noritake K, Sugiura H, Kamiya Y, Ito Y, et al. Correlation between the Gait

Deviation Index and skeletal muscle mass in children with spastic cerebral palsy. J Phys Ther Sci. 2018;30（9）:1176 – 1179.

[35] Sung KH, Chung CY, Lee KM, Cho BC, Moon SJ, Kim J, et al. Differences in body composition according to gross motor function in children with cerebral palsy. Arch Phys Med Rehabil. 2017;98（11）:2295 – 2300.

[36] Walker JL, Bell KL, Stevenson RD, Weir KA, Boyd RN, Davies PS. Differences in body composition according to functional ability in preschool-aged children with cerebral palsy. Clin Nutr. 2015;34（1）:140 – 145.

[37] Schonau E, Werhahn E, Schiedermaier U, Mokow E, Schiessl H, Scheidhauer K, et al. Influence of muscle strength on bone strength during childhood and adolescence. Horm Res. 1996;45（Suppl 1）:63 – 66.

[38] Henderson RC, Kairalla JA, Barrington JW, Abbas A, Stevenson RD. Longitudinal changes in bone density in children and adolescents with moderate to severe cerebral palsy. J Pediatr. 2005;146（6）:769 – 775.

[39] Henderson RC, Kairalla J, Abbas A, Stevenson RD. Predicting low bone density in children and young adults with quadriplegic cerebral palsy. Dev Med Child Neurol. 2004;46（6）:416 – 419.

[40] Henderson RC, Berglund LM, May R, Zemel BS, Grossberg RI, Johnson J, et al. The relationship between fractures and DXA measures of BMD in the distal femur of children and adolescents with cerebral palsy or muscular dystrophy. J Bone Miner Res. 2010;25（3）:520 – 526.

[41] Mughal MZ. Fractures in children with cerebral palsy. Curr Osteoporos Rep. 2014;12（3）:313 – 318.

[42] Stark C, Hoyer-Kuhn HK, Semler O, Hoebing L, Duran I, Cremer R, et al. Neuromuscular training based on whole body vibration in children with spina bifida: a retrospective analysis of a new physiotherapy treatment program. Childs Nerv Syst. 2015;31（2）:301 – 309.

[43] Stark C, Duran I, Cirak S, Hamacher S, Hoyer-Kuhn HK, Semler O, et al. Vibration-assisted home training program for children with spinal muscular atrophy. Child Neurol Open. 2018;5（1 – 9）. https://doi.org/10.1177/2329048X18780477.

[44] Sa-Caputo DC, Dionello CDF, Frederico EHFF, Paineiras-Domingos LL, Sousa-Goncalves CR, Morel DS, et al. Whole-body vibration exercise improves functional parameters in patients with osteogenesis imperfecta: a systematic review with a suitable approach. Afr J Tradit Complement Altern Med. 2017;14（3）:199 – 208.

[45] Wunram HL, Hamacher S, Hellmich M, Volk M, Janicke F, Reinhard F, et al. Whole body vibration added to treatment as usual is effective in adolescents with depression: a partly randomized, three-armed clinical trial in inpatients. Eur Child Adolesc Psychiatry. 2018;27（5）:645 – 662.

[46] Saquetto MB, Pereira FF, Queiroz RS, da Silva CM, Conceicao CS, Gomes NM. Effects of whole-body vibration on muscle strength, bone mineral content and density, and balance and body composition of children and adolescents with Down syndrome: a systematic review. Osteoporos Int. 2018;29（3）:527 – 533.

[47] Langensiepen S, Stark C, Sobottke R, Semler O, Franklin J, Schraeder M, et al. Home-based vibration assisted exercise as a new treatment option for scoliosis – a randomised controlled trial. J Musculoskelet Neuronal Interact. 2017;17（4）:259 – 267.

[48] O'Keefe K, Orr R, Huang P, Selvadurai H, Cooper P, Munns CF, et al. The effect of whole body vibration exposure on muscle function in children with cystic fibrosis: a pilot efficacy trial. J Clin Med

Res. 2013;5（3）:205 - 216.

［49］ Tubic B, Zeijlon R, Wennergren G, Obermayer-Pietsch B, Marild S, Dahlgren J, et al.Randomised study of children with obesity showed that whole body vibration reduced sclerostin. Acta Paediatr. 2019;108（3）:502 - 513.

［50］ Erceg DN, Anderson LJ, Nickles CM, Lane CJ, Weigensberg MJ, Schroeder ET. Changes in bone biomarkers, BMC, and insulin resistance following a 10-week whole body vibration exercise program in overweight Latino boys. Int J Med Sci. 2015;12（6）:494 - 501.

［51］ Krause A, Schonau E, Gollhofer A, Duran I, Ferrari-Malik A, Freyler K, et al. Alleviation of motor impairments in patients with cerebral palsy: acute effects of whole-body vibration on stretch reflex response, voluntary muscle activation and mobility. Front Neurol. 2017;8:416.

［52］ Eklund G, Steen M. Muscle vibration therapy in children with cerebral palsy. Scand J Rehabil Med. 1969;1（1）:35 - 37.

［53］ Park C, Park ES, Choi JY, Cho Y, Rha DW. Correction: immediate effect of a single session of whole body vibration on spasticity in children with cerebral palsy. Ann Rehabil Med. 2017;41(4):722 - 723.

［54］ Tupimai T, Peungsuwan P, Prasertnoo J, Yamauchi J. Effect of combining passive muscle stretching and whole body vibration on spasticity and physical performance of children and adolescents with cerebral palsy. J Phys Ther Sci. 2016;28（1）:7 - 13.

［55］ Cheng HY, Ju YY, Chen CL, Chuang LL, Cheng CH. Effects of whole body vibration on spasticity and lower extremity function in children with cerebral palsy. Hum Mov Sci. 2015;39:65 - 72.

［56］ Cannon SE, Rues JP, Melnick ME, Guess D. Head-erect behavior among three preschool-aged children with cerebral palsy. Phys Ther. 1987;67（8）:1198 - 1204.

［57］ Tardieu G, Tardieu C, Lespargot A, Roby A, Bret MD. Can vibration-induced illusions be used as a muscle perception test for normal and cerebral-palsied children? Dev Med Child Neurol. 1984;26（4）:449 - 456.

［58］ Dickin DC, Faust KA, Wang H, Frame J. The acute effects of whole-body vibration on gait parameters in adults with cerebral palsy. J Musculoskelet Neuronal Interact. 2013;13（1）:19 - 26.

［59］ Semler O, Fricke O, Vezyroglou K, Stark C, Schoenau E. Preliminary results on the mobility after whole body vibration in immobilized children and adolescents. J Musculoskelet Neuronal Interact. 2007;7（1）:77 - 81.

［60］ Ahlborg L, Andersson C, Julin P. Whole-body vibration training compared with resistance training: effect on spasticity, muscle strength and motor performance in adults with cerebral palsy. J Rehabil Med. 2006;38（5）:302 - 308.

［61］ Stark C, Nikopoulou-Smyrni P, Stabrey A, Semler O, Schoenau E. Effect of a new physiotherapy concept on bone mineral density, muscle force and gross motor function in children with bilateral cerebral palsy. J Musculoskeletal Neuronal Interact. 2010;10（2）:151 - 158.

［62］ Stark C, Semler O, Duran I, Stabrey A, Kaul I, Herkenrath P, et al. Intervallrehabilitation mit häuslichem Training bei Kindern mit Zerebralparese. Monatsschr Kinderheilkd. 2013;161:625 - 632.

［63］ Ibrahim MM, Eid MA, Moawd SA. Effect of whole-body vibration on muscle strength, spasticity, and motor performance in spastic diplegic cerebral palsy children. Egypt J Med Hum Genet. 2014;15（2）:173 - 179.

［64］ Yabumoto T, Shin S, Watanabe T, Watanabe Y, Naka T, Oguri K, et al. Whole-body vibration training improves the walking ability of a moderately impaired child with cerebral palsy: a case study.

J Phys Ther Sci. 2015;27（9）:3023－3025.

[65] Wren TA, Lee DC, Hara R, Rethlefsen SA, Kay RM, Dorey FJ, et al. Effect of high-frequency, low-magnitude vibration on bone and muscle in children with cerebral palsy. J Pediatr Orthop. 2010;30（7）:732－738.

[66] Unger M, Jelsma J, Stark C. Effect of a trunk-targeted intervention using vibration on posture and gait in children with spastic type cerebral palsy: a randomized control trial. Dev Neurorehabil. 2013;16（2）:79－88.

[67] El-Shamy SM. Effect of whole-body vibration on muscle strength and balance in diplegic cerebral palsy: a randomized controlled trial. Am J Phys Med Rehabil. 2014;93（2）: 114－121.

[68] Ko MS, Sim YJ, Kim DH, Jeon HS. Effects of three weeks of whole-body vibration training on joint-position sense, balance, and gait in children with cerebral palsy: a randomized controlled study. Physiother Can. 2016;68（2）:99－105.

[69] Ruck J, Chabot G, Rauch F. Vibration treatment in cerebral palsy: a randomized controlled pilot study. J Musculoskeletal Neuronal Interact. 2010;10（1）:77－83.

[70] Gusso S, Munns CF, Colle P, Derraik JG, Biggs JB, Cutfield WS, et al. Effects of whole-body vibration training on physical function, bone and muscle mass in adolescents and young adults with cerebral palsy. Sci Rep. 2016;6:22518.

[71] Lee BK, Chon SC. Effect of whole body vibration training on mobility in children with cerebral palsy: a randomized controlled experimenter-blinded study. Clin Rehabil. 2013;27（7）:599－607.

[72] Camerota F, Galli M, Celletti C, Vimercati S, Cimolin V, Tenore N, et al. Quantitative effects of repeated muscle vibrations on gait pattern in a 5-year-old child with cerebral palsy. Case Rep Med. 2011;2011:359126.

[73] Reyes ML, Hernandez M, Holmgren LJ, Sanhueza E, Escobar RG. High-frequency, low-intensity vibrations increase bone mass and muscle strength in upper limbs, improving autonomy in disabled children. J Bone Miner Res. 2011;26（8）:1759－1766.

[74] Hogler W, Scott J, Bishop N, Arundel P, Nightingale P, Mughal MZ, et al. The effect of whole body vibration training on bone and muscle function in children with osteogenesis imperfecta. J Clin Endocrinol Metab. 2017;102（8）:2734－2743.

[75] Semler O, Fricke O, Vezyroglou K, Stark C, Stabrey A, Schoenau E. Results of a prospective pilot trial on mobility after whole body vibration in children and adolescents with osteogenesis imperfecta. Clin Rehabil. 2008;22（5）:387－394.

[76] Hoyer-Kuhn H, Semler O, Stark C, Struebing N, Goebel O, Schoenau E. A specialized rehabilitation approach improves mobility in children with osteogenesis imperfecta. J Musculoskelet Neuronal Interact. 2014;14（4）:445－453.

[77] Eid MA. Effect of whole-body vibration training on standing balance and muscle strength in children with Down syndrome. Am J Phys Med Rehabil. 2015;94（8）:633－643.

[78] Emara HA. Effects of whole body vibration on body composition and muscle strength of children with Down syndrome. Intern J Ther Rehabil Res. 2016;5（4）:1－8.

[79] Matute-Llorente A, Gonzalez-Aguero A, Gomez-Cabello A, Olmedillas H, Vicente-Rodriguez G, Casajus JA. Effect of whole body vibration training on bone mineral density and bone quality in adolescents with Down syndrome: a randomized controlled trial. Osteoporos Int. 2015;26（10）:2449－2459.

［80］Lam TP, Ng BK, Cheung LW, Lee KM, Qin L, Cheng JC. Effect of whole body vibration（WBV）therapy on bone density and bone quality in osteopenic girls with adolescent idiopathic scoliosis: a randomized, controlled trial. Osteoporos Int. 2013;24（5）:1623‑1636.

［81］El‑Shamy SM, Mohamed MSE. Effect of whole body vibration training on bone mineral density in cerebral palsy children. Ind J Physiother Occup Ther. 2012;6:139‑141.

［82］Duran I, Stark C, Martakis K, Hamacher S, Semler O, Schoenau E. Reference centiles for the gross motor function measure and identification of therapeutic effects in children with cerebral palsy. J Eval Clin Pract. 2019;5（1）:78‑87.

［83］Stark C, Herkenrath P, Hollmann H, Waltz S, Becker I, Hoebing L, et al. Early vibration assisted physiotherapy in toddlers with cerebral palsy‑a randomized controlled pilot trial. J Musculoskelet Neuronal Interact. 2016;16（3）:183‑192.

［84］Spittle A, Orton J, Anderson PJ, Boyd R, Doyle LW. Early developmental intervention programmes provided post hospital discharge to prevent motor and cognitive impairment in preterm infants. Cochrane Database Syst Rev. 2015;（11）:CD005495.

［85］Ryznychuk MO, Kryvchanska MI, Lastivka IV, Bulyk RY. Incidence and risk factors of spina bifida in children. Wiad Lek. 2018;71（2 pt 2）:339‑344.

［86］van Schie PE, Schothorst M, Dallmeijer AJ, Vermeulen RJ, van Ouwerkerk WJ, Strijers RL, et al. Short‑ and long‑term effects of selective dorsal rhizotomy on gross motor function in ambulatory children with spastic diplegia. J Neurosurg Pediatr. 2011;7（5）:557‑562.

［87］Short KR, Frimberger D. A review of the potential for cardiometabolic dysfunction in youth with spina bifida and the role for physical activity and structured exercise. Int J Pediatr. 2012;2012:541363.

［88］Pauly M, Cremer R. Levels of mobility in children and adolescents with spina bifida‑clinical parameters predicting mobility and maintenance of these skills. Eur J Pediatr Surg. 2013;23（2）:110‑114.

［89］Hoffer MM, Feiwell E, Perry R, Perry J, Bonnett C. Functional ambulation in patients with myelomeningocele. J Bone Joint Surg Am. 1973;55（1）:137‑148.

［90］Bartonek A, Saraste H. Factors influencing ambulation in myelomeningocele: a cross‑sectional study. Dev Med Child Neurol. 2001;43（4）:253‑260.

［91］Norrlin S, Strinnholm M, Carlsson M, Dahl M. Factors of significance for mobility in children with myelomeningocele. Acta Paediatr. 2003;92（2）:204‑210.

［92］Marreiros H, Loff C, Calado E. Osteoporosis in paediatric patients with spina bifida. J Spinal Cord Med. 2012;35（1）:9‑21.

［93］Szalay EA, Cheema A. Children with spina bifida are at risk for low bone density. Clin Orthop Relat Res. 2011;469（5）:1253‑1257.

［94］Dosa NP, Eckrich M, Katz DA, Turk M, Liptak GS. Incidence, prevalence, and characteristics of fractures in children, adolescents, and adults with spina bifida. J Spinal Cord Med. 2007;30（Suppl 1）:S5‑S9.

［95］Schoenau E. From mechanostat theory to development of the "Functional Muscle‑Bone‑Unit". J Musculoskelet Neuronal Interact. 2005;5（3）:232‑238.

［96］Wirth F, Schempf G, Stein G, Wellmann K, Manthou M, Scholl C, et al. Whole‑body vibration improves functional recovery in spinal cord‑injured rats. J Neurotrauma. 2013;30（6）:453‑468.

［97］Hubli M, Bolliger M, Dietz V. Neuronal dysfunction in chronic spinal cord injury. Spinal Cord.

2011;49（5）:582 - 587.

［98］ Pittman R, Oppenheim RW. Cell death of motoneurons in the chick embryo spinal cord. IV. Evidence that a functional neuromuscular interaction is involved in the regulation of naturally occurring cell death and the stabilization of synapses. J Comp Neurol.1979;187（2）:425 - 446.

［99］ Herrero AJ, Menendez H, Gil L, Martin J, Martin T, Garcia-Lopez D, et al. Effects of whole-body vibration on blood flow and neuromuscular activity in spinal cord injury. Spinal Cord. 2011;49（4）:554 - 559.

［100］ Pearn J. Incidence, prevalence, and gene frequency studies of chronic childhood spinal muscular atrophy. J Med Genet. 1978;15（6）:409 - 413.

［101］ Czeizel A, Hamula J. A hungarian study on Werdnig-Hoffmann disease. J Med Genet. 1989;26（12）:761 - 763.

［102］ Wirth B, Brichta L, Hahnen E. Spinal muscular atrophy: from gene to therapy. Semin Pediatr Neurol. 2006;13（2）:121 - 131.

［103］ Henderson CE, Fardeau M. Nerve growth factors: a hypothesis on their role in the pathogenesis of infantile spinal amyotrophies. Rev Neurol（Paris）. 1988;144（11）:730 - 736.

［104］ Sarnat HB, Jacob P, Jimenez C. Spinal muscular atrophy: disappearance of RNA fluorescence of degenerating motor neurons. An acridine orange study. Rev Neurol（Paris）. 1989;145（4）:305 - 11.

［105］ Wessel HB. Spinal muscular atrophy. Pediatr Ann. 1989;18（7）:421 - 427.

［106］ Russman BS, Iannacone ST, Buncher CR, Samaha FJ, White M, Perkins B, et al. Spinal muscular atrophy: new thoughts on the pathogenesis and classification schema. J Child Neurol. 1992;7（4）:347 - 353.

［107］ Vry J, Schubert IJ, Semler O, Haug V, Schonau E, Kirschner J. Whole-body vibration training in children with Duchenne muscular dystrophy and spinal muscular atrophy. Eur J Paediatr Neurol. 2014;18（2）:140 - 149.

［108］ Lewelt A, Krosschell KJ, Stoddard GJ, Weng C, Xue M, Marcus RL, et al. Resistance strength training exercise in children with spinal muscular atrophy. Muscle Nerve. 2015;52（4）: 559 - 567.

［109］ Grondard C, Biondi O, Armand AS, Lecolle S, Della Gaspera B, Pariset C, et al. Regular exercise prolongs survival in a type 2 spinal muscular atrophy model mouse. J Neurosci. 2005;25（33）:7615 - 7622.

［110］ Charbonnier F. Exercise-induced neuroprotection in SMA model mice: a means for determining new therapeutic strategies. Mol Neurobiol. 2007;35（3）:217 - 223.

［111］ Chali F, Desseille C, Houdebine L, Benoit E, Rouquet T, Bariohay B, et al. Long-term exercise-specific neuroprotection in spinal muscular atrophy-like mice. J Physiol. 2016;594（7）:1931 - 1952.

［112］ Biondi O, Grondard C, Lecolle S, Deforges S, Pariset C, Lopes P, et al. Exercise-induced activation of NMDA receptor promotes motor unit development and survival in a type 2 spinal muscular atrophy model mouse. J Neurosci. 2008;28（4）:953 - 962.

［113］ Fletcher EV, Simon CM, Pagiazitis JG, Chalif JI, Vukojicic A, Drobac E, et al. Reduced sensory synaptic excitation impairs motor neuron function via Kv2.1 in spinal muscular atrophy. Nat Neurosci. 2017;20（7）:905 - 916.

［114］ Cardinale M, Bosco C. The use of vibration as an exercise intervention. Exerc Sport Sci Rev. 2003;31（1）:3 - 7.

［115］Ritzmann R, Kramer A, Gruber M, Gollhofer A, Taube W. EMG activity during whole body vibration: motion artifacts or stretch reflexes? Eur J Appl Physiol. 2010;110（1）:143 - 151.

［116］Ritzmann R, Kramer A, Gollhofer A, Taube W. The effect of whole body vibration on the H-reflex, the stretch reflex, and the short-latency response during hopping. Scand J Med Sci Sports. 2013;23（3）:331 - 339.

［117］Schoenau E, Neu CM, Beck B, Manz F, Rauch F. Bone mineral content per muscle cross-sectional area as an index of the functional muscle-bone unit. J Bone Miner Res.2002;17（6）:1095 - 1101.

［118］Frost HM, Schonau E. The "muscle-bone unit" in children and adolescents: a 2000 overview. J Pediatr Endocrinol Metab. 2000;13（6）:571 - 590.

［119］Van Dijk FS, Sillence DO. Osteogenesis imperfecta: clinical diagnosis, nomenclature and severity assessment. Am J Med Genet A. 2014;164A（6）:1470 - 1481.

［120］Engelbert RH, Uiterwaal CS, Gulmans VA, Pruijs H, Helders PJ. Osteogenesis imperfecta in childhood: prognosis for walking. J Pediatr. 2000;137（3）:397 - 402.

［121］Rauch F, Schoenau E. Changes in bone density during childhood and adolescence: an approach based on bone's biological organization. J Bone Miner Res. 2001;16（4）:597 - 604.

［122］Gatti D, Antoniazzi F, Prizzi R, Braga V, Rossini M, Tato L, et al. Intravenous neridronate in children with osteogenesis imperfecta: a randomized controlled study. J Bone Miner Res. 2005;20（5）:758 - 763.

［123］Ruck J, Dahan-Oliel N, Montpetit K, Rauch F, Fassier F. Fassier-Duval femoral rodding in children with osteogenesis imperfecta receiving bisphosphonates: functional outcomes at one year. J Child Orthop. 2011;5（3）:217 - 224.

［124］Mueller B, Engelbert R, Baratta-Ziska F, Bartels B, Blanc N, Brizola E, et al. Consensus statement on physical rehabilitation in children and adolescents with osteogenesis imperfecta. Orphanet J Rare Dis. 2018;13（1）:158.

［125］Hoyer-Kuhn H, Schoenau E, Semler O. Letter to the editor: "The effect of whole body vibration training on bone and muscle function in children with osteogenesis imperfecta". J Clin Endocrinol Metab. 2017;102（11）:4260 - 4261.

［126］Hogler W, Bishop N, Nightingale P, Shaw N, Padidela R, Crabtree N. Response to letter to the editor: "The effect of whole body vibration training on bone and muscle function in children with osteogenesis imperfecta". J Clin Endocrinol Metab. 2017;102（11）:4262 - 4263.

［127］Schoenau E. The "functional muscle-bone unit": a two-step diagnostic algorithm in pediatric bone disease. Pediatr Nephrol. 2005;20（3）:356 - 359.

［128］Hobson-Rohrer WL, Samson-Fang L. Down syndrome. Pediatr Rev. 2013;34（12）:573 - 574; discussion 574.

［129］Wang HY, Long IM, Liu MF. Relationships between task-oriented postural control and motor ability in children and adolescents with Down syndrome. Res Dev Disabil. 2012;33（6）:1792 - 1798.

［130］Pachajoa H, Riascos AJ, Castro D, Isaza C, Quintero JC. Down syndrome passed from mother to child. Biomedica. 2014;34（3）:326 - 329.

［131］Ulrich DA, Lloyd MC, Tiernan CW, Looper JE, Angulo-Barroso RM. Effects of intensity of treadmill training on developmental outcomes and stepping in infants with Down syndrome: a randomized trial. Phys Ther. 2008;88（1）:114 - 122.

［132］Gonzalez-Aguero A, Matute-Llorente A, Gomez-Cabello A, Casajus JA, Vicente-Rodriguez G.

Effects of whole body vibration training on body composition in adolescents with Down syndrome. Res Dev Disabil. 2013;34（5）:1426－1433.

［133］Villarroya MA, Gonzalez-Aguero A, Moros T, Gomez-Trullen E, Casajus JA. Effects of whole body vibration training on balance in adolescents with and without Down syndrome. Res Dev Disabil. 2013;34（10）:3057－3065.

［134］Bettge S, Wille N, Barkmann C, Schulte-Markwort M, Ravens-Sieberer U, BELLA Study Group. Depressive symptoms of children and adolescents in a German representative sample: results of the BELLA study. Eur Child Adolesc Psychiatry. 2008;17（Suppl 1）:71－81.

［135］Carli V, Hoven CW, Wasserman C, Chiesa F, Guffanti G, Sarchiapone M, et al. A newly identified group of adolescents at "invisible" risk for psychopathology and suicidal behavior: findings from the SEYLE study. World Psychiatry. 2014;13（1）:78－86.

［136］Dolle K, Schulte-Korne G. The treatment of depressive disorders in children and adolescents. Dtsch Arztebl Int. 2013;110（50）:854－860.

［137］Herpertz-Dahlmann B, Buhren K, Remschmidt H. Growing up is hard: mental disorders in adolescence. Dtsch Arztebl Int. 2013;110（25）:432－439; quiz 440.

［138］March J, Silva S, Vitiello B, TADS Team. The Treatment for Adolescents with Depression Study （TADS）: methods and message at 12 weeks. J Am Acad Child Adolesc Psychiatry. 2006;45（12）:1393－1403.

［139］Hammad TA, Laughren T, Racoosin J. Suicidality in pediatric patients treated with antidepressant drugs. Arch Gen Psychiatry. 2006;63（3）:332－339.

［140］Libby AM, Brent DA, Morrato EH, Orton HD, Allen R, Valuck RJ. Decline in treatment of pediatric depression after FDA advisory on risk of suicidality with SSRIs. Am J Psychiatry. 2007;164（6）:884－891.

［141］Cooney GM, Dwan K, Greig CA, Lawlor DA, Rimer J, Waugh FR, et al. Exercise for depression. Cochrane Database Syst Rev. 2013;12（9）:CD004366.

［142］Petty KH, Davis CL, Tkacz J, Young-Hyman D, Waller JL. Exercise effects on depressive symptoms and self-worth in overweight children: a randomized controlled trial. J Pediatr Psychol. 2009;34（9）:929－939.

［143］Carter T, Morres I, Repper J, Callaghan P. Exercise for adolescents with depression: valued aspects and perceived change. J Psychiatr Ment Health Nurs. 2016;23（1）:37－44.

［144］Hughes CW, Barnes S, Barnes C, Defina LF, Nakonezny P, Emslie GJ. Depressed Adolescents Treated with Exercise（DATE）: a pilot randomized controlled trial to test feasibility and establish preliminary effect sizes. Ment Health Phys Act. 2013;6（2）. https://doi.org/10.1016/j.mhpa.2013.06.006.

［145］Konieczny MR, Senyurt H, Krauspe R. Epidemiology of adolescent idiopathic scoliosis. J Child Orthop. 2013;7（1）:3－9.

［146］Negrini S, Aulisa AG, Aulisa L, Circo AB, de Mauroy JC, Durmala J, et al. 2011 SOSORT guidelines: orthopaedic and Rehabilitation treatment of idiopathic scoliosis during growth. Scoliosis. 2012;7（1）:3.

［147］Romano M, Minozzi S, Zaina F, Saltikov JB, Chockalingam N, Kotwicki T, et al. Exercises for adolescent idiopathic scoliosis: a Cochrane systematic review. Spine（Phila Pa 1976）. 2013;38（14）:E883－E893.

［148］Lehnert-Schroth C. Dreidimensionale Skoliosebehandlung: Atmungs-Orthopädie System Schroth. Germany: Urban & Fischer; 1999.

［149］Orenstein DM, Hovell MF, Mulvihill M, Keating KK, Hofstetter CR, Kelsey S, et al. Strength vs aerobic training in children with cystic fibrosis: a randomized controlled trial. Chest. 2004;126 (4):1204–1214.

［150］Buntain HM, Greer RM, Schluter PJ, Wong JC, Batch JA, Potter JM, et al. Bone mineral density in Australian children, adolescents and adults with cystic fibrosis: a controlled cross sectional study. Thorax. 2004;59 (2):149–155.

［151］Selvadurai HC, Blimkie CJ, Cooper PJ, Mellis CM, Van Asperen PP. Gender differences in habitual activity in children with cystic fibrosis. Arch Dis Child. 2004;89 (10):928–933.

［152］Orenstein DM, Higgins LW. Update on the role of exercise in cystic fibrosis. Curr Opin Pulm Med. 2005;11 (6):519–523.

［153］Nixon PA, Orenstein DM, Kelsey SF, Doershuk CF. The prognostic value of exercise testing in patients with cystic fibrosis. N Engl J Med. 1992;327 (25):1785–1788.

［154］Orenstein DM, Franklin BA, Doershuk CF, Hellerstein HK, Germann KJ, Horowitz JG, et al. Exercise conditioning and cardiopulmonary fitness in cystic fibrosis. The effects of a three-month supervised running program. Chest. 1981;80 (4):392–398.

［155］Gulmans VA, de Meer K, Brackel HJ, Faber JA, Berger R, Helders PJ. Outpatient exercise training in children with cystic fibrosis: physiological effects, perceived competence, and acceptability. Pediatr Pulmonol. 1999;28 (1):39–46.

［156］Selvadurai HC, Blimkie CJ, Meyers N, Mellis CM, Cooper PJ, Van Asperen PP. Randomized controlled study of in-hospital exercise training programs in children with cystic fibrosis. Pediatr Pulmonol. 2002;33 (3):194–200.

［157］Klijn PH, Terheggen-Lagro SW, Van Der Ent CK, Van Der Net J, Kimpen JL, Helders PJ. Anaerobic exercise in pediatric cystic fibrosis. Pediatr Pulmonol. 2003;36 (3):223–229.

［158］Zach M, Oberwaldner B, Hausler F. Cystic fibrosis: physical exercise versus chest physiotherapy. Arch Dis Child. 1982;57 (8):587–589.

［159］Strauss GD, Osher A, Wang CI, Goodrich E, Gold F, Colman W, et al. Variable weight training in cystic fibrosis. Chest. 1987;92 (2):273–276.

［160］Quittner AL. Measurement of quality of life in cystic fibrosis. Curr Opin Pulm Med. 1998;4 (6):326–331.

［161］Hussey J, Gormley J, Leen G, Greally P. Peripheral muscle strength in young males with cystic fibrosis. J Cyst Fibros. 2002;1 (3):116–121.

［162］Pinet C, Cassart M, Scillia P, Lamotte M, Knoop C, Casimir G, et al. Function and bulk of respiratory and limb muscles in patients with cystic fibrosis. Am J Respir Crit Care Med. 2003;168 (8):989–994.

［163］Barry SC, Gallagher CG. Corticosteroids and skeletal muscle function in cystic fibrosis. J Appl Physiol (1985). 2003;95 (4):1379–1384.

［164］de Meer K, Jeneson JA, Gulmans VA, van der Laag J, Berger R. Efficiency of oxidative work performance of skeletal muscle in patients with cystic fibrosis. Thorax. 1995;50 (9):980–983.

［165］de Meer K, Gulmans VA, van Der Laag J. Peripheral muscle weakness and exercise capacity in children with cystic fibrosis. Am J Respir Crit Care Med. 1999;159 (3):748–754.

［166］Moser C, Tirakitsoontorn P, Nussbaum E, Newcomb R, Cooper DM. Muscle size and cardiorespiratory response to exercise in cystic fibrosis. Am J Respir Crit Care Med. 2000;162（5）:1823 - 1827.

［167］Elkin SL, Williams L, Moore M, Hodson ME, Rutherford OM. Relationship of skeletal muscle mass, muscle strength and bone mineral density in adults with cystic fibrosis. Clin Sci（Lond）. 2000;99（4）:309 - 314.

［168］Enright S, Chatham K, Ionescu AA, Unnithan VB, Shale DJ. The influence of body composition on respiratory muscle, lung function and diaphragm thickness in adults with cystic fibrosis. J Cyst Fibros. 2007;6（6）:384 - 390.

［169］Lands LC, Heigenhauser GJ, Jones NL. Respiratory and peripheral muscle function in cystic fibrosis. Am Rev Respir Dis. 1993;147（4）:865 - 869.

［170］Ionescu AA, Evans WD, Pettit RJ, Nixon LS, Stone MD, Shale DJ. Hidden depletion of fat-free mass and bone mineral density in adults with cystic fibrosis. Chest. 2003;124（6）: 2220 - 2228.

［171］Moorcroft AJ, Dodd ME, Webb AK. Long-term change in exercise capacity, body mass, and pulmonary function in adults with cystic fibrosis. Chest. 1997;111（2）:338 - 343.

［172］Boucher GP, Lands LC, Hay JA, Hornby L. Activity levels and the relationship to lung function and nutritional status in children with cystic fibrosis. Am J Phys Med Rehabil. 1997;76（4）:311 - 315.

［173］Pinet C, Scillia P, Cassart M, Lamotte M, Knoop C, Melot C, et al. Preferential reduction of quadriceps over respiratory muscle strength and bulk after lung transplantation for cystic fibrosis. Thorax. 2004;59（9）:783 - 789.

［174］Botton E, Saraux A, Laselve H, Jousse S, Le Goff P. Musculoskeletal manifestations in cystic fibrosis. Joint Bone Spine. 2003;70（5）:327 - 335.

［175］Costa M, Potvin S, Hammana I, Malet A, Berthiaume Y, Jeanneret A, et al. Increased glucose excursion in cystic fibrosis and its association with a worse clinical status. J Cyst Fibros. 2007;6（6）:376 - 383.

［176］Bell SC, Saunders MJ, Elborn JS, Shale DJ. Resting energy expenditure and oxygen cost of breathing in patients with cystic fibrosis. Thorax. 1996;51（2）:126 - 131.

［177］Selvadurai HC, Allen J, Sachinwalla T, Macauley J, Blimkie CJ, Van Asperen PP. Muscle function and resting energy expenditure in female athletes with cystic fibrosis. Am J Respir Crit Care Med. 2003;168（12）:1476 - 1480.

［178］Ionescu AA, Mickleborough TD, Bolton CE, Lindley MR, Nixon LS, Dunseath G, et al. The systemic inflammatory response to exercise in adults with cystic fibrosis. J Cyst Fibros. 2006; 5（2）:105 - 112.

［179］Davis PB. Therapy for cystic fibrosis – the end of the beginning? N Engl J Med. 2011;365（18）:1734 - 1735.

［180］Rietschel E, van Koningsbruggen S, Fricke O, Semler O, Schoenau E. Whole body vibration: a new therapeutic approach to improve muscle function in cystic fibrosis? Int J Rehabil Res. 2008;31（3）:253 - 256.

［181］Roth J, Wust M, Rawer R, Schnabel D, Armbrecht G, Beller G, et al. Whole body vibration in cystic fibrosis – a pilot study. J Musculoskelet Neuronal Interact. 2008;8（2）:179 - 187.

［182］Delecluse C, Roelants M, Verschueren S. Strength increase after whole-body vibration compared with resistance training. Med Sci Sports Exerc. 2003;35（6）:1033 - 1041.

［183］Torvinen S, Kannus P, Sievanen H, Jarvinen TA, Pasanen M, Kontulainen S, et al. Effect of 8-month vertical whole body vibration on bone, muscle performance, and body balance: a randomized controlled study. J Bone Miner Res. 2003;18（5）:876 - 884.

[184] Rehn B, Lidstrom J, Skoglund J, Lindstrom B. Effects on leg muscular performance from whole-body vibration exercise: a systematic review. Scand J Med Sci Sports. 2007;17（1）: 2 - 11.

[185] Hales CM, Carroll MD, Fryar CD, Ogden CL. Prevalence of Obesity Among Adults and Youth: United States, 2015 - 2016. NCHS Data Brief. 2017;（288）:1 - 8.

[186] Rustler V, Daggelmann J, Streckmann F, Bloch W, Baumann FT. Whole-body vibration in children with disabilities demonstrates therapeutic potentials for pediatric cancer populations: a systematic review. Support Care Cancer. 2019;27（2）:395 - 406.

[187] Rustler V, Prokop A, Baumann FT, Streckmann F, Bloch W, Daeggelmann J. Whole-body vibration training designed to improve functional impairments after pediatric inpatient anticancer therapy: a pilot study. Pediatr Phys Ther. 2018;30（4）:341 - 349.

[188] Eid MA, Aly SM. Effect of whole body vibration training on bone mineral density and functional capacity in children with thalassemia. Physiother Theory Pract. 2019;10:1 - 8.

[189] Fung EB, Gariepy CA, Sawyer AJ, Higa A, Vichinsky EP. The effect of whole body vibration therapy on bone density in patients with thalassemia: a pilot study. Am J Hematol. 2012;87（10）:E76 - E79.

[190] El-Shamy S. Effect of whole body vibration training on quadriceps strength, bone mineral density, and functional capacity in children with hemophilia: a randomized clinical trial. J Musculoskelet Neuronal Interact. 2017;17（2）:19 - 26.

[191] Williams CM, Michalitsis J, Murphy AT, Rawicki B, Haines TP. Whole-body vibration results in short-term improvement in the gait of children with idiopathic toe walking. J Child Neurol. 2016;31（9）:1143 - 1149.

[192] Edionwe J, Hess C, Fernandez-Rio J, Herndon DN, Andersen CR, Klein GL, et al. Effects of whole-body vibration exercise on bone mineral content and density in thermally injured children. Burns. 2016;42（3）:605 - 613.

[193] den Heijer AE, Groen Y, Fuermaier AB, van Heuvelen MJ, van der Zee EA, Tucha L, et al. Acute effects of whole body vibration on inhibition in healthy children. PLoS One. 2015;10（11）:e0140665.

[194] Verschuren O, Ketelaar M, Takken T, Helders PJ, Gorter JW. Exercise programs for children with cerebral palsy: a systematic review of the literature. Am J Phys Med Rehabil. 2008;87（5）:404 - 417.

[195] Kita M, Goodkin DE. Drugs used to treat spasticity. Drugs. 2000;59（3）:487 - 495.

[196] Graham HK, Aoki KR, Autti-Ramo I, Boyd RN, Delgado MR, Gaebler-Spira DJ, et al. Recommendations for the use of botulinum toxin type A in the management of cerebral palsy. Gait Posture. 2000;11（1）:67 - 79.

[197] Abel MF, Damiano DL, Pannunzio M, Bush J. Muscle-tendon surgery in diplegic cerebral palsy: functional and mechanical changes. J Pediatr Orthop. 1999;19（3）:366 - 375.

[198] Fasano VA, Broggi G, Barolat-Romana G, Sguazzi A. Surgical treatment of spasticity in cerebral palsy. Childs Brain. 1978;4（5）:289 - 305.

[199] Ritzmann R, Gollhofer A, Kramer A. The influence of vibration type, frequency, body position and additional load on the neuromuscular activity during whole body vibration. Eur J Appl Physiol. 2013;113（1）:1 - 11.

[200] Abercromby AF, Amonette WE, Layne CS, McFarlin BK, Hinman MR, Paloski WH. Variation in neuromuscular responses during acute whole-body vibration exercise. Med Sci Sports Exerc. 2007;39（9）:1642 - 1650.

第22章 慢性阻塞性肺疾病

Rainer Gloeckl 编

岳雨珊 译

22.1 概述

慢性阻塞性肺疾病（chronic obstructive pulmonary disease, COPD）以往是全球第四大致死病因，目前可能是全球第三大致死病因[1]。COPD 是一种常见的、可预防且可治疗的疾病，其特点是持续的呼吸道症状和因大量暴露于有毒颗粒（最常见：吸烟）而引起的气流受限[2]。慢性气流受限作为 COPD 的主要特征之一，主要是由小气道疾病（如阻塞性细支气管炎）和实质性破坏（肺气肿）交互作用引起的（图 22.1）[2]。慢性炎症导致这些结构发生变化，进而引起小气道肺泡附着丧失、肺弹性回缩力下降、黏膜纤毛功能障碍。可通过肺量计法评估气道阻塞情况。第一秒用力呼气量（FEV1）是测定肺功能阻塞程度的重要指标。简言之，慢性阻塞性肺疾病全球倡议（GOLD）根据 FEV1 数值大小将 COPD 分为四个等级：轻度 COPD——FEV1 > 80%；中度 COPD——50% < FEV1 < 80%；重度 COPD——30% < FEV1 < 50%；极重度 COPD——FEV1 < 30%。除了呼吸受限，COPD 作为一种全身性疾病，伴随诸多合并症。许多 COPD 患者同时面临许多问题，如心脏损伤[3]、心理问题（如焦虑、抑郁）[4]、骨质疏松、骨骼肌萎缩等[5]。尤其是骨质疏松、骨骼肌萎缩，这两项在日常生活活动中易致患者残疾。肌肉萎缩（如躯体活动欠缺）易导致肌肉力量下降、线粒体功能障碍、有氧活动能力降低、肌纤维类型转变（有氧 I 型纤维下降）[5]。锻炼可以改善骨骼肌功能障碍，进而提高其运动表现，减轻其呼吸困难，提高其日常生活质量[6]。除了传统的运动方式之外，近年来全身振动也被用于 COPD 患者。

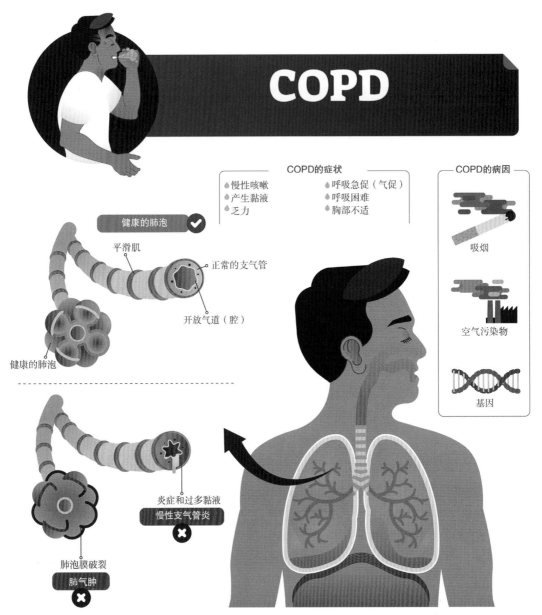

图22.1　COPD的病因及症状（来源：www.vectormine.com）。

22.2　全身振动锻炼干预 COPD 的基本原理

在过去的几十年中，耐力和力量训练已成为 COPD 患者运动计划中的主要组成部分[7]。然而，在针对不同水平的 COPD 的肺外表现进行进一步评估及运动应对方面，研究尚不充分。对 COPD 患者应用全身振动疗法的基本原理是明确的，应用全身振动疗法的一般指征为需要改善肌肉力量、改善平衡功能、提高骨密度等的病例[8]。所有上述提到的这些方面均与 COPD 高度相关。所以，可把全身振动锻炼纳入针对 COPD 患者的运动项目中。最新的一项研究表明，COPD 患者进行全身振动锻炼后，其功能性活动能力会因平衡功能及神经肌肉适应性的改善而得到改善 [9]。尽管全身振动疗法组与常规疗法组相比，肌肉力量方面没有显著差异，但是接受全身振动疗法的 COPD 患者的肌肉爆发力明显改善。这也验证了下述假设：全身振动疗法的益处主要与神经肌肉适应性相关。

近年来，越来越多的证据表明，全身振动疗法对 COPD 患者的运动能力具有有益影响。

22.3　COPD：全身振动锻炼组和对照组

Pleguezuelos 等 [10] 开展的一项随机对照试验，研究全身振动锻炼对 COPD 患者在肌肉力量、功能活动等方面的影响。60 名病情平稳的男性 COPD 患者（FEV1: 35% ± 10%）被随机分入全身振动锻炼组和对照组。全身振动锻炼组的患者采用垂直振动平台锻炼，每周 3 次，共 6 周。锻炼过程中，患者采取静态蹲位，振动频率 35 Hz，每个动作持续 4×30 s，每单次治疗需做 6 次。干预 6 周后，全身振动锻炼组患者的 6 分钟步行距离较治疗前显著改善，然而，干预 6 周后，对照组的 6 分钟步行距离指标与干预前基线水平基本一致。6 分钟步行距离是全球范围内公认的，最常使用的用于评估 COPD 患者运动功能的指标。6 分钟步行距离可反映患者功能性步行表现，而后者和死亡率相关 [11]。6 分钟步行测试要求患者 6 min 内在 30 m 长的走道上尽可能多地行走。两组患者在屈膝肌力、伸膝肌力这两个主要结局指标上没有明显改变。

Braz 等 [12] 开展了一项与上述设计相似的小样本随机对照试验，此试验纳入了 11 名 COPD 患者（FEV1 15% ± 11%）。所纳患者接受由垂直振动平台提供的全身振动锻炼，每周 3 次，为期 12 周。受试者采取静态半蹲位，膝关节屈曲 120°~130°。全身振动锻炼频率 35 Hz，每个动作持续 30~60 s，每次锻炼持续 10~20 min。对照组无任何干预。12 周后，全身振动锻炼组患者的 6 分钟步行距离显著改善，增至 64 m，而对照组患者的 6 分钟步行距离仅为 15 m，较干预前基线距离更短。且全身振动锻炼组患者的生活质量在干预后显著改善。

Furness 等 [13] 采用非随机、交叉设计的方式，与安慰剂组对照进行了临床疗效试验。16 名被纳入的 COPD 患者（FEV1 59% ± 19%），在家中采用侧向交替平台进行全身振动锻炼，每周 2 次，持续 6 周。患者站在振动平台上，膝关节屈曲 53°±19°，振动频率 25 Hz，峰值位移 2 mm，研究中没有报道每次干预持续时间。干预 6 周后，研究者发现所纳入受试者的功能性表现得到显著改善（计时起立行走试验时间由 11.3 s ± 1.9 s 缩短至 9.8 s ± 1.9 s；5 次坐立试验时间由 18.5 s ± 3.4 s 缩短至 15.1 s ± 2.4 s）。此项研究同时报道了步态的各种运动学参数，如步幅、步速、步行时间均得到显著改善。经过为期

2 周的休息阶段，同组患者接受了为期 6 周的安慰剂全身振动锻炼，此锻炼方式中振动频率为 25 Hz，但峰值位移为 0。接受安慰剂疗法的患者功能性表现没有显著改善。

22.4 COPD：全身振动锻炼组与常规锻炼组

Gloeckl 等[14]进行了一项随机对照试验，此临床试验研究全身振动锻炼与多种短期肺康复手段相结合对 COPD 患者的影响。82 名重度 COPD 患者（FEV1 38% ± 11%）被纳入为期 3 周的住院肺康复疗程。所纳入患者接受常规力量及耐力训练，每周 5 天，每天 1 次，每次 60 min。同时，除接受常规锻炼外，所纳入患者被随机分入干预组和对照组，干预组患者在侧向交替振动平台上接受双侧下肢动态下蹲练习，平台振动频率为 24~26 Hz，每周 3 次，每次 3 组，每组持续 3 min。对照组患者在没有全身振动的情况下，在地板上进行相同频次的下蹲练习。与对照组相比，干预组患者的 6 分钟步行距离显著高于对照组（64 m vs 37 m, $p < 0.05$）。同时，干预组患者的功能性练习表现（5 次坐立试验时间）与对照组相比得到显著临床改善（–4.0 s ± 4.8 s vs –2.0 s ± 3.1 s; $p=0.067$）[15]。两组患者在日常生活质量方面的改善程度相当。研究得出，针对 COPD 患者，全身振动锻炼是一种可行且有效的治疗方式，此种方式可以增加原有肺康复锻炼的效果。

在比利时开展的一项临床研究中，62 名 COPD 患者被随机分入常规锻炼组和全身振动锻炼组，两组患者的干预疗程均为 12 周[16]。与常规抗阻训练组相比，全身振动锻炼组患者 6 分钟步行距离的改善（6 分钟步行距离：+60 m vs +35 m，$p=0.05$）达到临床显著性的较少。本项临床研究结果支持下列假设：全身振动锻炼不能替代常规锻炼方式，但是可以作为常规训练方式的补充，起辅助作用。

22.5 全身振动锻炼：COPD 急性加重期

Greulich 等[17]开展了一项随机对照试验，调查了 COPD 急性加重期住院患者的全身振动锻炼的干预效果。在接受相同医疗干预的同时，40 名 COPD 患者（FEV1 36% ± 16%）被随机分入干预组和对照组。两组患者均接受胸部呼吸练习以助痰液排出，每天 1 次，每次 30 min。全身振动锻炼组患者站立在侧向交替振动平台上，振动频率为 26 Hz，每天 2 组，每组 3 min。尽管患者住院仅 1 周，本项研究的研究人员发现全身振动锻炼组患者改善显著。出院时对照组患者的活动能力、生活质量水平均下降，然而全身振动锻炼组患者这两项指标均得到显著改善（6 分钟步行距离，–5 m vs +96 m，$p < 0.01$；COPD 评估测试：对照组，24 ± 9 至 23 ± 7，p = 不显著；全身振动锻炼组，29 ± 6 至 26 ± 6，$p=0.02$）。本项临床试验的另一重要发现：全身振动疗法组患者的炎性

标记物白介素 –8 显著下降（ p =0.04）。

22.6　全身振动锻炼：重症监护室

已有研究评估全身振动锻炼对重症监护室患者的影响。两项最近开展的可行性研究将全身振动锻炼应用于卧床患者[18,19]。患者病床倾斜 25° ，将全身振动锻炼用平台固定在床尾，以确保患者固定在平台上的双足可以得到一定的压力。采用侧向交替全身振动锻炼，平台的振动频率为 24 Hz，每次间歇 3 min。为了确保全身振动锻炼的安全性，治疗过程中监测生命体征及血流动力学。上述试验研究了全身振动锻炼对重症监护室患者的可行性，在研究过程中未发现任何临床安全性问题。进一步研究应关注全身振动锻炼对重症监护室患者肌肉力量的有效性。

22.7　COPD 患者全身振动锻炼期间的急性心肺储备需求

由 Furness 等开展的一项澳大利亚的研究采用观察主观反应、客观反应的方式评估全身振动锻炼的急性影响[20]。17 名中度 COPD 患者（FEV1 52% ± 18%）接受了两期治疗，分别为全身振动锻炼、安慰剂锻炼。每期治疗过程中，患者立于侧向交替振动平台上，膝关节屈曲 20° ，全身振动锻炼过程中峰值位移约为 2 mm，安慰剂锻炼过程中峰值位移为 0 mm，每次分为 5 组，每组 1 min。研究人员告诉受试者安慰剂全身振动疗法是一种超低频振动干预，与全身振动锻炼明显不同。全身振动锻炼组患者的氧饱和度下降 1%，但安慰剂锻炼组患者的氧饱和度未发生改变。全身振动锻炼组、安慰剂锻炼组两组患者自身所感知的呼吸困难程度均由"非常轻微"转向"轻微"。全身振动锻炼组，患者在锻炼过程中产生的各项主观、客观指标的急性改变缺乏临床显著性意义。综上所述，短时间的全身振动锻炼可作为 COPD 患者的一种锻炼方式，而不增加呼吸困难情况。

另一项研究以重度 COPD 患者（FEV1 38% ± 8%）为研究对象，调查全身振动锻炼结合深蹲练习对受试患者代谢需求的影响[21]。经研究发现，应用或不应用全身振动，深蹲练习均会产生相似的通气效率［每分钟通气量（VE）/CO$_2$ 产生量（VCO$_2$）：应用全身振动组 38.0 ± 4.4 ，未应用全身振动组 37.4 ± 4.1， p =0.236）］。应用全身振动组患者在 3 分钟深蹲练习（侧向交替全身振动平台、振动频率 26 Hz、峰值位移 5 mm）之后，最大摄氧量从 26% ± 6% 升至 80.1% ± 14.7%，未应用全身振动组患者的最大摄氧量升至 75.4% ± 16.7%（ p =0.093）（图 22.2）。但是，深蹲伴随全身振动疗法训练组患者与不伴随全身振动疗法组患者相比较，在氧饱和度（90% ± 4% vs 90 ± 4%，p=0.068）、心率［（109 ± 13）次 /min vs（110 ± 15）次 /min，p=0.513］及呼吸困难指数评分方面

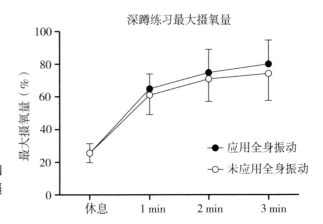

图22.2 应用全身振动的深蹲练习和未应用全身振动的深蹲练习的最大摄氧量变化。

（博格评分 5 分 ± 2 分 vs 5 分 ± 2 分，*p*=0.279）无显著性差异。综上所述，重度慢性阻塞性肺疾病患者采用深蹲练习结合全身振动疗法训练与不采用全身振动疗法训练，能产生类似的心肺反应。本项研究说明全身振动疗法训练针对重度慢性阻塞性肺疾病患者是可行及安全的。

22.8 对 COPD 患者使用全身振动锻炼的实践性建议

现有研究使用的是不同的振动治疗设备（垂直振动平台或者侧向交替使用平台）、不同的振动参数、不同的峰值位移，以及不同类型的练习动作。所以目前无法明确 COPD 患者最为有效的全身振动干预参数。但是，依据全身振动锻炼设备的功能原理，振动频率＞20 Hz 的侧向交替振动平台及振动频率＜35 Hz 的垂直振动平台主要用于改善 COPD 病患者的肌肉功能。上述振动频率已经被证明是促进下肢神经肌肉激活最为有效的干预参数 [22]。最近一项针对 COPD 患者开展的研究表明，在使用垂直全身振动平台的锻炼中，与较低的振动频率（25 Hz）相比，较高的振动频率（35 Hz）更易引起明显的心脏、代谢及呼吸系统反应 [23]。但是，目前尚无研究表明更为明显的心肺适应性调节是否将会产生更大程度的功能性活动能力的改善。

从实践经验来看，根据患者的锻炼目标及呼吸困难程度，采用多组全身振动锻炼（每组 30 s 至 2 min）似乎是合适的（表 22.1）。COPD 患者全身振动锻炼中最常用的练习方式为静态下蹲练习及动态下蹲练习。但静态下蹲练习和动态下蹲练习两者之间效果孰优孰劣目前还未被研究过。目前推测动态下蹲练习与静态下蹲练习相结合是改善患者下肢肌肉功能最为有效的锻炼方式。一项最近发表的研究表明，高振动频率、增加负荷、侧向交替振动平台三者相结合，伸膝肌可产生强烈的肌电活动 [24]。在姿势方面，膝关节屈曲 60° 伴前足站立似乎是激活伸膝肌、跖屈肌最为有效的姿势 [24]。一些全身振动设备带有固定在平台上的把手或者绑带，可以在锻炼时同时进行上肢等长收缩练习。全身振动锻炼中有关上肢的练习对 COPD 病患者是否有用目前尚未得到证实。

表 22.1 COPD 患者全身振动锻炼建议

治疗频率	每周 2~3 次
全身振动峰 – 峰值	≥ 2 mm
全身振动频率	侧向交替全身振动平台：24~26 Hz 垂直全身振动平台：25~35 Hz
强度	增加练习强度或者增加负荷
持续时间	2~4 组，每组练习 30~120 s
练习	不同形式：逐渐增加角度的深蹲练习、提踵练习、弓步蹲起和高抬腿练习等

众所周知，为了防止锻炼产生天花板效应，应及时调整锻炼内容。所以，在较长时间的全身振动锻炼过程中，调节振动参数、练习方式及负荷的大小对改善治疗效果更有益。

针对 COPD 患者，全身振动锻炼适用于疾病各个阶段的治疗。轻度且功能状态相对较好的 COPD 患者、运动功能障碍的终末期 COPD 患者均可以使用全身振动锻炼。最近的研究表明，运动能力和平衡能力严重障碍的患者最有可能从全身振动锻炼中获得最大改善[9]。

由于机械振动技术已被证明可以促进排痰，因此可以推测全身振动平台上某些位置的锻炼可将振动传递到胸腔从而促进黏液从体内清除。但是全身振动锻炼在这方面的应用目前还未被系统研究过。

除了提高功能之外，全身振动锻炼还有其他作用。COPD 患者发生摔倒、肌少症、骨质疏松症的风险更高。全身振动锻炼可能可以有效改善或者解决上述问题。此外，用于改善关节活动度和放松肌肉的全身振动锻炼所用频率也可用于改善患者肌肉骨骼系统的灵活性，以及增强脊柱、胸腔的活动性。

22.9 结论

尽管全身振动锻炼在运动疗法领域并不是一种新方法，但只有少数研究调查了该方法在 COPD 患者中的应用。尽管如此，越来越多的研究证据表明全身振动锻炼可作为常规练习方式的一项补充内容[25]。与基于肌肉自主收缩的常规运动相比，全身振动锻炼通过不随意反射诱导肌肉收缩，似乎对重度 COPD 患者更为有用。全身振动锻炼作为一项有价值的补充疗法，在增强 COPD 患者治疗效果过程中起重要作用。

参考文献

［1］Lozano R, Naghavi M, Foreman K, Lim S, Shibuya K, Aboyans V, et al. Global and regional mortality from 235 causes of death for 20 age groups in 1990 and 2010: a systematic analysis for the Global Burden of Disease Study 2010. Lancet [Research Support,NIH, Extramural Research Support, NIH, Intramural Research Support, Non-US Gov't].2012;380（9859）:2095 - 2128.

［2］GOLD-Report. Global strategy of the diagnosis, management, and prevention of chronic obstructive pulmonary disease. 2019. www.goldcopd.org.

［3］Vanfleteren LE, Spruit MA, Groenen M, Gaffron S, van Empel VP, Bruijnzeel PL, et al. Clusters of comorbidities based on validated objective measurements and systemic inflammation in patients with chronic obstructive pulmonary disease. Am J Respir Crit Care Med [Research Support, Non-US Gov't]. 2013;187（7）:728 - 735.

［4］von Leupoldt A, Kenn K. The psychology of chronic obstructive pulmonary disease. Curr Opin Psychiatry [Research Support, Non-US Gov't Review]. 2013;26（5）:458 - 463.

［5］Maltais F, Decramer M, Casaburi R, Barreiro E, Burelle Y, Debigare R, et al. An official American Thoracic Society/European Respiratory Society statement: update on limb muscle dysfunction in chronic obstructive pulmonary disease. Am J Respir Crit Care Med [Research Support, Non-US Gov't Review]. 2014;189（9）:e15 - e62.

［6］Spruit MA, Singh SJ, Garvey C, ZuWallack R, Nici L, Rochester C, et al. An official American Thoracic Society/European Respiratory Society statement: key concepts and advances in pulmonary rehabilitation. Am J Respir Crit Care Med [Practice Guideline Research Support, Non-US Gov't]. 2013;188（8）:e13 - e64.

［7］Gloeckl R, Marinov B, Pitta F. Practical recommendations for exercise training in patients with COPD. Eur Respir Rev [Review]. 2013;22（128）:178 - 186.

［8］Rittweger J. Vibration as an exercise modality: how it may work, and what its potential might be. Eur J Appl Physiol. 2010;108（5）:877 - 904.

［9］Gloeckl R, Jarosch I, Bengsch U, Claus M, Schneeberger T, Andrianopoulos V, et al. What's the secret behind the benefits of whole-body vibration training in patients with COPD? A randomized, controlled trial. Respir Med. 2017;126:17 - 24.

［10］Pleguezuelos E, Perez ME, Guirao L, Samitier B, Costea M, Ortega P, et al. Effects of whole body vibration training in patients with severe chronic obstructive pulmonary disease. Respirology [Randomized Controlled Trial]. 2013;18（6）:1028 - 1034.

［11］Holland AE, Spruit MA, Troosters T, Puhan MA, Pepin V, Saey D, et al. An official European Respiratory Society/American Thoracic Society technical standard: field walking tests in chronic respiratory disease. Eur Respir J [Research Support, Non-US Gov't]. 2014;44（6）:1428 - 1446.

［12］Braz Junior DS, Dornelas de Andrade A, Teixeira AS, Cavalcanti CA, Morais AB, Marinho PE. Whole-body vibration improves functional capacity and quality of life in patients with severe chronic obstructive pulmonary disease（COPD）: a pilot study. Int J Chron Obstruct Pulmon Dis.

2015;10:125 - 132.

[13] Furness T, Joseph C, Naughton G, Welsh L, Lorenzen C. Benefits of whole-body vibration to people with COPD: a community-based efficacy trial. BMC Pulm Med. 2014;14:38.

[14] Gloeckl R, Heinzelmann I, Baeuerle S, Damm E, Schwedhelm AL, Diril M, et al. Effects of whole body vibration in patients with chronic obstructive pulmonary disease - a randomized controlled trial. Respir Med [Randomized Controlled Trial]. 2012;106（1）:75 - 83.

[15] Patel M, Canacan J, Clark A, editors. The effect of pulmonary rehabilitation on the sit-to-stand test in COPD. ERS-conference: Amsterdam. P1232; 2011.

[16] Salhi B, Malfait TJ, Van Maele G, Joos G, van Meerbeeck JP, Derom E. Effects of whole body vibration in patients with COPD. Copd [Research Support, Non-US Gov't]. 2015;12（5）:525 - 532.

[17] Greulich T, Nell C, Koepke J, Fechtel J, Franke M, Schmeck B, et al. Benefits of whole body vibration training in patients hospitalised for COPD exacerbations - a randomized clinical trial. BMC Pulm Med [Research Support, Non-US Gov't]. 2014;14:60.

[18] Boeselt T, Nell C, Kehr K, Holland A, Dresel M, Greulich T, et al. Whole-body vibration therapy in intensive care patients: a feasibility and safety study. J Rehabil Med. 2016;48（3）:316 - 321.

[19] Wollersheim T, Haas K, Wolf S, Mai K, Spies C, Steinhagen-Thiessen E, et al. Whole-body vibration to prevent intensive care unit-acquired weakness: safety, feasibility, and metabolic response. Crit Care [Clinical Trial Research Support, Non-US Gov't]. 2017;21（1）:9.

[20] Furness T, Joseph C, Welsh L, Naughton G, Lorenzen C. Whole-body vibration as a mode of dyspnoea free physical activity: a community-based proof-of-concept trial. BMC Res Notes [Clinical Trial]. 2013;6:452.

[21] Gloeckl R, Richter P, Winterkamp S, Pfeifer M, Nell C, Christle JW, et al. Cardiopulmonary response during whole-body vibration training in patients with severe COPD. ERJ Open Res.2017;3（1）.

[22] Cochrane DJ. Vibration exercise: the potential benefits. Int J Sports Med [Review]. 2011;32（2）:75 - 99.

[23] Pleguezuelos E, Casarramona P, Guirao L, Samitier B, Ortega P, Vila X, et al. How whole-body vibration can help our COPD patients. Physiological changes at different vibration frequencies. Int J Chron Obstruct Pulmon Dis. 2018;13:3373 - 3380.

[24] Ritzmann R, Gollhofer A, Kramer A. The influence of vibration type, frequency, body position and additional load on the neuromuscular activity during whole body vibration. Eur J Appl Physiol. 2013;113（1）:1 - 11.

[25] Vanfleteren L, Gloeckl R. Add-on interventions during pulmonary rehabilitation. Res Rev. 2019, May 21.

第23章 尿失禁

Volker Viereck，Marianne Gamper 编
王颖 译

23.1 压力性尿失禁

压力性尿失禁是指在活动中，如体育锻炼、咳嗽或打喷嚏时，出现不自主的漏尿或者排尿。几毫秒内突然出现压力激增会引发尿失禁。从事重复性、高冲击性活动的运动员也常患压力性尿失禁，如慢跑、蹦床体操或跳远运动员，他们所产生的力量远远超过身体的重量[1-4]。

23.2 控制排尿所需的反射性肌肉收缩训练

冲击活动会产生强烈、快速的腹内压增加，并传递到膀胱[3]。为了防止漏尿，膀胱闭合压力必须高于膀胱内压力[3]。因此，在腹内压增加之前，尿道外括约肌和盆底肌（PFM）需立即快速且强有力地产生反射性收缩（图23.1）[3]。这种现象称为"保护性反射"[5]。咳嗽时的肌电图测量显示，受试者正常有控制力的尿道外括约肌、盆底肌会先于躯干肌肉收缩，但在尿失禁女性中未发现此情况[3]。能控制排尿的女性尿道横纹括约肌的活动也有所增加[6]。

23.3 盆底肌的解剖和功能

肛提肌是盆底肌中最大的肌肉，负责支撑盆腔器官。它附着在骨盆内表面，在泌尿生殖裂孔（即尿道、阴道和肛门间隙）周围形成U形带（图23.1）。盆底肌可以收缩和抬高尿道，使肌张力适应冲击，且还可通过闭合、收缩协助控制尿道[7]。

肛提肌是一种横纹肌，有Ⅰ型（慢收缩）和Ⅱ型（快收缩）纤维。Ⅰ型纤维可协助

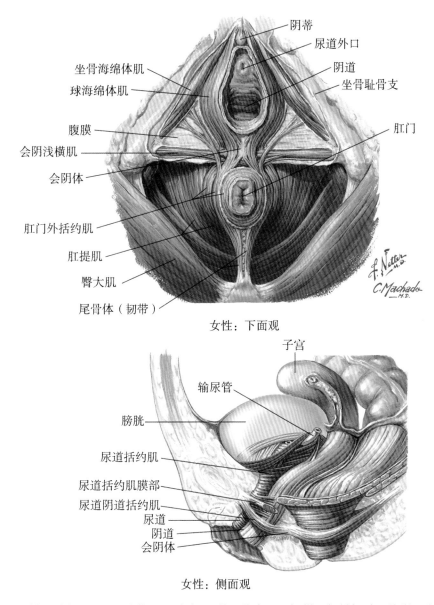

图23.1　女性下腹部下视图和侧视图，包括尿道、盆底肌和韧带。机械振动可传递至上述肌群并引起反射性肌肉收缩（Netter illustration，已获Elsevier授权）。

维持稳定的肌张力，并可通过增加肌张力提升肌肉控制力。Ⅱ型纤维会在突然撞击时产生快速且有力的反应性收缩。缺乏活动、神经及肌肉损伤或衰老会导致Ⅰ型和Ⅱ型纤维的数量下降、直径缩短[8]。高强度特异性锻炼盆底肌可以将Ⅰ型纤维转化为Ⅱ型纤维，反之亦然[9]。然而，平均每年约364条（2%）尿道横纹肌纤维丢失[10]。

　　盆底肌的自主收缩可激活其他腹肌（腹横肌），反之，锻炼腹肌也会激活盆底肌[11]。

为了控制，所有肌肉间协调配合是十分有必要的。错位、骨盆倾斜、步态障碍或其他不对称会直接影响盆底肌的功能水平，进而引起压力性尿失禁。

23.4 肌肉自主收缩的物理疗法

经阴道插入子宫托可用于保守治疗压力性尿失禁。这个装置可通过向尿道施压来帮助恢复尿道阻力。因此，当腹内压增加时，可防止漏尿。除了子宫托治疗外，物理疗法加强盆底肌力量锻炼是治疗压力性尿失禁最常用的保守措施之一。此疗法包括反复盆底肌自主收缩，并可将其融入日常生活中，且应该在手术之前进行[1,12,13]。

可能需要 3~6 个月才能改善盆底肌控制力。然而，也有一些小便失禁的女性在几天内就被治愈。其原因不仅仅是加强肌肉，而是在腹压力增加之前，如咳嗽之前，受试者已学会提前自主收缩肌肉，这种现象被称为"诀窍"[4,14]。

传统的物理治疗侧重于对盆底肌自主控制的训练[15]。快速、反应性和反射性肌纤维的训练，以及相互作用的肌肉的协调训练，都没有包括在内，或只是略微涉及。

23.5 反射性肌肉收缩振动治疗

物理治疗结合全身振动疗法有助于解决这些问题[16]。全身振动中的正弦振动可引发全身肌肉的伸展反射。在平台上的侧向交替倾斜运动可模仿人类步态。双足立于平台，与平台接触，因此与走路或跑步相比，练习时足底所受刺激更频繁、强度更大。频率在 5~36 Hz，振幅可在 0~12 mm 之间调整。低倾斜角度运动（5~10 Hz）可降低肌张力，放松肌肉，改善平衡及本体感觉。中频（12~20 Hz）运动会诱发伸展反射，放松肌肉、改善肌肉功能，提升协调能力，并牵伸肌肉和肌腱。高频（20~36 Hz）运动可增加肌张力，改善肌肉力量，并提升肌耐力。

相比之下，另一种设备使用两个独立的平台，随机生成频率（1~12 Hz，随机共振疗法）。该装置具有固定为 6 mm 的峰－峰值。平台可以在水平和垂直方向上移动。在这种设备上锻炼可激活感觉神经系统，进而增加肌肉活动[16]。

23.6 物理治疗结合振动锻炼提高体力

全身振动治疗适用于日常活动中的一般协调性问题，通常与年龄相关，如行走困难或平衡障碍[17]。盆底肌肌电图表明全身振动可激活盆底肌。振动结合盆底肌自主收缩锻炼与单独盆底肌收缩锻炼相比，可激活更多肌肉。这些激活的值对盆底肌肌力较弱和采用随机振动频率锻炼的患者尤其高[18,19]。然而，这些研究并没有调查盆底肌强度的提高是否与压力性尿失禁的改善有关。

23.7　物理疗法与振动锻炼相结合提高控制力

我们在 Göttingen 大学研究了物理治疗结合振动疗法对控制力的影响[16,20-22]。54 例压力性尿失禁患者接受了为期 24 周的治疗，第一组 25 例患者接受团体物理治疗和个性化振动治疗，第二组 29 例患者接受个性化物理治疗和振动治疗。治疗 12 周后，两组患者的压力性尿失禁控制改善为第一组 24%（6 人有改善）和第二组 45%（13 人有改善）；24 周后，两组的压力性尿失禁控制改善为第一组 76%（19 人有改善）和第二组 66%（19 人有改善）（图 23.2）。接下来 12 周，不进行振动治疗和指导，可选择居家自我物理治疗，即治疗 36 周后，25 例患者中有 16 例（64%）、29 例患者中有 23 例（79%）控制力得到改善（图 23.2）。因此，在治疗 12 周后采用个性化物理治疗比采用团体物理治疗有更好疗效。24 周后结果显示，两组的疗效均有所改善，且改善程度相似。在 12 周的随访中，两组均可以保持较高的控制率，接受过个性化物理治疗的患者的控制率略高于团体物理治疗组。基线数据和 36 周数据相比较显示，两组患者的心理紧张度改善为第一组 92%（23 人有改善）和第二组 97%（28 人有改善）。在小组治疗后，肌电图值增加 9 μV；而在个性化治疗后，肌电图值增加 7 μV。控制力并不是总与盆底肌肌力强度的提高相关。一些患者是不漏尿的，因为他们可通过更好地协调所有肌肉来代偿力量较弱的盆底肌。因此，盆底肌只是负责控制相互作用的肌肉链中的一个重要环节。整体振动疗法整合了肌力、反射活动和协调。

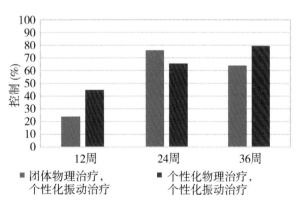

图23.2　物理治疗联合振动疗法在12周、24周及12周随访（36周）时的盆底肌控制率（%）。第一组接受团体物理治疗和个性化振动治疗，第二组接受个性化物理治疗和振动治疗。

23.8　振动疗法治疗压力性尿失禁的临床应用

振动疗法的适应证很多，但针对压力性尿失禁的研究较少。然而，多年的实践经验推荐联合使用物理疗法及振动治疗压力性尿失禁[23]。振动治疗的最佳适应者是那些不能主动收缩盆底肌的女性。应用阴道内肌电图探头可以帮助患者有意识地体验振动如何诱发盆底肌反射活动。这种直接反馈通常有助于患者学习自主收缩活动。可以训练患者在咳嗽或打喷嚏之前进行肌肉预收缩——"诀窍",从而控制压力性尿失禁。

全身振动锻炼是一种整体疗法,对所有肌肉都有影响,包括间接支撑盆底的肌肉。身体试图稳定由振动引起的反射[23]。振动板上的练习是"特制"的,即根据患者的能力进行调整。患者学习准确的功能性活动,如坐、站、举起和搬运重物、起床和系鞋带,并学习如何避免错位和负荷分布不平衡(图23.3)。这种功能锻炼可促进肌肉间协调、高效互动能力的提升。反应练习(如站在振动板上接球)也被包括在内。锻炼肌张力、力量和耐力可使患者意识到日常生活中的正确动作[17]。

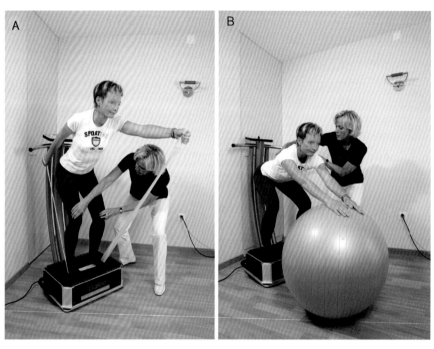

图23.3 全身振动疗法。正确的姿势、运动和负荷分配的个性化功能锻炼可提高盆底肌力量,更好地协调不同肌群,并提升排尿控制力。

全身振动疗法是可在个体物理治疗之前、之后或期间进行的 2×4 min 的短时间高强度训练,每组 4 min,共 2 组。3~6 个月内 5~9 个疗程。迄今为止,瑞士健康保险只涵盖作为设备支持的物理治疗中一部分的压力性尿失禁振动治疗。物理疗法结合振动疗法可有效改善、治愈压力性尿失禁。治疗的成功与否与肌肉力量和反射活动的增加及不同肌肉的功能协调活动有关。

参考文献

［1］Rautenberg O, Zivanovic I, Kociszewski J, Kuszka A, Munst J, Eisele L, et al. Current treatment concepts for stress urinary incontinence. Praxis（Bern 1994）. 2017;106:829e – 836e.

［2］Luginbuehl H, Baeyens JP, Kuhn A, Christen R, Oberli B, Eichelberger P, et al. Pelvic floor muscle reflex activity during coughing – an exploratory and reliability study. Ann Phys Rehabil Med. 2016;59:302 – 307.

［3］Moser H, Leitner M, Eichelberger P, Kuhn A, Baeyens JP, Radlinger L. Pelvic floormuscle activity during jumps in continent and incontinent women: an exploratory study. Arch Gynecol Obstet. 2018;297:1455 – 1463.

［4］Bo K. Pelvic floor muscle training is effective in treatment of female stress urinary inconti nence, but how does it work? Int Urogynecol J Pelvic Floor Dysfunct. 2004;15:76 – 84.

［5］Chancellor MB, Perkin H, Yoshimura N. Recent advances in the neurophysiology of stress urinary incontinence. Scand J Urol Nephrol. 2005;39:21 – 24.

［6］Park JM, Bloom DA, McGuire EJ. The guarding reflex revisited. Br J Urol. 1997;80:940 – 945.

［7］Lovegrove Jones RC, Peng Q, Stokes M, Humphrey VF, Payne C, Constantinou CE. Mechanisms of pelvic floor muscle function and the effect on the urethra during a cough. Eur Urol. 2010;57:1101 – 1110.

［8］Koelbl H, Strassegger H, Riss PA, Gruber H. Morphologic and functional aspects of pelvic floor muscles in patients with pelvic relaxation and genuine stress incontinence. Obstet Gynecol. 1989;74:789 – 795.

［9］Marques A, Stothers L, Macnab A. The status of pelvic floor muscle training for women. Can Urol Assoc J. 2010;4:419 – 424.

［10］Perucchini D, DeLancey JO, Ashton-Miller JA, Peschers U, Kataria T. Age effects on urethral striated muscle. I. Changes in number and diameter of striated muscle fibers in the ventral urethra. Am J Obstet Gynecol. 2002;186:351 – 355.

［11］Sapsford RR, Hodges PW, Richardson CA, Cooper DH, Markwell SJ, Jull GA. Co-activation of the abdominal and pelvic floor muscles during voluntary exercises. Neurourol Urodyn. 2001;20:31 – 42.

［12］Luginbuehl H, Lehmann C, Baeyens JP, Kuhn A, Radlinger L. Involuntary reflexive pelvic floor muscle training in addition to standard training versus standard training alone for women with stress urinary incontinence: study protocol for a randomized controlled trial. Trials. 2015;16:524.

［13］Penninx BW, Messier SP, Rejeski WJ, Williamson JD, DiBari M, Cavazzini C, et al. Physical exercise and the prevention of disability in activities of daily living in older persons with osteo- arthritis. Arch Intern Med. 2001;161:2309 – 2316.

［14］Miller JM, Sampselle C, Ashton-Miller J, Hong GR, DeLancey JO. Clarification and confirmation of the Knack maneuver: the effect of volitional pelvic floor muscle contraction to preempt expected stress incontinence. Int Urogynecol J Pelvic Floor Dysfunct. 2008;19:773 – 782.

［15］Dumoulin C, Hay-Smith J, Habee-Seguin GM, Mercier J. Pelvic floor muscle training versus no treatment, or inactive control treatments, for urinary incontinence in women: a short version Cochrane systematic review with meta-analysis. Neurourol Urodyn. 2015;34:300 – 308.

［16］von der Heide S, Viereck V. Vibrationstherapie. In: Carri è re B, editor. Beckenboden. Stuttgart, New York: Georg Thieme Verlag; 2012. p. 254 – 261.

[17] Bemben D, Stark C, Taiar R, Bernardo-Filho M. Relevance of whole-body vibration exercises on muscle strength/power and bone of elderly individuals. Dose Response. 2018;16:1 – 7.

[18] Lauper M, Kuhn A, Gerber R, Luginbuhl H, Radlinger L. Pelvic floor stimulation: what are the good vibrations? Neurourol Urodyn. 2009;28:405 – 410.

[19] Luginbuehl H, Lehmann C, Gerber R, Kuhn A, Hilfiker R, Baeyens JP, et al. Continuous versus intermittent stochastic resonance whole body vibration and its effect on pelvic floor muscle activity. Neurourol Urodyn. 2012;31:683 – 687.

[20] Ross S, Viereck V. Vibration stärkt den Beckenboden. gynäkologie + geburtshilfe. 2005;4:1 – 2.

[21] von der Heide S, Emons G, Hilgers R, Viereck V. Effect on muscles of mechanical vibrations produced by the Galileo 2000 in combination with physical therapy in treating female stress urinary incontinence. Abstract 285. In: International Continence Society ICS, October 5 – 9, Florence, Italy; 2003. p. 192 – 193.

[22] Viereck V, von der Heide S, Manke S, Ross S, Hilgers R, Emons G. Innovatives Beckenbodentrainingskonzept bei Belastungsinkontinenz – Physiotherapie im Einzelunterricht kombiniert mit Galileo-Vibrationstraining: Ergebnisse prospektiver Vergleichsstudien. Abstract FM21. In: Schweizerische Gesellschaft f ü r Gynäkologie und Geburtshilfe SGGG, June 24 – 26, Interlaken, Switzerland; 2010. p. 4.

[23] Burkhardt A. Wippen mit Wirkung – Vibrationstraining in der Physiotherapie. Physiopraxis. 2006;9:22 – 25.

第24章　原发性肌肉疾病

Ibrahim Duran，Christina Stark，Eckhard Schoenau　编
岳雨珊　译

24.1　概述

原发性肌肉疾病来自一组异质性很大的疾病，但这组疾病的根本原因是肌肉组织本身。原发性肌肉疾病可分为肌营养不良、肌肉离子通道病、炎症性肌肉疾病、先天性肌病、代谢性肌病、线粒体肌病，以及内分泌、中毒性肌病[1]。进行性假肥大性肌营养不良是儿科最常见的原发性肌肉疾病之一，它在男性中的发病率为 1:6000~1:3600[2]。1 型强直性肌营养不良是成人中最常见的原发性肌肉疾病之一，此病的患病率为 13:100 000[3]。目前，对于大多数形式的原发性肌肉疾病暂时还没有明确的病因治疗。建议大多数原发性肌肉疾病患者每天定时进行物理治疗及躯体活动以改善患者的健康状态[4,5]。十年之前还认为原发性肌肉疾病患者不适合进行运动。因此，关于肌肉强化训练对原发性肌肉疾病患儿影响的研究相对较少。全身振动疗法是一项可短时间内强化患者肌肉力量的较新颖且有发展前景的干预方式。接下来将总结应用振动辅助锻炼帮助原发性肌肉疾病障碍患者改善肌肉功能的研究报道。

24.1.1　儿科原发性肌肉疾病

24.1.1.1　进行性假肥大性肌营养不良

进行性假肥大性肌营养不良又称迪谢内肌营养不良，是一种由 X 染色体上的肌营养不良蛋白基因突变引起的遗传性疾病。据报道有不同类型的突变，但是基因移码突变的严重缺失及重复是最常见的原因，约占 70%[6]。肌营养不良蛋白是细胞膜中的细胞骨架蛋白，主要但不完全位于肌肉组织中。肌营养不良蛋白的缺失（或减少）会导致肌膜（肌肉细胞的细胞膜）的损伤并增加肌肉细胞的死亡率。典型的临床病程特点为进行性肌肉丢失。如果不予以治疗，患儿在 8~12 岁时将丧失步行能力。

目前有三项研究评估了全身振动干预进行性假肥大性肌营养不良患儿的可行性及安全性[7~9]。在这些研究中，进行性假肥大性肌营养不良患儿（研究共纳入 24 名男孩）可较好耐受全身振动（侧向交替型）。肌酸激酶是一种主要存在于肌肉组织中的酶，可用于检测、监测肌肉损伤。全身振动锻炼的最初几天，在数个受试者中观察到肌酸激酶的短暂增加，但在后续研究过程中，肌酸激酶又逐渐下降。目前只有一项研究评估了全身振动锻炼对进行性假肥大性肌营养不良患儿肌肉功能和骨骼状态的干预效果[10]。在本项研究中，采用居家振动锻炼，每次 10 min，持续 6 个月。研究前、干预 6 个月后、干预 12 个月后，采用外周定量 CT 评估受试者的上、下肢肌肉力量、骨骼状态。研究人员发现全身振动疗法可改善受试者下肢的肌肉力量及骨骼强度。

此外，根据作者的自身经验（n~10），进行性假肥大性肌营养不良症患儿可较好耐受全身振动疗法，且该疗法可改善患儿肌肉力量，增强活动稳定性。

24.1.1.2　其他类型的肌肉障碍

不幸的是，目前除了进行性假肥大性肌营养不良外，暂未发现与全身振动干预其他类型原发性肌肉疾病障碍相关的评估研究。

根据作者的自身经验，全身振动疗法适用于下列疾病患儿（表 24.1）：

- 乌尔里希型先天性肌营养不良。
- 贝克肌营养不良。
- Merosin 缺陷型先天性肌营养不良（LAMA2 相关性肌营养不良）。
- 1 型先天性强直性肌营养不良。
- 贝特莱姆肌病。

在锻炼过程中，研究者发现绝大多数有上述疾病的患儿在粗大运动表现方面取得了显著的临床改善。在全身振动锻炼过程时，建议检查是否有肌肉过度紧张的迹象，如肌肉疼痛。锻炼强度应根据患儿的情况进行个性化调整。同时在全身振动锻炼的早期阶段，建议监测原发性肌肉疾病患儿的肌酸激酶水平。在肌酸激酶增加的情况下（如增加至正常值的两倍），应及时调整治疗强度。

表 24.1　原发性肌肉疾病概述

疾病	突变	发病率	发病年龄	特点
进行性假肥大性肌营养不良	Duchenne 基因	男性 1 / 3 500	2~5 岁	进行性肌肉力量下降，且 8~12 岁时血清肌酸激酶升高、步行功能丧失
乌尔里希型先天性肌营养不良	Collagen VI 基因	（1~9）/ 1 000 000	出生	挛缩、先天性髋关节脱位、缓慢进行性肌肉力量下降

疾病	突变	发病率	发病年龄	特点
贝克肌营养不良	Dystrophin 基因	男性:（1~2）/ 3 000	10~13 岁	进行性肌肉力量下降、尤其是肢体
Merosin 缺陷型先天性肌营养不良	LAMA2 基因	0.7/100 000	出生	不同程度的肌肉力量下降、挛缩、运动距离下降
1 型先天性强直性肌营养不良	DMPK 基因	1/ 20 000	出生	肌肉力量下降、呼吸功能不全
贝特莱姆肌病	Collagen VI 基因	（1~7）/ 1 000 000	出生	缓慢进展的近端肌肉力量下降、挛缩、过度角化的毛囊

24.1.2　成人原发性肌肉疾病

24.1.2.1　1型强直性肌营养不良

还没有相关研究评估全身振动疗法对成人 1 型强直性肌营养不良患者的影响。以营养不良的小鼠为模型，全身振动（45 Hz、0.6 g）似乎是安全的[11]，但未发现其对骨骼及肌肉状态的积极影响[12]。总体而言，有关其他运动或者锻炼方法对成人 1 型强直性肌营养不良患者的有效性研究数据目前还很少[6]。

24.1.2.2　其他类型的肌肉疾病

总体而言，目前关于全身振动疗法对成人原发性肌肉疾病患者有效性的系统研究尚少。据报道，重症监护室内成年获得性肌肉无力的患者可耐受全身振动，且全身振动干预重症监护室内获得性肌肉无力患者具有一定可行性[13]。对于无法进行标准运动的老年人，全身振动可增强他们的肌肉力量[14,15]。全身振动可减少缺乏活动期间受试者肌肉体积的损耗[16,17]。目前还有一些研究表明，全身振动也可防止缺乏活动期间的骨质流失[18]。

据报道，全身振动可改善烧伤愈合后患者的肌肉力量[19]。

参考文献

[1] Zierz S, Jerusalem F, Deschauer M. Muskelerkrankungen, 4. Aufl. Referenz–Reihe Neurologie Klinische Neurologie: Georg Thieme Verlag KG, s.l; 2014.

[2] Bushby K, Finkel R, Birnkrant DJ, et al. Diagnosis and management of Duchenne muscular dystrophy, part 1: diagnosis, and pharmacological and psychosocial management. Lancet Neurol. 2010;9(1):77 – 93. https://doi.org/10.1016/S1474–4422（09）70271–6.

[3] Lindberg C, Bjerkne F. Prevalence of myotonic dystrophy type 1 in adults in western Sweden.

Neuromuscul Disord. 2017;27（2）:159 - 162. https://doi.org/10.1016/j.nmd.2016.12.005.

[4] Roussel M-P, Morin M, Gagnon C, et al. What is known about the effects of exercise or training to reduce skeletal muscle impairments of patients with myotonic dystrophy type 1? A scoping review. BMC Musculoskelet Disord. 2019;20（1）:101. https://doi.org/10.1186/ s12891-019-2458-7.

[5] Okkersen K, Jimenez-Moreno C, Wenninger S, et al. Cognitive behavioural therapy with optional graded exercise therapy in patients with severe fatigue with myotonic dystrophy type 1: a multicentre, single-blind, randomised trial. Lancet Neurol. 2018;17（8）:671 - 680. https://doi. org/10.1016/ S1474-4422（18）30203-5.

[6] Salmaninejad A, Valilou SF, Bayat H, et al. Duchenne muscular dystrophy: an updated review of common available therapies. Int J Neurosci. 2018;128（9）:854 - 864.

[7] Vry J, Schubert IJ, Semler O, et al. Whole-body vibration training in children with Duchenne muscular dystrophy and spinal muscular atrophy. Eur J Paediatr Neurol. 2014;18（2）:140 - 149. https://doi. org/10.1016/j.ejpn.2013.09.005.

[8] Söderpalm A-C, Kroksmark A-K, Magnusson P, et al. Whole body vibration therapy in patients with Duchenne muscular dystrophy – a prospective observational study. J Musculoskelet Neuronal Interact. 2013;13（1）:13 - 18.

[9] Myers KA, Ramage B, Khan A, et al. Vibration therapy tolerated in children with Duchenne muscular dystrophy: a pilot study. Pediatr Neurol. 2014;51（1）:126 - 129. https://doi.org/10.1016/j. pediatrneurol.2014.03.005.

[10] Petryk A, Polgreen LE, Grames M, et al. Feasibility and tolerability of whole-body, low-intensity vibration and its effects on muscle function and bone in patients with dystrophinopathies: a pilot study. Muscle Nerve. 2017;55（6）:875 - 883. https://doi.org/10.1002/mus.25431.

[11] Novotny SA, Eckhoff MD, Eby BC, et al. Musculoskeletal response of dystrophic mice to short term, low intensity, high frequency vibration. J Musculoskelet Neuronal Interact. 2013;13（4）:418 - 429.

[12] Novotny SA, Mader TL, Greising AG, et al. Low intensity, high frequency vibration training to improve musculoskeletal function in a mouse model of Duchenne muscular dystrophy. PLoS One. 2014;9 （8）:e104339. https://doi.org/10.1371/journal.pone.0104339.

[13] Wollersheim T, Haas K, Wolf S, et al. Whole-body vibration to prevent intensive care unit-acquired weakness: safety, feasibility, and metabolic response. Crit Care. 2017;21（1）:9. https:// doi. org/10.1186/s13054-016-1576-y.

[14] Rogan S, de Bruin ED, Radlinger L, et al. Effects of whole-body vibration on proxies of muscle strength in old adults: a systematic review and meta-analysis on the role of physical capacity level. Eur Rev Aging Phys Act. 2015;12:12. https://doi.org/10.1186/s11556-015-0158-3.

[15] Sievänen H, Karinkanta S, Moisio-Vilenius P, et al. Feasibility of whole-body vibration training in nursing home residents with low physical function: a pilot study. Aging Clin Exp Res. 2014;26 （5）:511 - 517. https://doi.org/10.1007/s40520-014-0206-2.

[16] Miokovic T, Armbrecht G, Gast U, et al. Muscle atrophy, pain, and damage in bed rest reduced by re sistive（vibration）exercise. Med Sci Sports Exerc. 2014;46（8）:1506 - 1516. https://doi. org/10.1249/MSS.0000000000000279.

[17] Belavý DL, Miokovic T, Armbrecht G, et al. Resistive vibration exercise reduces lower limb muscle atrophy during 56-day bed-rest. J Musculoskelet Neuronal Interact. 2009;9（4）:225 - 235.

[18] Belavý DL, Beller G, Armbrecht G, et al. Evidence for an additional effect of whole-body vibration

above resistive exercise alone in preventing bone loss during prolonged bed rest. Osteoporos Int. 2011;22（5）:1581–1591. https://doi.org/10.1007/s00198–010–1371–6.

[19] Ebid AA, Ahmed MT, Mahmoud Eid M, et al. Effect of whole body vibration on leg muscle strength after healed burns: a randomized controlled trial. Burns. 2012;38（7）:1019–1026. https:// doi. org/10.1016/j.burns.2012.02.006.

第25章　振动在常见神经系统疾病患者中的应用

Feng Yang　编

马召玺　译

25.1　简介

　　神经系统疾病是包括大脑、脊髓和周围神经在内的一类神经性疾病。神经系统在控制人类运动中发挥着重要作用，神经系统功能紊乱通常通过影响人的神经肌肉系统，进一步影响身体的平衡、力量、感觉、灵活性和协调性等。这些功能受损可导致活动受限和跌倒风险的增加。神经系统疾病患者的活动受限对其就业、独立生活、参与社会活动和生活质量产生不利影响 [1]。由活动功能受损导致的跌倒会对个人、家庭和医疗系统造成生理、心理和经济方面灾难性的后果 [2]。因此，有必要针对这些人群制订有效的干预措施，以改善神经肌肉功能，降低跌倒风险。

　　尽管已经证明，使用基于运动的训练可以减少运动障碍患者的损伤 [3]，但有几个因素限制了神经障碍患者康复计划的制订。例如，有运动功能障碍的人通常会出现肌肉无力、平衡障碍、感觉缺失和疲劳等方面的身体损伤。由于缺乏必要的体能，这些因素可能会阻碍患者进行传统的运动项目。很多有运动障碍的患者在参与常规运动项目方面会受到挑战，这可能会导致参加患者的运动参与率显著减少（甚至高达 43% [4]）。考虑到锻炼计划的成本（特别是在没有医疗保险的情况下）或地点，足够强度和持续时间的锻炼计划可能并不适用于所有运动障碍患者。因此，安全、性价比高及对身体影响小，且在改善神经系统疾病患者运动功能障碍和降低跌倒风险方面有效的替代锻炼模式，将对神经康复和社区跌倒预防带来巨大的好处。

　　全身振动锻炼作为一种替代的康复方法能提高神经肌肉的效能，已经越来越多地用于正常人 [5-7] 和运动功能障碍患者 [8-10]。这主要是由于其固有的特点，有比传统运动项目更可取的地方。因为是便携式的、是用户友好的、需要的时间较少，且比传统运动项目的强度低，因此全身振动非常有吸引力。这些特点使其非常适合用于诊所、养老院、社区中心和存在运动障碍的神经疾病患者的家庭，以提高患者的运动功能。全身振动锻炼是安全的。在全身振动锻炼中，锻炼者通常站在振动平台上，但不主动活动肢体；因此，与预防跌倒的传统体育活动相比，他们不太可能失去平衡或摔倒。全身振动锻炼成本–效益比高，因为其主要成本是一次性投资振动装置。因为监督或培训相关的劳动力成本低于传统的锻炼项目，所以经常性支出主要为电力消耗。此外，全身振动锻炼可能会被美国的医疗保险覆盖[7]。因为每个有神经系统疾病的患者的情况都是个体化的，所以预防跌倒的措施需要量身定制。全身振动锻炼参数，如振幅、频率、身体姿势、锻炼量和强度，可以针对每个人进行个性化设置。传统锻炼计划可以与全身振动锻炼计划相结合，根据每个学员的情况进行调整。因此，可以把全身振动作为一种简单、安全、方便的干预措施，以改善神经系统疾病患者的神经肌肉功能，降低他们跌倒的风险，进一步提高他们的生活质量[11, 12]。

　　本章回顾了全身振动锻炼在神经康复领域的最新进展，研究对象主要包括三种常见的患病人群：多发性硬化、脑卒中和帕金森病患者。然后，本文回顾了以往研究工作的局限性并讨论了今后的研究方向。

25.2　多发性硬化

　　美国约有 100 万多发性硬化患者[13]，全球范围内有超过 250 万多发性硬化患者[14]。在该疾病过程中，可能会出现进行性功能缺损和残疾，对身体和情感健康造成致命性影响，如行动不便、失业和抑郁[15]。跌倒是这一群体的一个重要问题。研究表明，超过 50% 的多发性硬化患者至少每两个月跌倒一次[16]。一些研究分析全身振动锻炼可能对改善多发性硬化患者功能有影响，但结果不一致。一些研究得出结论，全身振动锻炼对多发性硬化患者的下肢力量和活动能力[17-19]、静态平衡[20]和步行耐力[21]方面是有益的，而另外一些研究报告显示，全身振动锻炼对肌力和功能表现的提高很小或没有提高[22,23]。样本量太小可能是导致结果差异的原因[22, 23]。

　　最近进行了一项研究，进一步系统地分析进行 8 周全身振动锻炼方案是否能改善多发性硬化患者的功能（图 25.1）[24, 25]。在这项单组前后对比研究方案中，22 名多发性硬化患者被纳入研究，并在侧向交替振动平台（图 25.1B）上接受为期 8 周的振动锻炼。振动频率和最大振幅分别为 20 Hz 和 2 mm，1 min 的振动锻炼后休息 1 min 为 1 组，每次重复 5 组，每周重复 3 次，共 8 周（图 25.1A）。在每次锻炼前后评估残疾状况［通过多发性硬化功能评价（MSFC）和患者确定的疾病等级（PDDS）进行量化］和每次锻炼跌倒风险因素。MSFC 评估三个方面的功能：通过 25 英尺（约 7.6 m）定时步行测试测量的行走功能和下肢功能、通过九孔柱试验评估上肢功能，以及通过 3 s 节奏的听觉连续添加测试（paced auditory serial addition test）评估的认知功能[26]。PDDS 评分从主观上衡量残疾程度。它的分值在 0（正常）到 8（卧床不起）之间。此外，还评估了以下跌倒风险。身体平衡通过等标度测试（EquiScale test）进行评估[27]。在这个测试中，参与者进行了 8 项增加难度的功能平衡测试。完成每项子测试的成功程度得分在 0 分（无

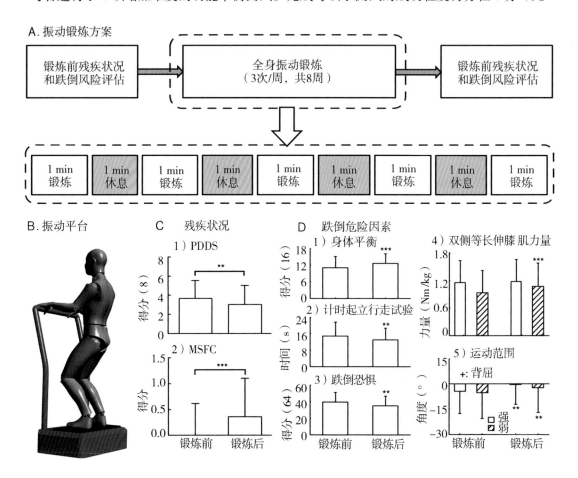

图25.1　振动锻炼方案（A）和用于执行振动锻炼方案的双侧交替振动平台（B）示意。振动是间歇性的：先进行 1 min 重复 5 次的振动，然后休息 1 min。每周重复 3 次相同的锻炼，整个锻炼持续 8 周，共 24 次。两次振动之间至少有 24 h 的休息时间。在振动锻炼中，参与者手扶手柄保持平衡，赤脚站在振动平台上，直视前方，脚部位置与振动幅度一致，膝关节弯曲 20°，躯干笔直，以便将振动传递到下肢，而不是脊髓或大脑。他们被要求将体重均匀地分布在前后脚掌。在8 周锻炼开始前和结束后分别对残疾状况（C）[24]和跌倒风险（D）[25]进行评估。以患者确定的疾病等级（PDDS）和多发性硬化功能评价（MSFC）分别对残疾状况进行主观和客观评价。跌倒危险因素包括身体平衡（等标度测试）、功能活动度（计时起立行走试验）、跌倒恐惧（国际跌倒功效量表）、双侧等长伸膝肌力量和双侧背屈运动范围。负背屈运动范围表明即便要求受试者尽可能地背屈踝关节，他们也无法使踝关节处于背屈位置（即踝关节仍处于跖屈姿势）。
***：$p < 0.001$；**：$p < 0.01$。

法完成任务）到 2 分（独立完成任务）之间，总分为 0~16 分，是所有得分的总和。跌倒恐惧通过国际跌倒功效量表来衡量[28]。该工具要求受试者在进行特定活动，如爬楼梯、伸手到头顶和在不同表面行走时，用整数 1（完全不相关）和 4（完全相关）评估他们不跌倒的信心水平。将评分相加（可能的范围：0~64）以获得每个受试者对跌倒恐惧的水平。受试者的功能性活动能力通过计时起立行走试验进行评估。在等速测量仪上测量双侧膝关节的等长力量。使用测角仪评估两踝关节的背屈运动范围[29]。

研究结果表明，为期 8 周的全身振动计划可以降低多发性硬化患者的残疾程度（图 25.1C）和跌倒风险（图 25.1D）。具体而言，MSFC 和 PDDS 分别提高了 0.61 分和 0.36 分（图 25.1C）。跌倒危险因素均显著改善（图 25.1D）。

25.3　脑卒中

脑卒中是美国第五大死因，每年约有 14 万美国人死于脑卒中[30]。美国每年约有 80 万人患脑卒中：其中约 61 万是首次脑卒中或新发脑卒中，其余都是复发性脑卒中[31]。跌倒在脑卒中患者中很常见，主要是由于疾病引起的神经运动功能下降，如肌肉无力、平衡障碍、活动受限、感觉缺失等[32]。高达 73% 的脑卒中幸存者在过去 6 个月内至少经历过 1 次跌倒[32]。这些跌倒会导致身体受伤或死亡，骨折发生率比一般人群高出 4 倍[33]。因此，预防跌倒对脑卒中患者至关重要。

全身振动锻炼已在脑卒中患者中应用，以减少他们跌倒的风险。以前的研究显示，不同的锻炼方案有不同的研究结果。最近的综述文章也显示全身振动对脑卒中患者功能改善作用的结论相互矛盾[34~39]。为了验证短期全身振动锻炼（3~12 周）在改善慢性脑卒中患者的神经肌肉功能和降低跌倒风险方面的效果，对一项基于 12 项随机对照试验（总共包括 447 名脑卒中患者）[40-51]进行了荟萃分析[10]。此外，还探讨了全身振动锻炼的效果是否与锻炼强度相关。锻炼强度为平台峰值加速度（重力加速度的倍数）和总振动持续时间（小时）的乘积。

荟萃分析表明，与安慰剂锻炼相比，短期全身振动锻炼显著改善身体平衡（效应值 =0.27，p=0.03，图 25.2A）和身体功能活动度（效应值 =0.34，p=0.02，图 25.2B），差异有统计学意义。全身振动似乎对伸膝肌等长力量影响不大（效应值 = 0.08，p=0.67，图 25.2C）。多元回归分析显示，锻炼强度与身体平衡（r=0.649，p=0.029，图 25.2D）和灵活性（r=0.785，p=0.036，图 25.2E）强相关；但与力量恢复（r=-0.153，p=0.742，图 25.2F）无相关性。所有纳入的研究，在整个锻炼过程中，全身振动锻炼的退出率较低（约为 7.1%）[10]。

值得注意的是，在这项荟萃分析中总体效应值较小，全身振动锻炼对脑卒中患者肌力的影响存在一些不确定性。这个荟萃分析回顾了关于全身振动的 7 项研究：在"零

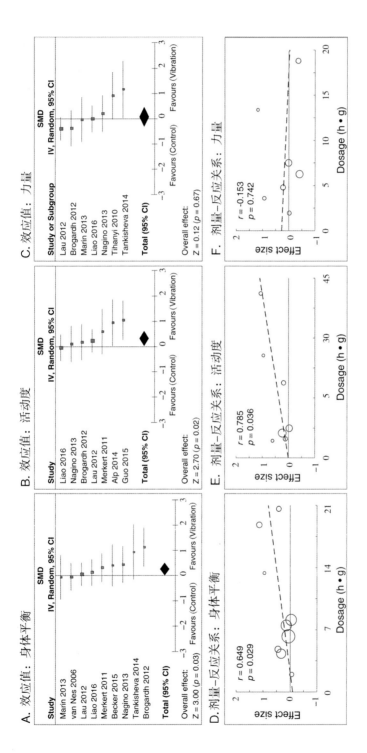

图25.2 用标准化均差表示效应大小的森林图，这些标准化均差来自评估振动锻炼对改善身体平衡（A）、灵活性（B）、瘫痪侧伸膝肌等长力量（C）的影响。所有荟萃分析均采用基于逆方差法的随机效应模型。多元回归分析还显示了振动锻炼强度（单位：h•g，其中h为小时，g代表重力加速度或9.81 m/s²）与身体平衡（D）、活动度（E）和瘫痪侧伸膝肌力量（F）之间关系。每个效应用一个开口圆圈表示，圆的大小表示该数据点回归时计算的权重。虚线表示每个回归的相应ρ值和相关系数（r）。零处的水平线表示效果为零。Study: 研究；SMD: 标准化均差；IV: 逆方差；Random: 随机试验；CI: 置信区间；Total: 总共；Overall effect: 整体效应；Favours（control）: 偏倚（对照组）；Favours（Vibration）: 偏倚（振动组）；Dosage: 剂量；Effect size: 效应值。

效应"周围有一个均匀的分布；3 项研究支持，3 项不支持。其余文章的效应值为 0.00，表明全身振动改善伸膝肌力量的效果与安慰剂相当（图 25.2C）。以前的荟萃分析也说明了类似的趋势[37, 38]。鉴于效应值的应用广泛和相对数量较少的研究，全身振动对下肢力量的改善作用不可能得出明确的结论。此外，该荟萃分析仅对瘫痪侧伸膝肌等长力量进行研究分析。因此，对于非瘫痪侧其他收缩条件下，全身振动如何与其他肌群或关节相互作用尚不清楚。

因此，全身振动锻炼对下肢肌力的影响仍需要设计精良的大样本研究证实。

25.4 帕金森病

帕金森病是最常见的神经退行性疾病，据估计影响全球多达 600 万人[52]。帕金森病引起的运动障碍所导致的跌倒是该人群面临的一个使人无力且代价高昂的问题。据估计，2005—2030 年，帕金森病的患病率将翻一番[53]。因此，帕金森病相关的跌倒可能会在未来几十年对医疗体系产生巨大的影响。减少这种影响的关键是制订锻炼方案，这可能会改善帕金森病患者的运动功能。最近，全身振动锻炼被视作一种很有前途的锻炼方式。

有几项研究探讨了全身振动锻炼对帕金森病患者运动功能的影响，其结果并不一致。例如，一项早期研究对为期 3 周的振动训练方案与传统平衡训练进行了效果比较[54]。有文献表明，振动锻炼在改善身体平衡和运动功能方面与传统锻炼有相似的效果。在一项双盲、随机对照试验中，比较了安慰剂锻炼方案与 8 天振动锻炼方案对姿势稳定性的影响[55]。该研究表明，振动锻炼比安慰剂锻炼更显著地增强了帕金森病患者的姿势稳定性和功能灵活性。另一项随机对照试验研究了为期 5 周 12 次的振动锻炼对成年帕金森病患者身体功能的影响[56]。结果表明，锻炼组运动后的伸展功能和运动能力明显优于安慰剂组。然而，振动锻炼和安慰剂锻炼在步态表现和单腿站立测试中产生了类似的影响。

最近的一项荟萃分析证实了先前相关研究表明的全身振动锻炼对帕金森病患者运动功能影响有不确定性[9]。这项荟萃分析基于 7 项研究，其结果表明全身振动锻炼可提高运动能力（效应值 =0.48，p =0.03）和伸展功能（效应值 =0.75，p =0.03）。然而，振动锻炼对疾病进展水平（效应值 =0.31 和 p =0.15）和身体平衡（效应值 =0.49 和 p =0.74）的影响不显著。

25.5　局限性和未来研究方向

25.5.1　基本机制

总的来说，积极和有前景的研究结果表明，全身振动锻炼对神经系统疾病患者具有提高其功能表现的潜力。通过脚向人体转化的机械刺激引起紧张性振动反射被认为是全身振动锻炼的潜在机制[62]，它通过产生的神经适应[11, 57, 58]、肌肉活动性增强[59]和关节机械负荷增加[60]，以及刺激脚底感觉传入纤维[61]来实现。然而，对研究中观察到的功能改进患者，其潜在的神经肌肉、生物学、生理学和潜在的心理机制还不完全清楚。此外，迄今为止，产生的所有理论都是建立在健康人群的基础上的，这些人身体活跃，能够高水平地自主收缩肌肉。目前尚不清楚如何将这些机制应用到神经系统疾病患者身上。因此，需要更多的研究来解决这些问题。

25.5.2　剂量－反应关系

在既往的研究中，对全身振动锻炼的最佳参数并没有统一的意见。识别不同的振动激发模式（频率、振幅、暴露时间等）与诱发的物理功能变化之间的剂量－反应关系至关重要。通过这样做，我们可以确定最佳强度剂量以达到最大增强神经肌肉功能的效果。这是对健康人和患者提出这种锻炼方法的基本步骤。此外，还需要更多的研究来证实全身振动锻炼对改善神经功能障碍患者的身体功能有多大的临床意义。

25.6　结论

尽管目前针对神经系统疾病患者的研究文献存在局限性，但越来越多的证据表明振动锻炼对改善神经肌肉功能有益。神经肌肉功能的改善反过来又可以降低跌倒的风险。与此同时，许多研究问题提到是否在运动障碍患者中应用振动锻炼仍然没有答案。需要更大规模、更严格控制、更高质量的研究进一步探讨全身振动锻炼的机制、有效性、安全性和剂量－反应关系。

参考文献

[1] Batista P, Pereira A. Quality of life in patient with neurodegenerative diseases. J Neurol Neurosci. 2016;77（1）:1 - 7.

[2] Stolze H, et al. Falls in frequent neurological diseases: prevalence, risk factors and aetiology. J Neurol. 2004;251（1）:79 - 84.

[3] Allendorfer JB, Bamman MM. Getting the brain into shape: exercise in neurological disorders. Clin

Ther. 2018;40（1）:6‑7.

［4］English CK, et al. Circuit class therapy versus individual physiotherapy sessions during inpatient stroke rehabilitation: a controlled trial. Arch Phys Med Rehabil. 2007;88（8）:955‑963.

［5］Yang F, et al. Controlled whole‑body vibration training reduces risk of falls among community‑dwelling older adults. J Biomech. 2015;48（12）:3206‑3212.

［6］Lam FMH, et al. The effect of whole body vibration on balance, mobility and falls in older adults: a systematic review and meta‑analysis. Maturitas. 2012;72（3）:206‑213.

［7］Merriman H, Jackson K. The effects of whole‑body vibration training in aging adults: a sys‑ tematic review. J Geriatr Phys Ther. 2009;32（3）:134‑145.

［8］Wunderer K, Schabrun SM, Chipchase LS. The effect of whole body vibration in common neurological conditions – a systematic review. Phys Ther Rev. 2008;13（6）:434‑442.

［9］Dincher A, Schwarz M, Wydra G. Analysis of the effects of whole‑body vibration in Parkinson disease – systematic review and meta‑analysis. Phys Med Rehabil. 2019;11（6）:640‑653.

［10］Yang F, Butler AJ. Efficacy of controlled whole‑body vibration training on improving fall risk factors in stroke survivors: A meta‑analysis. Neurorehabil Neural Repair. 2020;34（4）:275‑288.

［11］Rittweger J. Vibration as an exercise modality: how it may work, and what its potential might be. Eur J Appl Physiol. 2010;108（5）:877‑904.

［12］Zago M, et al. Whole‑body vibration training in obese subjects: a systematic review. PLoS One. 2018;13（9）:e0202866.

［13］Wallin MT, et al. The prevalence of MS in the United States. Neurology. 2019;92（10）:e1029‑e1040.

［14］Browne P, et al. Atlas of multiple sclerosis 2013: a growing global problem with widespread inequity. Neurology. 2014;83（11）:1022‑1024.

［15］Wallin MT, et al. Depression and multiple sclerosis: review of a lethal combination. J Rehabil Res Dev. 2006;43（1）:45‑62.

［16］Finlayson ML, Peterson EW, Cho CC. Risk factors for falling among people aged 45 to 90 years with multiple sclerosis. Arch Phys Med Rehabil. 2006;87（9）:1274‑1279.

［17］Wunderer K, Schabrum SM, Chipchase LS. Effects of whole body vibration on strength and functional mobility in multiple sclerosis. Physiother Theory Pract. 2010;26（6）:374‑384.

［18］Claerbout M, et al. Effects of 3 weeks' whole body vibration training on muscle strength and functional mobility in hospitalized persons with multiple sclerosis. Mult Scler J. 2012;18（4）:498‑505.

［19］Kantele S, Karinkanta S, Sievanen H. Effects of long‑term whole‑body vibration training on mobility in patients with multiple sclerosis: a meta‑analysis of randomized controlled trials. J Neurol Sci. 2015;358（1‑2）:31‑37.

［20］Mason RR, et al. Is 8 weeks of side‑alternating whole‑body vibration a safe and acceptable modality to improve functional performance in multiple sclerosis? Disabil Rehabil. 2012;34（8）:647‑654.

［21］Hilgers C, et al. Effects of whole‑body vibration training on physical function in patients with multiple sclerosis. NeuroRehabilitation. 2013;32（3）:655‑663.

［22］Schyns F, et al. Vibration therapy in multiple sclerosis: a pilot study exploring its effects on tone, muscle force, sensation and functional performance. Clin Rehabil. 2009;23（9）:771‑781.

［23］Broekmans T, et al. Exploring the effects of a 20‑week whole‑body vibration training programme on leg muscle performance and function in persons with multiple sclerosis: a pilot study. J Rehabil Med.

2010;42（9）:866 - 872.

[24] Yang F, Estrada E, Sanchez MC. Vibration training improves disability status in multiple scle- rosis: a pretest-posttest pilot study. J Neurol Sci. 2016;369:96 - 101.

[25] Yang F, et al. Effects of controlled whole-body vibration training in improving fall risk factors among individuals with multiple sclerosis: a pilot study. Disabil Rehabil. 2018;40（5）: 553 - 560.

[26] Fischer JS, et al. Multiple sclerosis functional composite administration and scoring manual. New York, NY: National Multiple Sclerosis Society; 2001.

[27] Almeida SRM, Loureiro AB, Maki T. Brazilian version, reliability and validity study of the Equiscale. Fisioter Pesqui. 2008;15（3）:266 - 272.

[28] Yardley L, et al. Development and initial validation of Falls Efficacy Scale-International（FES- I）. Age Ageing. 2005;34（6）:614 - 619.Clarkson HM. Musculoskeletal assessment: joint motion and muscle testing. 3rd ed. Philadelphia: Lippincott Wilkins; 2013. p. 532.

[29] Yang Q-H, et al. Vital signs: recent trends in stroke death rates - United States, 2000 - 2015. Morb Mortal Wkly Rep. 2017;66:933 - 939.

[30] Benjamin EJ, et al. Heart disease and stroke statistics - 2017 update: a report from the American Heart Association. Circ Res. 2017;135（10）:e146 - e603.

[31] Weerdesteyn V, et al. Falls in individuals with stroke. J Rehabil Res Dev. 2008;45（8）:1195 - 1214.

[32] Pouwels S, et al. Risk of hip/femur fracture after stroke: a population-based case-control study. Stroke. 2009;40（10）:3281 - 3285.

[33] Liao L-R, et al. Effects of whole-body vibration therapy on body functions and structures, activity, and participation poststroke: a systematic review. Phys Ther. 2014;94（9）:1232 - 1251.

[34] Santos-Filho SD, et al. Possible benefits of the whole body vibration in the treatment of com- plications in stroke patients. Br J Med Med Res. 2014;4（7）:1539 - 1551.

[35] Park Y-J, Park S-W, Lee H-S. Comparison of the effectiveness of whole body vibration in stroke patients: a meta-analysis. Biomed Res Int. 2018;2018:5083634.

[36] Lu J, Xu G, Wang Y. Effects of whole body vibration training on people with chronic stroke: a systematic review and meta-analysis. Top Stroke Rehabil. 2015;22（3）:161 - 168.

[37] Yang X, et al. The effect of whole body vibration on balance, gait performance and mobility in people with stroke: a systematic review and meta-analysis. Clin Rehabil. 2015;29（7）:627 - 638.

[38] Costantino C, et al. Effects of single of multiple sessions of whole body vibration in stroke: is there any evidence to support the clinical use in rehabilitation? Rehabil Res Pract. 2018;2018:8491859.

[39] Tankisheva E, et al. Effects of intensive whole-body vibration training on muscle strength and balance in adults with chronic stroke: a randomized controlled pilot study. Arch Phys Med Rehabil. 2014;95:439 - 446.

[40] Liao L-R, et al. Whole-body vibration intensities in chronic stroke: a randomized controlled trial. Med Sci Sports Exerc. 2016;48（7）:1227 - 1236.

[41] Alp A, et al. The impact of whole body vibration therapy on spasticity and disability of the patients with poststroke hemiplegia. Rehabil Res Pract. 2018;2018:8637573.

[42] Marin PJ, et al. Effects of whole-body vibration on muscle architecture, muscle strength, and balance in stroke patients: a randomized controlled trial. Am J Phys Med Rehabil. 2013;92（10）:881 - 888.

[43] Lau RWK, Yip SP, Pang MYC. Whole-body vibration has no effect on neuromotor function and falls in chronic stroke. Med Sci Sports Exerc. 2012;44（8）:1409 - 1418.

［44］Guo C, et al. Whole body vibration training improves walking performance of stroke patients with knee hyperextension: a randomized controlled pilot trial. CNS Neurol Disord Drug Targets. 2015;14（9）:1110－1115.

［45］Brogårdh C, Flansbjer U-B, Lexell J. No specific effect of whole-body vibration training in chronic stroke: a double-blind randomized controlled study. Arch Phys Med Rehabil. 2012;93:253－258.

［46］Becker BJ. The effects on strength, balance and mobility when combining whole body vibration and traditional rehabilitation for stroke patients. Windsor, Canada: University of Windsor; 2015. p. 123.

［47］Merkert J, et al. Combined whole body vibration and balance training using Vibrosphere: improvement of trunk stability, muscle tone, and postural control in stroke patients during early geriatric rehabilitation. Zeitschrift Gerontol Geriatr. 2011;44（4）:256－261.

［48］Nagino K, et al. Effect of whole-body vibration training on body balance in chronic stroke patients. J Appl Health Sci. 2013;4（2）:24－31.

［49］Tihanyi J, et al. Low resonance frequency vibration affects strength of paretic and non-paretic leg differently in patients with stroke. Acta Physiol Hung. 2010;97（2）:172－182.

［50］van Nes IJ, Latour H, Schils F. Long-term effects of 6-week whole-body vibration on balance recovery and activities of daily living in the postacute phase of stroke: a randomized, controlled trial. Stroke. 2006;37:2331－2335.

［51］Pringsheim T, et al. The prevalence of Parkinson's disease: a systematic review and meta-analysis. Mov Disord. 2014;29（13）:1583－1590.

［52］Dorsey ER, et al. Projected number of people with Parkinson disease in the most populous nations, 2005 through 2030. Neurology. 2007;68（5）:384－386.

［53］Ebersbach G, et al. Whole body vibration versus conventional physiotherapy to improve balance and gait in Parkinson's disease. Arch Phys Med Rehabil. 2008;89（3）:399－403.

［54］Kaut O, et al. Postural stability in Parkinson's disease patients is improved after stochastic resonance therapy. Parkinsons Dis. 2016;2016:7948721.

［55］Gaßner H, et al. Random whole body vibration over 5 weeks leads to effects similar to placebo: a controlled study in Parkinson's disease. Parkinsons Dis. 2014;2014:386495.

［56］Cardinale M, Bosco C. The use of vibration as an exercise intervention. Exerc Sport Sci Rev. 2003;31（1）:3－7.

［57］Kossev A, et al. Crossed effects of muscle vibration on motor-evoked potentials. Clin Neurophysiol. 2001;112（3）:453－456.

［58］Lienhard K, et al. Older adults show higher increases in lower-limb muscle activity during whole-body vibration exercise. J Biomech. 2017;50:55－60.

［59］Yang F, et al. Effects of vibration intensity on lower limb joint moments during standing. J Biomech. 2019;88（9）:18－24.

［60］Kavounoudias A, Roll R, Roll JP. Specific whole-body shifts induced by frequency-modulated vibrations of human plantar soles. Neurosci Lett. 1999;266（3）:181－184.

［61］Delecluse C, et al. Effects of whole body vibration training on muscle strength and sprint performance in sprint-trained athletes. Int J Sports Med. 2005;26（8）:638－644.

第26章　动脉性肺动脉高压和右心衰竭患者的全身振动疗法：一项初步试验的经验总结

Felix Gerhardt，Stephan Rosenkranz　编
丛文娟　译

26.1　概述

动脉性肺动脉高压（pulmonary arterial hypertension，PAH）是一种严重危害人类健康的疾病，其发病率和死亡率居高不下[1]。尽管有针对性的药物（如磷酸二酯酶 V 型抑制剂、内皮素受体拮抗剂、前列腺类激素），但目前仍无法治愈 PAH，PAH 常因运动能力降低和劳力性呼吸困难进而导致残疾。

PAH 的病理生理学基础是肺小动脉的功能和结构异常，尤其是血管扩张剂和血管收缩剂之间的失衡。肺血管重塑是本病的一个标志[2,3]。由于肺动脉压（pulmonary artery pressure，PAP）和肺血管阻力（pulmonary vascular resistance，PVR）的升高，右心室后负荷持续升高，进而导致右心衰竭和死亡[4]。右心室功能不全也会导致全身充血和左心充盈不足，这两种情况都会导致 PAH 患者和右心衰竭患者出现许多全身症状。除了肾和肝的器官功能障碍外，周围肌肉退化也是导致出现 PAH 和右心衰竭的全身性特征的原因[5]。除了躯体功能障碍，许多患者还有精神障碍，如焦虑和抑郁[5,6]。

近年来，除了针对性的药物治疗外，已证明康复和锻炼计划可以改善 PAH 患者的运动能力、血流动力学和预后[7,8]。因此，目前欧洲心脏病学会 / 欧洲呼吸学会（ESC/ERS）的肺动脉高压指南中推荐使用这些方案[9]。然而，尚不清楚这类计划的长期效果，但有必要采取综合方法从而实现持续效益。此外，这类患者进行身体锻炼的能力通常非常有限，因此"被动"锻炼的方式可能是可行的，且具有特别重要的意义。

全身振动为严重受损的患者提供了一个独特的锻炼和刺激肌肉的机会。这一概念基于开发的动态锻炼程序，该程序以正弦振荡运动的方式在振动平台上进行。约 20 Hz 的振动频率会诱发周期性的肌肉伸展 – 缩短循环动作，从而引发牵张反射 [10,11]。这会导致与心血管系统受到适量刺激有关的代谢率增加 [12,13]。这种方法已成功地用于提高年轻运动员的步速、肌肉力量和强度 [14]，以及改善老年患者的体能、身体平衡和健康相关生活质量（health-related quality of life，HRQL）[15,16]。此外，使用其可提高患囊性纤维化、多发性硬化和慢性阻塞性肺疾病等慢性病患者的运动能力、下肢运动功能和 HRQL [17~20]。

26.2　初步试验经验

在最近的一项初步试验中，作者调查了全身振动对运动能力、心肺气体交换变量、肌力和 HRQL 的影响 [21]。这项试验涉及 22 名 PAH 患者，他们都按照 PAH 指南进行了靶向治疗 [9] 且病情稳定。纳入标准：本试验的受试者为症状性 PAH 成人患者（Nice group1，经右心导管检查确诊）：稳定接受 PAH 靶向治疗 ≥ 3 个月、世界卫生组织功能分级（WHO-FC）Ⅱ – Ⅲ级、6 分钟步行距离为 50~500 m。世界卫生组织功能分级 Ⅱ级表现为安静时无不适，但日常活动会出现呼吸困难；Ⅲ级表现为安静时无不适，但低于日常活动强度时会出现呼吸困难 [22]。排除标准：在参与计划前 3 个月内进行过全身振动或心肺运动试验（CPET）、妊娠、严重骨质疏松症、急性血栓形成、有髋关节或膝关节植入物，以及近期骨折或损伤的患者。试验设计为随机对照的初步研究，将患者以 1：1 的方式随机分为治疗（全身振动）组或对照组。重要的是，这项研究是一项交叉研究，因此对照组的所有患者都在第二阶段接受了全身振动（图 26.1A）。最后一次全身振动后对患者进行为期 8 周的安全随访。所有患者均为世界卫生组织功能分级的 Ⅱ~Ⅲ 级，并在干预前 12 周进行了稳定剂量的 PAH 特异性药物治疗。

与对照组相比，接受全身振动治疗患者的 6 分钟步行试验主要指标有显著改善，在第 4 周时达到 +39.8 m（+35.4 m ± 10.6 m vs -4.4 m ± 7.6 m；p=0.004）。在最初的对照组中，全身振动结束时，6 分钟步行距离也比基线 2 显著增加了 41.8 m ± 7.9 m（p < 0.05）（图 26.1B）。

对整个队列（n = 22）的联合分析表明，与基线相比，全身振动组 6 分钟步行距离显著改善了 +38.6 m ± 6.6 m（p < 0.001）（图 26.1C）。在心肺运动试验中摄氧量峰值的增加就表明了全身振动也与最大运动耐力的增加有关（基线为 1006.1 mL/min ± 61.1 mL/min 比 940.4mL/min ± 54.1 mL/min；p < 0.05；平均增加 65.7 mL/min）（图 26.2A）。此外，全身振动改善了长久持续运动的极限，这是通过无氧阈下的摄氧量来评估的（基线 762.0 mL/min ± 35.4 mL/min vs 721.1 mL/min ± 37.8 mL/min，p < 0.05，平均增加 40.9 mL/min）（图 26.2B），表明在全身振动后运动时有氧代谢有所改善。相反，运动时

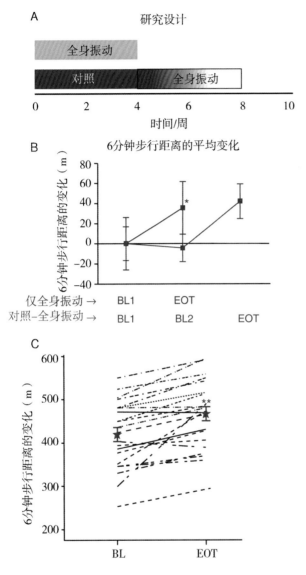

图26.1 6分钟步行试验。A.研究设计和治疗组。B."仅全身振动"组和"对照 – 全身振动"组（n=11）的6分钟步行距离与基线1相比的相对变化（$p<0.05$vs对照）。C.整个队列（n=22）中全身振动结束时6分钟步行距离与基线的绝对值及其变化。数据表示平均值 ± 平均值的标准误差（SEM）。BL：基线；EoT：治疗结束。*$p<0.01$vs对照组；**$p<0.001$vs基线[21]。

最低二氧化碳通气当量（VE/VCO$_2$）和呼气末二氧化碳张力峰值方面的通气效率在全身振动后与基线相比没有显著差异。这表明全身振动不改变运动中导致通气/灌注匹配障碍的肺循环结构。HRQL 评估表明全身振动组治疗 4 周后 SF–36（简明量表 –36）总分、身心评分均较对照组有显著提高（表 26.1）。在全身振动锻炼前及锻炼 4 周后，通过单次双腿跳跃评估肌力和强度的动力学参数。这些测试说明，全身振动可以通过改善肌力和强度，以及收缩速度改善运动能力。采集超声心动图参数和 N 末端 B 型利钠肽原（NTproBNP）水平以确定临床恶化情况。在随访的 4 周内，两组的超声心动图参数（包括右房和右室内径）及评价右心功能的参数均无明显变化。同样，NTproBNP 水平也没有明显变化。所有患者都能很好地耐受全身振动，未发生手术风险等严重不良事件。而且在全身振动过程中也没有发生不良事件。在 4 周的全身振动期间发生的不良事件包括

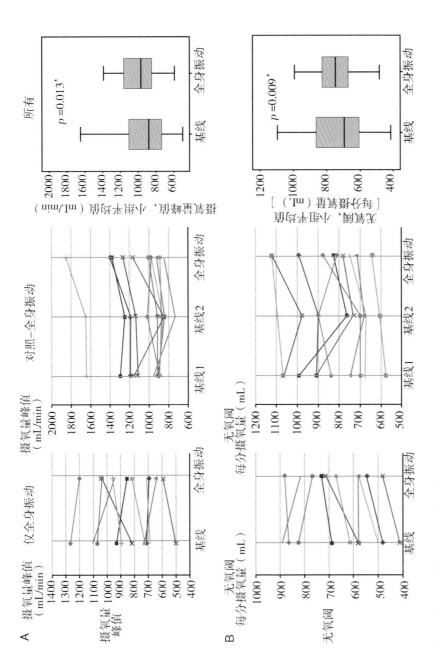

图26.2 心肺运动试验获得的关键运动气体交换数据。左栏和中栏："仅全身振动"组和"对照－全身振动"组（各11例）全身振动前后所有病例的显示。箱式图显示了基线和全身振动结束时的整个队列（$n=22$）。A.摄氧量峰值。B.无氧阈[21]。

肌肉酸痛和 1 例背痛。在初始对照组的控制阶段记录了另一例急性背痛。在安全评估期间，直到 8 周全身振动结束后，没有其他不良事件记录。

表 26.1 全身振动对 HRQL 的影响

	BL 1	BL 2	EOT	p 值 (BL 1 vs EOT)	p 值 (BL 2 vs EOT)
仅全身振动组					
总分	56.8 ± 4.8	–	64.2 ± 6.4	0.061	
生理状态得分	50.7 ± 3.3	–	56.1 ± 6.2	0.326	
心理状态得分	59.8 ± 6.5	–	67.4 ± 6.6	0.016	
对照 – 全身振动组					
总分	52.5 ± 4.8	57.4 ± 3.8	69.2 ± 3.3		0.008
生理状态得分	48.8 ± 3.3	53.4 ± 3.5	61.8 ± 3.6		0.057
心理状态得分	52.3 ± 5.4	55.6 ± 4.3	69.3 ± 3.5		0.001
	BL		EOT	p 值 (BL vs. EOT)	
总计					
总分	54.7 ± 3.3	–	66.7 ± 3.6	0.001	
生理状态得分	49.8 ± 2.3	59.0 ± 3.5	0.014		
心理状态得分	56.0 ± 4.2	–	68.3 ± 3.7	<0.0001	

SF-36（100 分制）。本表显示的是"仅全身振动组"和"对照 – 全身振动组"（n=11）和整个队列（n=22）在治疗 4 周后基线（BL）和治疗结束（EOT）时的 SF-36 总分、生理状态评分和心理状态评分[21]。

综上所述，在这项初步试验中，全身振动显著改善了重症患者的运动能力。其中，全身振动后 6 分钟步行距离平均改善 39.8 m，超过了临床试验中对 PAH 患者的靶向治疗效果。重要的是，该方法耐受性良好，因此尤其适用于危重患者。这种治疗效果甚至超过了在最近的临床试验中观察到的新型靶向多环芳烃疗法的 6 分钟步行距离结果。最近研究表明，在肺动脉高压患者中，体力活动甚至与肺动脉高压患者的预后有关[23]。肺动脉高压的治疗成本相当高，在欧洲，每个患者每年的平均治疗费用高达 110 000 欧元，平均为 30 000 欧元，主要用于药物和住院[24]。总之，根据欧洲呼吸学会关于严重慢性肺动脉高压患者运动训练和康复的建议声明[25]，全身振动锻炼改善了这些患者的运动能力、运动中的有氧代谢和生活质量。这种作用可能通过多种分子机制改善血流动力学和右心室功能、骨骼肌功能，以及肺功能和呼吸肌[25]，最终稳定患者的病情并获得潜在的预后，而且会对医疗保健系统的成本效益产生积极影响[25,26]。

26.3　未来研究方向

上述研究在 PAH 患者中取得良好的结果，表明全身振动可以改善经过预处理的 PAH 和右心衰竭患者的一些功能和生活质量。虽然这项研究是在数量有限的患者中进行的一项试验性研究，还需进一步证实。此外，目前正在进行一项更大规模的随机对照试验（GALILEO-PAH-CTEPH HOME），该试验对 PAH 或慢性血栓栓塞性肺动脉高压（CTEPH）患者进行为期 3 个月的家庭全身振动锻炼。此外，这一理论可能也适用于其他一些心血管疾病，特别是心力衰竭和射血分数正常的心力衰竭。这类患者也受全身性疾病和身体状况的限制，因此这类患者很可能也会受益。目前正在进行的还有一项随机对照试验。进一步的应用可能包括心肌梗死后或心力衰竭患者失代偿后的康复计划。

参考文献

［1］Hoeper MM, Humbert M, Souza R, et al. A global view of pulmonary hypertension. Lancet Respir Med. 2016;4:306–322.

［2］Humbert M, Guignabert C, Bonnet S, et al. Pathology and pathobiology of pulmonary hypertension: state of the art and research perspectives. Eur Respir J. 2019;53（1）. pii: 1801887.

［3］Olschewski A, Berghausen EM, Eichstaedt CA, et al. Pathobiology, pathology and genetics of pulmonary hypertension: update from the Cologne Consensus Conference 2018. Int J Cardiol. 2018;272S:4–10.

［4］Rosenkranz S. Pulmonary hypertension 2015: current definitions, terminology, and novel treatment options. Clin Res Cardiol. 2015;104:197–207.

［5］Rosenkranz S, Howard LS, Gomberg-Maitland M, Hoeper MM. Systemic consequences of pulmonary hypertension and right-sided heart failure. Circulation. 2020 [Epub ahead of press].

［6］Loewe B, Graefe K, Ufer C, et al. Anxiety and depression in patients with pulmonary hypertension. Psychosom Med. 2004;66:831–836.

［7］Mereles D, Ehlken N, Kreuscher S, et al. Exercise and respiratory training improve exercise capacity and quality of life in patients with severe chronic pulmonary hypertension. Circulation. 2006;114:1482–1489.

［8］Gruenig E, Ehlken N, Ghofrani A, et al. Effect of exercise and respiratory training on clinical progression and survival in patients with severe chronic pulmonary hypertension. Respiration. 2011;81:394–401.

［9］Galiè N, Humbert M, Vachiery JL, et al. 2015 ESC/ERS Guidelines for the diagnosis and treatment of pulmonary hypertension: the Joint Task Force for the Diagnosis and Treatment of Pulmonary Hypertension of the European Society of Cardiology（ESC）and the European Respiratory Society

（ERS）. Endorsed by: association for European Paediatric and Congenital Cardiology（AEPC）, International Society for Heart and Lung Transplantation（ISHLT）. Eur Heart J. 2016;37:67 - 119.

[10] Cochrane DJ, Loram ID, Stannard SR, Rittweger J. Changes in joint angle, muscle-tendon complex length, muscle contractile tissue displacement and modulation of EMG activity during acute whole-body vibration. Muscle Nerv. 2009;40（3）:420 - 429.

[11] Ritzmann R, Kramer A, Gollhofer A, Taube W. The effect of whole body vibration on the H-reflex, the stretch reflex, and the short-latency response during hopping. Scand J Med Sci Sports. 2013;23（3）:331 - 339.

[12] Rittweger J, Schiessl H, Felsenberg D. Oxygen uptake during whole-body vibration exercise: comparison with squatting as a slow voluntary movement. Eur J Appl Physiol. 2001;86（2）:169 - 173.

[13] Otsuki T, Takanami Y, Aoi W, et al. Arterial stiffness acutely decreases after whole-body vibration in humans. Acta Physiol. 2008;194:189 - 194.

[14] P é rez-Turpin JA, Zmijewski P, Jimenez-Olmedo JM, et al. Effects of whole body vibration on strength and jumping performance in volleyball and beach volleyball players. Biol Sport. 2014;31:239 - 245.

[15] Bruyere O, Wuidart MA, Di Palma E, et al. Controlled whole body vibration to decrease fall risk and improve health-related quality of life of nursing home residents. Arch Phys Med Rehabil. 2005;86:303 - 307.

[16] Álvarez-Barbosa F, del Pozo-Cruz J, del Pozo-Cruz B, et al. Effects of supervised whole body vibration exercise on fall risk factors, functional dependence and health-related quality of life in nursing home residents aged 80+. Maturitas. 2014;79:456 - 463.

[17] O' Keefe K, Orr R, Huang P, et al. The effect of whole body vibration exposure on muscle function in children with cystic fibrosis: a pilot efficacy trial. J Clin Med Res. 2013;5:205 - 216.

[18] Kantele S, Karinkanta S, Sievänen H. Effects of long-term whole-body vibration training on mobility in patients with multiple sclerosis: a meta-analysis of randomized controlled trials. J Neurol Sci. 2015;358:31 - 37.

[19] Greulich T, Nell C, Koepke J, et al. Benefits of whole body vibration training in patients hospitalised for COPD exacerbations—a randomized clinical trial. BMC Pulm Med. 2014;14:60.

[20] Furness T, Joseph C, Naughton G, et al. Benefits of whole-body vibration to people with COPD: a community-based efficacy trial. BMC Pulm Med. 2014;14:80.

[21] Gerhardt F, Dumitrescu D, Beccard R, et al. Oscillatory whole-body vibration improves exercise capacity and physical performance in pulmonary arterial hypertension: a randomized clinical trial. Heart. 2017;103:592 - 598.

[22] The Criteria Committee of the New York Heart Association. Nomenclature and criteria for diagnosis of diseases of the heart and great vessels. 9th ed. Boston, MA: Little, Brown & Co; 1994. p. 253 - 256.

[23] Ulrich S, Fischler M, Speich R, et al. Wrist actigraphy predicts outcome in patients with pulmonary hypertension. Respiration. 2013;86:45 - 51.

[24] Wilkens H, Grimminger F, Hoeper M, et al. Burden of pulmonary arterial hypertension in Germany. Respir Med. 2010;104:902 - 910.

[25] Gr ü nig E, et al. ERS statement on exercise training and rehabilitation in patients with severe chronic pulmonary hypertension. Eur Respir J. 2019;53:1800332.

[26] Ehlken N. Economic evaluation of exercise training in patients with pulmonary hypertension. Lung. 2014;192:359 - 336.

第27章　振动在代谢综合征中的应用

Laisa Liane Paineiras-Domingos，Danúbia da Cunha de Sá-Caputo，Mario Bernardo-Filho　编

郑德昌　译

27.1　背景

根据国际糖尿病联盟（IDF）规定，代谢综合征（MS）是一种与内脏肥胖（腰围）相关并伴有两种或两种以上的其他疾病，如高血压、葡萄糖耐受不良和血脂异常等的慢性疾病。代谢综合征可能会增加患心血管疾病的风险和死亡率[1,2]。因此，调查这些临床表现的相互关系与了解这些因素同样重要，它可以帮助寻找改善代谢综合征患者临床症状的方法。胰岛素抵抗被认为是 2 型糖尿病和代谢综合征[2] 的相关因素。此外，Lo 等（2016）[3] 描述了腰围身高比（WHtR）在评估成人心脏代谢危险因素方面要优于体重指数和腰围。

图 27.1 显示了与代谢综合征相关的各种临床症状，包括：①衰老；②肥胖（腰围）；③2 型糖尿病；④血脂异常；⑤慢性疼痛；⑥胰岛素抵抗；⑦久坐（不活动）；⑧高血压。这些症状会在本章进行讨论。

已经描述过代谢综合征和外周血管内皮细胞功能障碍之间的重要联系[4,5]。代谢综合征患者可表现为慢性疼痛、功能下降和生活质量下降。2 型糖尿病是一种遗传和代谢综合因素相互作用的疾病，超重、缺乏运动和衰老是最主要的危险因素[6]。此外，可以通过改变生活方式减小代谢综合征患者[4] 的腰围，改善外周血管内皮细胞功能的恶化。

生活方式干预（包括饮食和运动治疗）是代谢综合征患者[4] 预防心血管疾病的重要途径。但在代谢综合征患者中，让他们坚决改变习惯往往是困难的。尽管体力活动在代谢综合征患者[7] 的管理中是必要的，但人们对体力活动的抗拒被认为是难以坚持锻炼

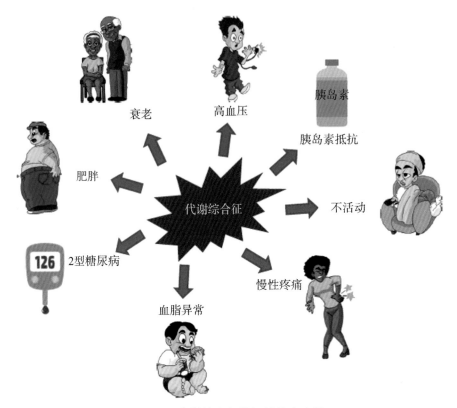

图27.1　代谢综合征的相关临床症状。

的主要原因 [8,9]。因此，需要提供形式方便的活动，如本章将介绍的全身振动锻炼 [10,11]。

27.2　可用于代谢综合征患者的不同全身振动方法

根据世界卫生组织的建议 [12]（图 27.2），必须通过定期进行体育锻炼、改变生活方式及养成健康饮食习惯，管理 2 型糖尿病、高血压、肥胖和癌症 [12] 等慢性疾病。由于其中一些疾病 [13] 可能会引起代谢综合征，因此可列入本建议。

在体育锻炼中，使用振动疗法作为一种治疗方法可能有利于改善与代谢综合征相关受试者的心血管临床 [14] 和功能性 [15] 指标。在振动疗法中，全身振动锻炼被认为是一个重要的选择 [16,17]。

人们越来越关注全身振动锻炼对不同临床人群的影响 [10,11,18,19]。由于这可能涉及该人群的身体限制和相关症状 [20-24]，因此代谢综合征患者的相关性（图 27.2）已被指出。

Cochrane（2011）[20] 建议进行全身振动锻炼，它是一种安全、被动的干预，且成本低、可负担、易于执行，可以产生有氧效果。全身振动锻炼已被纳入不同人群的康复和体育锻炼计划 [26,29]，包括代谢综合征患者 [16,17]。正如第 8、14 和 18 章中所描述的，无

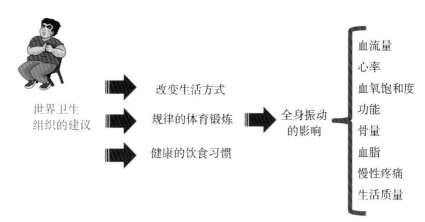

图27.2 世界卫生组织对代谢综合征患者的建议。

论是由于对振动的急性反应还是慢性适应训练，全身振动锻炼都可以提高神经肌肉的表现，从而改善肌肉[30]。此外，有文献[31,32]报道全身振动锻炼能够增加肌力、灵活性和步速；改善骨密度、平衡和生活质量；减少疼痛和跌倒风险。这些结果表明，全身振动锻炼可能被认为是管理代谢综合征患者的一种合适且理想的方式[16,17]。

尽管代谢综合征患者缺乏运动的动力[8,9]，但还是有一些研究调查了全身振动锻炼对该人群的影响[16,17,22,23]。

27.3 全身振动锻炼对代谢综合征患者的作用

27.3.1 临床和心血管参数（氧气摄入量、血压变异性、血流量和心率）

Rodrigues 等（2017）[33]描述了与代谢综合征相关的重要特征——交感神经系统的激活，即低心率变异性和高去甲肾上腺素水平。

考虑到一般的生理反应，Cochrane（2011）[20]观察到全身振动锻炼能够产生肌肉活动的变化，有利于氧气的少量增加，从而恢复肌肉力量，有利于改善心血管指标，如血压、血流和心率。有人指出，全身振动锻炼不会像传统的有氧运动那样增加心率。因此，这些发现表明全身振动锻炼对可能有心率快和血压高的代谢综合征患者来说是一种安全的干预，且可以提高他们对常规运动的依从性。

Sá-Caputo 等（2018）[34]研究了全身振动锻炼（频率为 5~14 Hz，峰–峰位移为 2.5~7.5 mm）对代谢综合征患者心血管反应（血压和心率）的急性效应（一次）。受试者进行了 3 次全身振动练习：坐在椅子上，双脚放在振动平台上，屈膝 130°。他们的血压和心率维持在生理水平。Sá-Caputo 等于 2019 年进行的代谢综合征患者临床参数的慢性影响研究[17]采用了相同的方案，但研究时间持续了 5 周，并采用了蹲姿（屈膝 130°），结果发现不能显著改变动脉血压和心率。在这两项研究中，作者得出结论，全身振动锻炼后心血管反应保持不变。

该作者表明，进行蹲姿全身振动锻炼所产生的心血管风险似乎非常低[35,36]。因此，进行蹲姿全身振动锻炼对患有心血管疾病的患者可能是有益的。

27.3.2　功能（体力活动、灵活性、平衡性、步态和肌肉力量）

根据 Newhart 等（2019）[37] 的研究，全身振动锻炼可能为神经系统提供一种独特的暴露机制，抑制本体感受器过度激活，从而使肌肉处于一种更长、更放松的位置。这种现象经常在静态和动态柔韧性运动中观察到。皮肤感觉和肌肉感受器（见第 6 章）触发紧张性振动反射，负责肌肉的收缩和放松[38,39]（见第 8 章）。通过振动刺激对肌肉、肌腱和韧带进行持续拉伸，可以激活拉伸反射，使肌肉持续收缩，优化运动单位协调性，减少肌肉损伤[40] 的概率。

需要指出的是，缺乏体力活动导致健康水平低下与慢性疾病（如代谢综合征）有关；代谢综合征被认为是与吸烟、血脂异常和高血压一样重要的导致过早死亡的危险因素[13,41]。当与心血管危险因素相关时，这种不活动变得更加令人担忧，并可能导致功能障碍[42]。

此外，Vieira 等（2013）[43] 报道称，与无代谢综合征的老年女性相比，患有代谢综合征的老年女性参与日常活动时的灵活性和活动难度均有降低。

Rittweger（2010）[44] 指出，全身振动锻炼涉及机械拉伸。这可能有助于代谢综合征患者[34] 在完成振动锻炼后躯干灵活性的增加。Sá–Caputo 等（2014）[45] 也报道了代谢综合征患者对全身振动锻炼的急性反应。Sá–Caputo 等[17] 于 2019 年调查了同一人群中全身振动锻炼的慢性影响，为期 5 周（频率为 5~14 Hz，峰–峰位移为 2.5~7.5 mm）。结果发现躯干前屈的灵活性、步态速度、下肢力量和握力显著改善。

Paiva 等（2019）[46] 采用两种生物力学条件（固定频率 = 5 Hz；可变频率 = 5~16 Hz）评估了为期 6 周全身振动锻炼对灵活性的影响，发现了与灵活性相关的显著效应。代谢综合征患者在侧向交替振动平台上进行全身振动锻炼。固定频率组进行 10 s 全身振动锻炼后休息 50 s。可变频率组进行 1 min 全身振动锻炼后休息 1 min，频率每次增加 1 Hz。峰–峰位移分别为 2.5 mm、5.0 mm 和 7.5 mm。通过躯干前屈程度评估灵活性发现第一次干预的可变频率组（急性效应）及干预结束时固定频率组和可变频率组（累积效应）的灵活性均有显著改善（$p < 0.05$）。在每次锻炼前后，也会进行主观用力程度分级（RPE）的评估及确定。研究发现，可变频率组（累积效应）的主观用力程度分级得到显著改善（$p < 0.05$）。

Paineiras–Domingos 等（2018）[16] 采用简易体能状况量表（SPPB）对代谢综合征患者的功能进行了评估（10 次全身振动锻炼，每次锻炼 18 min，频率 5~14 Hz）。研究发现，全身振动锻炼组在 SPPB 总分、平衡测试、步态时间和下肢力量等方面均有显著改善。

Chang 等（2015）[47] 评估了全身振动锻炼对代谢综合征患者的作用，他们发现关节活动度的降低与代谢综合征呈正相关。

Sousa-Goncalves 等（2019）[48] 采用了与 Sá-Caputo 等（2018）[34] 和 Paineiras-Domingos 等（2018）[16] 相同的研究方案，研究了全身振动锻炼对代谢综合征患者神经肌肉激活程度（检测股外侧肌表面肌电图）和膝关节活动度的影响。分别在锻炼前、第一次锻炼后及最后一次锻炼前后测定表面肌电图和关节活动度。最后一次全身振动锻炼即时表面肌电图均方根值较对照组明显升高。而两组关节活动度均无明显变化。结果显示为期 5 周的全身振动锻炼产生了神经肌肉效应，即增加了代谢综合征患者股外侧肌表面肌电的均方根值。

所有这些研究结果表明，全身振动锻炼可能诱发生物反应，改善代谢综合征患者的功能[16,17,48]，并可能被纳入代谢综合征患者的体育锻炼中。

27.3.3　慢性疼痛

据报道[34]，代谢综合征患者会出现慢性疼痛的症状。该人群还可出现的症状有肌骨疼痛、肥胖和炎症反应[49]。Briggs 等（2015）证实肥胖人群比正常体重人群会感受到更多的疼痛，而 Naugle 等（2013）[50] 报道了疼痛抑制系统功能障碍会随着年龄的增长而增加。还有报道称，代谢综合征、慢性疼痛和生活质量之间也存在相关性[51,52]。Seaman 等（2014）[53] 的研究表示，伴有慢性高血糖的代谢综合征患者可表现为外周小纤维神经病变及初级传入痛觉感受器受损。

Rittweger（2010）[44] 在一篇综述中指出，全身振动锻炼中有肌肉参与收缩。有证据表明，在未受损伤的肌纤维或皮肤肌纤维中应用机械振动时，三磷酸腺苷的转化率会发生特异性增加[54]。我们已经考虑了接受振动时间满足特定能量的需求[55,56]（见第 9 章）。

特别是在代谢综合征人群中，一些研究提出了与疼痛相关的结果。Sá-Caputo 等（2018）[34] 描述了全身振动对疼痛的即刻影响。在这项研究中，代谢综合征患者进行了 10 次全身振动锻炼（每周 2 次）。在完成全身振动锻炼后，患者疼痛水平出现了下降。

27.3.4　生活质量

根据 Thompson 等（2014）[31] 的研究，生活质量可由与活动能力降低和肌肉骨骼系统衰退（骨量减少和肌肉功能障碍）相关的临床条件决定。

代谢综合征的几个组成部分，如腹部肥胖、高血压、高甘油三酯血症和 2 型糖尿病均与较低的生活质量相关[57,58]。Wannamethee 等（2006）和 Tziallas 等（2012）报道了代谢综合征患者较低的生活质量与生活方式有关，如缺乏锻炼和不良的饮食习惯[59,60]。

Carvalho-Lima 等（2017）[22] 调查了全身振动锻炼（频率 5~14 Hz，侧向交替振动平台）对代谢综合征患者生活质量的影响。调查比较了每周进行 1 次和 2 次全身振动锻炼的效果：每周进行 1 次运动的患者在身体、心理和环境方面有改善，而每周进行 2 次运动的患者在身体和社会关系方面有改善。该研究采用世界卫生组织生存质量测定量表简表（WHOQOL-BREF）评估生活质量。

27.4　全身振动训练对代谢综合征相关临床症状患者的作用

一些患有代谢综合征相关临床症状的患者，如 2 型糖尿病[61]、肥胖[11、14、19]和高血压[10、18]患者，也能从全身振动锻炼中获益。

全身振动锻炼改善了代谢综合征临床症状相关人群的身体组成成分[23,62]。Milanese 等（2012）[63]和 Milanese 等（2013）[14]观察到，全身振动锻炼与其他锻炼相结合，能够减少正常体重女性的体重，也能够减少肥胖 / 超重人群的体重。

Zago 等（2018）[19]的系统评价介绍了全身振动锻炼对肥胖人群的影响，并确定了全身振动锻炼对这一人群带来的可能影响。平均持续 6 周的干预改善了肥胖女性的心脏自主神经功能并降低了中枢 / 外周动脉僵硬度。

Milanese 等（2018）[64]发现，20 min 全身振动训练可以增加代谢消耗。对锻炼过的年轻人进行全身振动锻炼，并使用间接测热法评估氧气消耗。结果显示，在 20 min 内全身振动锻炼增加了氧气消耗。

Bai 等（2014）[65]认为，通过身体组成成分来测量体脂百分比是诊断肥胖更准确的方法。该指标与运动能力呈负相关，可作为预测冠心病患者运动能力、指导康复锻炼的重要指标。

Manimmanakorn 等（2017）[61]评估了全身振动锻炼对这些患者（全身振动训练组与对照组）外周血流量的影响，并指出，全身振动锻炼可能是控制 2 型糖尿病的一种潜在有效的方法。试验结束时，全身振动锻炼组显示静息舒张压和收缩速度峰值降低，静息心率、收缩压、舒张末期流速和腘动脉直径几乎没有差异。

Gomes-Neto 等（2019 年）[66]在系统综述中报道了全身振动锻炼对 2 型糖尿病患者代谢异常、运动能力、平衡能力和有氧能力的影响。他们将全身振动锻炼与其他运动和 / 或对照组进行比较，发现全身振动锻炼与腿部血流量、糖化血红蛋白水平和空腹血糖水平、体重变化、平衡能力和有氧能力的改善相关。

全身振动锻炼被认为是一种依从性高的治疗慢性疼痛的运动方式[24,66]。Thompson 等（2014）[31]研究发现，肌肉骨骼系统主要通过动态身体活动进行调控。这种身体活动对重建肌肉骨骼系统的合成代谢作用是必要的，特别是对于那些身体虚弱、难以进行运动的人群，如代谢综合征患者。骨骼中低强度振动的机械刺激，可促进骨骼的合成代谢并抵消分解代谢。肌肉骨骼对机械信号的反应避免了脱靶效应，并带来了额外的益处，如改善姿势控制和神经肌肉激活。这些影响部分通过为骨骼和肌肉生长提供细胞的间充质干细胞的机械调节传递。

Gomes-Neto 等（2019）[66]分析了全身振动锻炼对老年 2 型糖尿病患者疼痛症状的

影响，指出全身振动锻炼与疼痛水平降低有关，表明全身振动锻炼可能是管理 2 型糖尿病患者相关症状和残疾的有效方法。

Dong 等（2019）[24] 还发表了一篇关于全身振动锻炼对慢性肌肉骨骼疼痛影响的综述和荟萃分析。他们得出的结论是，证据表明全身振动锻炼对慢性肌肉骨骼疼痛有积极作用，而且长时间的全身振动锻炼可能非常有益。

欧洲心脏病学会高血压应激管理临床指南指出，代谢综合征患者为心血管疾病高危人群 [67]。由于高血压被认为是代谢综合征的主要特征之一 [68,69]，因此人们对出现高血压症状患者进行全身振动锻炼的效果很感兴趣。表 27.1 总结了 2015—2019 年发表的一些关于全身振动锻炼对 2 型糖尿病、肥胖和高血压患者影响的其他发现。

27.5　结论

总之，全身振动锻炼已用于不同临床疾病的管理，如代谢综合征。综上所述，全身振动锻炼是一种简单、合适、安全且有吸引力的方法，可以像对代谢综合征一样，对不同的临床情况进行定期身体活动管理。全身振动锻炼的不良反应小，对体育锻炼较抗拒的个体也能接受，代谢综合征患者正确进行全身振动锻炼可以减少慢性疼痛，促进功能和生活质量的提高。在管理代谢综合征患者时，建议全身振动锻炼与建议坚持改变生活方式（避免饮酒、压力和吸烟）、增加健康饮食习惯同等重要。

表27.1　2015—2019年关于全身振动锻炼对代谢综合征相关疾病（2型糖尿病、肥胖和高血压）患者影响的研究方案、目标和结果

全身振动锻炼作用于2型糖尿病患者

作者与参与人员	全身振动锻炼方案	受试者特征	目标	评估	结果
Yoosefinejad 等，2015[70]	同步振动平台 频率 30 Hz，峰 - 峰振幅 2 mm，每周 2 次，共 6 周，每 2 周增加振动时间，从最开始的 30 s 增加到到第 3 周和第 4 周的 45 s 直至最后 2 周的 1 min	20 名 2 型糖尿病患者（12 女，8 男）全身振动锻炼组：10 名；对照组：10 名 55~59 岁	评估全身振动锻炼对 2 型糖尿病患者的作用	肌力，计时站立 - 行走测试、单腿站立测试和平衡	股四头肌肌力 基线：全身振动锻炼组 12.4 kg ± 2.4 kg；对照组 12.5 kg ± 2 kg 干预后：全身振动锻炼组 15.4 kg ± 2 kg；对照组 12.2 ± 1.6 kg 胫骨前肌肌力 基线：全身振动锻炼组 6.3 kg ± 0.6 kg；对照组 7 kg ± 1 kg 干预后：全身振动锻炼组 10.7 kg ± 1.2 kg；对照组 7 kg ± 0.8 kg 计时站立 - 行走测试 全身振动锻炼组 9.3 s ± 0.8 s；对照组 9.15 s ± 0.4 s 全身振动锻炼组 8.5 s ± 0.7 s；对照组 9.8 s ± 0.3 s
Lee 等，2017[71]	侧向交替振动平台 频率 12 Hz，峰 - 峰振幅 1~3 mm，每周 3 次，共 6 周，每次共 11 min，采取的组间隔和间隔休息时间（每组 3 min，组间休息 60 s）3 组，组间休息 60 s	59 名 2 型糖尿病患者（37 男，22 女）全身振动锻炼组：29 名；对照组：13 名 >65 岁	探讨全身振动锻炼对伴有周围神经病变的 2 型糖尿病患者感知阈值的影响	温、冷、痛阈值，以及振动感知阈值	两组在锻炼前和锻炼后的温、冷、痛阈值没有变化 振动感知阈值（−9.7 mm ± 17.3 mm）有显著改善
Manimmanakorn 等，2017[61]	同步振动平台 频率 30-40 Hz，峰 - 峰振幅 1~3 mm，每周 3 次，共 12 周，每周总锻炼时间为 36 min，采取的组间隔和间隔休息时间（每组 6 个动作，每个动作 1 min，每次 2 组，组间休息 20 s）	40 名 2 型糖尿病患者（23 女，13 男）全身振动锻炼组：17 名；对照组：20 名 平均年龄 62.4 岁（译者注：试验对象有停止干预）	评价全身振动锻炼对 2 型糖尿病患者血糖指数和外周血流量的影响	身体成分、血压、糖化血红蛋白和空腹血糖	对比两组，全身振动锻炼显著降低了静息舒张期血压 7.1 mmHg（95% 置信区间 −10.9，−3.3）

全身振动锻炼作用于肥胖患者

作者与参与人员	全身振动锻炼方案	受试者特征	目标	评估指标	结果
Nam 等, 2016[72]	侧向交替振动平台（EOS 6600, MEDIEOS, Korea）频率 200 Hz，振幅 4 mm，9 个月，每天 1 次，每周 5 次	33 名中年肥胖女性（年龄：30~55 岁）体重指数 >30 kg/m²	确定全身被动振动锻炼的有效性及其与有氧运动对身体成分、骨密度和骨矿物质含量的差异	体脂（%） 脂肪组织（kg）	体脂（%） 全身振动锻炼组 开始前：33.8 ± 3.5 3 个月：32.4 ± 3.7 6 个月：30.8 ± 3.4 9 个月：30.8 ± 4.1 对照组（饮食） 开始前：32.6 ± 2.4 3 个月：31.3 ± 3.6 6 个月：30.0 ± 3.5 9 个月：30.7 ± 4.0 脂肪组织（kg） 全身振动锻炼组 开始前：22.3 ± 3.5 3 个月：20.5 ± 3.5 6 个月：19.0 ± 3.0 9 个月：19.1 ± 3.6 对照组（饮食） 开始前：21.7 ± 2.6 3 个月：20.1 ± 2.4 6 个月：18.6 ± 3.2 9 个月：19.5 ± 3.9
Severino 等, 2017[73]	垂直振动平台（Power PlateVR proSTM AIRdaptive; Performance Health Systems, Northbrook, IL, USA）峰－峰振幅 1~2 mm，频率 25~40 Hz，6 周	27 名拉美裔绝经后肥胖女性（年龄：50~65 岁）体重指数：30~40 kg/m²	研究 6 周全身振动锻炼对拉美裔绝经后肥胖女性心率变异性和身体成分的影响	体脂（%）	全身振动锻炼组 开始前：48.5 ± 1.6 结束后：46.5 ± 1.6 对照组 开始前：48.5 ± 1.8 结束后：48.4 ± 1.7

全身振动锻炼作用于肥胖患者

作者与参与人员	全身振动锻炼方案	受试者特征	目标	评估	结果
Alvarez-Alvarado 等, 2017[11]	垂直振动平台（Power Plate VR pro5TM or pro6TM AIRdaptive; Health Performance International, Northbrook, IL, USA）频率由低到高 30~35 Hz, 6周	38名超重/肥胖女性（年龄：18~25岁）体重指数：27~40 kg/m²	研究全身振动锻炼对年轻久坐超重/肥胖女性的主动脉和腿部动脉僵硬度的影响	体脂（%）	全身振动锻炼组 0周（开始前）：43.6 ± 0.8 6周：43.4 ± 0.7 对照组 0周（开始前）：44.8 ± 1.6 6周：44.4 ± 1.8 无显著差异
Marin-Cascales 等, 2017[62]	垂直振动平台（Power PlateVR Next Generation; Power Plate North America, Northbrook, IL, USA）峰-峰振幅 4 mm, 频率 35~40 Hz, 24周	38名绝经女性（年龄：60.0岁 ± 6.3岁）体重指数：30.3 kg/m² ± 4.8 kg/m²	研究 24周振动锻炼和多成分锻炼的作用, 并确定哪种类型的锻炼能对绝经后女性的身体组成, 膝关节和踝关节的等速力量产生更大的影响	体脂（%）	全身振动锻炼组 开始前：46.0 ± 6.1 结束后：44.9 ± 6.1 D：-1.1 ± 0.5a 对照组 开始前：40.4 ± 4.7 结束后：41.3 ± 5.1
Sañudo 等, 2018[23]	侧向交替振动平台（Physio Wave 700; Globus, Treviso, Italy）峰-峰振幅 4 mm, 频率 18~25 Hz, 8周	40名超重/肥胖成年人（年龄：35岁 ± 7岁）	比较高强度间歇运动加全身振动锻炼对肥胖/超重成人低热量饮食的身体成分和血脂的影响	体脂（%）	高强度间歇运动＋全身振动锻炼组 开始前：38.5 ± 7.0 结束后：33.5 ± 6.3（p=0.002）高强度间歇运动组 开始前：39.6 ± 6.7 结束后：36.6 ± 7.6（p=0.286）

续表

全身振动锻炼作用于高血压患者

作者与参与人员	全身振动锻炼方案	受试者特征	目标	评估指标	结果
Figueroa 等, 2015[74]	垂直振动平台（Power Plate pro5 AIRdaptive; Power Plate, Northbrook, IL.）全身振动锻炼：蹲距动态和静态下蹲，膝关节角度为90°和120°，小腿抬高。频率为25~40 Hz，振幅1~2 mm。每组持续和组间休息时间30~60 s	36名绝经后后女性 对照组（n=12）全身振动锻炼3 天，分为高全身振动锻炼组（n=12）和正常全身振动锻炼组（n=12）	研究全身振动锻炼对绝经后女性踝部收缩压影响及其与脉搏波传导速度、颈股脉搏波速度和主动脉收缩压变化的关系	踝部收缩压，肱动脉收缩压，主动脉收缩压，股动脉收缩部踝部脉搏波传导速度	与正常全身振动锻炼组相比，高全身振动锻炼组踝部基准收缩压较高。与正常全身振动锻炼组和对照组相比，高全身振动锻炼组降低了踝部收缩压 [24（7）mmHg]。与对照组相比，两组全身振动锻炼组肱动脉收缩压平均下降 [11（2）mmHg]，主动脉收缩压降低 [11（3）mmHg]，股踝脉搏传导速度降低 [0.80（0.17）m/s]，臂踝脉搏传导速度 [1.18（0.27）m/s] 降低。股踝脉搏传导速度下降与踝部收缩压，主动脉收缩压和肱踝脉搏传导速度下降相关
Wong 等, 2016[10]	垂直振动平台 对照组不进行任何练习。全身振动锻炼组进行每周3次的监督下练习，4个静态和动态的腿部练习（正常、高、窄距下蹲）25~40 Hz，振幅由低到高，整个锻炼持续8周	25 名绝经后肥胖女性 年龄：50~65 岁 体重指数：30~40 kg/m²	评价8周全身振动锻炼方案对绝经后肥胖女性心率变异性和血压的影响	肱动脉收缩压，舒张压和心率变异性：交感-迷走神经平衡（LnLF/LnHF），（nLF/nHF），副交感神经张力（LnHF，nHF，LnRMSSD），交感神经张力（LnLF，nLF），总功率的自然对数和心率	肱动脉收缩压和舒张压，LnLF/LnHF 和 nLF/nHF 有显著的组和时间交互作用，全身振动锻炼后显著降低，而对照组无变化。LnLF：低频自然对数；LnHF：高频自然对数；nLF：标准低频值；nHF：标准高频值；LnRMSSD：差值均方根的自然对数

续表

全身振动锻炼作用于高血压患者

作者与参与人员	全身振动锻炼方案	受试者特征	目标	评估指标	结果
Zeigler 和 Swan, 2016[75]	垂直振动平台（Pneumex Pro-Vibe） 全身振动锻炼＋抗阻运动：赤脚站在振动平台上，举起10%体重的杠铃，每组15次，9组，每组休息的时间分别为1 min和30 s 抗阻运动组与全身振动训练＋抗阻运动组的抗阻运动相同 对照组仅保持坐姿15 min	11个高血压前期患者（收缩压高于120 mmHg，低于140 mmHg和/或舒张压高于80 mmHg，低于90 mmHg），9男，2女，20~65岁	评估3组的运动后过量摄氧量和低血氧情况	摄氧量（运动后）和连续测量血压（每15 min测量1次，连续3小时）	与对照组和抗阻运动组相比，全身振动锻炼＋抗阻运动耗氧具有显著性差异。全身振动锻炼＋抗阻运动组收缩压显著低于抗阻运动组和对照组，而全身振动锻炼＋抗阻运动组舒张压低于对照组；运动后过量摄氧量在运动后15 min全身振动锻炼组和抗阻运动组显著高于抗阻运动组

参考文献

［ 1 ］ Gami AS, Witt BJ, Howard DE, Erwin PJ, Gami LA, Somers VK, Montori VM, et al. Metabolic syndrome and risk of incident cardiovascular events and death: a systematic review and meta–analysis of longitudinal studies. J Am Coll Cardiol. 2007;49（4）:403–414.

［ 2 ］ Saito I. Epidemiological evidence of type 2 diabetes mellitus, metabolic syndrome, and cardio-vascular disease in Japan. Circ J. 2012;76:1066–1073.

［ 3 ］ Lo K, Wong M, Khalechelvam P, Tam W. Waist–to–height ratio, body mass index and waist circumference for screening paediatric cardio–metabolic risk factors: a meta–analysis. Obes Rev. 2016;17（12）:1258–1275.

［ 4 ］ Matsuzawa Y, Sugiyama S, Sugamura K, Sumida H, Kurokawa H, Fujisue K, Konishi M, Akiyama E, Suzuki H, Nakayama N, Yamamuro M, Iwashita S, Jinnouchi H, Kimura K, Umemura S, Ogawa H. Successful diet and exercise therapy as evaluated on self–assessment score significantly improves endothelial function in metabolic syndrome patients. Circ J. 2013;77（11）:2807–2815.

［ 5 ］ Taher R, Sara JD, Heidari B, Toya T, Lerman LO, Lerman A. Metabolic syndrome is associated with peripheral endothelial dysfunction amongst men. Diabetes Metab Syndr Obes. 2019;12:1035–1045. https://doi.org/10.2147/DMSO.S204666.

［ 6 ］ Taylor KS, Heneghan CJ, Farmer AJ, Fuller AM, Adler AI, Aronson JK, Stevens RJ. All–cause and cardiovascular mortality in middle–aged people with type 2 diabetes compared with people without diabetes in a large U.K. primary care database. Diabetes Care. 2013;36（8）:2366–2371. https://doi.org/10.2337/dc12–1513.

［ 7 ］ Botoseneanu A, Ambrosius WT, Beavers DP, de Rekeneire N, Anton S, Church T, Folta SC, Goodpaster BH, King AC, Nicklas BJ, Spring B, Wang X, Gill TM. LIFE Study Groups. Prevalence of metabolic syndrome and its association with physical capacity, disability, and self–rated health in Lifestyle Interventions and Independence for Elders Study participants. J Am Geriatr Soc. 2015;63（2）:222–232.

［ 8 ］ Beavers KM, Hsu FC, Houston DK, Beavers DP, Harris TB, Hue TF, Kim LJ, Koster A, Penninx BW, Simonsick EM, Strotmeyer ES, Kritchevsky SB, Nicklas BJ, Health ABC Study. The role of metabolic syndrome, adiposity, and inflammation in physical performance in the health ABC study. J Gerontol A Biol Sci Med Sci. 2013;68（5）:617–623.

［ 9 ］ Callaghan BC, Xia R, Reynolds E, Xia R, Reynolds E, Banerjee M, Rothberg AE, Burant CF, Villegas–Umana E, Pop–Busui R, Feldman EL. Association between metabolic syndrome components and polyneuropathy in an obese population. JAMA Neurol. 2016;73（12）:1468–1476. https://doi.org/10.1001/jamaneurol.2016.3745.

［ 10 ］ Wong A, Alvarez–Alvarado S, Kinsey AW, Figueroa A. Whole–body vibration exercise therapy improves cardiac autonomic function and blood pressure in obese pre– and stage 1 hypertensive postmenopausal women. J Altern Complement Med. 2016;22（12）:970–976.

［ 11 ］ Alvarez–Alvarado S, Jaime SJ, Ormsbee MJ, Campbell JC, Post J, Pacilio J, Figueroa A. Benefits of whole–body vibration training on arterial function and muscle strength in young overweight/obese women. Hypertens Res. 2017;40（5）:487–492. https://doi.org/10.1038/ hr.2016.178.

［ 12 ］ World Health Organization.（WHO）. Information about prevalence of insufficient physical activity. http://www.who.int/gho/ncd/risk_factors/physical_activity_text/en/. Accessed 9 Aug 2019.

［13］Rissardi GGL, Cipullo JP, Moreira GC, Ciorlia LAS, Cesarino CB, Giollo Junior LT, Zanesco A, Vilela-Martin JF. Prevalence of physical inactivity and its effects on blood pressure and metabolic parameters in a Brazilian urban population. Int J Cardiovasc Sci. 2018;31（6）:594–602. https://doi.org/10.5935/2359-4802.20180064.

［14］Milanese C, Piscitelli F, Zenti MG, Moghetti P, Sandri M, Zancanaro C. Ten-week whole-body vibration training improves body composition and muscle strength in obese women. Int J Med Sci. 2013;10（3）:307–311. https://doi.org/10.7150/ijms.5161.

［15］Ko MC, Wu LS, Lee S, Wang CC, Lee PF, Tseng CY, Ho CC. Whole-body vibration training improves balance control and sit-to-stand performance among middle-aged and older adults: a pilot randomized controlled trial. Eur Rev Aging Phys Act. 2017;14:11. https://doi. org/10.1186/s11556-017-0180-8.

［16］Paineiras-Domingos LL, da Cunha S-CD, Reis AS, Francisca-Santos A, Sousa-Gonçalves CR, Dos Anjos EM, Dos Santos Pereira MJ, Sartorio A, Bernardo-Filho M. Assessment through the short physical performance battery of the functionality in individuals with metabolic syn- drome exposed to whole-body vibration exercises. Dose Response. 2018:1–10.

［17］Sá-Caputo D, Paineiras-Domingos LL, Francisca-Santos A, Dos Anjos EM, Reis AS, Neves MFT, Oigman W, Oliveira R, Brandão A, Machado CB, Chiementin X, Taiar R, Sartório A, Bernardo-Filho M. Whole-body vibration improves the functional parameters of individuals with metabolic syndrome: an exploratory study. BMC Endocr Disord. 2019;19（1）:6. https:// doi.org/10.1186/s12902-018-0329-0.

［18］Figueroa A, Kalfon R, Madzima TA, Wong A. Whole-body vibration exercise training reduces arterial stiffness in postmenopausal women with prehypertension and hypertension. Menopause. 2014;21（2）:131–136.

［19］Zago M, Capodaglio P, Ferrario C, Tarabini M, Galli M. Whole-body vibration training in obese subjects: a systematic review. PLoS One. 2018;13（9）:e0202866. https://doi.org/10.1371/ journal. pone.0202866.

［20］Cochrane DJ. Vibration exercise: the potential benefits. Int J Sports Med. 2011;32（2）:75–99.

［21］Rodriguez-Miguelez P, Fernandez-Gonzalo R, Collado PS, Almar M, Martinez-Florez S, de Paz JA, Gonzá lez-Gallego J, Cuevas MJ. Whole-body vibration improves the anti-inflammatory status in elderly subjects through toll-like receptor 2 and 4 signaling pathways. Mech Ageing Dev. 2015;150:12–19. https://doi.org/10.1016/j.mad.2015.08.002.

［22］Carvalho-Lima RP, Sá-Caputo DC, Moreira-Marconi E, Dionello C, Paineiras-Domingos LL, Sousa-Gonçalves CR, Morel DS, Frederico EH, Neves MF, Oliveira R, Oigman W, Marin PJ, Paiva DN, Bernardo-Filho M. Quality of life of patients with metabolic syndrome is improved after whole body vibration exercises. Afr J Tradit Complement Altern Med. 2017;14（4 Suppl）:59–65.

［23］Sañudo B, Muñoz T, Davison GW, Lopez-Lluch G, Del Pozo-Cruz J. High-intensity inter- val training combined with vibration and dietary restriction improves body composition and blood lipids in obese adults: a randomized trial. Dose Response. 2018;16（3）. https://doi. org/10.1177/1559325818797015.

［24］Dong Y, Wang W, Zheng J, Chen S, Qiao J, Wang X. Whole body vibration exercise for chronic musculoskeletal pain: a systematic review and meta-analysis of randomized controlled trials. Arch Phys Med Rehabil. 2019;100（11）:2167–2178. https://doi.org/10.1016/j. apmr.2019.03.011.

［25］ Regterschot GR, Van Heuvelen MJ, Zeinstra EB, Fuermaier AB, Tucha L, Koerts J, Tucha O, Van Der Zee EA. Whole body vibration improves cognition in healthy young adults. PLoS One. 2014;9:e100506. https://doi.org/10.1371/journal.pone.0100506.

［26］ Sañudo B, Alfonso-Rosa R, Del Pozo-Cruz B, Del Pozo-Cruz J, Galiano D, Figueroa A. Whole body vibration training improves leg blood flow and adiposity in patients with type 2 diabetes mellitus. Eur J Appl Physiol. 2013;113:2245–2252.

［27］ Alev A, Mihriban A, Bilge E, Ayça E, Merve K, Şeyma C, Uğur E, Adnan B, Zeynel K, Mahmut GS. Effects of whole body vibration therapy in pain, function and depression of the patients with fibromyalgia. Complement Ther Clin Pract. 2017;28:200–203.

［28］ Chang SF, Lin PC, Yang RS, Yang RJ. The preliminary effect of whole-body vibration intervention on improving the skeletal muscle mass index, physical fitness, and quality of life among older people with sarcopenia. BMC Geriatr. 2018;18（1）:17.

［29］ Zhou J, Pang L, Chen N, Wang Z, Wang C, Hai Y, Lyu M, Lai H, Lin F. Whole-body vibration train-ing – better care for COPD patients: a systematic review and meta-analysis. Int J Chron Obstruct Pulmon Dis. 2018;13:3243–3254. https://doi.org/10.2147/COPD.S176229. eCollection 2018

［30］ Martínez-Pardo E, Martínez-Ruiz E, Alcaraz PE, Rubio-Arias JA. Effects of whole-body vibration training on body composition and physical fitness in recreationally active young adults. Nutr Hosp. 2015;32（5）:1949–1959.

［31］ Thompson WR, Yen SS, Rubin J. Vibration therapy: clinical applications in bone. Curr Opin Endocrinol Diabetes Obes. 2014;21（6）:447–453. https://doi.org/10.1097/MED.0000000000000111.

［32］ Bemben D, Stark C, Taiar R, Bernardo-Filho M. Relevance of whole-body vibration exercises on muscle strength/power and bone of elderly individuals. Dose Response. 2018;16（4）. https://doi.org/10.1177/1559325818813066.

［33］ Rodrigues JAL, Ferrari GD, Fernandes IA, Ferezin LP, Trapé AA, Bueno Júnior CR. Characterization of the heart rate variability in individuals with metabolic syndrome. Rev Bras Med Esporte. 2017;23（3）:208–212. https://doi.org/10.1590/1517-869220172303164578.

［34］ Sá-Caputo DC, Paineiras-Domingos LL, Oliveira R, Neves MFT, Brandão A, Marin PJ, Sañudo B, Furness T, Taiar R, Bernardo-Filho M. Acute effects of whole-body vibration on the pain level, flexibility, and cardiovascular responses in individuals with metabolic syndrome. Dose Response. 2018;16（4）. https://doi.org/10.1177/1559325818802139.

［35］ Cochrane DJ, Sartor F, Winwood K, Stannard SR, Narici MV, Rittweger J. A comparison of the physiologic effects of acute whole body vibration exercise in young and older people. Arch Phys Med Rehabil. 2008;89:815–821.

［36］ Hazell TJ, Thomas GWR, DeGuire JR, Lemon PWR. Vertical whole-body vibration does not increase cardiovascular stress to static semi-squat exercise. Eur J Appl Physiol. 2008;104:903–908.

［37］ Newhart S, Pearson A, Salas E, Hulla R, Gatchel R. Whole body vibration: potential benefits in the management of pain and physical function. Pract Pain Manag. 2019;19:48–55.

［38］ Cardinale M, Bosco C. The use of vibration as an exercise intervention. Exerc Sport Sci Rev. 2003;31:3–7.

［39］ Alguacil IM, et al. Plataformas vibratorias: bases neurofisiológicas, efectos fisiológicos y apli-caciones terapéuticas. Arch Med Deporte. 2009;26:119–129.

［40］ Rittweger J, Mutschelknauss M, Felsenberg D. Acute changes in neuromuscular excitability after exhaustive whole body vibration exercise as compared to exhaustion by squatting exercise. Clin Physiol Funct Imaging. 2003;23（2）:81 - 86.

［41］ Kokkinos P, Sheriff H, Kheirbek R. Physical inactivity and mortality risk. Cardiol Res Pract. 2011;2011:924945. https://doi.org/10.4061/2011/924945.

［42］ Gray CL, Messer LC, Rappazzo KM, Jagai JS, Grabich SC, Lobdell DT. The association between physical inactivity and obesity is modified by five domains of environmental quality in U.S. adults: a cross-sectional study. PLoS One. 2018;13（8）:e0203301. https://doi. org/10.1371/journal. pone.0203301.

［43］ Vieira LD, Tibana RA, Tajra V, et al. Decreased functional capacity and muscle strength in elderly women with metabolic syndrome. Clin Interv Aging. 2013;8:1377 - 1386.

［44］ Rittweger J. Vibration as an exercise modality: how it may work, and what its potential might be. Eur J Appl Physiol. 2010;108:877 - 904.

［45］ Sá -Caputo DC, Ronikeili-Costa P, Carvalho-Lima RP, Bernardo LC, Bravo-Monteiro MO, Costa R, de Moraes-Silva J, Paiva DN, Machado CB, Mantilla-Giehl P, Arnobio A, Marin PJ, Bernardo-Filho M. Whole body vibration exercises and the improvement of the flexibility in patient with metabolic syndrome. Rehabil Res Pract. 2014;2014:628518.

［46］ Paiva PC, Figueiredo CA, Reis-Silva A, Francisca-Santos A, Paineiras-Domingos LL, et al. Acute and cumulative effects with whole-body vibration exercises using 2 biomechanical conditions on the flexibility and rating of perceived exertion in individuals with metabolic syndrome: a randomized clinical trial pilot study. Dose Response. 2019;1 - 10. https://doi. org/10.1177/1559325819886495.

［47］ Chang KV, Hung CY, Li CM, et al. Reduced flexibility associated with metabolic syndrome in community-dwelling elders. PLoS One. 2015;10（1）:e0117167.

［48］ de Sousa-Gonçalves CR, Liane Paineiras-Domingos L, Teixeira-Silva Y, Amadeu T, Lírio Pereira da Silva A, et al. Evaluation of whole-body vibration exercise on neuromuscular activation through electromyographic pattern of vastus lateralis muscle and on range of motion of knees in metabolic syndrome: a quasi-randomized cross-over controlled trial. Appl Sci. 2019;9:4997.

［49］ Naugle KM, Cruz-Almeida Y, Fillingim RB, Riley JL 3rd. Offset analgesia is reduced in older adults. Pain. 2013;154:2381 - 2387.

［50］ Briggs MS, Spees C, Bout-Tabaku S, Taylor CA, Eneli I, Schmitt LC. Cardiovascular risk and metabolic syndrome in obese youth enrolled in a multidisciplinary medical weight management program: implications of musculoskeletal pain, cardiorespiratory fitness, and health- related quality of life. Metab Syndr Relat Disord. 2015;13（3）:102 - 109.

［51］ Ejtahed HS, Soroush MR, Hasani-Ranjbar S, Angoorani P, Mousavi B, Masumi M, Edjtehadi F, Soveid M. Prevalence of metabolic syndrome and health-related quality of life in war- related bilateral lower limb amputees. J Diabetes Metab Disord. 2017;16:17.

［52］ Jahangiry L, Montazeri A, Najafi M, Yaseri M, Farhangi MA. An interactive web-based intervention on nutritional status, physical activity and health-related quality of life in patient with metabolic syndrome: a randomized-controlled trial（The Red Ruby Study）. Nutr Diabetes. 2017;7（1）:e240.

［53］ Seaman DR, Palombo AD. An overview of the identification and management of the metabolic syndrome in chiropractic practice. J Chiropr Med. 2014;13（3）:210 - 219. https://doi.org/10.1016/j. jcm.2014.07.002.

［54］Wang Y, Kerrick WG. The off rate of Ca（2+）from troponin C is regulated by force-generating cross bridges in skeletal muscle. J Appl Physiol. 2002;92:2409 - 2418.

［55］Rittweger J, Schiessl H, Felsenberg D. Oxygen uptake during wholebody vibration exercise: comparison with squatting as a slow voluntary movement. Eur J Appl Physiol. 2001;86:169 - 173.

［56］Rittweger J, Ehrig J, Just K, Mutschelknauss M, Kirsch KA, Felsenberg D. Oxygen uptake in whole-body vibration exercise: influence of vibration frequency, amplitude, and external load. Int J Sports Med. 2002;23:428.

［57］Park SS, Yoon YS, Oh SW. Health-related quality of life in metabolic syndrome: the Korea National Health and Nutrition Examination Survey 2005. Diabetes Res Clin Pract. 2011;9:381 - 388.

［58］Jahangiry L, Shojaeezadeh D, Montazeri A, Najafi M, Mohammad K. Health related quality of life （HRQoL）among people participating in a metabolic syndrome e-screening program: a web-based study. Int J Prev Med. 2016;7:27.

［59］Wannamethee SG, Shaper AG, Whincup PH. Modifiable lifestyle factors and the metabolic syndrome in older men: effects of lifestyle changes. J Am Geriatr Soc. 2006;54:1909 - 1914.

［60］Tziallas D, Kastanioti C, Kostapanos MS, Skapinakis P, Elisaf MS, Mavreas V. The impact of the metabolic syndrome on health-related quality of life: a cross-sectional study in Greece. Eur J Cardiovasc Nurs. 2012;11:297 - 303.

［61］Manimmanakorn N, Manimmanakorn A, Phuttharak W, Hamlin MJ. Effects of whole body vibration on glycemic indices and peripheral blood flow in type ii diabetic patients. Malays J Med Sci. 2017;24:55e63.

［62］Marín-Cascales E, Alcaraz PE, Rubio-Arias JA. Effects of 24 weeks of whole body vibration versus multicomponent training on muscle strength and body composition in postmenopausal women: a randomized controlled trial. Rejuvenation Res. 2017;20（3）:193 - 201.

［63］Milanese C, Piscitelli F, Simoni C, Pugliarello R, Zancanaro C. Effects of whole-body vibration with or without localized radiofrequency on anthropometry, body composition, and motor performance in young nonobese women. J Altern Complement Med. 2012;18（1）:69 - 75.

［64］Milanese C, Cavedon V, Sandri M, Tam E, Piscitelli F, Boschi F, Zancanaro C. Metabolic effect of bodyweight whole-body vibration in a 20-min exercise session: a crossover study using verified vibration stimulus. PLoS One. 2018;13（1）:e0192046.

［65］Bai J, Zhao W, Xu XY, Liu P, Wang HY, Wu XY, Li LN, Gao W. Correlation between body composition and exercise capacity in patients with coronary heart disease. Beijing Da Xue Xue Bao. 2014;46（6）:854 - 858.

［66］Gomes-Neto M, de Sá-Caputo DDC, Paineiras-Domingos LL, Brandão AA, Neves MF, Marin PJ, Sañudo B, Bernardo-Filho M. Effects of whole-body vibration in older adult patients with type 2 diabetes mellitus: a systematic review and meta-analysis. Can J Diabetes. 2019;43（7）:524 - 529.

［67］European Society of Hypertension - European Society of Cardiology Guidelines Committee. 2003 European Society of Hypertension - European Society of Cardiology guidelines for the management of arterial hypertension. J Hypertens. 2003;21:1011 - 1053.

［68］Expert Panel on Detection, Evaluation, and Treatment of High 1. Blood Cholesterol in Adults. Executive summary of the third report of the National Cholesterol Education Program（NCEP）. Expert Panel on Detection, Evaluation, And Treatment of High Blood Cholesterol in Adults（Adult Treatment Panel III）. J Am Med Assoc. 2001;258:2486 - 2497.

［69］ Schillaci G, et al. Prognostic value of the metabolic syndrome in essential hypertension. J Am Coll Cardiol. 2004;43（10）:1817 - 1822.

［70］ Yoosefinejad A, Shadmehr A, Olyaei G, Talebian S, Bagheri H, Mohajeri-Tehrani MR. Short- term effects of the whole-body vibration on the balance and muscle strength of type 2 diabetic patients with peripheral neuropathy: a quasi-randomized-controlled trial study. J Diabetes Metab Disord. 2015;14:45.

［71］ Lee K. Effects of whole-body vibration therapy on perception thresholds of type 2 diabetic patients with peripheral neuropathy: a randomized controlled trial. J Phys Ther Sci. 2017;29:1684e8.

［72］ Nam SS, Sunoo S, Park HY, et al. The effects of long-term whole-body vibration and aerobic exercise on body composition and bone mineral density in obese middle-aged women. J Exerc Nutrition Biochem. 2016;20（2）:19 - 27.

［73］ Severino G, Sanchez-Gonzalez M, Walters-Edwards M, et al. Whole-body vibration training improves heart rate variability and body fat percentage in obese Hispanic postmenopausal women. J Aging Phys Act. 2017;25（3）:395 - 401.

［74］ Figueroa A, Kalfon R, Wong A. Whole-body vibration training decreases ankle systolic blood pressure and leg arterial stiffness in obese postmenopausal women with high blood pressure. Menopause. 2015;22（4）:423 - 427.

［75］ Zeigler ZS, Swan PD. Acute effects of whole-body vibration with resistance exercise on postexercise blood pressure and oxygen consumption in prehypertensive adults. J Exerc Sci Fit. 2016;14（1）:14 - 23. https://doi.org/10.1016/j.jesf.2015.12.001.

第28章　癌症的全身振动治疗

Patrícia Lopes-Souza，Danúbia da Cunha de Sá-Caputo，Redha Taiar，
Mario Bernardo-Filho　编

丛文娟　译

28.1　概述

　　癌症也称为恶性肿瘤和肿瘤，是一个全球主要的公共卫生问题。癌症是指可以影响身体任何部位的一类疾病的总称。癌症的一个普遍特征是异常细胞的快速生长且超出正常边界，然后侵入身体的邻近部位并扩散到其他器官[1]。

　　据统计，2018 年全球癌症新增病例达 1810 万，死亡人数为 960 万。在世界范围内，癌症确诊后 5 年内存活的总人数约为 4380 万。男性常见癌症类型为肺癌、前列腺癌、结直肠癌、胃癌和肝癌，而女性常见癌症类型为乳腺癌、结直肠癌、肺癌、宫颈癌和甲状腺癌[2]。癌症的治疗方案包括手术、化疗、放疗和激素治疗等，应根据肿瘤类型、分期，以及可用资源选择治疗方案，如果可能，应考虑患者的选择[3]。

　　虽然癌症的治疗可以改善患者的临床预后，但它通常会造成心理和生理后遗症和副作用，干扰治疗的完成，影响患者的功能及日常活动能力[3]。癌症患者需要接受持续的治疗，其中诊断、治疗或姑息治疗过程会导致身体衰弱和情绪低落，从而对他们的生活质量产生负面影响[4,5]。

　　一个或多个症状会影响几乎所有患者的治疗过程或者影响他们生活期间的某个时刻。癌症治疗的不良影响会扰乱身体的每一个部位，如胃肠道问题、血管并发症、骨质流失、癌症相关疲劳、神经影响、癌症相关认知障碍、肌肉和心肺功能影响、泌尿功能和皮肤功能障碍，导致其他心理和生理障碍[3,6-8]。

　　运动计划是可以同时影响多个系统和心理生理途径的干预措施，可能有助于改善癌症治疗的不良影响[9]。

此外，运动除了可以减轻多种副作用外，还可以有效改善大多数癌症患者的不适症状。可以改善的症状有肌肉萎缩和虚弱、骨量、疲劳程度、免疫功能、失眠、焦虑、认知能力下降和生活质量 [4,5,10,11]。同样，有证据表明全身振动有利于慢性病患者的康复 [12-14]，并且已经有研究表明，全身振动可对癌症患者的功能性运动能力下降、疲劳、虚弱、尿失禁、骨丢失和周围神经病变产生影响 [15-20]。

多年来，在多种运动模式中，人们对评估全身振动临床效果的研究兴趣不断增长，全身振动被认为是安全、低成本和易操作的一项治疗。一些学者已经证明了全身振动可以通过多种方案改善老年人的肌肉力量 [21,22]、类风湿性关节炎和骨质疏松症患者的骨密度 [14,23]、没有锻炼的成人平衡 [24]、代谢综合征患者的灵活性 [12]、肥胖人群心血管功能 [25]；并可减轻髌骨疼痛 [26] 和类风湿关节炎患者的疲劳；改善癌症患者的生活质量 [27]。

28.2　癌症相关疲劳

慢性疲劳是一种疲劳感和身心能力下降的综合征，常见于慢性疾病患者 [28]。癌症相关疲劳是指与癌症或癌症治疗相关的令人痛苦的，持续的，主观的身体、情绪和 / 或认知疲劳或疲惫的感觉。这是癌症和癌症治疗中最常见且最令人痛苦的副作用之一，与健康个体所经历的疲劳相比，癌症相关疲劳更严重、更令人痛苦且不太可能通过休息缓解 [29-31]。

癌症患者在治疗前、中、后都会感到疲劳。80% 接受化疗和放疗的癌症患者报告，在停止治疗后该症状可持续数月甚至数年 [31-33]。

虽然癌症相关疲劳的病因尚未完全确定，但潜在的机制是骨骼肌代谢，以及促炎和抗炎功能。目前已经提出了一些原因，如肿瘤、治疗及合并症（心脏、内分泌、肺和肾功能障碍，贫血，关节炎，神经肌肉并发症，睡眠障碍，疼痛，情绪困扰和功能丧失）[34-36]。

癌症相关疲劳降低了癌症患者的生活质量和活动水平，是功能下降的主要因素之一。有证据表明，有氧运动对癌症治疗期间和治疗后的疲劳有益，癌症患者疲劳管理指南建议将体育锻炼作为控制和积极治疗这些患者疲劳的非药物干预之一 [31,34,37,38]。

全身振动作为一项体育锻炼，有助于减少各种疾病患者 [14,39] 的疲劳，因此其也可能是减少癌症患者疲劳的潜在方法。

28.3　癌症中的肌肉骨骼疾病

癌症患者肌肉功能障碍的原因可归于多种因素，包括年龄、营养不良、缺乏运动，以及与疾病病理生理学和治疗毒性直接相关的因素 [40]。增加癌症患者肌肉丢失风险的两种病因是恶病质和肌少症。

28.3.1 恶病质

恶病质是一种与癌症相关的不良反应，是骨骼肌质量丢失（伴或不伴脂肪质量丢失）的复杂综合征，可能由肿瘤 – 宿主的相互作用或炎症反应的激活引起，这可能主要刺激骨骼肌的分解代谢状态。一般来说，它与身体功能的降低和存活率有关[41,42]。

体重减轻可归因于抗癌治疗的副作用，如吸收不良、呕吐、腹泻、厌食和与肿瘤相关的生理异常[43]。

恶病质在癌症患者中占 20%~70%，患病率与肿瘤类型和进程有关[44]；它在晚期癌症患者中很常见[45]，大多数恶病质患者也伴有肌少症[46]。

建议用身体锻炼结合抗阻训练和有氧运动来预防和治疗恶病质[45,47]。

28.3.2 肌少症

癌前存在的肌少症与预后不良、活动表现低及存活率[48]低有关。一些研究已经证明，在肝癌[49]、胰腺癌[50]、胃癌[51]、食管癌[52]、结直肠癌[53]、卵巢癌[54]、乳腺癌[55]和肺癌[48]等不同癌症人群中存在肌少症。

癌症患者肌少症的患病率为 12%~51%（使用身体成分分析和功能性能测试诊断）和 11%~74%（使用功能性能测试诊断）[56]。

运动可以改善肌肉力量和体能[57]，长期中等强度的运动可以预防肌少症患者的行动障碍[58]。研究表明，运动对患肌少症的癌症患者有益[59-61]。

全身振动作为一项物理活动，有助于改善抗炎反应[62]，并增加不同肌肉骨骼疾病[63,64]患者的肌肉力量和强度，包括一些与癌症[18,65]相关的疾病。

28.3.3 骨质丢失

许多用于治疗癌症的疗法都有可能损害骨骼，而癌症患者的骨质丢失率高于一般人群[66,67]。

骨质丢失是乳腺癌患者最常见的问题之一，特别是化疗患者，因为女性会出现永久性卵巢功能衰竭，雌激素消耗，从而降低骨密度。此外，芳香化酶抑制剂的使用降低了芳香化酶活性，并通过抑制肾上腺雄激素向雌激素转化而加速了骨质丢失。因此，绝经前女性的卵巢切除治疗和间歇性使用皮质类固醇也会导致骨质丢失[68]。

在转移性和局部晚期前列腺癌患者中，包括雄激素剥夺治疗在内的治疗会增加骨质流失和骨折风险[69]。研究表明，雄激素剥夺疗法与骨密度[69,70]的降低有关。

儿童癌症患者也可出现骨质丢失，而且是常见并发症。儿童骨质丢失癌症患者通常为在其生长过程中接受癌症治疗的人群，引起他们骨质丢失的因素包括：①缺乏钙和维生素 D 的饮食；②长期使用糖皮质激素；③生长激素和 / 或性激素的改变；④低水平或缺乏体力活动；⑤化疗、放疗和干细胞移植；⑥炎症；⑦癌症导致细胞因子的分泌改变可能加重骨质丢失 [71]。

接受胃切除术的胃癌患者肠道中钙吸收降低，患骨质疏松症的风险也增加 [67]。

推荐通过运动增加骨量和预防癌症患者的骨质流失 [72-74]。

全身振动作为一项物理运动，有助于改善各种疾病患者 [23,75]（包括癌症患者 [76]）的骨量。

28.4 癌症患者的尿失禁

手术和 / 或放疗等癌症治疗方式可能会增加前列腺癌、妇科和直肠癌患者患盆底疾病的风险 [77-79]。

治疗局限性前列腺癌的首选方法是根治性前列腺切除术 [80]。根治性前列腺切除术后出现尿失禁的患者，几乎占该手术患者总数的 80%。发生这种损伤是由于手术中横纹肌纤维的损伤改变了尿道括约肌机制及其神经支配。此外，手术也可能影响膀胱肌肉，改变膀胱收缩性、容量和顺应性，并导致逼尿肌的过度活跃 [77,81,82]。

接受不同治疗，如手术、放疗、近距离放射治疗或联合治疗的妇科癌症患者，都有尿失禁的报道。一项系统回顾显示了妇科癌症患者治疗后尿失禁的患病率。在宫颈癌中，压力性尿失禁的患病率为 4%~76%，急迫性尿失禁的患病率为 3%~59%；在子宫癌患者中，压力性尿失禁的患病率为 2%~44%；在外阴癌患者中，压力性尿失禁的患病率为 4%~32%，急迫性尿失禁的患病率为 6%~20%；在卵巢癌患者中，压力性尿失禁和急迫性尿失禁的患病率分别为 32%~42% 和 15%~39%[83]。

泌尿功能障碍也是直肠癌治疗后的一种并发症；直肠癌术后泌尿功能障碍的患病率为 6%~77%[78]。

研究表明，盆底肌锻炼不仅可以改善妇科引起的尿失禁（见第 23 章），还能改善癌症患者的尿失禁 [80,84,85]。

全身振动作为一种物理疗法，有助于改善癌症患者的盆底肌功能 [86,87]。

Guedes-Aguiar 等（2019）在一篇综述中，阐述了全身振动对健康和不健康人群的盆底肌的影响。据报道，全身振动的作用有：①改善尿失禁患者的盆底肌力量和生活质量；②不会引起未分娩女性的盆底肌疲劳；③在盆底肌减弱的受试者中增加了盆底肌的激活，比单独使用最大自主收缩促进的激活更多；④促进前列腺切除术后压力性尿失禁患者改善大小便，减少使用安全垫的数量；⑤改善盆底肌的肌电图反应 [88]。

本节所述的相关研究结果表明，全身振动可能与盆底肌临床疾病（包括癌症中的尿失禁）的治疗高度相关。

28.5　化疗相关周围神经病变

化疗相关周围神经病变（chemotherapy-induced peripheral neuropathy，CIPN）是一种由暴露于神经毒性化疗药物而引起的病变，这种化疗药物可导致周围神经的损伤[89]。化疗药物如紫杉烷类（紫杉醇和多西他赛）、铂类（顺铂或奥沙利铂）、长春碱、硼替佐米和沙利度胺类药物通常与 CIPN 的发展有关[89,90]。

在化疗后的第一个月，患病率约为 68%，在第六个月或以上为 30.0%[91]。

药物会损伤感觉神经纤维、运动神经纤维或自主神经纤维，损伤程度取决于药物和累积剂量[92]。受影响的神经纤维的类型决定这些症状在化疗结束后是否会持续存在[93]。感觉神经病变的常见症状是麻木、刺痛、疼痛、本体感觉丧失、感觉异常、痛觉过敏、异常疼痛、运动症状（肌肉无力、痉挛或肌阵挛，以及步态和平衡问题），以及直立性低血压。它干扰了癌症患者的日常活动，降低了他们的生活质量[92,94]。

运动似乎可以减轻症状，并在 CIPN 治疗中得到证实[94-96]。

全身振动作为一种物理治疗，有助于减少各种疾病的周围神经病变症状[20,97]，包括癌症[27,98]。

28.6　全身振动对癌症和治疗相关的副作用

全身振动已被建议作为治疗癌症相关疾病的替代运动方式[99]。

Van Ruymbeke 等（2014）[19] 分析比较了全身振动对乳腺癌患者和健康对照组肌肉活动和主观感觉的影响。受试者膝关节屈曲 55° 站在振动平台上进行全身振动锻炼，5种振动频率分别为：0 Hz、20 Hz、30 Hz、40 Hz、50 Hz，振幅为 4 mm。每种频率持续30 s，休息 2 min。

通过表面肌电图记录股直肌、股内侧肌、股二头肌、胫骨前肌和腓肠肌的肌肉活动，在每一次治疗后，评估受试者的主观用力程度。研究表明，两组间的肌肉激活没有差异，20 Hz、30 Hz、40 Hz、50 Hz 时的肌肉活性均高于无振动状态，感觉用力的频率在组间无差异，但随着频率的增加而增加。

有作者报道了全身振动对具有成骨效应的绝经后女性骨量的影响[75,100,101]，以及对具有其他临床疾病状况的个体的影响。Baker 等（2018）[17] 评估了全身振动对接受芳香化酶抑制剂治疗的乳腺癌患者骨转换标记物、身体成分和身体功能的影响。与接受医生常规治疗的对照组相比，全身振动方案包括频率为 30 Hz，峰值加速度（低幅度）为0.3 g，每周 3 次，每次 20 min，持续 12 周的振动治疗。通过血液和尿液测试，骨密度采用双能 X 射线吸收法（DXA），身体功能通过一系列心血管适应性、功能能力、静态平衡和最大强度测试进行评估。在这项研究中，他们发现在骨形成标志物、身体功能和身体成分方面，各组之间没有差异。

Salhi 等（2015）[18] 采用随机对照多中心试验评估了肺癌患者康复治疗的潜在益处。接受根治性治疗的 I~Ⅲ 期肺癌或间皮瘤患者，治疗后股四头肌肌力等于或小于预期正常值的 70%，或较治疗前降低至少 10% 的患者，被随机分为常规抗阻训练组、全身振动锻炼组或标准随访组。全身振动锻炼组以各自最大负荷的 70% 在自行车和跑步机上进行 20 min 有氧运动，并在振动平台上进行 3 组 30 s 的运动，每次运动频率为 27 Hz，每周 3 次，共 12 周。评估包括：① 6 分钟步行试验；②峰值耗氧量；③最大工作量（Wmax）；④股四头肌力量；⑤欧洲癌症研究和治疗组织癌症生活质量问卷（EORTC–C30）；⑥身体功能；⑦癌症治疗疲劳评估量表（FACT–F）；⑧视觉模拟评分法（VAS）。各组 6 分钟步行距离均有增加，但常规抗阻训练组和全身振动锻炼组增加更多。常规抗阻训练组和全身振动锻炼组最大工作量明显升高，身体功能和呼吸困难评分仅全身振动锻炼组有改善。其他变量没有明显变化。

全身振动与前列腺切除术后尿失禁辅助治疗一样有效。在一个案例中，Crevenna 等（2014）[16] 报告证明，一名有严重尿失禁的患者在根治性前列腺切除术后通过与全身振动相关的盆底训练恢复了控制力。治疗内容包括主动的盆底训练，使用 20~26 Hz 的振动频率，患者仰卧在振动装置上，每周进行 2 次振动治疗，共 6 周。

Tantawy 等（2018）[87] 在一项随机对照试验中观察了全身振动对前列腺癌手术后压力性尿失禁的影响。全身振动组进行盆底肌训练，受试者站立于全身振动平台，髋膝屈曲 35°，频率和振幅分别为 20 Hz 和 2 mm，分 2 节完成，除单纯盆底肌训练组之外的另一组频率和幅度分别为 40 Hz 和 4 mm。两组均每周干预 3 次，共 4 周。与仅进行盆底肌训练的组相比，全身振动改善了所有评估的参数（大小便失禁视觉模拟评分法、大小便失禁国际会诊问卷—尿失禁—简明量表和 24 小时尿垫试验）。

全身振动也被认为是一种癌症治疗后儿童有益的锻炼方式 [65,76]。如本章前面所述，儿童癌症患者经常出现骨密度降低的并发症。Mogil 等（2016）[76] 评估了全身振动对儿童癌症患者骨密度的影响。这项研究的对象为年龄 7~17 岁的癌症幸存者，诊断至少 5 年，处于疾病缓解期，全身或腰椎骨密度 Z 评分为 −1.0 甚至更低。受试者被随机分配到在家中使用安慰剂设备组或全身振动组。受试者被指示以 32~37 Hz 的频率和 0.3 g 的峰值加速度在平台上站立 10 min，每天 2 次，持续 1 年。安慰剂组站在一个外观与活动平台相同的设备上。用 DXA 测量骨密度，全身振动组全身骨密度 Z 评分有改善，安慰剂组 Z 评分下降。

一项涉及 11 名抗癌治疗后儿童和青少年的初步研究除了评估全身振动的可行性、依从性和项目接受性外，还评估了全身振动对改善下肢功能损伤的影响。该方案在 12 周中每周一节课程。应用的生物力学参数为：振动频率 60~120 s，其余 60 s；总时间（9~13 min）；振动频率 18~27 Hz，峰 – 峰位移 2 mm；峰值加速度（1.3~2.9 g）。方案在所有阶段都根据儿童对振动的耐受性渐进性进展。该方案的可行性通过评估患者完成全身振动（无不良事件发生）能力、完成训练的次数、完成调查问卷的能力、测量伸膝踝背屈肌力和主、被动踝背屈角度及功能性测试（10 m 步行试验、2 min 步行试验、计时起立行走试验）。该方案似乎是可行的、安全的和受欢迎的，并改善了膝关节伸肌的力量和主动踝关节背屈的活动范围[65]。

Rustler 等（2019）[102] 通过一篇涉及 9 篇文献的综述表明，全身振动对残疾儿童的下肢肌肉围度和力量、平衡控制、步态和行走能力都有积极的影响。它似乎是可行和有效的，也可能有利于儿童癌症患者。

研究还评估了全身振动作为治疗 CIPN 症状[27,98] 的补充和主要治疗方法。Schönsteiner 等（2017）[27] 调查了全身振动结合综合计划（IP，包括按摩、被动活动和体育锻炼）对实体瘤或血液肿瘤患者 CIPN 治疗的影响。患者被随机分为试验组（IP+ 全身振动）或标准组（IP）。IP 组患者接受按摩和被动活动相关的锻炼，每 2 周 15 次。他们被要求每天在家练习，并尽可能频繁地和长时间地步行。试验组在 IP 基础上进行全身振动锻炼，热身时间为 3 min，频率为 9~13 Hz，位于检查床水平位置（0° 仰角）。然后，以 14 Hz 的频率从屈曲 30° 开始改变位置，以 18 Hz 的频率增加到仰角 60°~90°，持续 3 min。之后，所有患者都将体位改为 90° 仰卧位（直立体位），频率为 19~23 Hz，持续 3 min。之后，最后阶段（9 min），频率 9~13 Hz。所有患者评估的方法：①癌症治疗功能评估 / 妇科肿瘤组神经毒性量表（FACT/GOG-NTX）；②生活质量问卷 EORTC QLQ-C3；③双侧膝反射和跟腱反射；④用 Rydel-Seiffer 音叉定量评价振动觉；⑤反复坐起试验；⑥定量感觉测试。所有被评估的变量在两组中都随着时间的推移有了显著的改善。然而，当两组进行比较时，试验组完成反复坐起测试的时间和温觉阈值有显著的下降。

Streckmann 等（2018）[98] 评估了全身振动对 CIPN 患者的益处。符合条件的患者被随机分配到感觉运动训练（SMT）组、全身振动组或对照组（无干预）。试验为期 6 周，每周 2 次。SMT 包括平衡练习（从易到难，循序渐进）。在全身振动锻炼中，患者站在平台上，锻炼由 4 组 0.5~1 min 的渐进式振动练习组成，运动间歇 1min，振动频率 18~35 Hz，峰 – 峰值 4~8 mm。对 CIPN 引起的症状进行了评估，发现跟腱反射、膝反射和外周深部敏感性（内踝）在组间存在显著差异，证明全身振动治疗 CIPN 症状的可行性。在这项调查结果出来后，Streckmann 等（2018)[103] 在另一项研究中提出了一项多中心随机试验方案，假设 SMT 和全身振动可以预防或延缓 CIPN 的发生或进展，如该方案成功将对 CIPN 患者具有很高的临床意义。

Pahl 等（2018）[15] 评估了接受大剂量化疗的恶性血液病患者进行全身振动的可行性和功能表现。他们将全身振动与功率自行车运动进行比较；全身振动方案包括 3 组 2~4 种不同的运动，频率 5~30 Hz，每次调节频率幅度 0.5 Hz，每次运动持续 30~60 s，运动间歇 30~60 s，组间休息 60~120s。

运动频率为 18~25 Hz，振幅为 3.5~4 mm，静态运动为膝关节屈曲 60°。功率自行车运动组干预时间为 20 min，强度与全身振动组相同，并使用有休息时间的个人间歇计划。试验记录不良事件，并通过自行设计的调查问卷评估振动锻炼的耐受性。功能表现采用最大反向跳和反复坐起试验进行评定。使用计时起立行走试验评估功能性移动和平衡性能。两组均未观察到不良事件或锻炼依从性差异。全身振动组在功能表现（跳跃高度）、平衡能力（半站立状态）和活动能力（计时起立行走试验）方面均有改善，而功率自行车组这些参数没有改变。

28.7　注意事项

研究表明，使用全身振动干预有很高的依从性（70%~100%）[17,65,76,98]，其他组的依从性没有差异 [15,76]。据报道，使用全身振动的副作用有晕厥、运动后手臂肿胀增加、极度痛苦 [17]，在全身振动平台上锻炼时脚和小腿部位瘙痒和皮肤发红，以及不适 [65]。然而，没有发生导致健康恶化或全身振动相关退出的不良事件，所有受试者都能够继续进行干预 [15,17,65,76,98]。

28.8　研究结论和实际建议

总之，全身振动似乎是一种可行、安全且广受欢迎的锻炼方式，可考虑作为预防和治疗癌症患者相关疾病的一种锻炼方式。

有必要指出的是，癌症患者可以通过全身振动锻炼计划来改善与癌症治疗相关的不良状况，如癌症相关疲劳、癌症相关肌肉骨骼疾病（恶病质、骨质疏松症、骨质丢失）、癌症相关尿失禁及癌症化疗相关周围神经病变。

作者感谢以下巴西机构的支持：里约热内卢大学州立研究基金会（FAPERJ）、国家科技发展委员会（CNPq）和里约热内卢州立大学（UERJ）。

参考文献

[1] World Health Organization (WHO). WHO list of priority medical devices for cancer management [Internet]. https://www.who.int/medical_devices/publications/priority_med_dev_cancer_ management/ en/. Accessed 19 Jul 2019.

[2] World Health Organization (WHO). Latest global cancer data: cancer burden rises to 18.1 million new cases and 9.6 million cancer deaths in 2018 [Internet]. https://www.who. int/cancer/en/. Accessed 19 Jul 2019.

[3] Miller KD, Nogueira L, Mariotto AB, Rowland JH, Yabroff KR, Jemal A, et al. Cancer treatment and

survivorship statistics, 2019. CA Cancer J Clin. 2019;69(5):363 – 385.

［ 4 ］ Charalambous A. Cancer-related fatigue and sleep deficiency in cancer care continuum: concepts, assessment, clusters, and management. Support Care Cancer. 2019;27:2747 – 2753.

［ 5 ］ Kilari D, Soto-Perez-de-Celis E, Gupta S, Alibhai SMH, Presley CJ, Wildes TM, et al. Designing exercise clinical trials for older adults with cancer: recommendations from 2015:Cancer and Aging Research Group NCI U13 Meeting. J Geriatr Oncol. 2016;7(4):293 – 304.

［ 6 ］ Weaver K, Forsythe L, Reeve B, Alfano C, Rodriguez J, Sabatino S, et al. Mental and physical health-related quality of life among US cancer survivors: population estimates from the 2010 National Health Interview Survey. Cancer Epidemiol Biomark Prev. 2012;21(11):1 – 17.

［ 7 ］ Cleeland CS, Allen JD, Roberts SA, Brell JM, Giralt SA, Khakoo AY, et al. Reducing the toxicity of cancer therapy. Nat Publ Gr. 2012;9(8):471 – 478.

［ 8 ］ Hsu H, Tsai S, Wu S, Jeang S, Ho M. Longitudinal perceptions of the side effects of chemotherapy in patients with gynecological cancer. Support Care Cancer. 2017;25:3457 – 3464.

［ 9 ］ Poh K, Lin P, Uth J, Quist M, Klepin H, Mustian K. Exercise for managing cancer- and treatment-related side effects in older adults. J Geriatr Oncol. 2018;9(4):405 – 410.

［ 10 ］ Mustian KM, Sprod LK, Palesh OG, Peppone LJ, Janelsins MC, Mohile SG, et al. Exercise for the management of side effects and quality of life among cancer survivors. Curr Sports Med Rep. 2009;8(6):325 – 330.

［ 11 ］ Irwin ML, Alvarez-reeves M, Cadmus L, Mierzejewski E, Mayne ST, Yu H, et al. Exercise improves body fat, lean mass, and bone mass in breast cancer survivors. Obesity. 2009;17:1534 – 1541.

［ 12 ］ S á -Caputo DC, Paineiras-Domingos LL, Oliveira R, Neves MFT, Brandão A, Marin PJ, et al. Acute effects of whole-body vibration on the pain level, flexibility, and cardiovascular responses in individuals with metabolic syndrome. Dose-Response. 2018;16(4):1 – 9.

［ 13 ］ Furness T, Bate N, Welsh L, Naughton G, Lorenzen C. Efficacy of a whole-body vibration intervention to effect exercise tolerance and functional performance of the lower limbs of people with chronic obstructive pulmonary disease. BMC Pulm Med. 2012;12:71.

［ 14 ］ Prioreschi A, Makda MA, Tikly M, McVeigh JA. In patients with established RA, positive effects of a randomised three month WBV therapy intervention on functional ability, bone mineral density and fatigue are sustained for up to six months. PLoS One. 2016;11(4):1 – 16.

［ 15 ］ Pahl A, Wehrle A, Kneis S, Gollhofer A, Bertz H. Feasibility of whole body vibration during intensive chemotherapy in patients with hematological malignancies – a randomized controlled pilot study. BMC Cancer. 2018;18(1):1 – 12.

［ 16 ］ Crevenna R, Cenik F, Margreiter M, Marhold M, Sedghi Komanadj T, Keilani M. Whole body vibration therapy on a treatment bed as additional means to treat postprostatectomy urinary incontinence. Wien Med Wochenschr. 2017;167(5 – 6):139 – 141.

［ 17 ］ Baker MK, Peddle-mcintyre CJ, Galvão DA, Hunt C, Spry N, Newton RU. Whole body vibration exposure on markers of bone turnover, body composition, and physical functioning in breast cancer patients receiving aromatase inhibitor therapy: a randomized controlled trial. Integr Cancer Ther. 2018;17(3):163 – 167.

［ 18 ］ Salhi B, Haenebalcke C, Perez-Bogerd S, Nguyen MD, Ninane V, Malfait TLA, et al. Rehabilitation in patients with radically treated respiratory cancer: a randomised controlled trial comparing two training modalities. Lung Cancer. 2015;89(2):167 – 174.

［19］Van Ruymbeke B, Boone J, Coorevits P, Vanderstraeten G, Bourgois J. Whole-body vibration in breast cancer survivors. Int J Rehabil Res. 2014;37(4):371 - 374.

［20］Verhulst ALJ, Savelberg HHCM, Vreugdenhil G, Mischi M, Schep G. Whole-body vibration as a modality for the rehabilitation of peripheral neuropathies: implications for cancer survivors suffering from chemotherapy-induced peripheral neuropathy. Oncol Rev. 2015;9(1):1 - 6.

［21］Bemben D, Stark C, Taiar R, Bernardo-Filho M. Relevance of whole-body vibration exercises on muscle strength/power and bone of elderly individuals. Dose-Response. 2018;16(4):1 - 7.

［22］Wei N, Pang MYC, Ng SSM, Ng GYF. Optimal frequency/time combination of whole body vibration training for developing physical performance of people with sarcopenia: a randomized controlled trial. Clin Rehabil. 2017;31(10):1313 - 1321.

［23］Totosy de Zepetnek JO, Giangregorio LM, Craven BC. Whole-body vibration as potential intervention for people with low bone mineral density and osteoporosis: a review. J Rehabil Res Dev. 2009;46(4):529 - 542.

［24］Wallmann HW, Evans BL, Paicely AM, Hyman AA, Goss GK, Bell DL. The effects of whole body vibration on vertical jump, power, balance, and agility in untrained adults. Int J Sports Phys Ther. 2019;14(1):55 - 64.

［25］Figueroa A, Jaime SJ, Alvarez-Alvarado S. Whole-body vibration as a potential countermeasure for dynapenia and arterial stiffness. Integr Med Res. 2016;5(3):204 - 211.

［26］Corum M, Basoglu C, Yakal S, Sahinkaya T, Aksoy C. Effects of whole body vibration training on isokinetic muscular performance, pain, function, and quality of life in female patients with patellofemoral pain: a randomized controlled trial. J Musculoskelet Neuronal Interact. 2018;18(4):473 - 484.

［27］Schönsteiner SS, Mißbach HB, Benner A, Mack S, Hamel T, Orth M, et al. A randomized exploratory phase 2 study in patients with chemotherapy-related peripheral neuropathy evaluating whole-body vibration training as adjunct to an integrated program including massage,passive mobilization and physical exercises. Exp Hematol Oncol. 2017;6(5):1 - 11.

［28］Hirsch JK, Sirois FM. Hope and fatigue in chronic illness: the role of perceived stress. J Health Psychol. 2015;25:1 - 6.

［29］Cella D, Lai JS, Chang CH, Peterman A, Slavin M. Fatigue in cancer patients compared with fatigue in the general United States population. Cancer. 2002;94(2):528 - 538.

［30］Ebede CC. Cancer-related fatigue in cancer survivorship. Med Clin NA. 2017;101(6):1085 - 1097.

［31］Berger AM, Mooney K, Alvarez-perez a, Breitbart WS, Carpenter KM, Cella D, et al. Cancer-related fatigue, clinical practice guidelines in oncology. J Natl Compr Cancer Netw.2015;13(8):1012 - 1039.

［32］Henry DH, Viswanathan HN, Elkin EP, Traina S, Wade S. Symptoms and treatment burden associated with cancer treatment: results from a cross-sectional national survey in the U.S. Support Care Cancer. 2008;16:791 - 801.

［33］Goedendorp MM, Gielissen MFM. Development of fatigue in cancer survivors: a prospective follow-up study from diagnosis into the year after treatment. J Pain Symptom Manag. 2013;45(2):213 - 222.

［34］Cramp F, Byron-Daniel J. Exercise for the management of cancer-related fatigue in adults (review). Cochrane Database Syst Rev. 2012;11:CD006145.

［35］Bower JE. Cancer-related fatigue - mechanisms, risk factors, and treatments. Nat Rev Clin Oncol. 2014;11(10):597 - 609.

［36］ Yang S, Chu S, Gao Y, Ai Q, Liu Y, Li X, et al. A narrative review of Cancer-Related Fatigue (CRF) and its possible pathogenesis. Cell. 2019;8(738):1 - 19.

［37］ Neefjes ECW, van den Hurk RM, Blauwhoff-Buskermolen S, van der Vorst MJDL, Becker-Commissaris A, de van der Schueren MAE, et al. Muscle mass as a target to reduce fatigue in patients with advanced cancer. J Cachexia Sarcopenia Muscle. 2017;8(4):623 - 629.

［38］ Bower JE, Bak K, Berger A, Breitbart W, Escalante CP, Ganz PA, et al. Screening, assessment, and management of fatigue in adult survivors of cancer: an American Society of Clinical Oncology Clinical Practice Guideline adaptation. J Clin Oncol. 2014;32(17):1840 - 1850.

［39］ Alentorn-Geli E, Padilla J, Moras G, Haro C, Fernández-Solà J. Six weeks of whole-body vibration exercise improves pain and fatigue in women with fibromyalgia. J Altern Complement Med. 2008;14(8):975 - 981.

［40］ Christensen JF, Jones LW, Andersen JL, Daugaard G, Rorth M, Hojman P. Muscle dysfunction in cancer patients. Ann Oncol. 2014;25(11):947 - 958.

［41］ Fearon K, Strasser F, Anker SD, Bosaeus I, Bruera E, Fainsinger RL, et al. Definition and classification of cancer cachexia: an international consensus. Lancet Oncol. 2011;12(5):489 - 495.

［42］ Milgrom DP, Lad NL, Koniaris LG, Zimmers TA. Bone pain and muscle weakness in cancer patients. Curr Osteoporos Rep. 2017;15:76 - 87.

［43］ Ryan AM, Power DG, Daly L, Cushen SJ, Ní E. Conference on 'Nutrition at key life stages: new findings, new approaches' Julie Wallace lecture Cancer-associated malnutrition, cachexia and sarcopenia: the skeleton in the hospital closet 40 years later Proceedings of the Nutrition Society Procee. Proc Nutr Soc. 2016;75:199 - 211.

［44］ Aversa Z, Costelli P, Muscaritoli M. Cancer-induced muscle wasting: latest findings in prevention and treatment. Ther Adv Med Oncol. 2017;9(5):369 - 382.

［45］ Aoyagi T, Terracina KP, Raza A, Matsubara H, Takabe K, Aoyagi T, et al. Cancer cachexia, mechanism and treatment. World J Gastrointest Oncol. 2015;7(4):17 - 29.

［46］ Cruz-Jentoft AJ, Baeyens JP, Bauer JM, Boirie Y, Cederholm T, Landi F, et al. Sarcopenia: European consensus on definition and diagnosis. Age Ageing. 2010;39(4):412 - 423.

［47］ Fearon K, Arends J, Baracos V. Understanding the mechanisms and treatment options in cancer cachexia. Nat Rev Clin Oncol. 2012;10(2):80 - 89.

［48］ Collins J, Noble S, Chester J, Coles B, Byrne A. The assessment and impact of sarcopenia in lung cancer: a systematic literature review. BMJ Open. 2014;2:4(1).

［49］ Fujiwara N, Nakagawa H, Kudo Y, Tateishi R, Taguri M, Watadani T, et al. Sarcopenia, intramuscular fat deposition, and visceral adiposity independently predict the outcomes of hepatocellular carcinoma. J Hepatol. 2015;63(1):131 - 140.

［50］ Wu C, Chang M, Lyadov VK, Liang P, Chen C, Shih TT, et al. Comparing Western and Eastern criteria for sarcopenia and their association with survival in patients with pancreatic cancer. Clin Nutr. 2019;38(2):862 - 869.

［51］ Kuwada K, Kuroda S, Kikuchi S, Yoshida R, Nishizaki M, Kagawa M, et al. Clinical impact of sarcopenia on gastric cancer evaluation of sarcopenia. Anticancer Res. 2019;39(5):2241 - 2249.

［52］ Harada K, Ida S, Baba Y, Ishimoto T, Kosumi K, Tokunaga R, et al. Prognostic and clinical impact of sarcopenia in esophageal squamous cell carcinoma. Dis Esophagus. 2015:1 - 7.

［53］ Miyamoto Y, Baba Y, Sakamoto Y, Ohuchi M. Sarcopenia is a negative prognostic factor after curative resection of colorectal cancer. Ann Surg Oncol. 2015;22:2663 – 2668.

[54] Rutten IJG, Van Dijk DPJ, Kruitwagen RFPM, Beets–tan RGH, Olde SWM, Van Gorp T. Loss of skeletal muscle during neoadjuvant chemotherapy is related to decreased survival in ovarian cancer patients. J Cachexia Sarcopenia Muscle. 2016;7(March):458 – 466.

[55] Aleixo GFP, Nyrop GRWKA, Shachar HBMSS. Muscle composition and outcomes in patients with breast cancer: meta–analysis and systematic review. Breast Cancer Res Treat. 2019;177(3):569 – 579.

[56] Peterson SJ, Mozer M. Differentiating sarcopenia and cachexia among patients with cancer. Nutr Clin Pract. 2017;32(1):30 – 39.

[57] Cruz–Jentoft AJ, Landi F, Schneider SM, Zúñiga C, Arai H, Boirie Y, et al. Prevalence of and interventions for sarcopenia in ageing adults: a systematic review. Report of the International Sarco penia Initiative (EWGSOP and IWGS). Age Ageing. 2014;43(6):748 – 759.

[58] Marzetti E, Calvani R, Tosato M, Cesari M, Di Bari M, Cherubini A, et al. Physical activity and exercise as countermeasures to physical frailty and sarcopenia. Aging Clin Exp Res. 2017;29(1):35 – 42.

[59] Yamamoto K, Nagatsuma Y, Fukuda Y. Effectiveness of a preoperative exercise and nutritional support program for elderly sarcopenic patients with gastric cancer. Gastric Cancer. 2017;20(5):913 – 918.

[60] Adams SC, Segal RJ, Mckenzie DC, Vallerand JR, Morielli AR, Mackey JR, et al. Impact of resistance and aerobic exercise on sarcopenia and dynapenia in breast cancer patients receiving adjuvant chemotherapy: a multicenter randomized controlled trial. Breast Cancer Res Treat. 2016;158(3):497 – 507.

[61] Dawson JK, Dorff TB, Schroeder ET, Lane CJ, Gross ME, Dieli–conwright CM. Impact of resistance training on body composition and metabolic syndrome variables during androgen deprivation therapy for prostate cancer: a pilot randomized controlled trial. BMC Cancer. 2018;18(368):1 – 15.

[62] Rodriguez–Miguelez P, Fernandez–Gonzalo R, Collado P, Almar M, Martinez–Florez S, de Paz J, Gonz á lez–Gallego JCM. Whole–body vibration improves the anti–inflammatory status in elderly subjects through toll–like receptor 2 and 4 signaling pathways. Mech Ageing Dev. 2015;150:12 – 19.

[63] Osawa Y, Oguma Y, Ishii N. The effects of whole–body vibration on muscle strength and power: a meta–analysis. J Musculoskelet Neuronal Interact [Internet]. 2013;13(3):380 – 390.

[64] Lai CC, Tu YK, Wang TG, Huang YT, Chien KL. Effects of resistance training, endurance training and whole–body vibration on lean body mass, muscle strength and physical performance in older people: a systematic review and network meta–analysis. Age Ageing. 2018;47(3):367 – 373.

[65] Rustler V, Prokop A, Baumann FT, Streckmann F, Bloch W. Whole–body vibration training designed to improve functional impairments after pediatric inpatient anticancer therapy: a pilot study. Pediatr Phys Ther. 2018;30(4):341 – 349.

[66] Pfeilschifter J, Diel I. Osteoporosis due to cancer treatment: pathogenesis and management. J Clin Oncol. 2000;18(7):1570 – 1593.

[67] Drake M. Osteoporosis and Cancer. Curr Osteoporos Rep. 2014;11(3):163 – 170.

[68] Kim S, Cho Y, Kim S, Han M. Changes in bone mineral density in women with breast cancer a prospective cohort. Cancer Nurs. 2018:1 – 9.

[69] Kimura T, Koike Y, Aikawa K, Kimura S, Mori K, Sasaki H, et al. Short–term impact of

androgen deprivation therapy on bone strength in castration-sensitive prostate cancer. Int J Urol. 2019;26(10):980 - 984.

[70] Miyazawa Y, Sekine Y, Syuto T, Nomura M. Effect of androgen-deprivation therapy on bone mineral. In Vivo (Brooklyn). 2018;32(2):409 - 412.

[71] Marcucci G, Beltrami G, Tamburini A, Body JJ, Confavreux CB, Hadji P, et al. Bone health in childhood cancer: review of the literature and recommendations for the management of bone health in childhood cancer survivors. Ann Oncol. 2019;30(6):908 - 920.

[72] Almstedt HC, Grote S, Korte JR, Perez S, Shoepe TC, Strand S, et al. Combined aerobic and resistance training improves bone health of female cancer survivors. Bone Rep [Internet]. 2016;5:274 - 279.

[73] Saarto T, Sievänen H, Kellokumpu-Lehtinen P, Nikander R, Vehmanen L, Huovinen R, Kautiainen H, Järvenpää S, et al. Effect of supervised and home exercise training on bone mineral density among breast cancer patients. A 12-month randomised controlled trial. Osteoporos Int. 2012;23:1601 - 1612.

[74] Rueegg CS, Kriemler S, Zuercher SJ, Schindera C, Renner A, Hebestreit H, et al. A partially supervised physical activity program for adult and adolescent survivors of childhood cancer (SURfit): study design of a randomized controlled trial. BMC Cancer. 2017;17(822):1 - 15.

[75] Marín-Cascales E, Alcaraz P, Ramos-Campo DJ, Martinez-Rodriguez A, Chung L, Rubio-Arias J. Whole-body vibration training and bone health in postmenopausal women. Medicine (Baltimore). 2018;97(34):e11918.

[76] Mogil RJ, Kaste SC, Ferry RJ Jr, Hudson MM, Mulrooney DA, Howell CR, et al. Effect of low-magnitude, high-frequency mechanical stimulation on BMD among young childhood cancer survivors: a randomized clinical trial. JAMA Oncol. 2016;2(7):908 - 914.

[77] Parsons BA, Evans S, Wright MP. Prostate cancer and urinary incontinence. Maturitas. 2009;63:323 - 328.

[78] Karlsson L, Asplund D, Rosenberg J, Hospital B, Hospital H. Urinary dysfunction in patients with rectal cancer: a prospective cohort study. Color Dis. 2019.

[79] Segal AS, John G, Sammel M, Andy U, Chu C, Arya LA, et al. Urinary incontinence and other pelvic floor disorders after radiation therapy in endometrial cancer survivors. Maturitas [Internet]. 2017;105:83 - 88.

[80] Fernández R, García-Hermoso A, Solera-Martínez M, Correa M, Morales A, Martínez-Vizcaíno V. Improvement of continence rate with pelvic floor muscle training post-prostatectomy: a meta-analysis of randomized controlled trials. Urol Int. 2015;94(2): 125 - 132.

[81] Hodges P, Stafford R, Coughlin GD, Kasza J, Ashton-miller J, Cameron AP, et al. Efficacy of a personalised pelvic floor muscle training programme on urinary incontinence after radical prostatectomy (MaTchUP): protocol for a randomised controlled trial. BMJ Open. 2019;9(5):e028288.

[82] Gresty H, Walters U, Rashid T. Post-prostatectomy incontinence: multimodal modern-day management. Br J Community Nurs. 2019;24(4):154 - 159.

[83] Ramaseshan AS, Felton J, Roque D, Rao G, Shipper AG, Sanses TVD. Pelvic floor disorders in women with gynecologic malignancies: a systematic review. Int Urogynecol J. 2018;29(4):459 - 476.

[84] Rutledge TL, Rogers R, Lee S, Muller CY. A pilot randomized control trial to evaluate pelvic floor muscle training for urinary incontinence among gynecologic cancer survivors. Gynecol Oncol.

2014;132(1):154‒158.

[85] Pan L, Lin M, Pang S, Wang J, Shih W. Improvement of urinary incontinence, life impact, and depression and anxiety with modified pelvic floor muscle training after radical prostatectomy. Am J Mens Health. 2019;13(3).

[86] Crevenna R, Cenik F, Margreiter M, Marhold M, Sedghi T. Case report: whole body vibration therapy on a treatment bed as additional means to treat postprostatectomy urinary incontinence. Wien Med Wochenschr. 2016:1‒3.

[87] Tantawy SA, Elgohary HMI, Abdelbasset WK, Kamel DM. Effect of 4 weeks of whole-body vibration training in treating stress urinary incontinence after prostate cancer surgery: a randomised controlled trial. Physiotherapy. 2018;105(3):338‒345.

[88] Guedes-Aguiar EO, de S á -Caputo DDC, Moreira-Marconi E, de Mac ê do Uchôa SM, de Barros PZ, Valentin EK, Bergmann A, Taiar R, Bernardo-Filho M. Effect of whole-body vibration exercise in the pelvic floor muscles of healthy and unhealthy individuals: a narrative review. Transl Androl Urol. 2019;8(4):395‒404.

[89] Brewer JR, Morrison G, Dolan ME, Fleming GF. Chemotherapy-induced peripheral neuropathy: current status and progress. Gynecol Oncol. 2017;140(1):176‒183.

[90] Chan A, Hertz DL, Morales M, Adams EJ, Gordon S, Tan CJ. Biological predictors of chemotherapy-induced peripheral neuropathy (CIPN): MASCC neurological complications working group overview. Support Care Cancer. 2019;27(10):3729‒3737.

[91] Seretny M, Currie GL, Sena ES, Ramnarine S, Grant R, Macleod MR, et al. Incidence, prevalence, and predictors of chemotherapy-induced peripheral neuropathy: a systematic review and meta-analysis. Pain. 2014;155(12):2461‒2470.

[92] Ajewole VB, Cox JE, Swan JT, Chikermane SG, Lamoth B, Iso T, et al. Incidence of chemotherapy-induced peripheral neuropathy within 12 weeks of starting neurotoxic chemotherapy for multiple myeloma or lymphoma: a prospective, single-center, observational study. Support Care Cancer. 2020;28(4):1901‒1912.

[93] Eldridge S, Guo L, Iii JH. A comparative review of chemotherapy-induced peripheral neuropathy in in vivo and in vitro models. Toxicol Pathol. 2020;48(1):190‒201.

[94] Kleckner I, Kamen C, Gewandter J, Mohile N, Heckler C, Culakova E, et al. Effects of exercise during chemotherapy on chemotherapy-induced peripheral neuropathy: a multicenter, randomized controlled trial. Support Care Cancer. 2018;26(4):1019‒1028.

[95] Hammond EA, Pitz M, Shay B. Neuropathic pain in taxane-induced peripheral neuropathy: evidence for exercise in treatment. Neurorehabil Neural Repair. 2019.

[96] Duregon F, Vendramin B, Bullo V, Gobbo S, Cugusi L, Di A, et al. Critical reviews in oncology/hematology effects of exercise on cancer patients suffering chemotherapy-induced peripheral neuropathy undergoing treatment: a systematic review. Crit Rev Oncol/Hematol. 2017;121:90‒100.

[97] Lee K. Effects of whole-body vibration therapy on perception thresholds of type 2 diabetic patients with peripheral neuropathy: a randomized controlled trial. J Phys Ther Sci. 2017;29:1684‒1688.

[98] Streckmann F, Lehmann HC, Balke M, Schenk A, Oberste M, Heller A, et al. Sensorimotor training and whole-body vibration training have the potential to reduce motor and sensory symptoms of chemotherapy-induced peripheral neuropathy ‒ a randomized controlled pilot trial. Support Care Cancer. 2018;27(7):2471‒2478.

［99］Lopes-Souza P, Dionello CF, S á -Caputo DC, Bergmann A, Furness T, Bernardo-filho M. Whole body vibration exercise in the management of cancer therapy-related morbidities: a systematic review. Drug Discov Ther. 2018;12(4):239 - 247.

［100］Lai C, Tseng S, Chen C, Liao W, Wang C, Lee M, et al. Effect of 6 months of whole body vibration on lumbar spine bone density in postmenopausal women: a randomized controlled trial. Clin Interv Aging. 2013;8:1603 - 1609.

［101］Marín-cascales E. Effects of 24 weeks of whole body vibration versus multicomponent training on muscle strength and body composition in postmenopausal women: a randomized controlled trial. Rejuvenation Res. 2016;20(3):193 - 201.

［102］Rustler V, Däggelmann J, Streckmann F, Bloch W, Baumann F. Whole-body vibration in children with disabilities demonstrates therapeutic potentials for pediatric cancer populations: a systematic review. Support Care Cancer. 2019;27:395 - 406.

［103］Streckmann F, Balke M, Lehmann HC, Rustler V, Koliamitra C, Elter T, et al. The preventive effect of sensorimotor- and vibration exercises on the onset of Oxaliplatin- or vinca-alkaloid induced peripheral neuropathies － STOP. BMC Cancer. 2018;18(62):1 - 10.